“十三五”國家重點出版物出版規劃項目

本草綱目研究集成

總主編　張志斌　鄭金生

本草綱目影校對照

八

蟲鱗介部

張志斌　鄭金生　校點

科学出版社
龍門書局
北京

圖書在版編目（CIP）數據

本草綱目影校對照. 八, 蟲鱗介部／張志斌, 鄭金生校點. —北京: 龍門書局, 2018.1

（本草綱目研究集成）

"十三五"國家重點出版物出版規劃項目　國家出版基金項目

ISBN 978-7-5088-5319-2

Ⅰ.①本…　Ⅱ.①張…　②鄭…　Ⅲ.①《本草綱目》　Ⅳ.①R281.3

中國版本圖書館CIP數據核字（2018）第005453號

責任編輯：鮑　燕　曹麗英／責任校對：張鳳琴　彭濤

責任印制：肖　興／封面設計：黄華斌

科学出版社
龍門書局 出版

北京東黄城根北街16號

郵政編碼：100717

http://www.sciencep.com

北京匯瑞嘉合文化發展有限公司 印刷

科學出版社發行 各地新華書店經銷

*

2018年1月第　一　版　開本：787×1092 1/16

2018年1月第一次印刷　印張：51

字數：1210 000

定價：488.00圓

（如有印裝質量問題，我社負責調换）

本草綱目研究集成

學術指導委員會

本草綱目研究集成

編輯委員會

總序

進入二十一世紀，面向高概念時代，科學、人文互補互動，整體論、還原論朝向融通共進。中醫學人更應重視傳承，并在傳承基礎上創新。對享譽全球的重大古醫籍做認真系統的梳理、完善、發掘、升華，而正本清源，以提高學術影響力。晚近，雖有運用多基因網絡開展證候、方劑組學研究，其成果用現代科技語言表述，對醫療保健具有一定意義。然而積學以啟真，述學以爲道，系統化、規範化，多方位、高層次的文獻研究，當是一切中醫藥研究項目的本底，確是基礎的基礎，必須有清醒的認識，至關重要。

中醫千年古籍，貴爲今用。然古籍之所以能爲今用，端賴世代傳承，多方詮釋，始能溝通古今，勵行繼承創新。深思中醫學的發展史，實乃歷代醫家與時俱進，結合實踐，對前輩賢哲大家之醫籍、理論、概念、學説進行詮釋的歷史。而詮釋的任務在於傳達、翻譯、解釋、闡明與創新。詮釋就是要在客體（即被詮釋的文本）框架上，賦予時代的精神，增添時代的價值。無疑，詮釋也是創新。

明代李時珍好學敏思，勤于實踐，治學沉潛敦厚。博求百家而不倦，確系聞名古今之偉大醫藥科學家，備受中外各界人士景仰。明代著名學者王世貞稱其爲「真北斗以南一人」，莫斯科大學將其敬列爲世界史上最偉大的六十名科學家之一（其中僅有兩位中國科學家）。其巨著本草綱目博而不繁，詳而知要，求性理之精微，乃格物之通典。英國著名生物學家達爾文稱之爲「中國古代百科全書」。二〇一一年本草綱目被聯合國教科文組織列入「世界記憶名録」（同時被列入僅兩部中醫藥古籍），實爲中國傳統文化之優秀代表。欲使這樣一部不朽的寶典惠澤醫林，流傳後世，廣播世界，更當努力詮釋，整理發揚。此乃本草綱目研究集成叢書之所由作也。

中國中醫科學院成立六十年以來，前輩學者名醫于坎坷中篳路藍縷，負重前行，啟迪後學，篤志薪火傳承。志斌張教授、金生鄭教授，出自前輩經緯李教授、繼興馬教授之門下，致力醫史文獻研究數十年，勤勉精進，研究成果累累。二〇〇八年歲末，志斌、金生二位學長，联袂應邀赴德國洪堡大學，參與本草綱目研究國際合作課題。歷時三年餘，所獲甚豐。二〇一二年兩位教授歸國後，向我提出開展本草綱目系列研究的建議，令我敬佩。這是具有現實意義的大事，旋即與二位共議籌謀，欲編纂成就一部大型叢書，命其名曰本草綱目研究集成。課題開始之初，得到中醫臨床基礎醫學研究所領導的支持，立項開展前期準備工作。二〇一五年本草綱目研究集成項目獲得國家出版基金資助。此爲課題順利開展的良好機遇與條件。

中醫藥學是將科學技術與人文精神融合得最好的學科，而本草綱目則是最能體現科學百科精神的古代本草學著作，除了豐富的醫藥學知識之外，也飽含語言文字學、儒釋道學、地理學、歷史學等社會科學内容與生物學、礦物學、博物學等自然科學内容，真可謂是「博大精深」。要做好、做深、做精本草綱目的詮釋研究，實非易事。在志斌、金生二教授具體組織下，聯合國内中醫、中藥、植物、歷史地理、語言文字、出版規範等方面專家，組成研究團隊。該團隊成員曾完成中華大典下屬之藥學分典、衛生學分典、醫學分典婦科總部，以及海外中醫珍善本古籍叢刊、温病大成、中醫養生大成等多項大型課題與巨著編纂。如此多學科整合之團隊，不惟多領域知識兼備，且組織及編纂經驗豐富，已然積累衆多海内外珍稀古醫籍資料。是爲本草綱目研究集成編纂之堅實基礎。

李時珍生於明正德十三年（一五一八）。他窮畢生之智慧財力，殫精竭慮，嘔心瀝血，經三次大修，終於明萬曆六年（一五七八）編成本草綱目。至公元二〇一八年，乃時珍誕辰五百周年，亦恰逢本草綱目成書四百四十周年。志斌、金生二教授及其團隊各位學者能團結一心，與科學出版社精誠合作，潛心數年，將我國古代名著本草綱目研究推向一個高峰！此志當勉，此誠可嘉，此舉堪贊！我國中醫事業有這樣一批不受浮躁世風之影響，矢志不渝於「自由之思想，獨立之精神」的學者，令我備受鼓舞。冀望書成之時培育一輩新知，壯大團隊。感慨之餘，聊撰數語，樂觀厥成。

中央文史研究館館員
中國工程院院士
王永炎
丙申年元月初六

總前言

本草綱目研究集成是本着重視傳承，并在傳承基礎上創新之目的，圍繞明代李時珍本草綱目（此下簡稱綱目）進行系統化、規範化，多方位、高層次整理研究而撰著的一套學術叢書。綱目不僅是中華民族傳統文化的寶典，也是進入「世界記憶名録」，符合世界意義的文獻遺産。欲使這樣一部寶典惠澤當代，流芳後世，廣播世界，更當努力詮注闡釋，整理發揚。本叢書針對綱目之形制與内涵，以「存真、便用、完善、提高、發揚」爲宗旨，多方位進行系統深入研究，撰成多種專著，總稱爲本草綱目研究集成。

我國偉大的醫藥學家李時珍，深明天地品物生滅無窮，古今用藥隱顯有異；亦熟諳本草不可輕言，名不核則誤取，性不核則誤施，動關人命。故其奮編摩之志，窮畢生精力，編成綱目巨著。至公元二〇一八年，乃李時珍誕辰五百周年，亦恰逢綱目成書四百四十周年。當此之際，我們選擇綱目系列研究作爲一項重點研究課題，希望能通過這樣一項純學術性的研究，來紀念偉大的醫藥學家李時珍。

爲集思廣益，本課題成員曾反復討論應從何處着手進行具有創新意義的研究。綱目問世四百餘年間，以其爲資料淵藪，經節編、類纂、增删、續補、闡釋之後續本草多至數百。中、外基於綱目而形成的研究專著、簡體標點、注釋語譯、外文譯注等書，亦不下數百。至於相關研究文章則數以千計。儘管如此，至今綱目研究仍存在巨大的空間。諸如綱目文本之失真，嚴格意義現代標點本之缺如，系統追溯綱目所引原始文獻之空白，綱目藥物及藥圖全面研究之未備，書中涉及各種術語源流含義研究之貧乏，乃至綱目未收及後出本草資料尚未得到拾遺彙編等等，都有待完善與彌補。

在明確了綱目研究尚存在的差距與空間之後，我們決定以「存真、便用、完善、提高、發揚」爲宗旨，編撰下列九種學術研究著作。

一、本草綱目導讀：此爲整個叢書之「序曲」。該書重點任務是引導讀者進入綱目這座宏偉的「金谷園」。

二、本草綱目影校对照：將珍貴的綱目金陵本原刻影印，并結合校點文字及校記脚注，采用單雙頁對照形式，以繁體字豎排的版式配以現代標點，并首次標注書名綫、專名綫。這樣的影印與校點相結合方式，在綱目研究中尚屬首創。此舉旨在最大程度地保存綱目原刻及文本之真，且又便於現代讀者閱讀。

三、本草綱目詳注：全面注釋書中疑難詞彙術語，尤注重藥、病、書、人、地等名稱。此書名爲「詳注」，力求選詞全面，切忌避難就易。注釋簡明有據，體現中外現代相關研究成果與中醫特色，以求便於現代運用，兼補綱目某些語焉不詳之憾。

四、本草綱目引文溯源：綱目「引文溯源」方式亦爲該叢書首創。綱目引文宏富，且經李時珍删繁汰蕪，萃取精華，故文多精簡，更切實用。然明人好改前人書，李時珍亦未能免俗，其删改之引文利弊兼存。此外，綱目雖能標注引文出處，却多有引而不確、注而不明之弊。本書追溯時珍引文之原文，旨在既顯現李時珍錘煉引文之功力，又保存綱目引文之真、落實文獻出處，提高該書的可信度，以便讀者更爲準確地理解綱目文義。

五、本草綱目圖考：此書研究角度乃前所未有。該書將金陵本、錢（蔚起）本、張（紹棠）本三大系統藥圖（各千餘幅）逐一進行比較，考釋綱目藥圖異同之原委，及其與前後本草藥圖之承繼關係，有助於考證藥物品種之本真，彌補綱目原藥圖簡陋之不足。

六、本草綱目藥物古今圖鑒：以綱目所載藥物爲單元，彙聚古代傳統本草遺存之二萬餘幅藥圖（含刻本墨綫圖及手繪彩圖），配以現代藥物基原精良攝影，并結合現代研究成果，逐一考察諸圖所示藥物基原。該書藥物雖基於綱目，然所鑒之圖涉及古今，其便用、提高之益，又非局促於綱目一書。

七、本草綱目辭典：此書之名雖非首創，然編纂三原則却係獨有：不避難藏拙、不抄襲敷衍、立足時珍本意。堅持此三原則，旨在體現專書辭典特色，以别於此前之同名書。所收詞目涉及藥、病、書、人、地、方劑、炮製術語等，以及冷僻字詞典故。每一詞條將遵循史源學原則，追溯詞源，展示詞證，保證釋義之原創性。此書不惟有益於閱讀綱目，亦可有裨於閱讀其他中醫古籍。

八、本草綱目續編：該書雖非詮釋綱目，却屬繼承時珍遺志，發揚綱目傳統之新書。該書從時珍未見之本草古籍及時珍身後涌現之傳統醫藥書（截止於一九一一年）中遴選資料，擷粹删重，釋疑辨誤，仿綱目體例，編纂成書。該書是繼綱目之後，對傳統本草知識又一次彙編總結。

九、本草綱目研究札記：這是一部體裁靈活，文風多樣，内容廣泛的著作。目的在於展示上述諸書在校勘、注釋、溯源、考釋圖文等研究中之思路與依據。綱目被譽爲「中國古代的百科全書」，凡屬上述諸書尚未能窮盡之綱目相關研究，例如綱目相關的文化思考與文字研究等，都可以「研究札記」形式進入本書。因此，該書既可爲本叢書上述子書研究之總「後臺」，亦可爲綱目其他研究之新「舞臺」，庶幾可免遺珠之憾。

本叢書學術指導委員會主任王永炎院士對詮釋學有一個引人入勝的理解，他認爲，詮釋學的任務在於傳達、解釋、闡明和創新，需要獨立之精神，自由之思想。本書的設計，正是基於這樣的一種精神。我們希望通過這樣可以單獨存在的各種子書，相互緊密關聯形成一個有機的整體，以期更好地存綱目之真，使詮釋更爲合理，闡明更爲清晰，寓創新於其中。通過這樣的研究，使綱目這一不朽之作在我們這一代的手中，注入時代的血肉，體現學術的靈魂，插上創新的翅膀。

當然，我們也深知，綱目研究的諸多空白與短板，并非本叢書能一次全部解決。在綱目整理研究方面，我們不敢説能做到完美，但希望我們的努力，能使綱目研究朝着更爲完美的方向邁進一大步。

張志斌　鄭金生

二〇一六年二月十二日

前言

本草綱目影校對照是本草綱目研究集成叢書之一種，主要任務爲「存真」與「便用」。「存真」即存本草綱目（下簡稱綱目）古籍原貌之真、顯李時珍原意之真。「便用」即方便現代讀者閱讀理解及使用。

現代綱目研究在「存真」、「便用」方面已取得了若干進展。例如綱目金陵本已多次影印，簡體校點本亦有多種。校點本中影響最大的是人民衛生出版社首次校點本（劉衡如校）、華夏出版社新校注本（劉衡如、劉山永校注）。此外，前輩學者尚志鈞、錢超塵所校綱目亦都具有很高的學術水準。

本書充分汲取上述工作已取得的成果，又經反復討論，廣泛咨詢，希冀在以下五個方面予以拓展：影校對照、繁體豎排、全式標點（新式標點，加上書名綫與專名綫）、保留原版式用意，以及同版多底本核校。

一　影校對照

中外單一的綱目影印已有多次，但迄今爲止尚未見綱目全本影校對照。近幾十年來校點綱目多采用金陵本，此因金陵本最接近李時珍綱目之真。然指望單一文字校勘以存綱目之真又談何容易！古人云：「校書如掃塵，旋掃旋生。」一個經過現代録入、校排的本子即便達到了最嚴格的出版要求（萬分之一差錯率），則綱目一百九十萬字仍有可能存在一百九十個訛誤！因此，采用影印與校點相對照的方式（簡稱「影校對照」）則可彌補單一校點、單一影印之不足。本書之「影校對照」，即在雙頁展示彩色金陵本書影，單頁給出相應的校點文字并出示校記。在同視野中展現影印、校點頁面，可取相得益彰之效。

本草綱目研究集成叢書中，還設計了本草綱目引文溯源、本草綱目詳注、本草綱目辭典等子書。此數書承擔了綱目引書原文追溯、綱目名詞術語及相關難點解釋等功能。因此本書之「校」，則專注於校正綱目編印過程中之文詞謬誤（兼及部分重要文獻出處錯誤），但注意保存李時珍原意之真。李時珍引文或糅合諸家之文，或以己意改易原文。此等引文只要文理通順，一般不改不注，不爲追求使綱目引文與原文保持一致而喪失綱目原文之真。凡屬李時珍原意，即便後人考其失誤（如全書皆誤出周憲王、李延飛等名稱），仍保留原文，僅加注指出此誤。至於時珍所引之書原文溯源、詞語釋義、義理辨析、藥物品種考訂之類的问題，將留待前述其他專門子書去解決。

二　繁體豎排

國内迄今已出版的綱目校點本無一例外都是簡體字本，且絶大多數是横排本。某些繁體字轉化成簡體字，會導致古籍原始信息丢失。例如：本草書中的「鬱金」與「郁李」、「射干」與「乾薑」、「生薑」與「姜公魚」三組中藥名，其中不同的「鬱」與「郁」、「干」與「乾」、「薑」與「姜」，在簡體字本中就成了相同的「郁」、「干」、「姜」。這類轉换很難尋回原字的形狀與意義，最終或導致永久丢失原字所含信息。

現代簡體字的制定着眼於方便一般民衆的閲讀理解，尚未充分顧及某些專業術語的特殊性。例如，中醫書中的「南面」與「南麪」，前者是指朝南的方位，後者則指南方的麪食。如果采用簡體字表達，兩個風牛馬不相及的概念就混爲一談了。因此，在重要中醫古籍整理中，采用繁體字可以提升存真的程度，避免原始信息丢失。有了繁體字本的基礎，再進行簡體字的整理工作，就可避免簡體字本難以還原的弊病。鑒於綱目至今缺乏繁體校點本，我們選用繁體字來校點綱目全書的意義就不言而喻了。

采用繁體字整理綱目，雖然避免了簡體字易丢失信息之弊，但其難度并没有因此而減輕。因爲古籍中繁體字存在着複雜的異體字取捨问題。二〇一三年版的通用規範漢字表適用於現代簡體字規範，却不盡適用於專業古籍的繁體字整理。因此，必須事先進行深入的相關文字研究。關於本書處理綱目繁體用字的各種問題，本書校後記將詳細羅列。至於本書采用豎排，主要是方便與影印頁的版式對照，并便於體現綱目金陵本原版式特殊含義（詳見下文）。

三　全式標點

全式標點除了使用新式標點諸種符號外，還特别使用了書名綫（波紋綫）與專名綫（直綫）。其中用書名綫代替書名號，用於標注書名及篇名。

關於書名綫

從劉衡如先生開始，現代各種綱目校點本都不加説明地略去了書名號。按説這不符合現代校點的規範要求，但後續校點者都心照不宣地避開這一難題。李時珍對引文出處的標示确實不規範，要逐一認定其所引全部書名并非易事。如食療本草，或簡稱「食療」、「食療方」，或稱「孟詵本草」，或以作者姓或名（「孟詵」、「孟氏」、「詵」及「張鼎」、「鼎」）來代替出處。更有甚者，如綱目「獮猴」之别名「王孫」注出「柳文」。「柳文」究竟是書名？人名？文章名？或某人之書簡稱？不加考察確實難以分辨。劉衡如先生以個人之力首次校點綱目，暫時避開這一難題情有可原。在綱目校點本出現三十多年後，我們再次校點綱目還不解決這一問題，如何向讀者交代？

標示綱目引用書名的確不易。例如「本經」，一般人會以爲是神農本草經的簡稱，實際上并非全都如此。綱目玄石云「【弘景曰】本經慈石，一名玄石」，此「本經」確指神農本草經。但綱目大黄云「【震亨曰】大黄苦寒善泄，仲景用之瀉心湯者，正因少陰經不足，本經之陽亢甚無輔……」，此「本經」指的是少陰經脈。而綱目芍藥云：「【别録曰】芍藥生中嶽川谷及丘陵……【承曰】本經芍藥生丘陵。」據上下文，此「本經」實指别録。最後這一類的「本經」是指作者「所本之經」，即其所依據的前人著作。因此遇到此類「本經」，必須將其引文逐條與神農本草經核對，才能判定是本經，還是「所本之經」，方能决定是否標示書名綫。因此準確標示書名綫，關係到考鏡本草學術之源流，絶非小事。

關於專名綫

現代青年讀者可能對專名綫接觸甚少，不明其用。專名綫用于標示專有名詞，包括地名、人名、朝代名、年號名等等。

以地名爲例：綱目紫石英有云：「烏程縣北壟山所出。」此「北壟山」是縣北的「壟山」？抑或山名「北壟山」？只有由專門的歷史地理學者在考證該地名的歷史沿革基礎上，才能確定如何標示專名綫。此句加上正確的專名綫則爲:「烏程縣北壟山」。即位於烏程縣北的壟山。可見沒有專業知識,要想標好專名綫是很困難的。

人名、朝代、年號也常出現疑似易混的問題。熟諳歷史的人知道「梁貞白先生」並非姓梁名貞白,而是梁代的貞白先生(即陶弘景)。但對一般的讀者,則必須將此名詞標示專名綫「梁貞白先生」,才能一目了然。又如「唐永徽故事」,不是關於「唐永徽」此人的故事,而是唐代永徽年間的舊事。

更冷僻一些的名詞,則需要深入考察。例如「宋齊丘化書」,據四庫全書提要考證,該書乃南唐譚峭所撰化書,被宋齊丘剽竊更名。李時珍或直引其名「宋齊丘」。然此「宋齊丘」非指宋代的齊丘,而是五代南唐人,姓宋名嵩,號齊丘子,人稱宋齊丘。所以,其專名號應該標作:「宋齊丘化書」。

當地名與人名并稱時,也會增加專名號標示的難度。如綱目中提到「菑川王美人」,此指菑川(地名)的王姓美人?抑或指菑川王的嬪妃?經深入考證原文所指之後,才知道正確的專名綫當爲「菑川王美人」,亦即「菑川王的嬪妃」之義。

專名綫標注涉及名詞多,難度更有甚於書名綫。因爲書名古今變化不大,又有書志或現存書籍可考。但地名與人名的查找更困難,這些名詞混雜起來就更是難上加難。所以,我們選擇全式標點,實際上是自出難題,向自己發起挑戰。要解決這一難題,就必須采用史源學方法,全面考察綱目所出人名、書名、地名，并對綱目引文進行溯源，才有可能最大限度地解決書名綫、專名綫的標示問題。經過數年的努力，我們已經基本完成了綱目中專名、書名的考察，并在本草綱目研究集成叢書中設立本草綱目引文溯源子書，以保證綱目全式標點有扎實穩固的研究基礎。

四　保留原版式用意

綱目金陵版爲豎排版式，但該版某些横向排列内容也有深意。例如金陵本引據古今經史百家書目中，某些同類書名末字相同的書籍排在同一横列。如圖一的第一、第三横列大多是「譜」，第二横列則大多是「志」。遺憾的是，僅十年之隔的江西本就忽略了金陵本排列原意，將原本的三列改爲兩列（見圖二）。此後現代横排校點本更難看到金陵本原版式用意。因此，保持繁體字豎排，就有可能保留金陵本原版式用意，達到更大的存真效果（見圖三）。

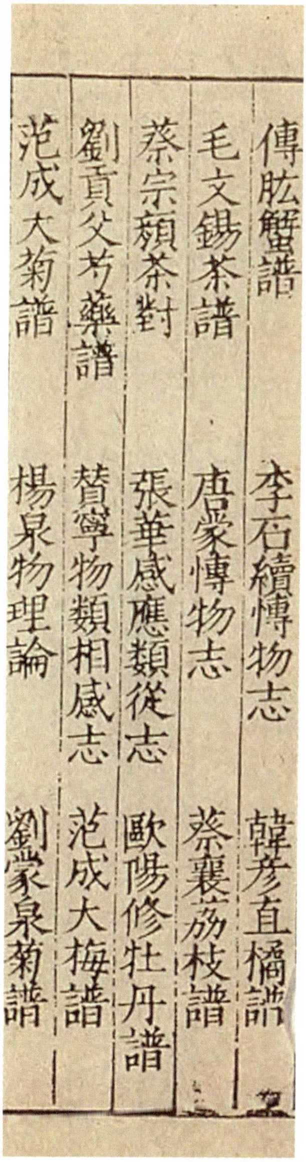

傳肱蟹譜　李石續博物志　韓彥直橘譜
毛文錫茶譜　唐蒙博物志　蔡襄荔枝譜
蔡宗顏茶對　張華感應類從志　歐陽修牡丹譜
劉貢父芍藥譜　贊寧物類相感志　范成大梅譜
范成大菊譜　楊泉物理論　劉蒙泉菊譜

圖一　金陵本百家書目葉書影

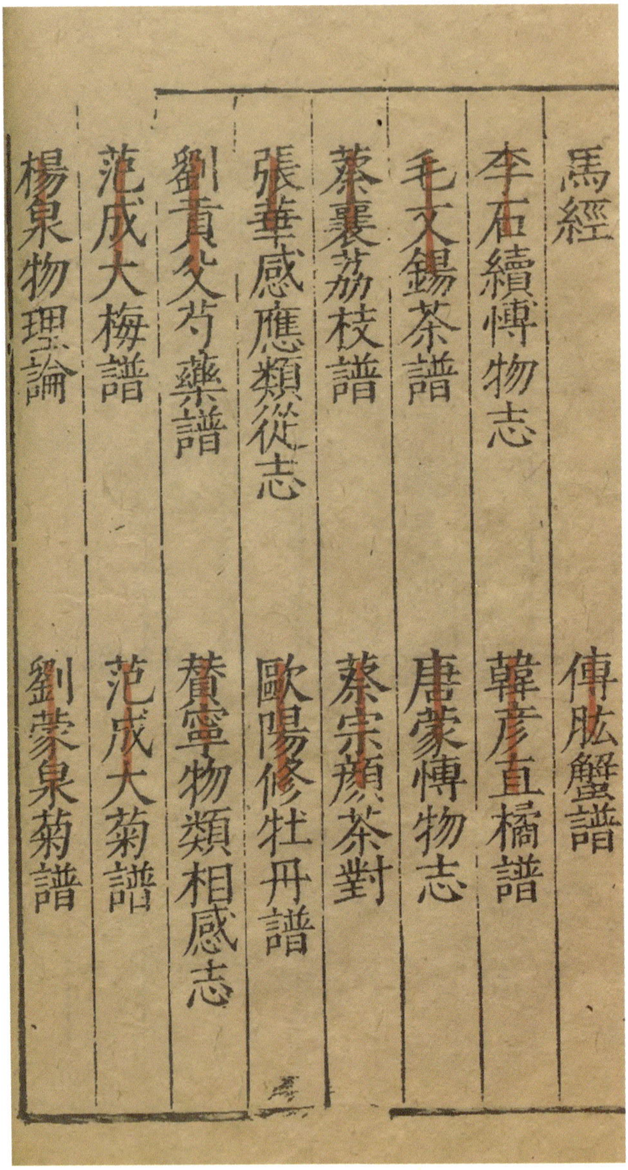

馬經　傅肱蟹譜
李石續博物志　韓彥直橘譜
毛文錫茶譜　唐蒙博物志
蔡襄荔枝譜　蔡宗顏茶對
張華感應類從志　歐陽修牡丹譜
劉貢父芍藥譜　贊寧物類相感志
范成大梅譜　范成大菊譜
楊泉物理論　劉蒙泉菊譜

圖二 江西本百家書目葉書影

傅肱蟹譜　李石續博物志　韓彥直橘録
毛文錫茶譜　唐蒙博物志　蔡襄荔枝譜
蔡宗顏茶對　張華感應類從志　歐陽修牡丹譜
劉貢父芍藥譜　贊寧物類相感志　范成大梅譜
范成大菊譜　楊泉物理論　劉蒙菊譜

圖三 本草綱目影校對照同葉模拟書影

金陵本版式最能反映李時珍的原意，即將具有某一特征的書名平行排列。除上述書名末字相同的書籍之外，有時還將同一作者的書置於同一横列，例如「張仲景金匱玉函方」、「張仲景傷寒論」在同一横列中并排，還有「孫真人千金備急方」「孫真人千金翼」、「孫真人千金髓方」等，都是横向排在一起。若變更版式，就不能一目了然看到其中的聯繫。此外，在綱目金陵版卷二還有多處使用了特殊版式，對理解原文含義均有裨益，兹不贅述。

五 同版多底本核校

綱目各種現代點校本都注意到找一個最爲可靠的底本，故金陵本是大家廣爲運用的底本。但今存各種金陵本在流傳過程中，會有不同的收藏者。這些藏書人的收藏目的可能各不相同。出於實用目的，某些藏書人可能對書中闕、損、訛、脱等問題進行一些修改。而爲了保持書籍的美觀，這種修改可能采用高精度描改方式，使之不易被察覺。對此現象，錢超塵先生早在二〇〇三年就已在北京中醫大學學報上撰文予以批評。若使用經過補訂修改過的某一底本，就很難盡可能准確地反映金陵本的原貌。當今綱目金陵本全世界僅存八部全帙（據日本學者真柳誠先生的最新研究，現存部數可能更多），分藏三個國家的圖書館。其中我國存有兩部，且均是各館的鎮館之寶，輕易不以示人。因此即便學風嚴謹的學者，也很難做到同時采用多種金陵本參校。下面舉兩個因單一底本致誤之例。

其一，卷十七「蔄茹」條「根」之「氣味」：「【普曰】神農：辛。岐伯：酸、鹹，有毒。李當之：大寒。【之才曰】甘草爲之使，惡麥門冬。」其中「有毒」與「惡麥」四個字，因此葉原書版刻缺損左下角而字殘闕。核對日本國會本、内閣本、美國國會本、中研院（中國中醫科學院）本均如此（見圖四至图七），惟上圖本經描補（見圖八）。其描補的「有毒」「惡」三字，可謂是天衣無縫，惟有最後一個「麥」低於正常行格，可被看出。因此，此前的校點本可能用的都是上圖本作爲底本，均只校出了一個「麥」字，其校語反映的并非金陵本原貌。

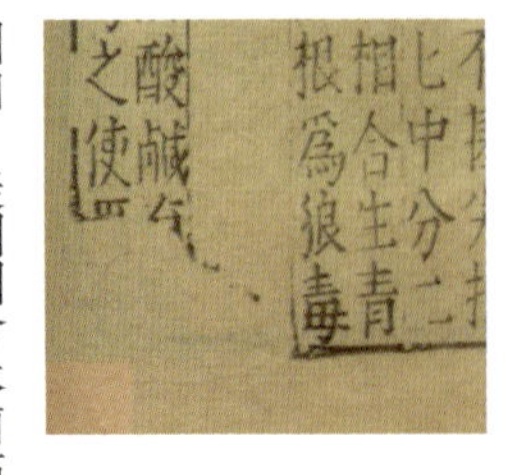

圖四　美國國會本蔄茹

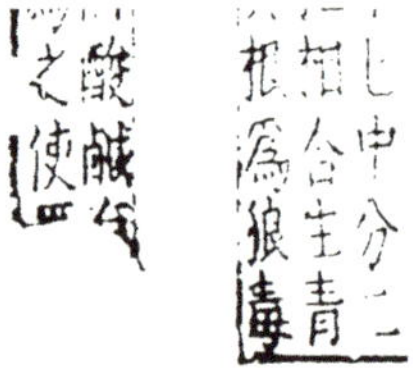

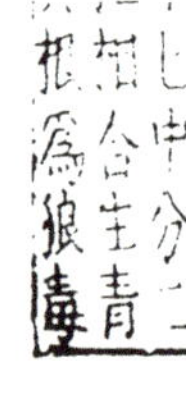

圖五　内閣本蔄茹

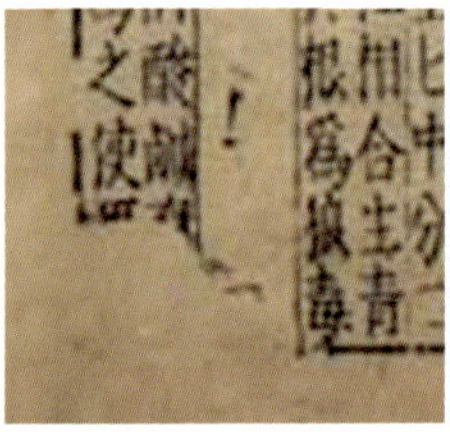

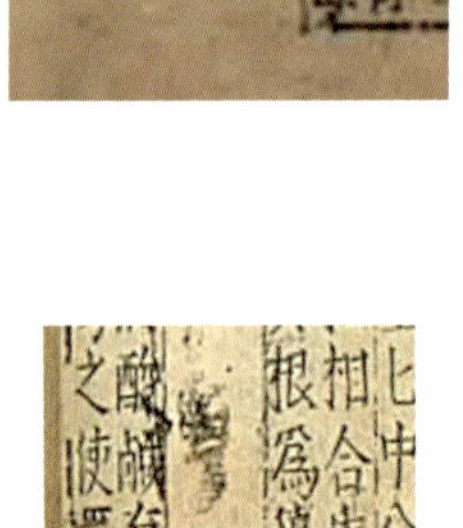

圖六　中研院本蔄茹

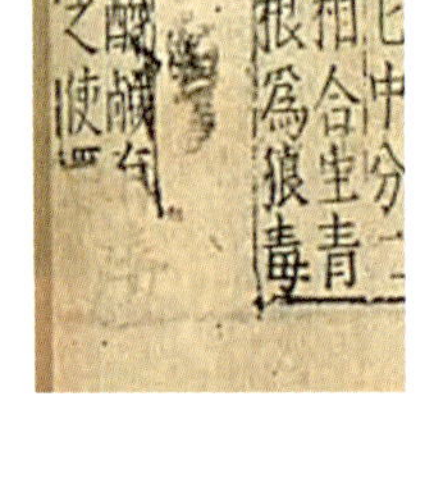

圖七　日本國會本蔄茹

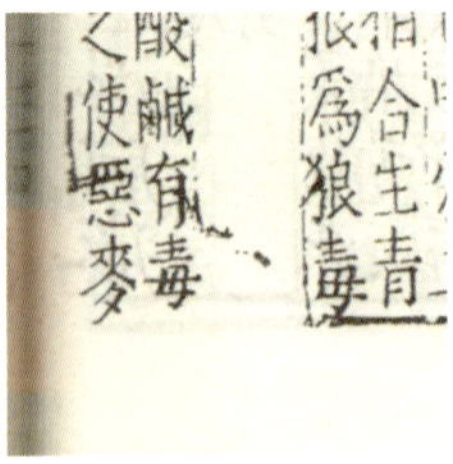

圖八　上圖本蔄茹

其二，卷十八旋花條「釋名」：「【炳曰】旋葍當作葍旋音福鏇，用根入藥。別有旋覆音璿伏，用花入藥。今云旋葍，誤矣。【頌曰】別録言其根主續筋，故南人呼爲續筋根。一名㹠腸草，象形也。【宗奭曰】世俗謂之鼓子花，言其花形肖也。【時珍曰】其花不作瓣狀，如軍中所吹鼓子，故有旋花、鼓子之名。」這一葉中，第一至四行的第十二字「用、呼、言、有」（凡四字），均缺損。還是一樣的問題，上圖本與中研院本經相對精細的描補（見圖九、十），不易分辨。其他，除内閣本尚保留原貌外（見圖十一），日本國會本與美國國會本也經過某些描補，但描補的方式比較粗略，甚至用的是紅筆（圖十二、圖十三）。通過五本對照，描補的問題則昭然顯示。同理，單一使用上圖本作爲底本的學者，就注意不到此處金陵本的原貌。

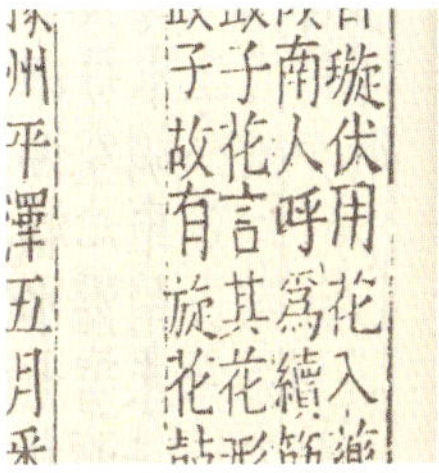

圖九　上圖本旋花

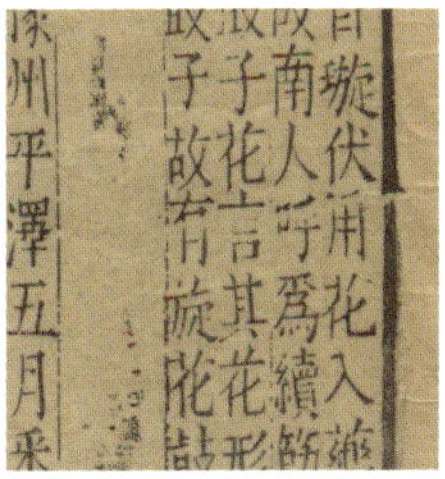

圖十　中研院本旋花

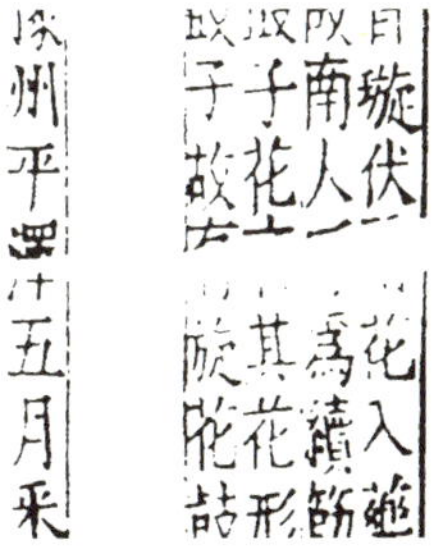

圖十一　内閣本旋花

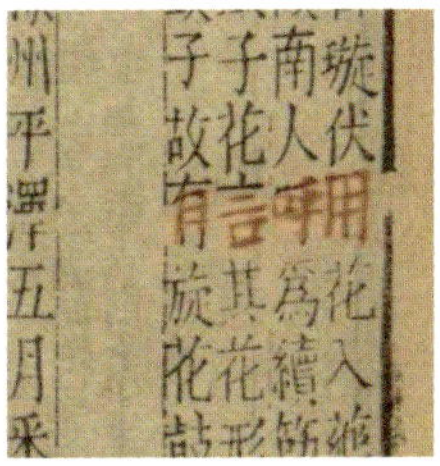

圖十二　日本國會本旋花

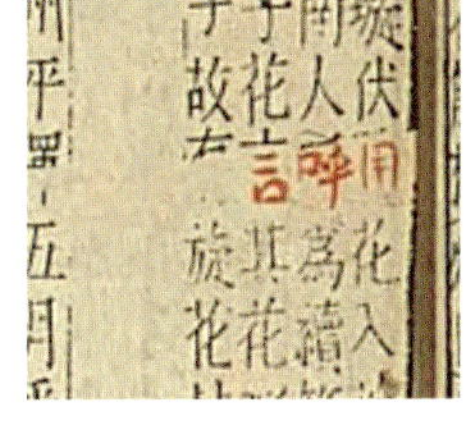

圖十三　美國國會本旋花

針對綱目這樣一部前人已經做過多次校點的偉大著作，如果想要在前人的基礎上有所超越，再次整理必須采取同版多底本進行核校。我們課題在前期工作中，爲了應對現存本草綱目若干金陵本被收藏者描補修改的問題。收集了現存八個全帙本中的五個。即：上海圖書館、中國中醫科學院圖書館、日本國立公文書館内閣文庫、日本國會圖書館、美國國會圖書館的藏本，以求得覽綱目金陵本最真實的原本面貌。

我們課題組希望在影校對照、繁體字豎排、加注書名綫與專名綫、保留原版式用意、同版多底本核校，這五個方面填缺補漏，精益求精，以期傳達更能存真，解釋更爲合理，闡述更爲清晰。但上述工作存在諸多困難，我們不敢説已經做得很好，但希望儘可能地朝着完美方向前進一步。歡迎中醫藥界同仁、各界朋友、各位讀者對本書校點所做的工作及存在的問題提出批評指正。

張志斌　鄭金生

二〇一七年二月八日

校點凡例

一、本書采用影印與校點結合、分單雙頁對照形式整理本草綱目（以下簡稱綱目）。校點部分使用繁體字、豎排，并儘量保持綱目金陵本原版式，以利存真、便讀。

二、本書影校以日本國會圖書館所藏金陵本爲底本（簡稱日本國會本），必要時核校另外四部金陵本：美國國會圖書館（美國國會本）、日本國立公文書館内閣文庫（内閣本）、中國中醫科學院圖書館（中研院本）、上海市圖書館（上圖本）藏本。

三、綱目版本除金陵本爲祖本外，明清時存在三個版本系統：江西本、錢蔚起本（錢本）、張紹棠本（張本）。今取江西本爲主校本，必要時參校錢本與張本，并充分汲取現代校勘研究成果，如人民衛生出版社劉衡如校點本（人衛本）、華夏出版社劉衡如、劉山永校注本（華夏本）、上海科學技術出版社錢超塵等校點本（上科本）、安徽科學技術出版社尚志鈞、任何校點本（安科本）等。參校本中還有李時珍曾大量引用的證類本草、普濟方等多種書籍。上述校勘用書及其版本等相關信息詳見本書末所附校後記。

四、本書專注於校正綱目編印過程所致文詞（或重要出處）謬誤，但注意保存李時珍原意之真。綱目引文或有化裁、增減，只要不悖原意、文理通順者，一般不改不注。若可能屬李時珍原意之誤，則出注指誤，不改原文。鑒於綱目祖本爲明後期坊刻本，明清翻刻本又罕有碩學通儒爲之校勘，故本書校勘綱目時，首重追溯引文相關原始文獻，不追求與金陵本以後諸翻刻本相合。若時珍所引原書已佚，或時珍自撰之文，無法溯源求本，則先據主校本，次爲參校本，擇善而從。疑難字詞、術語含義及學術爭議等，一般不加評注，可參本草綱目研究集成所含本草綱目引文溯源、本草綱目詳注、本草綱目辭典等子書。

五、本書校點文字版式多遵原書，惟將原雙行小字改作單行。另原書卷首之分卷目録及卷前標題或簡或繁，很不統一。現從中選擇相對規範的方式予以統一，如「本草綱目石部目録第十一卷」及「本草綱目石部第十一卷」。正文之前言「某類若干種」，時或大字，時或小字，現統一用大字表示，如「草之一　山草類三十一種」。凡卷末「某卷終」、「某部某卷終」等字樣，原書或有或無，并無定規，今均予删除。

六、原目録一仍其舊，統計數字一般按時珍所出。目録與正文不符時，出注説明。全書及每部書之前，另按正文實際内容新編目録。綱目附圖兩卷，圖頁所出藥名亦另編目録。目録中大字爲原藥圖上方横排藥名，小字爲圖内所注文字。

七、本書采用現代標點，并標注專名綫、書名綫。其中「某某方」，經溯源核實確有其書，或代指其書者，則標以書名號。否則視作方劑出處「某人之方」，僅將姓氏標注專名號。又「某氏方」，若作者之名不確，或雖有名而非特指某書者，一般不標書名號，僅標「某氏方」。如「胡氏方」（可能指胡氏婦人方、胡濙衛生易簡方）、「崔氏方」（可能指崔玄亮方、崔知悌方、崔行功方）、「張仲景方」（源於今本傷寒論、金匱要略）等。

八、校勘文字采用「改誤加注」與「指誤加注」結合。偶有同一誤字在同一藥條或同頁中反復出現，僅在首注中指明「下同此誤徑改」。

九、本書屬古籍整理，力求保存古籍原貌。書中内容、藥物劑量及所用藥物，若有與現代不相適應者，不做任何删改。李時珍对原方劑量有意改動者，除過於出格者外，均不予修改、注釋。

十、本書原本用字情況比較複雜，涉及通假字、古今字、異體字、俗體字、訛誤等多種用字情況。經逐字研究并參考其他古籍整理經驗，確立如下處理原則：

①通假字、古今字、避諱字等，一般不改不注。

②異體字，凡無歧義者采用正字。字有多義，以各從底本爲基本原則，參照通用規範漢字字典等語詞工具書，以及中華書局新字形及異體字統改字表與中華大典異體字規範字表兩個相对權威的古籍整理内部文件斟酌處理。

③俗訛字，一般按俗訛從正的原則改正。

④本草綱目專用、行業專用字，李時珍個人用字觀點，特别是藥名、地名、書名、中醫術語等專業術語的用字，本着名從主人、釋從主人原則，凡不悖字理者，均不加改動。

⑤凡藥名用字，在不違背保留藥物别名原則的基礎上，以誤名、異體從正（按以上俗訛字改

正之例）、別名從本、譯名從音、習用從俗爲原則處理。

⑥若屬古籍常用字時，或處於兩可之間，或難以用以上各條歸類處理者，本着尊重底本的原則，各從底本。

⑦根據上述各類形義有某種關聯的用字取捨原則，制定本書「形義相關用字取捨表」，附載於本書第十部以備考。

⑧若屬古刻本常見混用字，如「已、己、巳」、「七、匕」、「水、氷」等等，按文義徑改不注，并在本書第十部給出全部常見形誤徑改字表。

十一、凡校記涉及内証，即依據綱目本書者，省略「本書」二字，直接給出卷次及藥條。

十二、凡校记涉及其他古籍，凡通用名著（如爾雅、説文等），按古籍整理慣例標示出處；其他書籍一般按書名、卷次、篇名（或方名）三級標示出處。

本草綱目影校對照總目録

第十三卷　山草類

第十四卷　芳草類

第二冊　草部中

第十五卷　隰草類

第十六卷　隰草類

第三冊　草部下

第十七卷　毒草類

第十八卷　蔓草類　附録諸藤

第十九卷　水草類

第二十卷　石草類

第二十一卷　苔類、雜草類、有名未用

第五部　穀菜部

第二十二卷　穀部　麻麥稻類

第二十三卷　穀部　稷粟類

第二十四卷　穀部　菽豆類

第二十五卷　穀部　造釀類

第二十六卷　菜部　葷辛類

第二十七卷　菜部　柔滑類

第二十八卷　菜部　蓏菜類、水菜類、芝栭類

第六部　果部

第二十九卷　五果類

第三十卷　山果類

第三十一卷　夷果類

第三十二卷　味類

第三十三卷　蓏類、水果類　附録諸果

第七部　木與服器部

第三十四卷　木部　香木類

第三十五卷　木部　喬木類

第三十六卷　木部　灌木類

第三十七卷　木部　寓木類、苞木類、雜木類　附録諸木

第八部　蟲鱗介部

第九部　禽獸人部

第十部　附録

八　蟲鱗介部目録

本草綱目蟲部第四十二卷……六三七九

本草綱目鱗部目録第四十三卷

本草綱目介部目録第四十五卷……六七二五

本草綱目介部第四十五卷……六七二九

本草綱目介部目録第四十六卷……六七九一

本草綱目介部第四十六卷……六七九三

蚌蛤類

八

蟲鱗介部

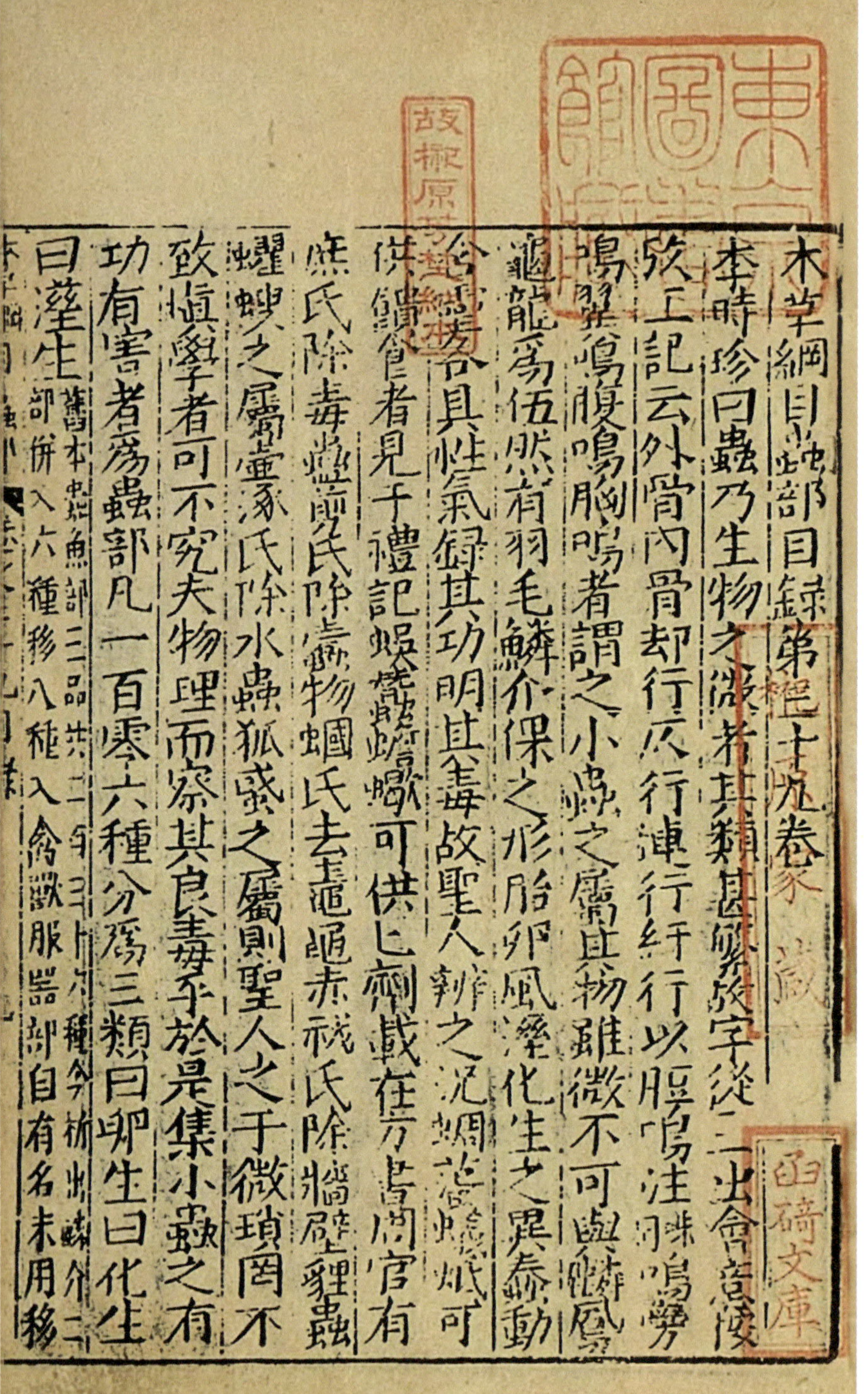

本草綱目蟲部目録第三十九卷

李時珍曰蟲乃生物之微者其類甚繁故字從三虫會意按考工記云外骨内骨却行仄行連行紆行以脰鳴注鳴旁鳴翼鳴腹鳴胸鳴者謂之小蟲之屬其物雖微不可與麟鳳龜龍爲伍然有羽毛鱗介倮之形胎卵風溼化生之異蠢動含靈各具性氣録其功明其毒故聖人辨之况蜩范蟻蚳可供饋食者見于禮記蜈蠶蟾蠍可供匕劑載在方書周官有庶氏除毒蠱翦氏除蠹物蟈氏去鼃黽赤犮氏除牆壁貍蟲蠼螋之屬壺涿氏除水蟲狐蜮之屬則聖人之于微瑣罔不致慎學者可不究夫物理而察其良毒乎於是集小蟲之有功有害者爲蟲部凡一百零六種分爲三類曰卵生曰化生曰溼生 舊本蟲魚部三品共二百三十六種今析出鱗介二部併入六種移八種入禽獸服器部自有名未用移

本草綱目蟲部目録第三十九卷

李時珍曰：蟲乃生物之微者，其類甚繁，故字從三虫會意。按考工記云：外骨、内骨、却行、仄行、連行、紆行，以脰鳴、注咮同鳴、旁鳴、翼鳴、腹鳴、胸鳴者，謂之小蟲之屬。其物雖微，不可與麟、鳳、龜、龍爲伍；然有羽、毛、鱗、介、倮之形，胎、卵、風、濕、化生之異，蠢動含靈，各具性氣。録其功，明其毒，故聖人辨之。况蜩、螗、蟻、蚳，可供饋食者，見于禮記；蜈、蠶、蟾、蠍，可供匕劑[一]，載在方書。周官有庶氏除毒蠱，剪氏除蠹物，蟈氏去鼃黽，赤犮[二]氏除牆壁貍蟲——蠼螋之屬，壺涿氏除水蟲——狐蜮之屬。則聖人之于微瑣，罔不致慎。學者可不究夫物理而察其良毒乎？於是集小蟲之有功、有害者爲蟲部，凡一百零六種。分爲三類：曰卵生，曰化生，曰濕生。

舊本蟲魚部三品，共二百三十六種。今析出鱗、介二部，併入六種，移八種入禽、獸、服器部，自有名未用移

〔一〕劑：據文義，此後疑脱「者」字。
〔二〕犮：原作「祓」。今據周禮秋官司寇改。

入六種木部移入二種

神農本草經二十九種梁陶弘景註　名醫別錄一十七種梁陶弘景註

唐本草一種唐蘇恭　本草拾遺二十四種唐陳藏器

海藥本草一種唐李珣　開寶本草二種宋馬志

圖經本草二種宋蘇頌　日華本草一種宋人大明

證類本草二種宋唐慎微　本草會編一種明汪機

本草綱目二十六種明李時珍

附註

魏李當之藥錄　吳普本草　宋雷斅炮炙

齊徐之才藥對　唐甄權藥性　唐孫思邈千金

唐楊損之刪繁　孟詵食療　南唐陳士良食性

蜀韓保昇重註　宋掌禹錫補註　寇宗奭衍義

張元素珍珠囊　元李杲法象　王好古湯液

朱震亨補遺　吳瑞日用　明汪穎食物

蟲之一　卵生類上二十三種

蜂蜜本經[illegible]附　蜜蠟本經　蜜蜂本經　土蜂別錄

入六種，木部移入二種。

神農本草經二十九種梁陶弘景註　名醫別録一十七種梁陶弘景註

唐本草一種唐蘇恭　本草拾遺二十四種唐陳藏器

海藥本草一種唐李珣　開寶本草二種宋馬志

圖經本草二種宋蘇頌　日華本草一種宋人大明

證類本草二種宋唐慎微　本草會編一種明汪機

本草綱目二十六種明李時珍

【附註】魏李當之藥録　吴普本草　宋雷斅炮炙

齊徐之才藥對　唐甄權藥性　唐孫思邈千金

唐楊損之删繁　孟詵食療　南唐陳士良食性

蜀韓保昇重註　宋掌禹錫補註　寇宗奭衍義

張元素珍珠囊　元李杲法象　王好古湯液

朱震亨補遺　吴瑞日用　明汪穎食物

蟲之一　卵生類上二十三種

蜂蜜本經○靈雀附〔一〕　蜜蠟本經　蜜蜂本經　土蜂別録

〔一〕靈雀附：正文「靈雀」只在行文中提及，未作附録藥。

八黄蜂 別錄　露蜂房 本經　竹蜂 拾遺　赤翅蜂 拾遺

獨脚蜂 拾遺　蠮螉 本經 即果蠃　蟲白蠟 會編

紫鉚 唐本 即紫梗　五倍子 開寶 百藥煎附　螳蜋 桑螵蛸 本經

雀甕 本經 即天漿子　蠶 本經　原蠶 別錄 即晚蠶

石蠶 本經 即書師 雨虎附　九香蟲 綱目　海蠶 海藥

雪蠶 綱目　枸杞蟲 拾遺　懷香蟲 綱目

右附方舊六十四新二百零五

大〔一〕黄蜂別録　露蜂房本經　竹蜂拾遺　赤翅蜂拾遺

獨脚蜂拾遺　蠮螉本經○即果蠃。雄黄蟲附　蟲白蠟會編

紫鉚唐本○即紫梗〔二〕　五倍子開寶○百藥煎　螳螂〔三〕　桑螵蛸本經

雀甕本經○即天〔四〕漿子　蠶本經　原蠶別録○即晚蠶

石蠶本經○雲師、雨虎附　九香蟲綱目　海蠶海藥

雪蠶綱目　枸杞蟲拾遺　蘹香蟲綱目

右附方舊六十四，新二百零五。

〔一〕大：原字上半缺損似「八」。今據本卷正文補正。

〔二〕梗：原字缺損。今據本卷紫鉚「釋名」補正。

〔三〕螂：正文本藥正名作「蜋」。

〔四〕天：原字缺損似「大」。今據本卷雀甕「釋名」補正。

蟲部

蟲之一 卵生類上二十三種

蜂蜜 本經上品

【釋名】蜂糖 俗名 生巖石者名石蜜 本經 石飴 同上 巖蜜 時珍曰：蜜以密成，故謂之蜜。本經原作石蜜，蓋以生巖石者為良耳，而諸家反致疑辯。今直題曰蜂蜜，正名也。

【正誤】恭曰：上蜜出氐羌中最勝。今關中白蜜甘美耐久，全勝江南者。陶以未見，故以南土為勝耳。今以水牛乳沙糖作者，亦名石蜜。此蜜既蜂作，宜去石字。宗奭曰：嘉祐本草石蜜有二，一見蟲魚，一見果部。乳糖既曰石蜜，則蟲部石蜜不當言石矣。石字乃白字誤耳，故今人尚言白沙蜜。蓋新蜜稀而黃，陳蜜白而沙也。〇藏器曰：嵒石蜜出南方巖嶺間，入藥最勝。石蜜宜改為巖字。蘇恭是荆襄間人，地無崖險，不知石蜜之勝故也。〇時珍曰：按本經云石蜜生諸山石中，色白如膏者良，則是蜜取山石者為勝矣。蘇恭不放山石字，因乳糖同名而欲去石字；寇氏不知真蜜有白沙而偽蜜稀黃，但以新久立說，並誤矣。凡試蜜以燒紅火筯插入，提出起氣是真，起烟是偽。

【集解】別録曰：石蜜生武都山谷、河源山谷及諸山石間，色白如膏者良。弘景曰：石蜜即崖蜜也，在高山巖石間作之

本草綱目蟲部第三十九卷

蟲之一　卵生類上二十三種

蜂蜜本經上品

【釋名】蜂糖俗名。生巖石者，名石蜜本經、石飴同上、巖蜜。【時珍曰】蜜以密成，故謂之蜜。本經原作石蜜，蓋以生巖石者爲良耳，而諸家反致疑辯。今直題曰蜂蜜，正名也。

【正誤】【恭曰】上[一]蜜出氐、羌中最勝。今關中白蜜，甘美耐久，全勝江南者。陶以未見，故以南土爲勝耳。今以水牛乳煎[二]沙糖作者，亦名石蜜。此蜜既蜂作，宜去石字。【宗奭曰】嘉祐本草石蜜有二：一見蟲魚，一見果部。乳糖既曰石蜜，則蟲部石蜜，不當言石矣。石字乃白字誤耳，故今人尚言白沙蜜。蓋新蜜稀而黄，陳蜜白而沙也。○【藏器曰】岩蜜出南方巖嶺間，入藥最勝，石蜜宜改爲巖字。蘇恭是荆襄間人，地無崖險，不知石蜜之勝故也。【時珍曰】按本經云：石蜜生諸山石中，色白如膏者良。則是蜜取山石者爲勝矣。蘇恭不攷山石字，因乳糖同名而欲去石字；寇氏不知真蜜有白沙而僞蜜稀黄，但以新久立説，並誤矣。凡試蜜以燒紅火筯插入，提出起氣是真，起烟是僞。

【集解】【别録曰】石蜜生武都山谷、河源山谷及諸山石間，色白如膏者良。【弘景曰】石蜜即崖蜜也。在高山巖石間作之，

〔一〕上：原作「土」。今據證類卷二十石蜜改。
〔二〕煎：原脱。今據改同上。

色青味小酸食之心煩其蜂黑色似虻其木蜜懸樹枝作之色青白土蜜在土中作之色亦青白味醶人家及樹空作者亦白而濃厚味美今出晉安檀崖者多土蜜云最勝出東陽臨海諸處及江南向西者多木蜜出於潛懷安諸縣者多崖蜜亦有樹木及人家養者諸蜜例多添雜及煎煮不可入藥必須親自看取乃無雜耳凡蜂作蜜皆須人小便以釀諸花乃得和熟狀似作飴須蘖也藏器曰尋常蜜亦有木中作者土中作者北方地燥多在土中南方地濕多在木中各隨土地所宜其蜜一也崖蜜別是一蜂如陶所說出南方崖嶺間房懸崖上或土窟中人不可到但以長竿刺令蜜出以物承取多者至三四石味醶色綠入藥勝於凡蜜張華博物志云南方諸山幽僻處出蜜蠟所着皆絕岩石壁非攀緣所及惟於山頂以藍轝懸下遂得采取蜂去餘蠟在石有鳥如雀群來啄之殆盡名曰灵雀至春蜂歸如舊人亦占護其處謂之蜜塞此即石蜜也（頌曰）食蜜亦有兩種一在山林木上作房一在人家作窠檻收養之蜜皆濃厚味美近世宣州有黃連蜜色黃味小苦主目熱雍洛間有梨花蜜白如凝脂亳州太清宮有檜花蜜色小赤柘城縣有何首烏蜜色更赤並蜂采其花作之各隨花性之溫涼也（宗奭曰）山蜜多在石中木上有經一二年者氣味醇厚人家者一歲二取氣味不足故不及且久收易酸也（時珍曰）陳藏器所謂灵雀者小鳥也一名蜜母黑色正月則至岩石間尋求安處群蜂隨之也南方有之

色青〔一〕，味小酸〔二〕，食之心煩，其蜂黑色似虻。又〔三〕木蜜懸樹枝作之，色青白。土蜜在土中作之，色亦青白，味醶。人家及樹空作者亦白，而濃厚味美。今出晉安檀崖者多土蜜，云最勝。出東陽、臨海諸處，及江南向西者多木蜜。出於潛、懷安諸縣者多崖蜜。亦有樹木及人家養者。諸蜜例多添雜及煎煮，不可入藥。必須親自看取，乃無雜耳。凡蜂作蜜，皆須人小便以釀諸花，乃得和熟，狀似作飴須蘖〔四〕也。【藏器曰】尋常蜜亦有木上作者、土中作者。北方地燥，多在土中；南方地濕，多在木中。各隨土地所宜，其蜜一也。崖蜜别是一蜂，如陶所説，出南方崖嶺間，房懸崖上，或土窟中。人不可到，但以長竿刺令蜜出，以物承取，多者至三四石，味醶色緑，入藥勝於凡蜜。張華博物志云：南方諸山幽僻處出蜜蠟。蜜蠟所着，皆絶岩石壁，非攀緣所及。惟於山頂以籃〔五〕轝懸下，遂得采取。蜂去餘蠟在石，有鳥如雀，群來啄之殆盡，名曰靈雀，至春蜂歸如舊，人亦占護其處，謂之蜜塞。此即石蜜也。【頌曰】食蜜亦有兩種，一在山林木上作房，一在人家作窠檻收養之，蜜皆濃厚味美。近世宣州有黄連蜜，色黄，味小苦，主目熱。雍、洛間有梨花蜜，白如凝脂。亳州太清宫有檜花蜜，色〔六〕小赤。柘城縣有何首烏蜜，色更赤。並蜂采其花作之，各隨花性之温凉也。【宗奭曰】山蜜多在石中木上，有經一二年者，氣味醇厚。人家者，一歲二取，氣味不足，故不及，且久收易酸也。【時珍曰】陳藏器所謂靈雀者，小鳥也。一名蜜母，黑色。正月則至岩石間尋求安處，群蜂隨之也。南方有之。

〔一〕青：證類卷二十石蜜其下有「赤」字。

〔二〕酸：同上作「醶」。

〔三〕又：原作「其」。今據證類卷二十石蜜改。

〔四〕蘖：原作「糵」。今據改同上。

〔五〕籃：原作「藍」。今據改同上。

〔六〕色：底本原字漫漶。今據美國國會本補正。

【修治】斅曰：凡煉蜜一斤，只得十二兩半是數。若火少大過，並用不得。時珍曰：凡煉沙蜜，每斤入水四兩，銀石器內，以桑柴火慢煉，掠去浮沫，至滴水成珠不散乃用，謂之水火煉法。又法：以器盛，置重湯中煮一日，候滴水不散，取用亦佳，且不傷火也。

【氣味】甘，平，無毒。別錄曰：微溫。頌曰：諸蜜氣味，當以花爲主。冬夏爲上，秋次之，春則易變而酸。閩廣蜜極熱，以南方少霜雪，諸花多熱也。川蜜溫，西蜜則涼矣。劉完素曰：蜜成於蜂，蜂寒而蜜溫，同質異性也。時珍曰：蜂蜜生涼熟溫，不冷不燥，得中和之氣，故十二臟腑之病，罔不宜之。但多食亦生濕熱蟲䘌，小兒尤當戒之。王充論衡云：蜂蠆禀太陽火氣而生，故毒在尾。蜜爲蜂液，食多則令人毒，不可不知。煉過則無毒矣。宗奭曰：蜜雖無毒，多食亦生諸風也。朱震亨曰：蜜喜入脾。西北高燥，故人食之有益；東南卑濕，多食則害生於脾也。思邈曰：七月勿食生蜜，令人暴下霍亂。青赤酸者，食之心煩。不可與生葱、萵苣同食，令人利下。食蜜飽後，不可食鮓，令人暴亡。

【主治】心腹邪氣，諸驚癇痓，安五臟諸不足，益氣補中，止痛解毒，除衆病，和百藥。久服強志輕身，不飢不老，延年神仙。本經
養脾氣，除心煩，飲食不下，止腸澼，肌中疼痛，口瘡，明耳目。別錄
牙

【修治】【斅曰】凡煉蜜一斤，只得十二兩半是數。若火少、太〔一〕過，並用不得。【時珍曰】凡煉沙蜜，每斤入水四兩，銀石器内，以桑柴火慢煉，掠去浮沫，至滴水成珠不散乃用，謂之水火煉法。又法：以器盛，置重湯中煮一日，候滴水不散，取用亦佳，且不傷火也。

【氣味】甘，平，無毒。【别録曰】微温。【頴曰】諸蜜氣味，當以花爲主。冬、夏爲上，秋次之，春則易變而酸。閩廣蜜極熱，以南方少霜雪，諸花多熱也。川蜜温，西蜜則凉矣。【劉完素曰】蜜成於蜂，蜂寒而蜜温，同質異性也。【時珍曰】蜂蜜生凉熟温，不冷不燥，得中和之氣，故十二臟腑之病，罔不宜之。但多食亦生濕熱蟲䘌〔二〕，小兒尤當戒之。王充論衡云：蜂蠆禀太陽火氣而生，故毒在尾。蜜爲蜂液，食多則令人毒，不可不知。煉過則無毒矣。【宗奭曰】蜜雖無毒，多食亦生諸風也。【朱震亨曰】蜜喜入脾。西北高燥，故人食之有益；東南卑濕，多食則害生於脾也。【思邈曰】七月勿食生蜜，令人暴下霍亂。青赤酸者，食之心煩。不可與生葱、萵苣同食，令人利下。食蜜飽後，不可食鮓，令人暴亡。

【主治】心腹邪氣，諸驚癇痓，安五臟諸不足，益氣補中，止痛解毒，除衆病，和百藥。久服强志輕身，不飢不老，延年神仙。本經。養脾氣，除心煩，飲食不下，止腸澼，肌中疼痛，口瘡，明耳目。别録。牙

〔一〕太：證類卷二十石蜜作「火」字。
〔二〕䘌：原作「慝」。今從錢本改。

齒䶢蠹唇口瘡目膚赤障殺蟲藏器治卒心痛及赤白痢水作蜜漿頓服一椀止或以薑汁同蜜各一合水和頓服常服面如花紅甄權治心腹血刺痛及赤白痢同生地黄汁各一匙服即下孟詵同薤白搗塗湯火傷即時痛止宗奭○肘後用白蜜塗上竹膜貼之日三和營衛潤臟腑通三焦調脾胃時珍

【發明】〔弘景曰〕石蜜道家丸餌莫不須之仙方亦單服食云致長生不老也〔時珍曰〕蜂采無毒之花釀以大便而成蜜所謂臭腐生神奇也其入藥之功有五清熱也補中也解毒也潤燥也止痛也生則性涼故能清熱熟則性溫故能補中甘而和平故能解毒柔而濡澤故能潤燥緩可以去急故能止心腹肌肉瘡瘍之痛和可以致中故能調和百藥而與甘草同功張仲景治陽明結燥大便不通蜜煎導法誠千古神方也〔詵曰〕但凡覺有熱四肢不和即服蜜漿一椀甚良又點目中熱膜以家養白蜜為上木蜜次之崖蜜更次之也與薑汁熬煉治癩甚效

【附方】舊三新六

大便不通張仲景傷寒論云陽明病自汗小便反利大便硬者津液內竭也蜜煎導之用蜜二合銅器中微火煎之候凝如飴狀至可丸乘熱捻作挺令頭銳大如指長寸半許候冷即納便道中少頃即

齒疳䘌，脣口瘡，目膚赤障，殺蟲。藏器。治卒心痛及赤白痢，水作蜜漿，頓服一椀止；或以薑汁同蜜各一合，水和頓服。常服，面如花紅。甄權。治心腹血刺痛，及赤白痢，同生地黄汁各一匙服，即下。孟詵。同薤白搗，塗湯火傷，即時痛止。宗奭。○肘後用白蜜塗上，竹膜貼之，日三。和營衛，潤臟腑，通三焦，調脾胃。時珍。

【發明】【弘景曰】石蜜道家丸餌，莫不須之。仙方亦單服食，云致長生不老也。【時珍曰】蜂采無毒之花，釀以大〔一〕便而成蜜，所謂臭腐生神奇也。其入藥之功有五：清熱也，補中也，解毒也，潤燥也，止痛也。生則性涼，故能清熱；熟則性温，故能補中。甘而和平，故能解毒；柔而濡澤，故能潤燥。緩可以去急，故能止心腹、肌肉、瘡瘍之痛。和可以致中，故能調和百藥，而與甘草同功。張仲景治陽明結燥，大便不通，蜜煎導法，誠千古神方也。【詵曰】但凡覺有熱，四肢不和，即服蜜漿一椀，甚良。又點目中熱膜，以家養白蜜爲上，木蜜次之，崖蜜更次之也。與薑汁熬煉，治癩甚效。

【附方】舊十三，新六。大便不通。張仲景傷寒論云：陽明病，自汗，小便反利，大便硬者，津液内竭也，蜜煎導之。用蜜二合，銅器中微火煎之，候凝如飴狀，至可丸，乘熱捻作挺，令頭鋭，大如指，長寸半許。候冷即硬，納便道中，少頃即

〔一〕大：證類卷二十石蜜載陶隱居曰作「小」。

通也○一法加皂角細辛末少許尤速 噎不下食 取崖蜜含微微嚥下 廣利方 產後口渴 用煉

過蜜不計多少熟水調服即止 產書 難產橫生 蜂蜜真麻油各半碗減半服立下 海上方 天行

虜瘡 比歲有病天行發瘡頭面及身須臾周匝狀如火瘡皆戴白漿隨決隨生下即療數日必死差後瘡瘢黯色一

歲方滅此惡毒之氣世人云建武中南陽擊虜所得仍呼爲虜瘡諸醫參詳療之取好蜜通摩瘡上以蜜煎升麻數數拭

之肘后方 痘瘡作癢 難忍抓成瘡疱欲落不落百花膏用上等石蜜不拘多少湯和時時以翎刷之其

瘡易落自無瘢痕○全幼心鑑 癮疹瘙癢 白蜜不以多少好酒調下有效 五色丹毒 蜜和乾薑末傅

之肘后[illegible] 口中生瘡 蜜浸大青葉含之 藥性論 陰頭生瘡 以蜜煎甘草塗之瘥 外臺 肛

門生瘡 肛門主肺肺熱即肛塞腫縮生瘡白蜜一升猪膽汁一枚相和微火煎令可丸丸三寸長作挺塗油納下

部卧令後重須臾通泄 梅師 熱油燒痛 以白蜜塗之 梅師 疔腫惡毒 用生蜜與隔年葱研膏先

刺破塗之如人行五里許則疔出後以熱醋湯洗去 濟急仙方 大風癩瘡 取白蜜一斤生薑二斤搗取汁

先秤銅鐺斤兩下薑汁於蜜中消之又秤之令知斤兩即下蜜於鐺中微火煎令薑汁盡秤蜜斤兩在即藥已成矣患三

十年癩者平旦服棗許大一丸一日三服溫酒下忌生冷醋滑臭物功用甚多不能一一具之 食療方

本草綱目蟲部卷三十九

通也。○一法：加皂角、細辛爲末少許，尤速。噎不下食。取崖蜜含，微微嚥下。廣利方。產後口渴。用煉過蜜，不計多少，熟水調服，即止。產書。難產橫生。蜂蜜、真麻油各半椀，煎[一]減半服，立下。海上方。天行虜瘡。比歲有病天行斑瘡，頭面及身，須臾周匝，狀如火瘡，皆戴白漿，隨決隨生。不[二]即療，數日必死。差後瘡瘢黯色，一歲方滅，此惡毒之氣。世人云：建武中，南陽擊虜所得，仍呼爲虜瘡。諸醫參詳療之，取好蜜通摩瘡上，以蜜煎升麻數數拭之。肘後方。痘疹作癢難忍，抓成瘡及疱，欲落不落。百花膏：用上等石蜜，不拘多少，湯和，時時以翎刷之。其疕易落，自無瘢痕。○全幼心鑑。癮𤺋瘙癢。白蜜不以多少，好酒調下，有效。五色丹毒。蜜和乾薑末傅之。肘後。口中生瘡。蜜浸大青葉含之。藥性論。陰頭生瘡。以蜜煎甘草塗之，瘥。外臺。肛門生瘡。肛門主肺，肺熱即肛塞腫縮生瘡。白蜜一升，猪膽[三]汁一枚相和，微火煎令可丸，丸三寸長作挺，塗油納下部，卧令後重，須臾通泄。梅師。熱油燒痛。以白蜜塗之。梅師。疔腫惡毒。用生蜜與隔年[四]葱研膏，先刺破，塗之。如人行五里許，則疔出，後以熱醋湯洗去。濟急仙方。大瘋癩瘡。取白蜜一斤，生薑二斤擣取汁。先秤銅鐺斤兩，下薑汁於蜜中消之。又秤之，令知斤兩。即下蜜於鐺中，微火煎令薑汁[五]盡，秤蜜斤兩在，即藥已成矣。患三十年癩者，平旦服棗許大一丸，一日三服，温酒下。忌生冷、醋、滑、臭物。功用甚多，不能一一具之。食療方。

[一] 煎：底本原字缺損。今據其他金陵本補正。
[二] 不：原作「下」。今據肘後方卷二治傷寒時氣温病方改。
[三] 膽：原作「貼」。今據證類卷二十石蜜引梅師方改。
[四] 年：原作「平」。今據仙傳外科卷十治諸雜證品改。
[五] 汁：原作「十」。今據證類卷二十石蜜改。

面上䵴點取白蜜和茯苓末塗之七日便瘥也孫真人食忌目生珠管以生蜜塗目仰臥半日乃可洗之日一次聖惠方誤吞銅錢煉蜜服二升可出矣葛氏方諸魚骨鯁以好蜜稍稍服之令下葛氏拔白生黑治年少髮白拔去白髮以白蜜塗毛孔中即生黑髮不生取梧桐子搗汁塗上必生黑者梅師方

蜜蠟本經上品

【釋名】弘景曰生於蜜中故謂蜜蠟時珍曰蠟猶鬣也蜂造蜜蠟而皆成鬣也

【集解】別錄曰蠟生武都山谷蜜房木石間弘景曰蜂先以此為蜜蹠煎蜜亦得之初時極香軟人更煮煉或少加醋酒便黃赤以作燭色為好今醫家皆用白蠟但取削之於夏月暴百日許自然白也卒用之烊內水中十餘遍亦白宗奭曰新蠟色白隨久則黃白蠟乃蠟之精英者也時珍曰蠟乃蜜脾底也取蜜後煉過濾入水中候凝取之色黃者俗名黃蠟煎煉極淨色白者為白蠟非新則白而久則黃也與今時所用蟲造白蠟不同

【氣味】甘微溫無毒之才曰惡芫花齊蛤

【主治】下痢膿血補中續絕傷金瘡益氣不飢耐老本經

面上䵟點。取白蜜和茯苓末塗之，七日便瘥也。孫真人食忌。目生珠管。以生蜜塗目，仰卧半日，乃可洗之。日一次。肘後方。誤吞銅錢。煉蜜服二升，可出矣。葛氏方。諸魚骨鯁。以好蜜稍稍服之令下。葛氏。拔白生黑。治年少髮白。拔去白髮，以白蜜塗毛孔中，即生黑髮。不生，取梧桐子搗汁塗上，必生黑者。梅師方。

蜜蠟本經上品

【釋名】【弘景曰】生於蜜中，故謂蜜蠟。【時珍曰】蠟，猶鬣也。蜂造蜜蠟而皆成鬣也。

【集解】【別録曰】蠟生武都山谷蜜盧[一]木石間。【弘景曰】蜂先以此爲蜜蹠，煎蜜亦得之。初時極香軟。人更煮煉，或少加醋、酒，便黄赤，以作燭色爲好。今醫家皆用白蠟，但取削之，於夏月暴百日許，自然白也。卒用之，烊内水中十餘遍，亦白。【宗奭曰】新蠟色白，隨久則黄。白蠟乃蠟之精英者也。【時珍曰】蠟乃蜜脾底也。取蜜後煉過，濾入水中，候凝取之，色黄者俗名黄蠟，煎煉極净色白者爲白蠟，非新則白而久則黄也。與今時所用蟲造白蠟不同。

【氣味】甘，微温，無毒。【之才曰】惡芫花、齊蛤。

【主治】蜜蠟：主下痢膿血，補中，續絶傷金瘡，益氣，不飢，耐老。本經。

〔一〕盧：證類卷二十蜜蠟作「房」。

權曰和松脂杏仁棗肉茯苓等分合成食後服五十丸便不飢頌曰古人荒歲多食蠟以度飢但合大棗咀嚼即易爛也

白蠟療久洩澼後重見白膿補絕傷利小兒久服輕身不飢別錄孕婦胎動下血不絕欲死以鷄子大煎三五沸投美酒半升服立瘥又主白髮鑷去消蠟點孔中即生黑者甄權

發明時珍曰蜜成於蠟而萬物之至味莫甘於蜜莫淡於蠟得非厚於此必薄於彼耶蜜之氣味俱厚屬乎陰也故養脾蠟之氣味俱薄屬乎陽也故養胃厚者味甘而性緩質柔故潤臟腑薄者味淡而性嗇質堅故止洩痢張仲景治痢有調氣飲千金方治痢有膠蠟湯其效甚捷蓋有見於此故又華佗治老少下痢食入即吐用白蠟方寸匕鷄子黄一个石蜜苦酒髮灰黄連末各半鷄子殼先煎蜜蠟苦酒鷄子四味令勻乃納連髮熬至可丸乃止二日服盡神效無比也此方用之屢經效驗乃知本經主下痢膿血之言深當膺服也

附方舊一新五

仲景調氣飲治赤白痢小腹痛不可忍下重或面青手足俱變者用黄蠟三錢阿膠三錢同溶化入黄連末五錢攪勻分三次熱服神妙金匱

千金膠蠟湯治熱痢及婦人產後下痢用蠟二棊子大阿膠二錢當歸二錢半黄連三錢黄蘗一錢陳廩米

【權曰】和松脂、杏仁、棗肉、茯苓等分合成，食後服五十丸，便不飢。【頌曰】古人荒歲多食蠟以度飢，但合大棗咀嚼，即易爛也。白蠟：療人〔一〕泄澼後重見白膿，補絶傷，利小兒。久服輕身不飢。別録。孕婦胎動，下血不絶，欲死。以鷄子大煎三五沸，投美酒半升服，立瘥。又主白髮，鑷去，消蠟點孔中，即生黑者。甄權。

【發明】【時珍曰】蜜成於蠟，而萬物之至味，莫甘於蜜，莫淡於蠟。得非厚於此，必薄於彼耶？蜜之氣味俱厚，屬乎陰也，故養脾；蠟之氣味俱薄，屬乎陽也，故養胃。厚者味甘而性緩質柔，故潤臟腑；薄者味淡而性嗇質堅，故止泄痢。張仲景治痢有調氣飲，千金方治痢有膠蠟湯，其效甚捷，蓋有見於此歟？又華佗治老少下痢，食入即吐。用白蠟方寸匕，鷄子黄一個，石蜜、苦酒、髮灰、黄連末，各半鷄子殼。先煎蜜、蠟、苦酒、鷄子四味令勻，乃納連、髮，熬至可丸乃止。二日服盡，神效無比也。此方用之，屢經效驗，乃知本經主下痢膿血之言，深當膺服也。

【附方】舊十八，新十五。仲景調氣飲。治赤白痢，小腹痛不可忍，下重，或面青手足俱變者。用黄蠟三錢，阿膠三錢，同溶化，入黄連末五錢攪勻，分三次熱服，神妙。金匱。

千金膠蠟湯。治熱痢，及婦人産後下痢。用蠟二棋子大，阿膠二錢，當歸二錢半，黄連三錢，黄檗一錢，陳廩〔二〕米

〔一〕人：證類卷二十蜜蠟作「久」。

〔二〕廩：原作「稟」。今據千金方卷三婦人方下痢改。

半升水三鍾煮米至一升去米入蠟煎至一鍾溫服神效千金方**急心疼痛**用黃蠟燈上燒化丸芡子大百
草霜為衣井水下三丸**肺虛咳嗽**立效丸治肺虛膈熱咳嗽氣急煩滿咽乾燥渴欲飲冷水體倦肌瘦發
熱減食喉音嘶不出黃蠟溶濾令淨漿水煮過八兩再化作一百二十丸以蛤粉四兩為衣養藥每服一丸胡桃半个細嚼
溫水下即臥閉口不語日二○普濟方**肝虛雀目**黃蠟不拘多少溶汁取出入蛤粉相和得所每用刀子切
下二錢以猪肝二兩批開摻藥在內麻繩札定水一椀同入銚子內煮熟取出乘熱蒸眼至溫并肝食之日二以平安為
度其效如神集驗方**頭風掣疼**湖南押衙顏思退傳方用蠟二斤鹽半斤相和於鑼中溶令相入捏作
一兜鍪勢可合腦大小搭頭至額其痛立止也經驗方**脚上轉筋**劉禹錫傳信方用蠟半斤銷之塗舊絹
帛上隨患大小闊狹乘熱纏脚須當脚心便着襪裹之冷即易仍貼兩手心圖經**暴風身冷**暴風通身冰冷
如癱緩者用上方法隨所患大小闊狹熨貼并裹手足心**風毒驚悸**同上方法**破傷風濕**如瘧者以
黃蠟一塊熱酒化開服立效與玉真散對用尤妙瑞竹堂方**代指疼痛**以蠟松膠相和火炙籠指即瘥千
金翼**脚上凍瘡**濃煎黃蠟塗之姚和眾**狐尿刺人**腫痛用熱蠟着瘡并烘熏之令汁出即愈肘
後方**犬咬瘡發**以蠟炙溶灌入瘡中葛氏方**蛇毒螫傷**以竹筒合瘡上溶蠟灌之效徐王方

半升，水三升〔一〕，煮米至一升，去米入藥，煎至一鍾，温服，神效。千金方。**急心疼痛**。用黄蠟燈上燒化，丸芡子大，百草霜爲衣。井水下三丸。**肺虚咳嗽**。立效丸：治肺虚膈熱，咳嗽氣急煩滿，咽乾燥渴，欲飲冷水，體倦〔二〕肌瘦，發熱减食，喉音嘶不出。黄蠟溶濾令净，漿水煮過八兩，再化作一百二十丸，以蛤粉四兩爲衣養藥。每服一丸，胡桃半個，細嚼温水下，即卧，閉口不〔三〕語，日二。普濟方。**肝虚雀目**。黄蠟不俱〔四〕多少，溶汁取出，入蛤粉相和得所。每用刀子切下二錢，以猪肝二兩批開，摻藥在内，麻繩札定。水一椀，同入銚子内煮熟，取出乘熱蒸眼。至温，并肝食之，日二，以平安爲度。其效如神。集驗方。**頭風〔五〕掣疼**。湖南押衙〔六〕顔思退傳方：用蠟二斤，鹽半斤，相和，於銻羅中溶令相入，捏作一兜〔七〕鍪，勢可合腦大小，搭〔八〕頭至額，其痛立止也。經驗方。**脚上轉筋**。劉禹錫〔九〕傳信方用蠟半斤銷之，塗舊絹帛上，隨患大小闊狹，乘熱纏脚，須當脚心，便着襪裹之，冷即易。仍貼兩手心。圖經。**暴風身冷**。暴風通身冰冷如癱緩者。用上方法，隨所患大小闊狹攤貼，并裹手足心。**風毒驚悸**。同上方法。**破傷風濕**如瘧者。以黄蠟一塊，熱酒化開服，立效。與玉真散對用，尤妙。瑞竹堂方。**代指疼痛**。以蠟、松膠相和，火炙籠指，即瘥。千金翼。**脚上凍瘡**。濃煎黄蠟塗之。姚和衆。**狐尿刺人**，腫痛。用熱蠟着瘡，并烟熏之，令汁出即愈。肘後方。**犬咬瘡發**。以蠟炙溶，灌入瘡中。葛氏方。**蛇毒螫傷**。以竹筒合瘡上，溶蠟灌之，效。徐王〔一〇〕方。

〔一〕升：原作「鍾」。今據千金方卷三婦人方下痢改。

〔二〕倦：原作「卷」。今據普濟方卷一百六十咳嗽門改。

〔三〕不：原作「十」。今據改同上。

〔四〕俱：證類卷二十蜜蠟作「以」，錢本作「拘」。以錢本義長。

〔五〕風：原作「瘋」。今據證類卷二十蜜蠟改。

〔六〕衙：原作「倚」。今從江西本改。

〔七〕兜：底本原字漫漶。今據美國國會本補正。

〔八〕搭：原作「歹」。今據證類卷二十蜜蠟改。

〔九〕錫：此後原衍「讀」字。今據證類卷二十蜂蜜删。

〔一〇〕王：原作「玉」。今據肘後方卷七治卒青蛙蝮虺衆蛇所螫方引「徐王治蛇毒方」改。

湯火傷瘡 焮赤疼痛毒腐成膿用此拔熱毒止疼痛斂瘡口用麻油四兩當歸一兩煎焦去滓入黃蠟一兩攪化放冷攤帛貼之神效醫林集要 **臁脛爛瘡** 用桃柳槐椿楮五枝同荊芥煎湯洗拭淨以生黃蠟攤油紙上隨瘡大小貼十層以帛拴定三日一洗除去一層不用一月痊愈醫林集要 **妊娠胎漏** 黃蠟一兩老酒一碗溶化熱服傾刻即止 **呃逆不止** 黃蠟燒烟熏二三次即止醫方摘要 **霍亂吐利** 蠟一彈丸熱酒一升化服即止肘後方 **諸般瘡毒** 臁瘡金瘡湯火等瘡用黃蠟一兩香油二兩黃丹半兩同化開頓冷瓶收攤貼王仲勉經驗方

蜜蜂 本經上品

【釋名】**蠟蜂** 綱目 **䖟** 時珍曰蜂尾垂鋒故謂之蜂蜂有禮範故謂之䖟礼記云范則冠而蟬有緌化書云蜂有君臣之礼是矣

【集解】別錄云蜂子生武都山谷 頌曰今處處有之即蜜蜂子也在蜜脾中如蠶蛹而白色嶺南人取頭足未成者油炒食之 時珍曰蜂子即蜜蜂子未成時白蛹也礼記有雀鷃蜩范皆以供食則自古食之矣其蜂有三種一種在林木或土穴中作房為野蜂一種人家以器收養者為家蜂並小而微黃蜜皆濃美一種在山岩高峻處作房即石蜜也其蜂黑

湯火傷瘡，焮赤疼痛，毒腐成膿。用此拔熱毒，止疼痛，斂瘡口。用麻油四兩，當歸一兩，煎焦去滓。入黃蠟一兩，攪化放冷，攤帛貼之，神效。醫林集要。**臁脛爛瘡**。用桃、柳、槐、椿、楝〔一〕五枝，同荆芥煎湯，洗拭浄。以生黃蠟攤油紙上，隨瘡大小貼十層，以帛拴定。三日一洗，除去一層不用，一月痊愈。醫林集要。**妊娠胎漏**。黃蠟一兩，老酒一椀〔二〕，溶化熱服，頃〔三〕刻即止〔四〕。**呃逆不止**。黃蠟燒烟熏，二三次即止。醫方摘要。**霍亂吐利**。蠟一彈丸，熱酒一升化服，即止。肘後方。**諸般瘡毒**。臁瘡、金瘡、湯火等瘡，用黃蠟一兩，香油二兩，黃丹半兩，同化開，頓冷，瓶收。攤貼。王仲勉經驗方。

蜜蜂本經上品

【釋名】蠟蜂綱目、䖟。【時珍曰】蜂尾垂鋒，故謂之蜂。蜂有禮範，故謂之䖟。禮記云：范則冠而蟬有緌。化書云：蜂有君臣之禮。是矣。

【集解】【別録云】蜂子生武都山谷。【頌曰】今處處有之，即蜜蜂子也。在蜜脾中，如蠶蛹而白色。嶺南人取頭足未成者，油炒食之。【時珍曰】蜂子，即蜜蜂子未成時白蛹也。禮記有雀、鷃、蜩、范，皆以供食，則自古食之矣。其蜂有三種。一種在林木或土穴中作房，爲野蜂。一種人家以器收養者，爲家蜂，並小而微黃，蜜皆濃美；一種在山岩高峻處作房，即石蜜也，其蜂黑

〔一〕楝：原作「揀」。今從江西本改。
〔二〕椀：原作「宛」。今從改同上。
〔三〕頃：原作「傾」。今從改同上。
〔四〕止：原脱出處。此方見證類卷二十蜜蠟所引藥性論。

色似牛虻三者皆群居有王王大於衆蜂而色青蒼皆一日兩衙應潮上下凡蜂之雄者尾鋭雌者尾岐相交則黄退嗅花則以鬚代鼻采花則以股抱之按王元之蜂記云蜂王無毒窠之始營必造一臺大如桃李王居臺上生子於中王之子盡復爲王歲分其族而去其分也或鋪如扇或圓如罌擁其王而去王之所在蜂不敢螫若失其王則衆潰而死其釀蜜如脾謂之蜜脾凡取其蜜不可多多則蜂飢而不蕃又不可少少則蜂惰而不作嗚呼王之無毒似君德也營巢如臺似建國也子復爲王似分定也擁王而行似衛主也王所不螫似遵法也王失則潰守義節也取惟得中似什一而稅也山人貪其利恐其分而刺其子不仁甚矣

蜂子【氣味】甘平微寒無毒大明曰凉有毒食之者須以冬瓜苦蕒生薑紫蘇制其毒○之才曰畏黄芩芍藥牡蠣白前

【主治】頭風除蠱毒補虚羸傷中久服令人光澤好顔色不老本經○弘景曰酒漬傅面令人悦白輕身益氣治心腹痛面目黄大人小兒腹中五蟲從口吐出者別錄主丹毒風疹腹内留熱利大小便澀去浮血下乳汁婦人帶下病藏器大風癘疾時珍

色似牛虻。三者皆群居有王，王大於衆蜂而色青蒼。皆一日兩衙，應潮上下。凡蜂之雄者尾鋭，雌者尾岐，相交則黄退。嗅花則以鬚代鼻，采花則以股抱之。按王元之蜂記云：蜂王無毒。窠之始營，必造一臺，大如桃李。王居臺上，生子於中。王之子盡復爲王，歲分其族而去。其分也，或鋪如扇，或圓如罌，擁其王而去。王之所在，蜂不敢螫。若失其王，則衆潰而死。其釀蜜如脾，謂之蜜脾。凡取其蜜不可多，多則蜂飢而不蕃。又不可少，少則蜂惰而不作。嗚呼！王之無毒，似君德也。營巢如臺，似建國也。子復爲王，似分定也。擁王而行，似衛主也。王所不螫，似遵法也。王失則潰，守義節也。取惟得中，似什一而税也。山人貪其利，恐其分而刺其子，不仁甚[一]矣。

蜂子【氣味】甘，平、微寒，無毒。【大明曰】涼，有毒。食之者須以冬瓜、苦蕒、生姜、紫蘇制其毒。【之才曰】畏黄芩、芍藥、牡蠣、白[二]前。

【主治】風頭[三]，除蠱毒，補虚羸[四]傷中。久服令人光澤，好顔色，不老。本經。○【弘景曰】酒漬傅面，令人悦白。輕身益氣，治心腹痛，面目黄，大人小兒腹中五蟲從口吐出者。别録。主丹毒風瘮，腹内留熱，利大小便澀，去浮血，下乳汁，婦人帶下病。藏器。大風癘疾。時珍。

〔一〕仁甚：底本原字漫漶。今據其他金陵本補正。
〔二〕白：此後原有一字闕。今據證類卷二序例下删。
〔三〕風頭：原作「頭瘋」。今據證類卷二十蜂子改。
〔四〕羸：原作「嬴」。今據改同上。

【發明】時珍曰：蜂子古人以充饌品，故本經、別録著其功效，而聖濟總録治大風疾，兼用諸蜂子，蓋亦足陽明、太陰之藥也。

【附方】新一。大風癘疾 鬚眉墮落，皮肉已爛成瘡者。用蜜蜂子、胡蜂子、黄蜂子並炒，各一分，白花蛇、烏蛇並酒浸去皮骨炙乾，全蠍去土炒，白殭蠶炒，各一兩，地龍去土炒半兩，蝎虎全者炒，赤足蜈蚣全者炒，各十五枚，丹砂一兩，雄黄醋熬一分，龍腦半錢。右為末。每服一錢匕，温蜜湯調下，日三五服。總録

土蜂 別録

校正 舊與蜜蜂子同條，今分出。

【釋名】蜚零 本經 蟺蜂 音蟬 馬蜂 同上 頌曰：郭璞註爾雅云：今江東呼大蜂在地中作房者為土蜂，即馬蜂也。荊巴間呼為蟺蜂。

【集解】別録曰：土蜂生武都山谷。藏器曰：土蜂穴居作房，赤黑色，最大，螫人至死，亦能釀蜜，其子亦大而白。頌曰：土蜂子，江東人亦啖之。又有木蜂似土蜂，人亦食其子。然則蜜蜂、土蜂、木蜂、黄蜂子俱可食。大抵蜂類同科，其性效不相遠矣。

蜂【主治】燒末，油和，傅蜘蛛咬瘡。藏器 藏器曰：此物能食蜘蛛，取其相伏也。

蜂子【氣味】甘，平，有毒。大明曰：同蜜蜂。○畏亦同也。

【發明】【時珍曰】蜂子古人以充饌品，故本經、别録著其功效。而聖濟總録治大風疾，兼用諸蜂子，蓋亦足陽明、太陰之藥也。

【附方】新一。大風[一]癘疾。鬚眉墮落，皮肉已爛成瘡者，用蜜蜂子、胡蜂子、黄蜂子並炒各一分，白花蛇、烏蛇並酒浸去皮骨炙乾、全蠍去土炒、白僵[二]蠶炒各一兩，地龍去土炒半兩，蠍虎全者炒、赤足蜈蚣全者炒各十五枚，丹砂一兩，雄黄醋熬一分，龍腦半錢，右爲末。每服一錢匕，温蜜湯調下，日三五服。總録。

土蜂別録

【校正】舊與「蜜蜂子」同條，今分出。

【釋名】蜚零本經、蟺蜂音蟬[三]○同上、馬蜂。【頌曰】郭璞註爾雅云：今江東呼大蜂在地中作房者爲土蜂，即馬蜂也。荆、巴間呼爲蟺蜂。

【集解】【别録曰】土蜂生武都山谷。【藏器曰】土蜂穴居作房，赤黑色，最大，螫人至死，亦能釀蜜，其子亦大而白。【頌曰】土蜂子，江東人亦啖之。又有木蜂似土蜂，人亦食其子。然則蜜蜂、土蜂、木蜂、黄蜂子俱可食。大抵蜂類同科，其性效不相遠矣。

蜂。【主治】燒末，油和，傅蜘蛛咬瘡。【藏器曰】此物能食蜘蛛，取其相伏也。

蜂子。【氣味】甘，平，有毒。【大明曰】同蜜蜂。○畏亦同也。

〔一〕風：原作「瘋」。今據聖劑總録卷十八大風眉鬚墮落改。

〔二〕僵：原作「薑」。今據改同上。

〔三〕蟬：爾雅注疏卷九釋蟲陸德明音義云：「蟺，音蟬，又示延反。蓋方言也。郭音憚，徒旦反。」

【主治】癰腫。本經 嗌痛。别録 利大小便，治婦人帶下。日華 功全蜜蜂子。藏器 酒浸傅面，令人悦白。時珍

【附方】新一。面黑令白：土蜂子未成頭翅者，炒食，并以酒浸傅面。聖惠方

房【主治】癰腫不消，為末，醋調塗之，乾更易之。不入服食。藥性 療丁腫瘡毒。時珍

【附方】新一。疔腫瘡毒：已篤者，二服即愈；輕者一服立效。用土蜂房一個，蛇退一條，黄泥固濟，煅存性，為末。每服一錢，空心好酒下。少頃腹中大痛，痛止，其瘡已化為黄水矣。普濟

大黄蜂 别録

校正 舊與蜜蜂同條，今分出。

【釋名】黑色者名胡蜂 廣雅 壺蜂 方言 瓟瓤蜂 音鈎婁 玄瓠蜂。時珍曰：凡物黑色者謂之胡。其壺、瓠、瓟瓤，皆象形命名也。瓟瓤，苦瓠之名。楚辭云：玄蜂若壺，是矣。大黄蜂色黄，瓟瓤蜂色黑，乃一類二種也。陶説為是，蘇頌以為一種，非矣。然蜂婦蜂房功用則一，故不必分條。

【集解】弘景曰：大黄蜂子，乃人家屋上者及瓟瓤蜂也。頌曰：大黄蜂子在人家屋上作房及大木間，即瓟瓤蜂之子也。

【主治】癰腫。本經。嗌痛。別録。利大小便，治婦人帶下。日華。功仝蜜蜂子。藏器。酒浸傅面，令人悦白。時珍。

【附方】新一。面黑令白。土蜂子未成頭翅者，炒食，并以酒浸傅面。聖惠方。

房。【主治】癰腫不消。爲末，醋調塗之，乾更易之。不入服食。藥性。療丁腫瘡毒。時珍。

【附方】新一。疔腫瘡毒。已篤者二服即愈，輕者一服立效。用土蜂房一個，蛇退一條，黄泥固濟，煅存性，爲末。每服一錢，空心好酒下。少頃腹中大痛，痛止，其瘡已化爲黄水矣。普濟。

大黄蜂 別録

【校正】舊與「蜜蜂」同條，今分出。

【釋名】黑色者名胡蜂廣雅、壺蜂方言、瓠甊蜂音鉤〔一〕婁、玄瓠蜂。【時珍曰】凡物黑色者，謂之胡。其壺、瓠、瓠甊，皆象形命名也。瓠甊，苦瓠之名，楚辭云「玄蜂若壺」，是矣。大黄蜂色黄，瓠甊蜂色黑，乃一類二種也。陶説爲是。蘇頌以爲一種，非矣。然蜂蛹、蜂房，功用則一，故不必分條。

【集解】【弘景曰】大黄蜂子，乃人家屋上者及瓠甊蜂也。【頌曰】大黄蜂子，在人家屋上作房及大木間，即〔二〕瓠甊蜂之子也。

〔一〕鉤：證類卷二十蜂子作「侯」。
〔二〕即：證類卷二十蜂子載圖經曰無此字。

炎州人取其子作鮓食之其蜂黄色比蜜蜂更大按嶺表錄

異云宣歙人好食蜂兒山林間大蜂結房大者如巨鐘其房

數百層土人采時着草衣蔽身以捍其毒螫復以烟火熏

蜂母乃敢攀緣崖木斷其蒂一房蜂兒五六斗至一石揀狀

如蠶蛹瑩白者以鹽炒暴乾寄入京洛以為方物然房中蜂

兒三分之一翅足已成則不堪用據此則木上作房蓋鄉瓢

之類然今宣城蜂子乃掘地取之似土蜂也郭璞註爾雅云

土蜂乃大蜂在地中作房木蜂似土蜂而小江東人並食其

子然則二蜂皆可食久矣

大抵性味亦不相遠也

蜂子（氣味）甘涼有小毒（大明曰見蜜蜂下）

（主治）心腹脹滿痛乾嘔輕身益氣（別錄）治雀卵斑面皰餘功同

蜜蜂子（時珍）

（附方）新一　雀斑面皰　七月七日取露蜂子於漆椀中水酒浸過濾汁調胡粉傅之（普濟方）

露蜂房（本經中品）

（釋名）蜂腸（本經）蜂勦（勦與窠同）百穿（並別錄）紫金沙

（集解）（別錄曰）露蜂房生牂牁山谷七月七日采陰乾（弘景曰）

此蜂房多在樹木中及地中今曰露蜂房當用人家屋

嶺〔一〕南人取其子作饌食之。其蜂黄色，比蜜蜂更大。按嶺表録異云：宣、歙人好食蜂兒。山林間大蜂結房，大者如巨鐘，其房數百層。土人采時，着草衣蔽身，以捍其毒螫。復以烟火熏散〔二〕蜂母，乃敢攀緣崖木斷其蒂。一房蜂兒五六斗至　石，揀狀如蠶蛹瑩白者，以鹽炒暴乾，寄入京洛，以爲方物。然房中蜂兒三分之一翅足已成，則不堪用。據此，則木上作房，蓋瓠甗之類。然今宣城蜂子，乃掘地取之，似土蜂也。郭璞註爾雅云：土蜂乃大蜂，在地中作房，木蜂似土蜂而小，江東人並食其子。然則二蜂皆可食久矣。大抵性味亦不相遠也。

蜂子。【氣味】甘，凉，有小毒。【大明曰】見「蜜蜂」下。

【主治】心腹脹滿痛，乾嘔。輕身益氣。別録。治雀卵斑，面皰。餘功同蜜蜂子。時珍。

【附方】新一。雀斑面皰。七月七日取露蜂子，於漆椀中水酒浸過，濾汁，調胡粉傅之。普濟方。

露蜂房本經中品

【釋名】蜂腸本經、蜂勦勦與窠同、百穿並別録、紫金沙。

【集解】【別録曰】露蜂房生牂牁山谷。七月七日采，陰乾。【弘景曰】此蜂房多在樹木〔三〕中及地中。今曰露蜂房，當用人家屋

〔一〕嶺：原作「炭」。今據證類卷二十蜂子改。
〔二〕散：原作「房」。今據改同上。
〔三〕木：證類卷二十一露蜂房作「腹」。

間及樹枝間苞裹者乃遠奉非物未解所以【恭曰】此房懸在
樹上得風露者其蜂黄黑色長寸許蟄馬牛及人乃至欲死
非人家屋下小小蜂房也【藏器曰】此樹上大黄蜂窠也所
在皆有大者如甕小者如桶十一二月采之【宗奭曰】露蜂房
有二種一種小而色淡黄窠長六七寸至一尺闊二三寸如
蜜脾下垂一边多在叢木深林之中謂之牛舌蜂一種多在
高木之上或屋之下外面圓如三四斗許或一二斗中有窠
如瓠狀由此得名玄瓠蜂其色赤黄大於諸蜂今人皆兼用
之【斅曰】蜂房有四件一名革蜂窠大者一二丈圍在樹上內
窠小隔六百二十六个大者至一千二百四十个其裹粘木
蒂是七姑木汁其蓋是牛糞沫其隔是葉蕊也二名石蜂窠
只在人家屋上大小如拳色蒼黑內有青色蜂二十一个或
只十四个其蓋是石垢其粘處是七姑木汁其隔是竹蚛也
三名獨蜂窠大小如鵞卵大皮厚蒼黄色是小蜂并蜂翅盛
向裏只有一个蜂大如小石燕子許人馬被螫着立亡也四
名是草蜂窠也入藥以革蜂窠為勝【時珍曰】革蜂乃山中大
黄蜂也其房有重重如樓臺者石蜂草蜂尋常
所見蜂也獨蜂俗名七里蜂者是矣其毒最猛

【修治】【斅曰】凡使革蜂窠先以鵶豆枕等同拌蒸從巳至
未時出鵶豆枕了晒乾用【大明曰】入藥並炙用

【氣味】苦平有毒【別録曰】鹹○【之才曰】惡乾薑丹參黄芩芍藥牡蠣

【主治】驚癇瘈瘲寒熱邪氣癲疾鬼精蠱毒腸痔火熬之良本經

間及樹枝間苞裹者，乃遠舉牂牁，未解所以。【恭曰】此房懸在樹上得風露者。其蜂黄黑色，長寸許，螫馬、牛及人，乃至欲死。非人家屋下小小〔一〕蜂房也。【韓保昇曰】此樹上大黄蜂窠也。所在皆有，大者如甕，小者如桶。十一二月采之。【宗奭曰】露蜂房有二種。一種小而色淡黄，窠長六七寸至一尺，闊二三寸，如蜜脾下垂一邊，多在叢木深林之中，謂之牛舌蜂。一種多在高木之上，或屋之下，外面圍如三四斗許，或一二斗，中有窠如瓠狀，由此得名玄瓠蜂，其色赤黄，大於諸蜂。今人皆兼用之。【斅曰】蜂房有四件。一名革蜂窠，大者一二丈圍，在樹上，內窠小隔六百二十六〔二〕個，大者至一千二百四十個，其裹粘木蒂是七姑木汁，其蓋是牛糞沫，其隔是葉蕊也。二名石蜂窠，只在人家屋上，大小如拳，色蒼黑，內有青色蜂二十一個，或只十四個，其蓋是石垢，其粘處是七姑木汁，其隔是竹蚛〔三〕也。三名獨蜂窠，大小如鵝卵大，皮厚蒼黄色，是小蜂肉〔四〕并蜂翅，盛向裏只有一個蜂，大如小石燕子許，人、馬被螫着，立亡也。四名是草蜂窠也。入藥以革蜂窠爲勝。【時珍曰】革蜂，乃山中大黄蜂也，其房有重重如樓臺者。石蜂、草蜂，尋常所見蜂也。獨蜂，俗名七里蜂者是矣，其毒最猛。

【修治】【斅曰】凡使革蜂窠，先以鵶豆枕等同拌蒸，從巳至未時，去〔五〕鵶豆枕了，晒乾用。【大明曰】入藥並炙用。

【氣味】苦，平，有毒。【别録曰】鹹。○【之才曰】惡乾姜、丹參、黄芩、芍藥、牡蠣〔六〕。

【主治】驚癇瘈瘲，寒熱邪氣，癲疾，鬼精蠱毒，腸痔。火熬之良。本經。

〔一〕小：原字缺損。今從江西本補正。
〔二〕六：證類卷二十一露蜂房無此字。
〔三〕蚛：原作「蛀」。今據改同上。
〔四〕肉：原脱。今據補同上。
〔五〕去：原作「出」。今據改同上。
〔六〕蠣：原作「砺」。今據改同上。

療蜂毒毒腫。合亂髮、蛇皮燒灰，以酒日服二方寸匕，治惡疽附骨癰，根在臟腑，歷節腫出，丁腫惡脉諸毒皆瘥（別錄）。療上氣赤白痢，遺尿失禁。燒灰酒服，主陰痿。水煮，洗狐尿刺瘡。服汁，下乳石毒（蘇恭）。煎水，洗熱病後毒氣衝目。炙研，和豬脂，塗瘰癧成瘻（蘇頌）。煎水漱牙齒，止風蟲疼痛。又洗乳癰、蜂疔、惡瘡（大明）。

【發明】時珍曰：露蜂房，陽明藥也。外科、齒科及他病用之者，亦皆取其以毒攻毒，兼殺蟲之功耳。

【附方】舊十五，新十八。

小兒卒癇：大蜂房一枚，水三升，煮濃汁浴之，日三四次佳（千金方）。

臍風濕腫，久不瘥者：蜂房燒末，傅之效（子母秘錄）。

手足風痺：黃蜂窠大者一個，小者三四個，燒灰，獨頭蒜一盌，百草霜一錢半，同搗傅上。一時取下，埋在陰處。忌生冷葷腥（乾坤秘韞）。

風氣瘙痒及癮疹：蜂房炙、蟬蛻等分，為末。酒服一錢，日三服（梅師方）。

風熱牙腫，連及頭面：用露蜂房燒存性，研末，以酒少許調，噙漱之（十便良方）。

風蟲牙痛：露蜂房煎醋，熱漱之（袖珍方）。○用草蜂房一枚，鹽實孔內燒過，研末擦之，鹽湯漱去。或取一塊咬之。秘方也（普濟方）。○用露蜂房一個，乳香三塊，煎水漱之。○又同細辛煎水漱之。

療蜂毒、毒腫。合亂髮、蛇皮燒灰，以酒日服二方寸匕，治惡疽、附骨癰，根在臟腑，歷節腫出，丁腫惡脉諸毒皆瘥。別録。療上氣，赤白痢，遺尿失禁。燒灰酒服，主陰痿。水煮，洗狐尿刺瘡。服汁，下乳石毒。蘇恭。煎水，洗熱病後毒氣衝目。炙研，和猪脂塗瘰癧成瘻。蘇頌。煎水漱牙齒，止風蟲疼痛。又洗乳癰、蜂叮[一]、惡瘡。大明。

【發明】【時珍曰】露蜂房，陽明藥也。外科、齒科及他病用之者，亦皆取其以毒攻毒，兼殺蟲之功焉耳。

【附方】舊十五，新十八。小兒卒癇。大蜂房一枚，水三升，煮濃汁浴之，日三四次佳。千金方。臍風濕腫，久不瘥者。蜂房燒末，傅之效。子母秘録。手足風痺。黄蜂窠大者一個，小者三四個，燒灰，獨頭蒜一盌，百草霜一錢半，同搗傅上。一時取下，埋在陰處。忌生冷、葷腥[二]。○乾坤秘韞。風氣瘙痒及癮疹[三]。蜂房炙、蟬蜕等分，爲末。酒服一錢，日三服。○梅師方用露蜂房煎汁，入芒硝傅之，日五次。風熱牙腫，連及頭面。用露蜂房燒存性，研末，以酒少許調，噙漱之。十便良方。風蟲牙痛。露蜂房煎醋，熱漱之。○袖珍方用草蜂房一枚，鹽實孔内燒過，研末擦之，鹽湯漱去。或取一塊咬之。秘方也。○普濟方用露蜂房一個，乳香三塊，煎水漱之。○又同細辛煎水漱之。

〔一〕叮：原作「疔」。今據證類卷二十一露蜂房改。

〔二〕腥：原作「醒」。今從江西本改。

〔三〕癮疹：此下首方脱出處。方見證類卷二十一露蜂房引集驗方。

○又露蜂房方，全蠍同研擦之。○聖惠用蜂房蒂綿包咬之效。

喉痺腫痛 露蜂房灰、白薑蠶等分為末，每乳香湯服半錢。○食醫心鏡用蜂房燒灰，每以一錢吹入喉內，不拘大人小兒。

重舌腫痛 蜂房炙研，酒和傅之，日三四次。聖惠方

舌上出血 竅如針孔。用紫金沙即露蜂房頂上實處一兩，貝母四錢，蘆薈三錢，為末，蜜和丸雷丸大。每用一丸，水一小盞，煎至五分，溫服。吐血，溫酒調服。云臺方

吐血衄血 方同上。

崩中漏下 五色，使人無子。蜂房末三指撮，溫酒服之，大神效。張文仲方

小兒下痢 赤白者。蜂房燒末，飲服五分。張傑子母秘錄

小兒咳嗽 蜂房二兩，洗淨燒研。每服一字，米飲下。勝金方

二便不通 蜂房燒末，酒服二三錢，日二服。不拘大人小兒。子母秘錄

陰痿不興 蜂窠燒研，新汲井水服二錢，可御十女。岣嶁神書

陰寒痿弱 蜂房灰，夜傅陰上，即熱起。千金方

陰毒腹痛 露蜂房三錢燒存性，葱白五寸，同研為丸。男左女右，着手中握，陰卧之，汗出即愈。

寸白蚘蟲 蜂窠燒存性，酒服一匙，蟲即死出。生生編

乳石熱毒 壅悶頭痛，口乾便漩赤少者。用蜂房煑汁五合服，乳石末從小便中下，大效。○圖經云：用十二分炙，以水二升，煑八合，分服。

藥毒上攻 如聖散：用蜂房、甘草等分，麩炒黃色，去麩為末。水二盞，煎八分，臨卧頓服。明日取下惡物。經驗方

鼻外齄瘤 膿水血出。蜂房炙研，酒服方寸匕，日三服。肘后方

頭上瘡癬 蜂房研末

○又露蜂房[一]、全蠍同研，擦之。○聖惠用蜂房蒂，綿包咬之效。**喉痺腫痛**。露蜂房灰、白僵[二]蠶等分，爲末。每乳香湯服半錢。○食醫心鏡用蜂房燒灰。每以一錢吹入喉内。不拘大人、小兒。**重舌腫痛**。蜂房炙研，酒和傅之，日三四次。聖惠方。**舌上出血，竅如針孔**。用紫金沙即露蜂房頂上實處一兩，貝母四錢，蘆薈三錢，爲末，蜜和丸雷丸大。每用一丸，水一小盞，煎至五分，温服。吐血，温酒調服。云臺方。**吐血衄血**。方同上。**崩中漏下**，五色，使人無子。蜂房末三指撮，温酒服之，大神效。張文仲方。**小兒下痢**赤白者。蜂房燒末，飲服五分。張傑子母[三]秘録。**小兒咳嗽**。蜂房二兩，洗净燒研。每服一字，米飲下。勝金方。**二便不通**。蜂房燒末，酒服二三錢，日二服。不拘大人、小兒。子母秘録。**陰痿不興**。蜂窠燒研，新汲井水服二錢，可御十女。岣嶁神書。**陰寒痿弱**。蜂房灰，夜傅陰上，即熱起。千金方。**陰毒腹痛**。露蜂房三錢，燒存性，葱白五寸，同研爲丸。男左女右，着手中，握陰卧之，汗出即愈。**寸白、蚘蟲**。蜂窠燒存性，酒服一匙，蟲即死出。生生編。**乳石熱毒**。壅悶，頭痛口乾，便漩赤少者，用蜂房煮汁五合服，乳石末從小便中下，大效。○圖[四]經云用[五]十二分炙，以水二升，煮八合，分服。**藥毒上攻**。如聖散：用蜂房、甘草等分，麩炒黄色，去麩爲末。水二盌，煎八分，臨卧頓服。明日[六]取下惡物。經驗方。**鼻外瘡瘤**，膿水血出。蜂房炙研，酒服方寸匕，日三服。肘後方。**頭上瘡癬**。蜂房研末，

[一] 房：原作「方」。今據普濟方卷六十六牙齒疼痛引「齒痛通用方」改。
[二] 僵：原作「薑」。今據普濟方卷三百六十六咽喉等疾引「蜂房散」改。
[三] 子母：原作「母子」。今據證類卷二十一露蜂房乙正。
[四] 圖：原作「圓」。今據證類卷二十一露蜂房改。
[五] 用：下無藥名。證類卷二十一露蜂房載圖經引此方，其藥當爲露蜂房。
[六] 日：原作「目」。今據大觀本草卷二十一露蜂房改。

臘豬脂和塗之效聖惠方

軟癤頻作露蜂房二枚燒存性以巴豆二十一粒煎清油二三沸去豆用油調傅甚效氏得效方　唐

女人妬乳乳癰汁不出內結成腫名妬乳用蜂房燒灰研每服二錢水一小盞煎六分去渣溫服济衆方

風瘻不合露蜂房一枚炙黃研末每以一錢臘豬脂和塗肘后方

下部漏痔大露蜂房燒存性研摻之乾則以真菜子油調唐氏經驗方

蜂螫腫疼蜂房為末豬羔和傅或煎水洗金方

竹蜂拾遺

【釋名】畱師郭璞作笛師

【集解】藏器曰方言云竹蜂畱師也蜂如小指大正黑色嚙竹而窠蜜如稠糖酸甜好食時珍曰六帖云竹蜜蜂出蜀中于野竹上結窠紺色大如鷄子長寸許有蒂窠有蜜甜倍常蜜即此也按今人家一種黑蜂大如指頭能穴竹木而居腹中有蜜小兒撲殺取食亦此類也又杜陽編言外國鸞蜂大十余斤其蜜碧色服之成仙此亦不經之言未足深信又有刺蜜木蜜生草木上俱見果部木條木蜜即枳椇

畱師蜜【氣味】甘酸寒無毒

臘豬脂和，塗之效。聖惠方。**軟癤頻作**。露蜂房二枚，燒存性。以巴豆二十一粒，煎清油二三沸，去豆。用油調傅，甚效。危[一]氏得效方。**女人妒乳**。乳癰汁不出，内結成膿[二]腫，名妒乳。用蜂房燒灰，研。每服二錢，水一小盞，煎六分，去渣温服。濟衆方。**風瘻不合**。露蜂房一枚，炙黄研末。每以一錢，臘豬脂和塗。肘後方。**下部漏痔**。大露蜂房燒存性研，摻之。乾則以真菜子油調。唐氏經驗方。**蜂螫腫疼**。蜂房爲末，豬膏[三]和傅。或煎水洗。千金方。

竹蜂 拾遺

【釋名】留師 郭璞作笛師。

【集解】【藏器曰】方言云：竹蜂，留師也。蜂如小指大，正黑色，嚙竹而窠，蜜如稠糖，酸甜好食。【時珍曰】六帖[四]云：竹蜜蜂出蜀中。于野竹上結窠，紺色，大如鷄子，長寸許，有蒂。窠有蜜，甘倍常蜜。即此也。按今人家一種黑蜂，大如指頭，能穴竹木而居，腹中有蜜，小兒撲殺取食，亦此類也。又杜陽編言：外國鸞蜂大十余斤，其蜜碧色，服之成仙。此亦不經之言，未足深信。又有刺蜜、木蜜，生草木上，俱見果部本條。木蜜即枳椇。

留師蜜。【氣味】甘、酸，寒，無毒。

[一] 危：原作「唐」。此方見世醫得效方卷十二滯頤軟癤，故其書乃危亦林撰，今據改。
[二] 膿：原脱。今據證類卷二十一露蜂房補。
[三] 膏：原作「羔」。今據千金方卷二十五蛇蟲等毒改。
[四] 帖：原作「占」。今據此下引文出白孔六帖卷十六蜜改。

【主治】牙齒䘌痛及口瘡並含之良藏器

赤翅蜂拾遺

【集解】藏器曰出嶺南狀如土蜂翅赤頭黑大如螃蟹穿土爲窠食蜘蛛蜘蛛遥知蜂來皆狼狽藏隱蜂以預知其處食之無遺【時珍曰】此毒蜂穿土作窠者一種獨蜂作窠於木亦此類也其窠大如鵞卵皮厚蒼黃色只有一个蜂大如小石燕子人馬被螫立亡也又一種蛤蜂出巴中在褰鼻蛇穴內其毒倍常中人手足輒斷中心胸即圯裂非方藥可療惟禁術可制故元稹詩云巴蛇蟠窟穴穴下有巢蜂近樹禽垂翅依原獸絶蹤微遭斷手足厚毒破心胸昔甚招魂句那知眼自逢此蜂之毒如此附見于此養生遠害者不可不知

【主治】有毒瘡蜘蛛咬及疔腫疽病燒黑和油塗之或取蜂窠土以酢和塗之蜘蛛咬處當得絲出藏器

獨脚蜂拾遺

【集解】藏器曰出嶺南似小蜂黑色一足連樹根不得去不能動搖五月采之又有独脚蟻亦連樹根下能動搖功用與蜂同【時珍曰】嶺南有樹小兒樹蛺蝶及此蜂蟻皆生於樹是亦氣化乃無情而生有情也楊慎丹鉛錄云嶺南毒菌夜有

【主治】牙齒䘌痛及口瘡，並含之良。藏器。

赤翅蜂拾遺

【集解】【藏器曰】出嶺南。狀如土蜂，翅赤頭黑，大如螃蟹，穿土爲窠，食蜘蛛。蜘蛛遥知蜂來，皆狼狽藏隱。蜂以預知其處，食之無遺。【時珍曰】此毒蜂穿土作窠者。一種獨蜂作窠於木，亦此類也。其窠大如鵝卵，皮厚蒼黄色。只有一個蜂，大如小石燕子，人、馬被螫立亡也。又一種蛒蜂，出巴中，在褰鼻蛇穴内。其毒倍常，中人手足輒斷，中心胸即圮裂，非方藥可療，惟禁術可制。故元稹詩云：「巴蛇蟠窟穴，穴下有巢蜂。近樹禽垂翅，依原獸絶蹤。微遭斷手足，厚毒破心胸。昔甚招魂句，那知眼自逢。」此蜂之毒如此，附見于此。養生遠害者，不可不知。

【主治】有毒。療蜘蛛咬，及疔腫疽病，燒黑和油塗之。或取蜂窠土，以酢和塗之，蜘蛛咬處，當得絲出。藏器。

獨脚蜂拾遺

【集解】【藏器曰】出嶺南。似小蜂，黑色，一足連樹根不得去，不能動摇，五月采之。又有獨脚蟻，亦連樹根下，能動摇，功用與蜂同。【時珍曰】嶺南有樹小兒、樹蛺蝶，及此蜂、蟻，皆生於樹，是亦氣化，乃無情而生有情也。酉陽雜俎云：嶺南毒菌，夜有

光經雨則腐化為巨蜂黑色其喙若鋸長三分螫人甚毒物類之變化不一有如此

主治 疔腫癰疽燒研和油塗之藏器

蠮螉 音噎翁 本經下品

釋名 土蜂別錄 細腰蜂莊子 蜾蠃詩經 蒲盧爾雅 弘景曰此類甚多雖名土蜂不就土中作窟謂摙土作房爾 時珍曰蠮螉象其聲也

集解 別錄曰蠮螉生熊耳川谷及牂牁或人屋間 弘景曰今一種蜂黑色腰甚細銜泥於人屋及器物邊作房如并竹管者是也其生子如粟米大置中乃捕取草上青蜘蛛十余枚滿中仍塞口以待其子大為糧也其一種入蘆管中者亦取草上青虫詩云螟蛉有子蜾蠃負之言細腰之物無雌皆取青虫教祝便變成己子斯為謬矣造詩者未審而夫子何為因其僻耶豈聖人有闕多皆類此 韓保昇曰按詩疏云螟蛉桑虫也果蠃蒲蘆也言蒲蘆負桑虫以成其子也亦負他虫封之數日則成蜂飛去今有人候其封穴壞而看之見有卵如粟在死虫之上果如陶說蓋詩人知其大而不知其細也此蜂所在有之隨處作窠或隻或雙不拘土石竹木間也

正誤 李含光曰祝變成子近有數見者非虛言也 頌曰詩言螟蛉之子果蠃負之楊雄方言亦云螟蛉之子殪而逢

光，經雨則腐化爲巨蜂，黑色，其喙若鋸，長三分，嚙人甚毒。物類之變化不一有如此。

【主治】疔腫瘻疽，燒研和油塗之。藏器。

蠮螉音噎翁○本經下品

【釋名】土蜂別録、細腰蜂莊子、蜾蠃詩經、蒲蘆爾雅。【弘景曰】此類甚多。雖名土蜂，不就土中作窟，謂摙土作房爾。【時珍曰】蠮螉，象其聲也[一]。

【集解】【别録曰】蠮螉生熊耳川谷及牂牁，或人屋間。【弘景曰】今一種蜂，黑色，腰甚細，銜泥於人屋及器物邊作房，如併竹管者是也。其生子如粟米大，置中，乃捕取草上青蜘蛛十余枚，滿中，仍塞口，以待其子大爲粮也。其一種入蘆管中者，亦取草上青蟲。詩云：螟蛉之子，果蠃負之。言細腰之物無雌，皆取青蟲教祝，便變成己子，斯爲謬矣。造詩者未審，而夫子何爲因其僻耶？豈[二]聖人有缺，多皆類此。【韓保昇曰】按詩疏云：螟蛉，桑蟲也。果蠃，蒲蘆也。言蒲蘆負桑蟲以成其子也。亦負他蟲封之，數日則成蜂飛去。今有人候其封穴，壞而看之，見有卵如粟，在死蟲之上，果如陶説。蓋詩人知其大而不知其細也。此蜂所在有之，隨處作窠，或隻或雙，不拘土石竹木間也。

【正誤】【李含光曰】祝變成子，近有數見者，非虚言也。【頌曰】詩言：螟蛉之子，果蠃負之。楊雄法[三]言亦云：螟蛉之子殪，而逢

〔一〕也：此前原有一字闕。今從錢本删。
〔二〕豈：證類卷二十二蠮螉無此字。
〔三〕法：原作「方」。今據證類卷二十二蠮螉載蘇頌引楊雄法言改。

果蠃視之曰類我々々久之変為蜂陶氏蜀本皆以為生子
如粟捕諸虫為粮段成式亦云書齋多蠮螉窠祝声可听開
而視之悉是小蜘蛛以泥隔之乃知不独負桑虫也数說不
同然物類変化固不可度蚱蟬生於轉丸衣魚生於瓜子之
類非一桑虫蜘蛛之変為蜂不為異也如陶所說卵如粟者
未必非祝虫而成之也宋斉丘所謂蠮螉之虫孕螟蛉之子
傳其情交其精混其氣和其神隨物大小俱得其真蠢動无
定情万物无定形斯言得之矣○宗奭曰諸家之說終不敢
捨詩之義當拆窠視之果有子如粟米大色白而微黄所負
青菜虫却在子下不與虫相着陶說近之時珍曰蠮螉之說
各異今通攷諸說并視驗其卵及蜂之双々往來必是雌雄
當以陶氏寇氏之說為正李氏蘇氏之說為誤援鮮顯新語
云果蠃自有卵如粟寄在虫身其虫不死不生久則漸枯子
大食之而出正如蠅卵寄附於蚕身久則卵化穴繭而出也
列子言純雄無雌其名稱蜂莊子言細腰者化則自古巳失
之矣羅願爾雅翼云陶說实當物理但以此疑聖人則不知
詩之本旨矣詩云螟蛉之子果蠃負之教誨爾子式穀似之
蓋言國君之民為他人所取爾說者不知似字乃似續之似
誤以為如似之似遂附会其說爾尤云鴟鴞鴟鴞既取我子
亦可謂鴞以衆鳥為子乎今屢破其房見子与他虫同處或
子巳去而虫存空殼或虫成蛹而子尚小盖虫終不壞至其
成蛹子乃食之而出也近時王浚川著雅述亦云年々驗之
皆如陶氏
之說焉

果蠃。祝之曰：類我類我。久之變爲蜂。陶氏、蜀本皆以爲生子如粟，捕諸蟲爲粮。段成式亦云：書齋多蠮螉窠，祝聲可聽，開而視之，悉是小蜘蛛，以泥〔一〕隔之，乃知不獨負桑蟲也。數説不同。然物類變化，固不可度。蚱蟬生於轉丸，衣魚生於瓜子之類，非一。桑蟲、蜘蛛之變爲蜂，不爲異也。如陶所説卵如粟者，未必非祝蟲而成之也。宋齊丘所謂蠮螉之蟲，孕螟蛉之子，傳其情，交其精，混其氣，和其神，隨物大小，俱得其真，蠢動無定情，萬物無定形。斯言得之矣。〇【宗奭曰】諸家之説，終不敢捨詩之義。嘗拆窠視之，果有子如粟〔二〕米大，色白而微黄。所負青菜蟲，却在子下，不與蟲相着。陶説近之。【時珍曰】蠮螉之説各異。今通攷諸説，并視驗其卵，及蜂之雙雙往來，必是雌雄。當以陶氏、寇氏之説爲正，李氏、蘇氏之説爲誤。按解頤新語云：果蠃自有卵如粟，寄在蟲身。其蟲不死不生，久則漸枯，子大食之而出。正如蠅卵寄附於蠶身，久則卵化，穴繭而出也。列子言：純雄無雌，其名稺蜂。莊子言：細腰者化。則自古已失〔三〕之矣。羅願爾雅翼云：陶説實當物理。但以此疑聖人，則不知詩之本旨矣。詩云：螟蛉之子，果蠃負之。教誨爾子，式穀似之。蓋言國君之民，爲他人所取爾。説者不知似字，乃似續之似，誤以爲如似之似，遂附會其説爾。尤〔四〕云「鴟鴞鴟鴞，既取我子」，亦可謂鴞以衆鳥爲子乎？今屢破其房，見子與他蟲同處，或子已去而蟲存空殼，或蟲成蛹而子尚小。蓋蟲終不壞，至其成蛹，子乃食之而出也。近時王浚川著雅述亦云：年年驗之，皆如陶氏之説焉。

〔一〕泥：原作「沈」。今據證類卷二十二蠮螉改。
〔二〕粟：同上此前有「半」字。
〔三〕失：原作「夫」。今從江西本改。
〔四〕尤：爾雅翼卷二十六釋蟲果蠃作「猶」。

氣味辛平無毒大明曰有毒入藥炒用

主治久聾欬逆毒氣出刺出汗本經療鼻窒別錄治嘔逆生研能罯竹木刺大明○岣嶁書云五月五日取蠮螉陰乾為末用兵死人血丸置衣領中云令人畏伏

土蜂窠見土部

附錄雄黃蟲別錄有名未用曰明目辟兵不祥益氣力狀如蠮螉

蟲白蠟會編

集解機曰虫白蠟與蜜蠟之白者不同乃小虫所作也其虫食冬青樹汁久而化為白脂粘敷樹枝人謂虫屎着樹而然非也至秋刮取以水煮溶濾置冷水中則凝聚成塊矣碎之文理如白石膏而瑩徹人以和油澆燭大勝蜜蠟也時珍曰唐宋以前澆燭入藥所用白蠟皆蜜蠟也此虫白蠟則自元以來人始知之今則為日用物矣四川湖廣滇南閩嶺吳越東南諸郡皆有之以川滇衡永產者為勝蠟樹枝葉狀類冬青四時不凋五月開白花成叢結實累累大如蔓荊子生青熟紫冬青樹子則紅色也其虫大如蟣虱芒種後則延緣樹枝食汁吐涎粘於嫩莖化為白脂乃結成蠟狀如凝霜處暑後則剝取謂之蠟渣若過白露即粘住難刮矣其渣煉化濾淨或甑中蒸化瀝下器中待凝成塊即為蠟也其虫嫩

【氣味】辛，平，無毒。【大明曰】有毒。入藥炒用。

【主治】久聾，欬逆毒氣，出刺出汗。本經。療鼻窒。別録。治嘔逆。生研，能罯竹木刺。大明。○岣嶁書云：五月五日，取蠮螉陰乾爲末，用兵死人血丸，置衣領中，云令人畏伏。

土蜂窠見土部。

【附録】雄黄蟲。【別録有名未用曰】明目，辟兵[一]不祥，益氣力。狀如蠮螉。

蟲白蠟會編

【集解】【機曰】蟲白蠟與蜜蠟之白者不同，乃小蟲所作也。其蟲食冬青樹汁，久而化爲白脂，粘敷樹枝。人謂蟲屎着樹而然，非也。至秋刮取，以水煮溶，濾置冷水中，則凝聚成塊矣。碎之，文理如白石膏而瑩澈。人以和油澆燭，大勝蜜蠟也。【時珍曰】唐宋以前，澆燭、入藥所用白蠟皆蜜蠟也。此蟲白蠟，則自元以來，人始知之，今則爲日用物矣。四川、湖、廣、滇南、閩、嶺、吴、越東南諸郡皆有之，以川、滇、衡、永産者爲勝。蠟樹枝葉狀類冬青，四時不凋。五月開白花成叢，結實纍纍，大如蔓荊子，生青熟紫。冬青樹子則紅色也。其蟲大如蟣虱，芒種後則延緣樹枝，食汁吐涎，粘於嫩莖，化爲白脂，乃結成蠟，狀如凝霜。處暑後則剥取，謂之蠟渣。若過白露，即粘住難刮矣。其渣煉化濾淨，或甑中蒸化，瀝下器中，待凝成塊，即爲蠟也。其蟲嫩

[一] 兵：此後原衍一「兵」字。今據證類卷三十雄黄蟲删。

時白色作蠟，及老則赤黑色，乃結苞於樹枝。初若黍米大，入春漸長，大如雞頭子，紫赤色，纍纍抱枝，宛若樹之結實也。蓋蟲將遺卵作房，正如雀甕、螵蛸之類爾。俗呼為蠟種，亦曰蠟子。子內皆白卵，如細蟣，一包數百。次年立夏日摘下，以箬葉包之，分繫各樹。芒種後苞拆卵化，虫乃延出葉底，復上樹作蠟也。樹下要潔淨，防蟻食其虫。又有水蠟樹，葉微似榆，亦可放蟲生蠟。甜櫧樹亦可產蠟。

【氣味】甘，溫，無毒。

【主治】生肌止血，定痛補虛，續筋接骨。震亨。入丸散服，殺瘵蟲。時珍。

【發明】震亨曰：白蠟屬金，稟受收斂堅強之氣，為外科要藥。與合歡皮同入長肌肉膏中，用之神效，但未試其可服否也。時珍曰：蠟樹葉亦治瘡腫，故白蠟為外科要藥，正如桑螵蛸與桑木之氣相通也。

【附方】新一。頭上禿瘡：蠟燭頻塗，勿令日曬，久則自然生髮。集玄方

紫鉚

音礦○唐本草

【校正】原與騏驎竭同條，今自木部分入此。

【釋名】赤膠蘇恭、紫梗。時珍曰：鉚與礦同。此物色紫，狀如礦石，破開乃紅，故名。今南番連枝折取，謂之紫梗，是矣。

時白色作蠟，及老則赤黑色，乃結苞於樹枝。初若黍米大，入春漸長，大如鷄頭子，紫赤色，纍纍抱枝，宛若樹之結實也。蓋蟲將遺卵作房，正如雀甕、螵蛸之類爾。俗呼爲蠟種，亦曰蠟子。子内皆白卵，如細蟣，一包數百。次年立夏日摘下，以箬葉包之，分繫各樹。芒種後苞折卵化，蟲乃延出葉底，復上樹作蠟也。樹下要潔净，防蟻食〔一〕其蟲。又有水蠟樹，葉微似榆，亦可放蟲生蠟。甜櫧樹亦可産蠟。

【氣味】甘，温，無毒。【主治】生肌止血定痛，補虚續筋接骨。震亨。入丸散服，殺瘵蟲。時珍。

【發明】【震亨曰】白蠟屬金，禀受收斂堅强之氣，爲外科要藥。與合歡皮同入長肌肉膏中，用之神效，但未試其可服否也。【時珍曰】蠟樹葉亦治瘡腫，故白蠟爲外科要藥，正如桑螵蛸與桑木之氣相通也。

【附方】新一。頭上禿瘡。蠟燭頻塗，勿令日晒，久則自然生髮。集玄方。

紫鉚音礦○唐本草 【校正】原與「騏麟竭」同條，今自木部分入此。

【釋名】赤膠蘇恭、紫梗。【時珍曰】鉚與礦同。此物色紫，狀如礦石，破開乃紅，故名。今南番連枝折取，謂之紫梗是矣。

〔一〕食：原作「含」。今從江西本改。

【集解】恭曰：紫鉚紫色如膠。作赤麖皮及宝鈿，用為假色，亦以膠寶物。云蟻於海畔樹藤皮中為之。紫鉚樹名渴禀，騏驎竭樹名渴留，正如蜂造蜜也。研取用之。吳錄所謂赤膠是也。珣曰：廣州記云：紫鉚生南海山谷。其樹紫赤色，是木中津液結成，可作胡燕脂，餘滓則玉作家用之。騏驎竭乃紫鉚樹之脂也。志曰：按別本注云：紫鉚、騏驎竭二物同條，功效全別。紫鉚色赤而黑，其葉大如盤，鉚從葉上出。騏驎竭色黃而赤，從木中出，如松脂也。頌曰：按段成式酉陽雜俎云：紫鉚樹出真蠟國，彼人呼為勒佉，亦出波斯國。木高丈許，枝葉鬱茂，葉似橘柚，經冬不凋。三月開花，白色，不結子。天有霧露及雨沾濡，其枝條即出紫鉚。波斯使者所說如此。真臘國使者言：是蟻運土上於樹端作窠，蟻壤得雨露凝結而成紫鉚。昆崙出者善，波斯次之。又交州地志亦云：本州歲貢紫鉚，出於蟻壞。乃知與血竭俱出於木而非一物，明矣。今醫家亦罕用，惟染家須之。宗奭曰：紫鉚狀如糖霜，結於細枝上，纍纍然，紫黑色，研破則紅。今人用造綿胭脂，邇來亦難得。時珍曰：紫鉚出南番。乃細蟲如蟻、虱，緣樹枝造成，正如今之冬青樹上小虫造白蠟一般，故人多插枝造之。今吳人用造胭脂。按張勃吳錄云：九真移風縣，有土赤色如膠。人視土知其有蟻，因墾發，以木枝插其上，則蟻緣而上，生漆凝結，如螳螂螵蛸子之狀。人折漆以染絮物，其色正赤，謂之蟻漆赤絮。此即紫鉚也。血竭乃其樹之脂膏，別見木部。

【氣味】甘、鹹，平，有小毒。大明曰：無毒。

【集解】【恭曰】紫鉚紫色如膠。作赤麖皮及寶鈿用爲假色，亦以膠寶物。云蟻於海畔樹藤皮中爲之。紫鉚樹名渴廩[一]，騏驎竭樹名渴留，正如蜂造蜜也。研取用之。吴録所謂赤膠是也。【珣曰】廣州記云：紫鉚生南海山谷。其樹紫赤色，是木中津液結成，可作胡臙脂，余滓則玉作家用之。騏驎竭乃紫鉚樹之脂也。【志曰】按别本註言：紫鉚、騏驎竭二物同條，功效全别。紫鉚色赤而黑，其葉大如盤，鉚從葉上出，騏驎竭色黄而赤，從木中出，如松脂也。【頌曰】按段成式酉陽雜俎云：紫鉚樹出真臘國，彼人呼爲勒佉。亦出波斯國。木高丈許，枝葉鬱茂，葉似橘柚，經冬不凋。三月開花，白色，不結子。天有霧露及雨沾濡，其枝條即出紫鉚。波斯使者所説如此。而真臘使者言：是蟻運土上於樹端作窠，蟻壤得雨露凝結而成紫鉚。崑崙出者善，波斯次之。又交州地志亦云：本州歲貢紫鉚，出於蟻壤。乃知與血竭俱出於木而非一物，明矣。今醫家亦罕用，惟染家須之。【宗奭曰】紫鉚狀如糖霜，結於細枝上，纍纍然，紫黑色，研破則紅。今人用造綿𦅜[二]枝，邇來亦難得。【時珍曰】紫鉚出南番。乃細蟲如蟻、虱，緣樹枝造成，正如今之冬青樹上小蟲造白蠟一般，故人多插枝造之。今吴人用造胭脂。按張勃吴録云：九真移風縣，有土赤色如膠。人視土知其有蟻，因墾發，以木枝插其上，則蟻緣而上，生漆凝結，如螳螂螵蛸子之狀。人折漆以染絮物，其色正赤，謂之蟻漆赤絮。此即紫鉚也。血竭乃其樹之脂膏，别見木部。

【氣味】甘、鹹，平，有小毒。【大明曰】無毒。

[一] 廩：原作「稟」。今據證類卷十三紫鉚改。
[二] 𦅜：原作「𥝩」。今據證類卷十三紫鉚引衍義改。衍義卷十四紫鉚原作「烟脂」。

【主治】五臟邪氣，金瘡帶下，破積血，生肌止痛，與騏驎竭大同小異。蘇恭 濕痒瘡疥，宜入膏用。李珣 益陽精，去陰滯氣。太清伏鍊法

【附方】新三

齒縫出血：紫礦、乳香、射香、白礬等分，為末，掺之，水漱。衛生易簡方

產後血運，狂言失志：用紫鉚一兩為末，酒服二錢匕。徐氏家傳方

經水不止，日漸黃瘦：紫礦末，每服二錢，空心白湯下。氏家藏方

五倍子 開寶

校正：自木部移入此。

【釋名】文蛤 開寶 百蟲倉 拾遺 法釀過名百藥煎。時珍曰：五倍當作五構，見山海經。其形似海中文蛤，故亦同名。百蟲倉，會意也。百藥煎，隱名也。

【集解】志曰：五倍子在處有之。其子色青，大者如拳，而內多蟲。頌曰：以蜀中者為勝。生于膚木葉上，七月結實，無花。其木青黃色。其實青，至熟而黃。九月采子，曝乾，染家用之。時珍曰：五倍子，宋開寶本草收入草部，嘉祐本草移入木部，雖知生於膚木之上，而不知其乃蟲所造也。膚木，即鹽膚子木也，詳見果部鹽麩子下。此木生叢林處者，五六月有小蟲如蟻，食其汁，老則遺種，結小毬於葉間，正如蛅蟖之作雀甕，蠟虫之作蠓子也。初起甚小，漸漸長堅，其大如拳，或小如菱，形狀

【主治】五臟邪氣，金瘡帶下，破積血，生肌止痛，與騏驎竭大同小異。蘇恭。濕痒瘡疥，宜入膏用。李珣。益陽精，去陰滯氣。太清伏鍊法。

【附方】新三。齒縫出血。紫礦、乳香、射香、白礬等分爲末，摻之，水漱。衛生易簡方。産後血運，狂言失志。用紫鉚一兩，爲末。酒〔一〕服二錢匕。徐氏家傳方。經水不止，日漸黄瘦。紫礦末每服二錢，空心白湯下。楊〔二〕氏家藏方。

五倍子開寶

【校正】自木部移入此。

【釋名】文蛤開寶、百蟲倉拾遺。法釀過名百藥煎。【時珍曰】五倍當作五構，見山海經。其形似海中文蛤，故亦同名。百蟲倉，會意也。百藥煎，隱名也。

【集解】【志曰】五倍子在處有之。其子色青，大者如拳，而内多蟲。【頌曰】以蜀中者爲勝。生于膚木葉上，七月結實，無花。其木青黄色。其實青，至熟而黄。九月采子，曝乾，染家用之。【時珍曰】五倍子，宋開寶本草收入草部，嘉祐本草移入木部，雖知生於膚木之上，而不知其乃蟲所造也。膚木即鹽膚子木也，詳見果部「鹽麩子」下。此木生叢林處者，五六月有小蟲如蟻，食其汁，老則遺種，結小毬於葉間，正如蛅蟖之作雀甕，蠟蟲之作蠟子也。初起甚小，漸漸長堅，其大如拳，或小如菱，形狀

〔一〕酒：原作「酉」。今從江西本改。
〔二〕楊：原闕一字。此方見於楊氏家藏方卷十六婦人方下。今據補。

圓長不等初時青緑久則細黃綴於枝葉宛若結成其殼堅脆其中空虛有細虫如蠛蠓山人霜降前采取蒸殺貨之否則虫必穿壞而殼薄且腐矣皮工造為百藥煎以染皂色大為時用他樹亦有此虫毬不入藥用木性殊也

氣味 酸平無毒

主治 齒宣疳䘌肺臓風毒流溢皮膚作風濕癬瘙癢膿水五痔下血不止小兒面鼻疳瘡開寶腸虛泄痢爲末熱湯服之宗奭生津液消酒毒治中蠱毒毒藥日華口瘡摻之便可飲食宗奭斂肺降火化痰飲止欬嗽消渴盜汗嘔吐失血久痢黃病心腹痛小兒夜啼烏鬚髮治眼赤濕爛消腫毒喉痺斂潰瘡金瘡收脫肛子腸墜下時珍

發明 震亨曰五倍子屬金與水噙之善收頑痰解熱毒佐他藥尤良黃昏欬嗽乃火氣浮入肺中不宜用凉藥宜五倍五味斂而降之時珍曰鹽麩子及木葉皆酸鹹寒凉能除痰飲咳嗽生津止渴解熱毒酒毒治喉痺下血血痢諸病五倍子乃虫食其津液結成者故所主治與之同功其味酸鹹能斂肺止血化痰止渴收汗其氣寒能散熱毒瘡腫其性收

圓長不等。初時青緑，久則細黄，綴於枝葉，宛若結成。其殼堅脆，其中空虚，有細蟲如蠛蠓。山人霜降前采取，蒸殺貨之。否則，蟲必穿壞而殼薄且腐矣。皮工造爲百藥煎，以染皂色，大爲時用。他樹亦有此蟲毬，不入藥用，木性殊也。

【氣味】酸，平，無毒。

【主治】齒宣疳䘌，肺臟風毒流溢皮膚，作風濕癬，瘙癢膿水，五痔下血不止，小兒面鼻疳瘡。開寶。腸虚泄痢，爲末，熟湯服之。藏器。生津液，消酒毒，治中蠱毒、毒藥。日華。口瘡摻之，便可飲食。宗奭。斂肺降火，化痰飲，止欬嗽、消渴、盜汗、嘔吐、失血、久痢、黄病、心腹痛、小兒夜啼，烏鬚髮，治眼赤濕爛，消腫毒、喉痺，斂潰瘡、金瘡，收脱肛、子腸墜下。時珍。

【發明】【震亨曰】五倍子屬金與水，噙之善收頑痰，解熱毒，佐他藥尤良。黄昏欬嗽，乃火氣浮入肺中，不宜用凉藥，宜五倍、五味斂而降之。【時珍曰】鹽麩子及木葉，皆酸鹹寒凉，能除痰飲咳嗽，生津止渴，解熱毒酒毒，治喉痺、下血、血痢諸病。五倍子乃蟲食其津液結成者，故所主治與之同功。其味酸鹹，能斂肺，止血，化痰，止渴，收汗；其氣寒，能散熱毒瘡腫；其性收，

能除泄痢濕爛

附方舊二新六十九 虛勞遺濁 玉鎖丹治腎經虛損心氣不足思慮太過真陽不固漩有餘瀝小便白濁如膏夢中頻遺骨節拘痛面黧肌瘦盜汗虛煩食減乏力此方性溫不熱極有神效用五倍子一斤白伏苓四兩龍骨二兩為末水糊丸梧子大每服七十丸食前用鹽湯送下日三服和劑方 寐中盜汗 五倍子末蕎麥麪等分水和作餅煨熟夜臥待飢時乾喫二三個勿飲茶水甚妙集靈 自汗盜汗 常出為自汗睡中出為盜汗用五倍子研末津調填臍中縛定一夜即止也同上 心疼腹痛 五倍子生研末每服一錢鐵杓內炒起烟黑色者為度以好酒一鍾傾入杓內服之立止邵真人經驗方 消渴飲水 五倍子為末水服方寸匕日三服危氏得效 小兒嘔吐 不定用五倍子二个一生一熟甘草一握濕紙煨過同研為末每服半錢米泔調下立瘥經珍方 小兒夜啼 五倍子末津調填於臍內楊起簡便方 暑月水泄 五倍子末飯丸黃豆大每服二十丸荷葉煎水下即時見效余居士選奇方 熱瀉下痢 五倍子一兩枯礬五錢為末糊丸梧子大每服五十丸米湯送下鄧筆峯雜興方 瀉痢不止 五倍子一兩半生半燒為末糊丸梧子大每服三十丸紅痢燒酒下白痢水酒下水泄米湯下○集靈用五倍子末每米飲服一錢 滑痢不止 用五倍子醋炒七次為末米湯送下

能除泄痢濕爛。

【附方】舊二，新六十九。虚勞遺濁。玉鎖丹：治腎經虚損，心氣不足，思慮太過，真陽不固，漩有餘瀝，小便白濁如膏，夢中頻遺，骨節拘痛，面黧肌瘦，盗汗虚煩，食減乏力。此方性温不熱，極有神效。用五倍子一斤，白伏苓四兩，龍骨二兩，爲末，水糊丸梧子大。每服七十丸，食前用鹽湯送下，日三服。和劑方。寐中盗汗。五倍子末、蕎麥麪等分，水和作餅，煨熟。夜卧待飢時，乾喫二三個，勿飲茶水，甚妙。集靈。自汗盗汗。常出爲自汗，睡中出爲盗汗。用五倍子研末，津調填臍中，縛定，一夜即止也。同上。心疼腹痛。五倍子生研末。每服一錢，鐵杓内炒，起烟黑色者爲度。以好酒一鍾，傾入杓内，服之立止。邵真人經驗方。消渴飲水。五倍子爲末，水服方寸匕，日三服。危氏得效。小兒嘔吐不定。用五倍子二個，一生一熟，甘草一握，濕紙裹〔一〕，煨過，同研爲末。每服半錢，米泔調下，立瘥。經驗後〔二〕方。小兒夜啼。五倍子末，津調，填於臍内。楊起簡便方。暑月水泄。五倍子末，飯丸黄豆大。每服二十丸，荷葉煎水下，即時見效。余居士選奇方。熱瀉下痢。五倍子一兩，枯礬五錢，爲末，糊丸梧子大。每服五十丸，米湯送下。鄧筆峰雜興方。瀉痢不止。五倍子一兩，半生半燒。爲末，糊丸梧子大。每服三十丸。紅痢，燒酒下；白痢，水酒下；水泄，米湯下。○集靈用五倍子末，每米飲服一錢。滑痢不止〔三〕。用五倍子醋炒七次，爲末。米湯送下。

〔一〕裹：原脱。今據證類卷十三五倍子補。
〔二〕驗後：原作「珍」。今據補改同上。
〔三〕止：原作「上」。今從江西本改。

脾泄久痢五倍子炒半斤倉米炒一升白丁香細辛木香各三錢花椒五錢為末每服一錢蜜湯下日二服忌生冷魚肉○集靈方

赤痢不止文蛤炒研末水浸烏梅肉和丸梧子大每服七十丸烏梅湯下

腸風下血五倍子白礬各半兩為末順流水丸梧子大每服七丸米飲下忌酒本事方

臟毒下血五倍子不拘多少為末大鯽魚一枚去腸胃鱗腮填藥令滿入瓶內煅存性為末每服一錢溫酒下王璆百一選方

糞後下血不拘大人小兒五倍子末艾湯服一錢全幼心鑑

腸風臟毒下血不止五倍子半生半燒為末陳米飯和丸如梧子大每服二十丸食前粥飲送下日三服○聖惠

酒痢腸風下血見百藥煎

小兒下血腸風臟毒五倍子末煉蜜丸小豆大每米飲服二十丸鄭氏

大腸痔疾五倍子煎湯熏洗或燒烟熏之自然收縮○直指方

脫肛不收三因方用五倍子末三錢入白礬一塊水一椀煎湯洗之立效○簡便用五倍子半斤水煎極爛盛坐桶上熏之待溫以手輕托上內服參芪升麻藥○普濟方用五倍子百草霜等分為末醋熬成膏鵝翎掃傅上即入

產後腸脫五倍子末摻之或以五倍子白礬煎湯熏洗婦人良方

女人陰血因交接傷動者五倍子末摻之良熊氏

孕婦漏胎五倍子末酒服二錢神效朱氏集驗方

風毒攻眼腫癢澀痛不可忍者或上下瞼赤爛或浮瞖瘀肉侵睛神效驅風散用五倍子一兩蔓荊子一兩半為末每服二錢水二盞銅石

脾泄久痢。五倍子炒半斤，倉米炒一升，白丁香、細辛、木香各三錢，花椒五錢，爲末。每服一錢，蜜湯下，日二服。忌生冷、魚肉。○集靈方。赤痢不止。文蛤炒研末，水浸烏梅肉和丸梧子大。每服七十丸，烏梅湯下。腸風下血。五倍子、白礬各半兩，爲末，順流水丸梧子大。每服七丸，米飲下。忌酒。本事方〔一〕。臟毒下血。五倍子不拘多少，爲末，大鯽魚一枚，去腸胃鱗腮，填藥令滿，入瓶内煅存性，爲末。每服一錢，温酒下。王璆百一選方。糞後下血。不拘大人、小兒。五倍子末，艾湯服一錢。全幼心鑑。腸風臟毒，下血不止。五倍子半生半燒，爲末，陳米飯和丸如梧子大。每服二十丸，食前粥飲送下，日三服。○聖惠。酒痢腸風。下血，見「百藥煎」。小兒下血，腸風臟毒。五倍子末，煉蜜丸小豆大。每米飲服二十丸。鄭氏。大腸痔疾。五倍子煎湯薰洗，或燒烟薰之，自然收縮。○直指方。脱肛不收。三因方用五倍子末三錢，入白礬一塊，水一椀煎湯，洗之立效。○簡便用五倍子半斤，水煮極爛，盛坐桶上薰之。待温，以手輕托上。内服參、芪、升麻藥。○普濟方用五倍子、百草霜等分，爲末，醋熬成膏。鵝翎掃傅上，即入。産後腸脱。五倍子末摻之。或以五倍子、白礬煎湯熏洗。婦人良方。女人陰血。因交接傷動者。五倍子末摻之，良。熊氏。孕婦漏胎。五倍子末，酒服二錢，神效。朱氏集驗方。風毒攻眼。腫癢澀痛不可忍者，或上下瞼赤爛，或浮瞖、瘀肉侵睛，神效驅風散。用五倍子一兩，蔓荊子一兩半，爲末，每〔二〕服二錢。水二盞，銅石

〔一〕本事方：此方實出本事方後集卷九治諸腸風酒痢等疾。
〔二〕每：原脱。今據證類卷十三五倍子補。

器內煎汁去滓乘熱洗留滓再煎用大能明目去澀博濟方**小便尿血**五倍子末盐梅搗和丸梧子大每空
心酒服五十丸集簡方**風眼赤爛**集靈方用五倍子煅存性為末入飛過黃丹少許傅之日三上甚良○普
濟方用五倍子研末傅之名拜堂散**爛弦風眼**五倍子銅青白墡土等分為末熱湯泡開閉目淋洗冷即再熱
洗之眼弦不可入湯濟急方**眼中弩肉**方同上**耳瘡腫痛**五倍子末冷水調塗濕則乾摻之
海上名方**聤耳出膿**普濟方用五倍子末吹之○經驗用五倍子焙乾一兩全蠍燒存性三錢為末摻耳中
鼻出衄血五倍子末吹之仍以末同新綿灰等分米飲服二錢**牙縫出血**不止者五倍子燒存性研
末傅之即止衛生易簡方**牙齒動搖**及外物傷動欲落者五倍子乾地龍炒等分為末先以姜揩過然後傅之
御藥院方**牙齦腫痛**五倍子一兩瓦焙研末每以半錢傅痛處片時吐去涎內服去風熱藥楊子建護
命方**風牙腫痛**五倍子一錢黃丹花椒各五分為末摻之即止也○五倍末冷水調塗頰外甚效**唇緊**
作痛五倍子訶子等分為末傅之端效方**天行口瘡**五倍子末摻之吐涎即愈龎氏傷寒論**咽**
中懸癰舌腫塞痛五倍子末白薑蚕末甘草末等分白梅肉搗和丸彈子大噙嚥其癰自破也朱氏經驗方
口舌生瘡儒門事親赴筵散用五倍子密陀僧等分為末醬水漱過乾貼之院方加晚蚕蛾○澹寮方用五倍

器内煎汁，去滓，乘熱洗。留滓再煎用。大能明目去澀。博濟方。小便尿血。五倍子末，鹽梅搗和丸梧子大。每空心酒服五十丸。集簡方。風眼赤爛。集靈方用五倍子煅存性，爲末。入飛過黄丹少許，傅之。日三上，甚良。○普濟方用五倍子研末傅之。名拜堂散。爛弦風眼。五倍子、銅青、白墡土等分，爲末。熱湯泡開，閉目淋洗。冷即再熱洗之。眼弦不可入湯。濟急方。眼中弩肉。方同上。耳瘡腫痛。五倍子末，冷水調塗。濕則乾摻之。海上名方。聤耳出膿。普濟方用五倍子末吹之。○經驗用五倍子焙乾一兩，全蠍燒存性三錢，爲末。摻耳中。鼻出衄血。五倍子末吹之。仍以末同新綿灰等分，米飲服二錢。牙縫出血不止者。五倍子燒存性，研末，傅之即止。衛生易簡方。牙齒動摇，及外物傷動欲落者。五倍子、乾地龍炒等分，爲末。先以姜揩過，然後傅之。御藥院方。牙齦腫痛。五倍子一兩，瓦焙研末。每以半錢傅痛處，片時吐去涎。内服去風熱藥。楊[一]子建護命方。風牙腫痛。五倍子一錢，黄丹、花椒各五分，爲末，摻之即止也。○五倍末，冷水調，塗頰外，甚效。唇緊作痛。五倍子、訶子等分，爲末，傅之。端效方。天行口瘡。五倍子末摻之，吐涎即愈。龐氏傷寒論。咽中懸癰，舌腫塞痛。五倍子末、白僵[二]蠶末、甘草末等分，白梅肉搗和丸彈子大。噙嚥，其癰自破也。朱氏經驗方。口舌生瘡。儒門事親赴筵散，用五倍子、密陀僧等分，爲末。漿[三]水漱過，乾貼之。院方加晚[四]蠶蛾。○澹寮方用五倍

〔一〕楊：原作「埸」。今從江西本改。
〔二〕僵：原作「薑」。此方不見於朱氏集驗方。今據普濟方卷六十一咽喉生癰引經驗良方改。
〔三〕漿：原作「醬」。今據儒門事親卷十二獨治於外者改。
〔四〕晚：原作「脱」。今據御藥院方卷九治咽喉口齒門改。

子一兩滑石半兩黄栢蜜炙半兩為末漱净摻之便可飲食 **白口惡瘡** 狀似木耳不拘大人小兒並用五倍子青黛等分為末以筒吹之 端效方 **走馬牙疳** 五倍子青黛枯礬黄檗等分為末先以塩湯漱净摻之立效 便覽 **牙齦疳臭** 五倍子炒焦一兩枯礬銅青各一錢為末先以米泔漱净摻之絕效方也 集簡方 **疳蝕口鼻** 五倍子燒存性研末摻之 普濟方 **小兒口疳** 白礬裝入五倍子内燒過同研摻之 簡便方 **下部疳瘡** 全幼心鑑用五部子枯礬等分研末先以虀水洗過摻之○杏林摘要用五倍子花椒去子炒各一錢細辛焙三分為末先以葱湯洗净搽之一二日生肉也 **陰囊濕瘡** 出水不差用五倍子臘茶各五錢膩粉少許研末先以葱椒湯洗過香油調搽以瘥為度 太平聖惠方 **魚口瘡毒** 初起未成膿者用南五倍子炒黄研末入百草霜等分以臘醋調塗干患處一日一夜即消 杏林摘要 **一切諸瘡** 五倍子黄檗等分為末傅之 普濟方 **一切腫毒** 五倍子炒紫黑色蜜調塗之○簡便治一切腫毒初起無頭者五倍子大黄黄檗等分爲末新汲水調塗四圍日三五次 **一切癬瘡** 五倍子去虫白礬燒過各等分爲末搽之乾則油調 簡便方 **癩頭軟癤**及諸熱瘡用五倍子七個研末香油四兩熬至一半布絞去渣搽之三四遍即可勿以水洗之 普濟方 **風癩濕爛** 五倍子末津調塗之 同上 **頭瘡熱瘡** 風濕諸毒用五倍子白芷等分研末摻之

子一兩，滑石半兩，黄柏蜜炙半兩，爲末。漱净摻之，便可飲食。**白口惡瘡**，狀似木耳。不拘大人、小兒，並用五倍子、青黛等分，爲末。以筒吹之。端效方。**走馬牙疳**。五倍子、青黛、枯礬、黄蘗等分，爲末。先以鹽湯漱净，摻之，立效。便覽。**牙齦疳臭**。五倍子炒焦一兩，枯礬、銅青各一錢，爲末。先以米泔漱净，摻之。絶效方也。集簡方。**疳蝕口鼻**。五倍子燒存性，研末，摻之。普濟方。**小兒口疳**。白礬裝入五倍子内，燒過同研，摻之。簡便方。**下部疳瘡**。全幼心鑑用五倍[一]子、枯礬等分，研末。先以虀水洗過，搽之。○杏林摘要用五倍子、花椒去子炒各一錢，細辛焙三分，爲末。先以葱湯洗净，搽之。一二日生肉也。**陰囊濕瘡**，出水不差。用五倍子、臘茶各五錢，膩粉少許，研末。先以葱椒湯洗過，香油調搽，以瘥爲度。太平聖惠方。**魚口瘡毒**，初起未成膿者。用南五倍子炒黄研末，入百草霜等分，以臘醋調，塗于患處。一日一夜即消。杏林摘要。**一切諸瘡**。五倍子、黄蘗等分，爲末，傅之。普濟方。**一切腫毒**。五倍子炒紫黑色，蜜調，塗之。○簡便治一切腫毒，初起無頭者。五倍子、大黄、黄蘗等分，爲末。新汲水調塗四圍，日三五次。**一切癬瘡**。五倍子去蟲、白礬燒過各等分，爲末，搽之。乾則油調。簡便方。**癩頭軟癤**，及諸熱瘡。用五倍子七個，研末，香油四兩，熬至一半，布絞去渣，搽之。三四遍即可。勿以水洗之。普濟方。**風癩濕爛**。五倍子末，津調塗之。同上。**頭瘡熱瘡**，風濕諸毒。用五倍子、白芷等分，研末摻之，

〔一〕倍：原作「部」。今據全幼心鑑卷二疳瘡改。

膿水即乾如乾者以清油調塗衛生易簡方

瘡口不收五倍炒研末以蠟醋脚調塗四圍効

一切金瘡五倍子降真香等分炒研末傅之皮肉自痊名啄合山拔萃方

金瘡出血不止者五倍子末貼之若閃氣者以五倍子末一錢入龍骨末少許湯服立效談埜翁方

杖瘡腫痛五倍子去穰米醋浸一日慢火炒黃研末乾摻之不破者醋調塗之衛生易簡方

手足皸裂五倍子末同牛骨髓填納縫中即安也醫方大成

鷄骨哽咽五倍子末摻入喉中即化下海上名方

小兒脫肛五倍子為末多以艾絨捲倍子末成筒放便桶內以瓦盛之令病者坐于桶上以火點着使藥烟燻入肛門其肛自上隨後將白礬為末復搽肛門其肛自緊再不復脫

魚口便毒五倍子不拘多少以淨瓦器盛之用陳醋熬成膏用綿布攤貼之如乾即換三五次即愈

偏墜氣痛用五倍子一个放食鹽少許在內以火紙包定用水浸濕放文武火灰內煨存性為末酒調服

染烏鬚髮聖濟總錄用針砂八兩米醋浸五日炒畧紅色研末五倍子百藥煎沒石子各二兩訶黎勒皮三兩研末各包先以皂莢水洗髭鬚用米醋打蕎麥麪糊和針砂末敷上荷葉包過一夜次日取去以蕎麥糊四味敷之一日洗去即黑○杏林摘要川五倍子一斤研末銅鍋炒之勿令成塊如有烟起即提下攪之從容上火慢炒直待色黑為度以濕青布包扎足蹋成餅收貯听用每用時以皂角水洗淨鬚髮用五倍子一兩紅銅末酒炒一錢六分生白礬六分訶

膿水即乾。如乾者，以清油調塗。衛生易簡方。瘡口不收。五倍焙，研末。以蠟、醋脚調，塗四圍，效。一切金瘡。五倍子、降真香等分，炒，研末。傅之，皮肉自痊。名啄合山。拔萃方。金瘡出血不止者。五倍子末貼之。若閉氣者，以五倍子末二錢，入龍骨末少許，湯服，立效。談埜翁方。杖瘡腫痛。五倍子去穰，米醋浸一日，慢火炒黄，研末，乾摻之。不破者，醋調塗之。衛生易簡方。手足皸裂。五倍子末，同牛骨髓填納縫中，即安也。醫方大成。鷄骨哽咽。五倍子末摻入喉中，即化下。海上名方。小兒脱肛。五倍子爲末，先〔一〕以艾絨捲倍子末成筒，放便桶内，以瓦盛之。令病者坐于桶上，以火點着，使藥烟燻入肛門，其肛自上。隨後將白礬爲末，復搽肛門，其肛自緊，再不復脱。魚口便毒。五倍子不拘〔二〕多少，以凈瓦器盛之，用陳醋熬成膏，用綿布攤貼之。如乾即换，三五次即愈。偏墜氣痛。用五倍子一個，放食鹽少許在内，以火紙包定，用水浸濕，放文武火灰内，煨存性，爲末，酒調服。染烏鬚髮。聖濟總録用針砂八兩，米醋浸五日，炒略紅色，研末。五倍子、百藥煎、没石子各二兩，訶黎勒皮三兩，研末各包。先以皂莢水洗髭鬚，用米醋打蕎麥麪糊，和針砂末敷上，荷葉包，過一〔三〕夜，次日取去。以蕎麥糊四味敷之，一〔四〕日洗去即黑。○杏林摘要用五倍子一斤，研末，銅鍋炒之，勿令成塊。如有烟起，即提下攪之。從容上火慢炒，直待色黑爲度。以濕青布包扎，足踏成餅，收貯聽用。每用時，以皂角水洗凈鬚髮。用五倍子一兩，紅銅末酒炒一錢六分，生白礬六分，訶

〔一〕先：原作「多」。今從江西本改。
〔二〕拘：原作「俱」。今從改同上。
〔三〕過一：原字缺損。今據普濟方卷四十九烏髭髮「絕妙烏髭方」補正。
〔四〕一：原闕一字。今從江西本補。

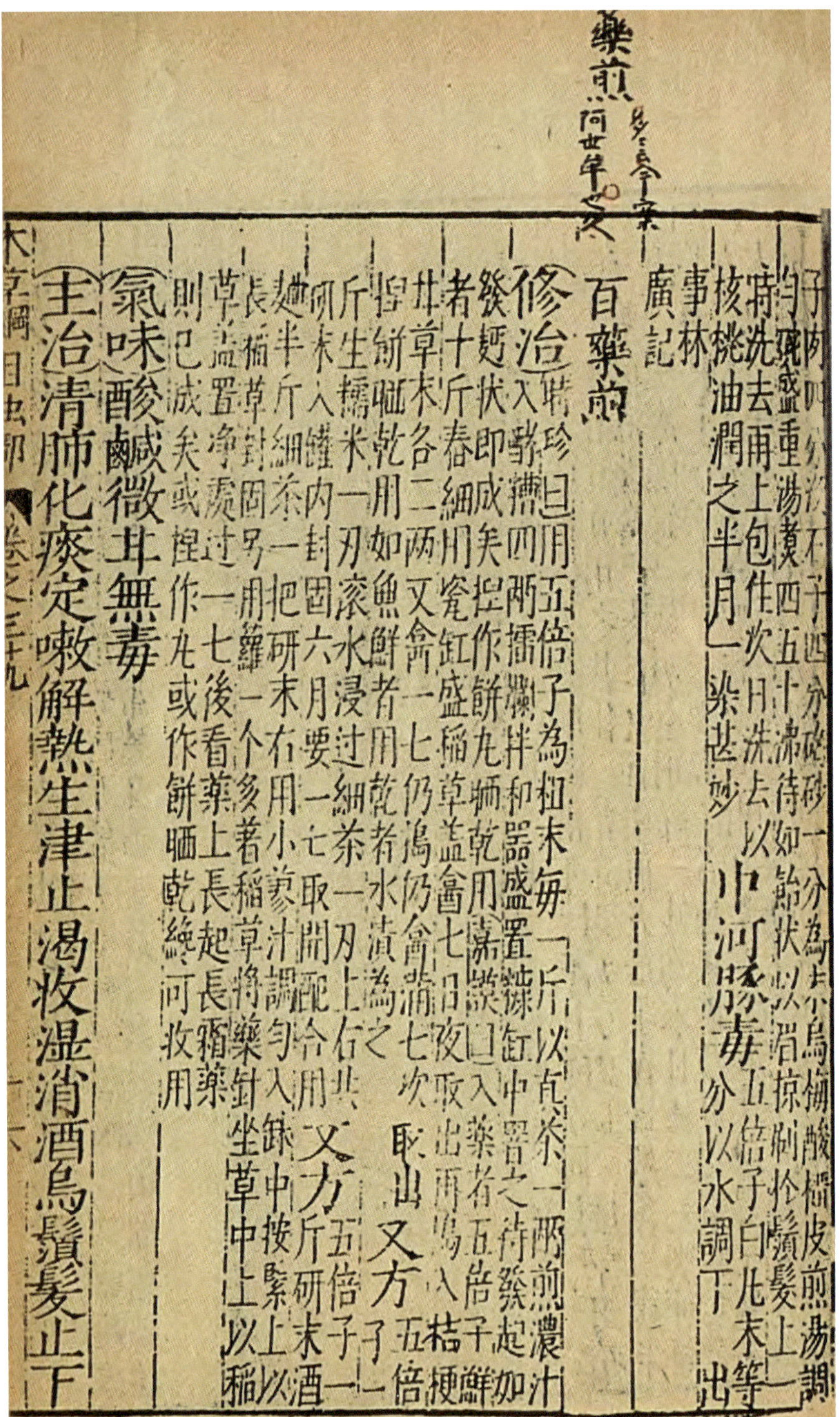

子兩四分沒石子四分硇砂一分為末以烏梅酸榴皮煎湯調勻碗盛重湯煮四五十沸待如飴狀以眉掠刷於鬚鬢上一時洗去再上包住次日洗去以核桃油潤之半月一染甚妙

中河豚毒 五倍子白礬末等分以水調下

事林廣記

藥煎

百藥煎

【修治】時珍曰用五倍子為粗末每一斤以真茶一兩煎濃汁入酵糟四兩擂爛拌和器盛置糠缸中罯之待發起如發麪狀即成矣捏作餅丸晒乾用嘉謨曰入藥者五倍子鮮者十斤舂細用瓷缸盛稻草蓋罨七日夜取出再搗入桔梗甘草末各二兩又罨一七仍搗仍罨七次取出捏餅晒乾用如無鮮者用乾者水漬為之

又方 五倍子一斤生糯米一斗滚水浸過細茶一斤上右共研末入罐內封固六月要一七取開配合用

又方 五倍子一斤研末酒麴半斤細茶一把研末右用小蓼汁調勻入鉢中按緊上以長稻草封固另用籮一個多著稻草將藥鉢坐草中上以稻草蓋置淨處過一七後看藥上長起長霜藥則已成矣或捏作丸或作餅晒乾纔可收用

【氣味】酸鹹微甘無毒

【主治】清肺化痰定嗽解熱生津止渴收濕消酒烏鬚髮止下

子肉四分，没石子四分，硇砂一分，爲末。烏梅、酸榴皮煎湯。調匀碗盛，重湯煮四五十沸，待如飴狀。以眉掠刷於鬚髮上，一時洗去，再上包住。次日洗去，以核桃油潤之。半月一染，甚妙。中河豚毒。五倍子、白礬末等分，以水調下。出事林廣記。

百藥煎。

【修治】【時珍曰】用五倍子爲粗末。每一斤，以真茶一兩煎濃汁，入酵糟四兩，擂爛拌和，器盛置糠缸中罯之，待發起如發麪狀即成矣。捏作餅丸，晒乾用。【嘉謨曰】入藥者，五倍子鮮者十斤，舂細，用瓷缸盛，稻草蓋，盦七日夜。取出再搗，入桔梗、甘草末各二兩，又盦一七。仍搗仍盦，滿七次，取出捏餅，晒乾用。如無鮮者，用乾者水漬爲之。又方。五倍子一斤，生糯米一兩，滚水浸過，細茶一兩，上〔一〕共研末，入罐内封固，六月要一七，取開配合用。又方。五倍子一斤，研末，酒麴半斤，細茶一把，研末。右用小蓼汁調匀，入鉢中按緊，上以長稻草封固。另用籮一個，多著稻草，將藥鉢〔二〕坐草中，上以稻草蓋，置净處。過一七後，看藥上長起長霜，藥則已成矣。或捏作丸，或作餅，晒乾纔可收用。

【氣味】酸、鹹、微甘，無毒。

【主治】清肺化痰定嗽，解熱生津止渴，收濕消酒，烏鬚髮，止下

〔一〕上：此下原有「右」字。該方製法未單提行，故「右」字當誤，今删。

〔二〕鉢：原作「針」。今從江西本改。

血久痢脫肛牙齒宣䘌面鼻疳蝕口舌糜爛風濕諸瘡時珍

【發明】時珍曰百藥煎功與五倍子不異但經釀造其體輕虛其性浮收且味帶餘甘治上焦心肺欬嗽痰飲熱渴諸病含噙尤為相宜

【附方】新二十二

斂肺劫嗽百藥煎訶黎勒荊芥穗等分為末薑汁入蜜和丸芡子大時時噙之丹溪心法

定嗽化痰百藥煎片黃芩橘紅甘草各等分共為細末蒸餅丸菉豆大時時乾嚥數丸佳瀕湖醫案

清氣化痰百藥煎細茶各一兩荊芥穗五錢海螵蛸一錢蜜丸芡子大每服噙一丸妙筆峯雜興

染烏鬚髮用百藥煎一兩鍼砂醋炒蕎麥麪各半兩先洗鬚髮以荷葉熬醋調刷荷葉包一夜洗去即黑妙普濟方

沐髮除脂百藥煎末乾搽髮上一夜篦之同上

指牙烏鬚用百藥煎半兩玄胡索三錢雄黃三錢為末先以薑擦去涎用此指牙以津洗目日日用之甚佳普濟

牙痛引頭方同上

風熱牙痛百藥煎泡湯噙漱聖濟總錄

牙齦疳蝕百藥煎五倍子青鹽煅各一錢半銅綠一錢為末日摻二三次神效普濟方

煉眉瘡癬小兒面湮瘡又名鍊銀瘡乃母受胎時食酸辣邪物所致用百藥煎五錢生白礬二錢為末油調搽之外科精義

脚肚生瘡初起如粟[illegible]大搔之不已成片包脚相交黃水出痒不可忍久成痼疾用

血，久痢脱肛，牙齒宣䘌，面鼻疳蝕，口舌糜爛，風濕諸瘡。時珍。

【發明】【時珍曰】百藥煎功與五倍子不異。但經釀造，其體輕虛，其性浮收，且味帶餘甘，治上焦心肺欬嗽痰飲、熱渴諸病，含噙尤爲相宜。

【附方】新二十二。斂肺劫嗽。百藥煎、訶黎勒、荆芥穗等分爲末，薑汁入蜜和丸芡子大。時時噙之。丹溪心法。定嗽化痰。百藥煎、片黄芩、橘紅、甘草各等分，共爲細末，蒸餅丸菉豆大。時時乾嚥數丸，佳。瀕湖醫案。清氣化痰。百藥煎、細茶各一兩，荆芥穗五錢，海螵蛸一錢，蜜丸芡子大。每服噙一丸，妙。筆峰雜興。染烏鬚髮。川百藥煎一兩，鍼砂醋炒、蕎麥麪各半兩。先洗鬚髮，以荷葉熬醋調刷，荷葉包一夜，洗去即黑，妙。普濟方。沐髮除䐈。百藥煎末乾搽髮上，一夜篦之。同上。揩牙烏鬚。川百藥煎半兩，玄胡索三錢，雄黄三錢，爲末。先以薑擦去涎，用此揩牙，以津洗目。日日用之，甚佳。普濟。牙痛引頭。方同上。風熱牙痛。百藥煎泡湯噙漱。聖濟總録。牙齦疳蝕。百藥煎、五倍子、青鹽煅各一錢半，銅緑一錢，爲末。日摻二三次，神效。普濟方。煉眉瘡癬。小兒面湮瘡，又名鍊銀瘡，乃母受胎時，食酸辣邪物所致。用百藥煎五錢，生白礬二錢，爲末，油調搽之。外科精義。脚肚生瘡。初起如粟米[一]大，搔之不已，成片，包脚相交，黄水出，痒不可忍，久成瘑疾。用

〔一〕米：原爲墨丁。今從江西本補。

白藥煎末唾調逐瘡四圍金之自外入內先以貫衆煎湯洗之日一次醫林集要

乳結硬痛百藥煎末每服三錢酒一盞煎數沸服之取效經驗方

腸癰內痛大棗連核燒存性百藥煎等分為末每服一錢溫酒服日一取效直指方

大腸便血百藥煎荊芥穗燒存性等分為末糊丸梧子大每服五十丸米飲下聖惠方

腸風下血百藥煎二兩半生用半炒存性為末飯丸梧子大每服五十丸米飲下名聖金丸王璆百一選方

大腸氣痔作痛下血百藥煎末每服三錢稀粥調服日二次集簡方

腸風臟毒下血者用百藥煎燒存性烏梅連核燒過白芷不見火為末水糊丸如梧子大每服七十丸米飲下濟生

酒痢下血百藥煎五倍子陳槐花等分焙研末酒糊丸梧子大每服五十丸米飲送下本事方

下痢脫肛百藥煎一塊陳白梅三個木瓜一握以水一碗煎半碗日二服聖濟總錄

男婦血淋用真百藥煎車前子炒黃連各三錢半木香二錢滑石一錢為末空心燈草湯服二錢日二服普濟方

消暑止渴百藥煎蠟茶等分為末烏梅肉搗和丸芡子大每含一丸名水鄧丸事林廣記

五倍子內蟲【主治】赤眼爛弦，同爐甘石末乳細，點之。時珍

螳螂桑螵蛸本經上品

百藥煎末唾調，逐瘡四圍塗之，自外入内，先以貫衆煎湯洗之，日一次。醫林集要。**乳結硬痛**。百藥煎末，每服三錢，酒一盞，煎數沸，服之取效。經驗方。**腸癰内痛**。大棗[一]連核燒存性、百藥煎等分，爲末。每服一錢，温酒服，日一，取效。直指方。**大腸便血**。百藥煎、荆芥穗燒存性，等分爲末，糊丸梧子大。每服五十丸，米飲下。聖惠方。**腸風下血**。百藥煎二兩，半生用，半炒存性，爲末，飯丸梧子大。每服五十丸，米飲下。名聖金丸。王璆百一選方。**大腸氣痔**，作痛下血。百藥煎末，每服三錢，稀粥調服，日二次。集簡。**腸風臟毒**下血者。用百藥煎燒存性，烏梅連核燒過，白芷不見火爲末，水[二]糊丸如梧子大。每服七十丸，米飲下。濟生。**酒痢下血**。百藥煎、五倍子、陳槐花等分，焙研末，酒糊丸梧子大。每服五十丸，米飲送下。本事方。**下痢脱肛**。百藥煎一塊，陳白梅三個，木瓜一握，以水一椀，煎半椀。日二服。聖濟總録。**男婦血淋**。用真百藥煎、車前子炒、黄連各三錢半，木香二錢，滑石一錢，爲末。空心燈草湯服二錢，日二服。普濟方。**消暑止渴**。百藥煎、蠟茶等分爲末，烏梅肉擣和丸芡子大。每含一丸。名水瓢丸。事林廣記。

五倍子内蟲。【主治】赤眼爛弦。同爐甘石末乳細，點之。時珍。

螳螂桑螵蛸本經上品

〔一〕棗：原作「東」。今從江西本改。
〔二〕米：原作「水」。今據濟生方卷六腸風臟毒論治「香梅圓」改。

【釋名】蟷蜋（音當郎）　刀蜋（綱目）　拒斧（說文）　不過（爾雅）　蝕肬（音尤）　其子房名螵蛸（音飄綃）　蜱蛸（音皮）　蟳蟭（音傅焦）　致神（別錄）　野狐鼻涕（綱目）爾雅云莫貈蟷蠰不過蟷蜋也其子蜱蛸郭璞云江東呼為石蜋時珍曰蟷蜋兩臂如斧當轍不避故得當郎之名俗呼為刀蜋兗人謂之拒斧又呼不過也代人謂之天馬因其首如驤馬也燕趙之間謂之蝕肬肬即疣子小肉贅也今人病肬者往往捕此食之其來有自矣其子房名螵蛸者其狀輕飄如綃也村人每炙焦飼小兒云止夜尿則蟳蟭致神之名蓋取諸此酉陽雜俎謂之野狐鼻涕象形也又揚雄方言云蟷蜋或謂之髦或謂之羊羊齊兗以東謂之敷常螵蛸亦名夷冒

【集解】弘景曰蟷蜋俗呼石蜋逢樹便產以桑上者為好是兼得桑皮之津氣也惟連枝斷取者為真偽者亦以膠著桑枝之上也保昇曰螵蛸在處有之蟷蜋卵也多在小桑樹上叢荊棘間三四月中一枝出小蟷蜋數百枚時珍曰蟷蜋驤首奮臂修頸大腹二手四足善緣而捷以鬚代鼻喜食人髮能翳葉捕蟬或云術家取翳作法可以隱形深秋乳子作房粘著枝上即螵蛸也房長寸許大如拇指其內重重有隔房每房有子如蛆卵至芒種節後一齊出故月令有云仲夏螳蜋生也

【修治】別錄曰桑螵蛸生桑枝上螳蜋子也二月三月采蒸過火炙用不爾令人洩斆曰凡使勿用雜樹上生者名螺

【釋名】蟷蜋音當郎、刀蜋綱目、拒斧説文、不過爾雅、蝕肬音尤。其子房名螵蛸音飄綃、蜱蛸音皮、蟳[一]蟭音煿焦、致神別録、野狐鼻涕。【頌曰】爾雅云：莫貈、蟷蠰、不過，螳蜋也。其子蜱蛸。郭璞云：江東呼爲石蜋。【時珍曰】蟷蜋，兩臂如斧，當轍不避，故得當郎之名，俗呼爲刀蜋。兖人謂之拒斧，又呼不過也。代人謂之大馬，因其首如驤馬也。燕、趙之間謂之蝕肬。肬即疣子，小肉贅也。今人病肬者，往往捕此食之，其來有自矣。其子房名螵蛸者，其狀輕飄如綃也。村人每炙焦飼小兒，云止夜尿，則蟳蟭、致神之名，蓋取諸此。酉陽雜俎謂之野狐鼻涕，象形也。又揚雄方言云：螳蜋或謂之髦[二]，或謂之羊羊[三]。齊、兖以東謂之敷常。螵蛸亦名夷冒。

【集解】【弘景曰】螳蜋俗呼石蜋，逢樹便産，以桑上者爲好，是兼得桑皮之津氣也。惟連枝斷取者爲真，僞者亦以膠着桑枝之上也。【保昇曰】螵蛸在處有之，螳蜋卵也。多在小桑樹上，叢荆棘間。三四月中，一枝出小螳蜋數百枚。【時珍曰】螳蜋，驤首奮臂，修頸大腹，二手四足，善緣而捷，以鬚代鼻，喜食人髮，能翳葉捕蟬。或云術家取翳作法，可以引形。深秋乳子作房，粘着枝上，即螵蛸也。房長寸許，大如拇指，其内重重有膈房。每房有子如蛆卵，至芒種節後一齊出。故月令有云：仲夏螳蜋生也。

【修治】【別録曰】桑螵蛸生桑枝上，螳蜋子也。二月、三月采，蒸過火炙用。不爾令人洩[四]。【斅曰】凡使勿用雜樹上生者，名螺

[一] 蟳：原作「蟳」。今據爾雅釋蟲郭璞注改。本藥下同此誤徑改。
[二] 髦：方言卷十一作「髦」。
[三] 羊羊：方言卷十一作「蛘蛘」。
[四] 洩：底本原字漫漶。今據内閣本補正。

蛸須覓桑樹東畔枝上者采得去核子用沸漿水浸淘七次鍋中熬乾用別作修事無效也〔頌曰〕三四月采得以熱漿水浸一伏時焙乾於柳木灰中炮黃用

螳螂【主治】小兒急驚風搐搦，又出箭鏃。生者能食疣目（時珍）

【發明】時珍曰：螳螂，古方不見用者，惟普濟方治驚風吹鼻定搐法中用之，蓋亦蠶蠍定搐之義。古方風藥多用螵蛸，則螳螂治風同一理也。又醫林集要出箭鏃亦用之。

【附方】新二。驚風定搐中分散：用螳螂一箇，蜥蜴一條，赤足蜈蚣一條，各中分之，隨左右研末，記定。男用左，女用右。每以一字吹鼻內，搐之。吹左即左定，吹右即右定也。（普濟）箭鏃入肉不可拔者：用螳螂一个，巴豆半个，同研，傅傷處。微癢且忍，極癢乃撼拔之。以黃連、貫衆湯洗拭，石灰傅之。

桑螵蛸【氣味】鹹、甘，平，無毒。〔之才曰〕得龍骨療洩精。畏旋覆花、戴椹。【主治】傷中疝瘕陰痿，益精生子。女子血閉腰痛，通五淋，利小便水道（本經）。療男子虛損，五臟氣微，夢寐失精遺溺。久服益氣螵。須覓桑樹東畔枝上者。采得去核子，用沸漿水浸淘七次，鍋中熬乾用。別作修事無效也。【韓保昇曰】三四月采得，以熱漿水浸一伏時，焙乾，於柳木灰中炮黃用。

螳蜋。【主治】小兒急驚風搐搦，又出箭鏃。生者能食疣目。時珍。

【發明】【時珍曰】螳蜋，古方不見用者，惟普濟方治驚風，吹鼻定搐法中用之，蓋亦蠶、蠍定搐之義。古方風藥多用螵蛸，則螳蜋治風同一理也。又醫林集要出箭鏃亦用之。

【附方】新二。驚風定搐。中分散：用螳蜋一箇，蜥蜴一條，赤足蜈蚣一條，各中分之，隨左右研末。記定男用左，女用右。每以一字吹鼻内，搐之。吹左即左定，吹右即右定也。普濟。

箭鏃入肉不可拔者。用螳蜋一個，巴豆半個，同研，傅傷處。微痒且忍，極痒乃撼拔之。以黄連、貫衆湯洗拭，石灰傅之。

桑螵蛸。【氣味】鹹、甘，平，無毒。【之才曰】得龍骨，療洩精。畏旋復花。戴椹〔一〕。

【主治】傷中，疝瘕，陰痿，益精生子，女子血閉腰痛，通五淋，利小便水〔二〕道。本經。療男子虛損，五臟氣微，夢寐失精，遺溺。久服益氣

〔一〕戴椹：此前原有一字闕。戴椹即旋覆花別名，故疑此空乃示意後爲注釋。

〔二〕水：原作「小」。今據證類卷二十桑螵蛸改。

養神別錄炮熟空心食之止小便利甄權

【發明】時珍曰桑螵蛸肝腎命門藥也古方盛用之權曰男子身衰精自出及虛而小便利者加而用之頌曰古方漏精及風藥中多用之宗奭曰男女虛損腎衰陰痿夢中失精遺溺白濁疝瘕不可闕也鄰家一男子小便日數十次如稠米泔心神恍惚瘦瘁食減得之女勞令服桑螵蛸散藥未終一劑而愈其藥安神魂定心志治健忘補心氣止小便數用桑螵蛸遠志菖蒲龍骨人參茯神當歸龜甲醋炙各一兩為末臥時人參湯調下二錢如無桑上者即用他樹者以炙桑白皮佐之桑白皮行水以接螵蛸就腎經也

【附方】舊三新七

遺精白濁盜汗虛勞桑螵蛸炙白龍骨等分為細末每服二錢空心用鹽湯送下外臺

小便不通桑螵蛸炙黃三十枚黃芩二兩水煎分二服聖惠

婦人胞轉小便不通用桑螵蛸炙為末飲服方寸匕日三產書

婦人遺尿桑螵蛸酒炒為末薑湯服二錢千金翼

妊娠遺尿不禁桑螵蛸十二枚為末分二服米飲下產乳書

產後遺尿或尿數桑螵蛸炙半兩龍骨一兩為末每米飲服二錢徐氏胎產方

咽喉腫塞桑上螳螂窠一兩燒灰馬勃半兩研勻蜜丸梧子大煎犀角湯每服三五丸○總病論

咽喉骨哽桑螵蛸醋煎呷之經驗良方

底耳疼痛桑螵蛸一個燒存性麝香一字研末

養神。別録。炮熟空心食之，止小便利。甄權。

【發明】【時珍曰】桑螵蛸，肝、腎、命門藥也，古方盛用之。【權曰】男子腎〔一〕衰精自出及虛而小便利者，加而用之。【頌曰】古今〔二〕方漏精及風藥中，多用之。【宗奭曰】男女虛損，腎衰〔三〕陰痿，夢中失精，遺溺白濁，疝瘕，不可闕也。鄰家一男子，小便日數十次，如稠米泔，心神恍惚，瘦瘁食減，得之女勞。令服桑螵蛸散藥，未終一劑而愈。其藥安神魂，定心志，治健忘，補心氣，止小便數。用桑螵蛸、遠志、龍骨、菖蒲、人參、茯神、當歸、龜甲醋炙各一兩，爲末。卧時人參湯調下二錢。如無桑上者，即用他樹者，以炙桑白皮佐之。桑白皮行水，以接螵蛸就腎經也。

【附方】舊三。新七。遺精白濁，盜汗虛勞。桑螵蛸炙、白龍骨等分，爲細末。每服二錢，空心用鹽湯送下。外臺。小便不通。桑螵蛸炙黄三十枚，黄芩二兩，水煎，分二服。聖惠。婦人胞轉，小便不通。用桑螵蛸炙爲末，飲服方寸匕，日用二。産書。婦人遺尿。桑螵蛸酒炒爲末，薑湯服二錢。千金翼。妊娠遺尿不禁。桑螵蛸十二枚，爲末。分二服，米飲下。産乳書。産後遺尿，或尿數。桑螵蛸炙半兩，龍骨一兩，爲末。每米飲服二錢。徐氏胎産方。咽喉腫塞。桑上螳螂窠一兩燒灰，馬屁勃半兩，研勻，蜜丸梧子大。煎犀角湯，每服三五丸。○總病論。咽喉骨哽。桑螵蛸醋煎，呷之。經驗良方。底耳疼痛。桑螵蛸一個，燒存性，射香一字，研末。

〔一〕腎：原作「身」。今據證類卷二十桑螵蛸改。
〔二〕今：原脱。今據補同上。
〔三〕衰：原作「衺」。今據改同上。

每用半字摻入神效有膿先繳淨經驗方

小兒軟癤桑螵蛸燒存性研末油調傅之危氏方

雀甕本經下品

【釋名】雀兒飯甕蜀本 蛅蟖房別錄音髯斯 蚝蟲窠音刺 躁舍本經 天漿子圖經 棘剛子衍義 紅姑娘綱目 毛蟲藏器曰毛蟲作繭形如甕故名雀甕俗呼雀癰声相近也保昇曰雀好食其甕中子故俗呼雀兒飯甕弘景曰蛅蟖背毛螫人故名蚝音刺與蛓同時珍曰俗呼毛蟲又名楊瘌子因有螫毒也此蟲多生石榴樹上故名天漿天漿乃甜榴之名也宗奭曰多在棘枝上故曰棘剛子

【集解】別錄曰雀甕出漢中生樹枝間蛅蟖房也八月采蒸之弘景曰蛅蟖蚝蟲也在石榴樹上其背毛螫人生卵形如雞子大如巴豆藏器曰蚝蟲好在果樹上大小如蠶身面背上有五色斑毛有毒能刺螫人欲老者口中吐白汁凝聚漸硬正如雀卵其蟲以甕為繭在中成蛹如蠶之在繭也夏月羽化而出作蛾放子於葉間如蠶子陶言其生卵如雞子誤矣宗奭曰雀甕在樹間似螵蛸蟲此物紫白襉斑狀似硨磲文可愛也時珍曰蛅蟖處處樹上有之牡丹上尤多入藥惟取榴棘上房內有蛹者正如螵蛸取桑上者

【氣味】甘平無毒日華曰有毒

每用半字摻入，神效。有膿先繳净。經驗方。小兒軟癤[一]。桑螵蛸燒存性，研末，油調傅之。危氏方。

雀甕本經下品

【釋名】雀兒飯甕蜀本、蛅[二]蟖房別録音髯斯、蚝蟲窠音刺、躁舍本經、天漿子圖經、棘剛子衍義、紅姑娘綱目、毛蟲。【藏器曰】毛蟲作繭，形如甕，故名雀甕。俗呼雀癰，聲相近也。【弘景曰】蛅蟖背毛螫人，故名蚝，音刺，與蛓同。【時珍曰】俗呼毛蟲，又名楊瘌子，因有螫毒也。此蟲多生石榴樹上，故名天漿。天漿乃甜榴之名也。【宗奭曰】多在棘枝上，故曰棘剛子。

【集解】【別録曰】雀甕出漢中。生樹枝間，蛅蟖房也。八月采，蒸之。【弘景曰】蛅蟖，蚝蟲也。在石榴樹上。其背毛螫人。生卵形如雞子，大如巴豆。【藏器曰】蚝蟲好在果樹上，大小如蠶，身面背上有五色斑毛，有毒能刺螫人。欲老者，口中吐白汁，凝聚漸硬，正如雀卵。其蟲以甕爲繭，在中成蛹，如蠶之在繭也。夏月羽化而出作蛾，放子於葉間如蠶子。陶言其生卵如雞子，誤矣。【恭曰】雀甕在樹間，似螵蛸蟲。此物紫白襉斑，狀似硨磲，文可愛也。【時珍曰】蛅蟖處處樹上有之，牡丹上尤多。入藥惟取榴棘上、房内有蛹者，正如螵蛸取桑上者。

【氣味】甘，平，無毒。【日華曰】有毒。

[一] 癤：原作「節」。今據得效方卷十二滞頤軟癤改。

[二] 蛅：原作「蛄」。今據證類卷二十二雀甕改。本藥下同此誤者徑改。

主治寒熱結氣蠱毒鬼疰小兒驚癇本經○頌曰今醫家治小兒慢驚用天漿子有蟲者白僵蠶乾蠍三物各三枚微炒搗末煎麻黃湯調服一字日三服加減大有效也藏器曰雀甕打破取汁與小兒飲令無疾小兒病撮口者漸漸口撮不得飲乳但先剺口傍見血以甕研汁塗之或同鼠婦生搗塗之今人產子時凡諸物皆令開口不令閉者有蓋厭禳之也

附方新五

撮口噤風用棘科上雀兒飲甕子未開口者取內物和乳汁研灌之○又方棘剛子五枚赤足蜈蚣一條燒存性研勻飯丸麻子大每服三五丸乳汁下亦可末服一字並聖惠

小兒臍風白龍膏用天漿子有蟲者一枚直姜蠶炒一枚膩粉少許研勻以薄荷自然汁調灌之取下毒物神效聖惠

急慢驚風口眼喎斜搐搦痰盛用天漿子房去皮生用三枚乾蠍生用七枚硃砂一錢研勻飯丸粟大每服二丸荊芥湯送下聖惠方

乳蛾喉痺用天漿子即紅姑娘徐徐嚼嚥

小兒癇疾棘枝上雀甕研其間蟲出取汁灌之聖惠方

蠶 本經下品

校正拾遺烏爛蠶及蠶蛻汁嘉祐蠶退今併為一

釋名自死者名白殭蠶時珍曰蠶從朁象其頭身之形從䖵以其繁也俗作蚕字者非矣蚕音腆蚯蚓之名也蠶病風死其色自白故曰白殭死而不朽曰殭再養者曰原蠶蠶之屎曰沙皮曰蛻甕曰繭蛹曰螝音鬼蛾

【主治】寒熱結氣，蠱毒鬼疰，小兒驚[一]癇。本經。○【頌曰】今醫家治小兒慢驚，用天漿子有蟲者、白殭蠶、乾蠍三物各三枚，微炒搗末。煎麻黄湯調服一字，日三服。隨兒大小[二]加減，大有效也。【藏器曰】雀甕打破取汁，與小兒飲，令無疾。小兒病撮口者，漸漸口撮不得飲乳。但先剺口傍見血，以甕研汁塗之，或同鼠婦生搗塗之。今人産子時，凡諸物皆令開口不令閉者，蓋厭禳之也。

【附方】新五。撮口噤風。用棘科上雀兒飯甕子未開口者，取内物和乳汁研，灌之。○又方：棘剛子五枚，赤足蜈蚣一條，燒存性，研勻，飯丸麻子大。每服三五丸，乳汁下。亦可末服一字。並聖惠。小兒臍風。白龍膏[三]用天漿子有蟲者一枚，直姜[四]蠶炒一枚，膩粉少許，研勻。以薄荷自然汁調，灌之。取下毒物，神效。聖惠。急慢驚風，口眼喎斜，搐搦痰盛。用天漿子房去皮生用三枚，乾蠍生用七枚，硃砂一錢，研勻，飯丸粟大。每服二丸，荆芥湯送下。聖惠方。乳蛾喉痺。用天漿子，即紅姑娘，徐徐嚼嚥。小兒癇疾。棘枝上雀甕，研其間蟲也，取汁灌之。聖惠方。

蠶本經中品

【校正】拾遺烏爛蠶及繭鹵汁，嘉祐蠶退，今併爲一。

【釋名】自死者名白殭蠶。【時珍曰】蠶從朁，象其頭身之形，從䖵，以其繁也。俗作「蚕」字者，非矣。蚕音腆，蚯蚓之名也。蠶病風死，其色自白，故曰白。殭，死而不朽曰殭。再養者曰原蠶。蠶之屎[五]曰沙；皮曰蜕；甕曰繭；蛹曰螝，音龜；蛾

〔一〕驚：原作「慜」。今據證類卷二十雀甕改。
〔二〕隨兒大小：原脱。今據補同上。
〔三〕膏：聖濟總録卷一百六十七小兒臍風作「散」。
〔四〕直姜：普濟方卷三百六十臍風撮口「白龍散」作「白僵」。
〔五〕屎：原作「尿」。今據證類卷二十一原蠶蛾引陶隱居及陳藏器改。

曰羅卵曰蚢音岡蠶初出曰蚢音苗蠶紙曰連也

【集解】時珍曰蠶孕絲蟲也種類甚多有大小白烏斑色之異其蟲屬陽喜燥惡濕食而不飲三眠三起二十七日而老自卵出而為蚢自蚢蛻而為蠶蠶而繭繭而蛹蛹而蛾蛾而卵卵而復蚢亦有胎生者與母同老蓋神蟲也南粵有三眠四眠兩生七出八出者其繭有黃白二色爾雅云蟓桑繭也讎由樗繭棘繭欒繭也蚢蕭繭也皆各因所食之葉命名而蟓即今桑上野蠶也今之樗蠶與桑蠶並育即樗繭是也南海橫州有楓蠶絲作釣緡凡諸草木皆有蚖蠋之類食葉吐絲不如蠶絲可以衣被天下故莫得並稱凡蠶類入藥俱用食桑者

白殭蠶

【修治】別錄曰生潁川平澤四月取自死者勿令中濕有毒不可用弘景曰人家養蠶時有合箔皆殭者即暴燥都不壞今見小白似有鹽度者恭曰蠶自殭死其色自白云有鹽度誤矣頌曰所在養蠶處有之不拘早晚但用白色而條直食桑葉者佳用時去絲綿及子炒過宗奭曰蠶有兩三番惟頭番殭蠶最佳大而無蛆◯斅曰凡使先以糯米泔浸一日待蠶桑涎出如蝸涎浮水上然後漉出微火焙乾以布拭淨黃肉毛并黑口甲了搗篩如粉入藥

【氣味】鹹辛平無毒甄權曰微溫有小毒◯惡桑螵蛸桔梗伏苓伏神萆薢

【主治】小兒驚癇夜啼去三蟲滅黑䵟令人面色好男子陰癢

曰羅；卵曰蚢，音宂〔一〕。蠶初出曰𧊅，音苗。蠶紙曰連也。

【集解】【時珍曰】蠶，孕絲蟲也。種類甚多，有大、小、白、烏、斑色之異。其蟲屬陽，喜燥惡濕，食而不飲，三眠三起，二十七日而老。自卵出而爲𧊅，自𧊅蛻而爲蠶，蠶而繭，繭而蛹，蛹而蛾，蛾而卵，卵而復𧊅。亦有胎生者，與母同老。蓋神蟲也。南粵有三眠、四眠、兩生、七出、八出者。其繭有黄、白二色。爾雅云：蟓，桑繭也。雔由，樗繭也。蚢，蕭繭也。棘繭、欒繭皆各因所食之葉命名。而蟓，即今桑上野蠶也。今之柘蠶與桑蠶並育，即棘繭是也。南海横州有楓繭，絲作釣緡。凡諸草木皆有蚝蠋之類，食葉吐絲，不如蠶絲可以衣被天下，故莫得並稱。凡蠶類入藥，俱用食桑者。

白殭蠶。

【修治】【别録曰】生潁川平澤。四月取自死者。勿令中濕，有毒不可用。【弘景曰】人家養蠶時，有合箔皆殭者，即暴燥都不壞。今見小白似有鹽度者爲好〔二〕。【恭曰】蠶自殭死，其色自白。云有鹽度，誤矣。【頌曰】所在養蠶處有之。不拘早晚〔三〕，但用白色而條直、食桑葉者佳。用時去絲綿及子，炒過。【宗奭曰】蠶有兩三番，惟頭番殭蠶最佳，大而無蛆。○【斅曰】凡使，先以糯米泔浸一日，待蠶桑涎出，如蝸涎浮水上，然後漉〔四〕出，微火焙乾，以布拭浄黄肉、毛，并黑口甲了，搗篩如粉入藥。

【氣味】鹹、辛，平，無毒。【甄權曰】微温，有小毒。○惡桑螵蛸、桔梗、伏苓、伏神、萆薢。

【主治】小兒驚癇夜啼，去三蟲，滅黑黯〔五〕，令人面色好，男子陰癢〔六〕。

〔一〕宂：蚢，廣韻音「允」。故「宂」當爲「宂」之形訛。
〔二〕爲好：原脱。今據證類卷二十一白殭蠶補。
〔三〕晚：原作「脱」。今據證類卷二十一原蠶蛾改。
〔四〕漉：原作「灑」。今據證類卷二十一白殭蠶改。
〔五〕黯：同上作「䵟」。
〔六〕癢：同上作「瘍」。

病本經女子崩中赤白，産後腹痛，滅諸瘡瘢痕。爲末，封丁腫，拔根極效別録。治口噤發汗。同白魚、鷹屎白等分，治瘡滅痕藥性。以七枚爲末，酒服，治中風失音，并一切風疰。小兒客忤，男子陰癢痛，女子帶下日華。焙研薑汁調灌，治中風喉痺欲絶，下喉立愈蘇頌。散風痰結核瘰癧，頭風，風蟲齒痛，皮膚風瘮，丹毒作癢，痰瘧癥結，婦人乳汁不通，崩中下血，小兒疳蝕鱗體，一切金瘡，疔腫風痔時珍。

【發明】元素曰：僵蠶性微溫，味微辛，氣味俱薄，輕浮而升，陽中之陽，故能去皮膚諸風如蟲行。震亨曰：僵蠶屬火，兼土與金木，老得金氣，僵而不化。治喉痺者，取其清化之氣，從治相火，散濁逆結滯之痰也。王貺曰：凡咽喉腫痛及喉痺，用此下咽立愈，無不效也。大能救人。吳開內翰云：屢用得效。時珍曰：僵蠶，蠶之病風者也。治風化痰，散結行經，所謂因其氣相感，而以意使之者也。又人指甲軟薄者，用此燒烟熏之則厚，亦是此義。蓋厥陰、陽明之藥，故又治諸血病、瘧病、疳病也。

【附方】舊十，新二十九。一切風痰：白僵蠶七个直者，細研，薑汁調灌之。勝金方。小兒驚風：白僵病。本經。女子崩中赤白，産後腹痛，滅諸瘡瘢痕。爲末，封丁腫，拔根，極效。別録。治口噤發汗。同衣中〔一〕白魚、鷹屎白等分，治瘡滅痕。藥性。以七枚爲末，酒服，治中風失音，并一切風疰〔二〕，小兒客忤，男子陰癢痛，女子帶下。日華。焙研，薑汁調灌，治中風、喉痺欲絶，下喉立愈。蘇頌。散風痰結核瘰癧，頭風，風蟲齒痛，皮膚風瘮，丹毒作癢，痰瘧癥結，婦人乳汁不通，崩中下血，小兒疳蝕，鱗體，一切金瘡，疔腫風痔。時珍。

【發明】【元素曰】殭蠶性微温，味微辛，氣味俱薄，輕浮而升，陽中之陽，故能去皮膚諸風如蟲行。【震亨曰】殭蠶屬火，兼土與金、木。老得金氣，殭而不化。治喉痺者，取其清化之氣，從治相火，散濁逆結滯之痰也。【王貺曰】凡咽喉腫痛及喉痺，用此下咽立愈，無不效也。大能救人。吴开内翰云：屢用得效。【時珍曰】殭蠶，蠶之病風者也。治風化痰，散結行經，所謂因其氣相感，而以意使之者也。又人指甲軟薄者，用此燒烟熏之則厚，亦是此義。蓋厥陰、陽明之藥，故又治諸血病、瘧病、疳病也。

【附方】舊十五，新十九。一切風痰。白殭蠶七個，直者，細研，薑汁調灌之。勝金方。小兒驚風。白薑

〔一〕衣中：原脱。今據證類卷二十一白殭蠶補。
〔二〕疰：同上作「疾」。

蠶蠍稍等分天雄尖附子尖各一錢微炮為末每服一字或半錢以薑湯調灌之甚效寇氏衍義**風痰喘嗽**

夜不能臥白殭蠶炒研好茶末各一兩為末每用五錢臥時泡沸湯服瑞竹堂方**酒後咳嗽**白殭蠶焙研末

每茶服一錢○怪證奇方**喉風喉痺**仁存開關散用白殭蠶炒白礬半生半燒等分為末每以一錢用自然薑

汁調灌得吐頑痰立效小兒加薄荷生薑少許同調一方用白梅肉和丸綿裹含之嚥汁也○朱氏集驗用白殭蠶炒半

兩生甘草一錢為末薑汁調服涎出立愈○聖惠用白殭蠶三七枚乳香一分為末每以一錢燒煙熏入喉中涎出即愈

急喉風痺王氏博濟如聖散用白殭蠶天南星等分生研為末每服一字薑汁調灌涎出即愈後以生薑炙過

含之○百一選方先南星**撮口噤風**面黃赤氣喘啼聲不出由胎氣挾熱流毒心脾故令舌強唇青聚口發噤

用白殭蠶二枚去觜略炒為末蜜調傅唇中甚效　聖惠方**大頭風小兒驚風**並用大蒜七個先燒

紅地以蒜逐個於地上磨成膏却以僵蠶一兩去頭足安蒜上碗覆一夜勿令泄氣只取蠶研末每用㗜鼻口內含水有

效　普濟方**偏正頭風**并夾頭風連兩太陽穴痛聖惠方用白殭蠶為末葱茶調服方寸七○葉潘治頭風

用白殭蠶高良薑等分為末每服一錢臨臥時茶服日二服**卒然頭痛**白殭蠶為末每用熟水下二錢立瘥

○斗門方**牙齒疼痛**白殭蠶直者生薑同炒赤黃色去薑為末以皂角水調擦之即止　普濟**風蟲牙**

蠶、蠍稍等分，天雄尖、附子尖各一錢，微炮爲末。每服一字，或半錢，以薑湯調灌之，甚效。寇氏衍義。**風痰喘嗽**，夜不能卧。白殭蠶炒研、好茶末各一兩，爲末。每用五錢，卧時泡沸湯服。瑞竹堂方。**酒後咳嗽**。白殭蠶焙，研末，每茶服一錢。○怪證奇方。**喉風喉痺**。仁存開關散：用白殭蠶炒、白礬半生半燒等分，爲末。每以一錢，用自然薑汁調灌，得吐頑痰立效。小兒加薄荷、生薑少許，同調。一方用白梅肉和丸，綿裹含之，嚥汁也。○朱氏集驗用白殭蠶炒半兩，生甘草一錢，爲末。薑汁調服，涎出立愈。○聖惠用白殭蠶三七枚，乳香一分，爲末。每以一錢燒烟，熏入喉中，涎出即愈。**急喉風痺**。王氏博濟如聖散：用白殭蠶、天南星等分，生研爲末。每服一字，薑汁調灌，涎出即愈。後以生薑炙過，含之。○百一選方無南星。**撮口噤風**，面黄赤，氣喘，啼聲不出。由胎氣挾熱，流毒心脾，故令舌强唇青，聚口發噤。用直殭蠶二枚，去觜，略炒，爲末。蜜調傅唇中，甚效。聖惠方。**大頭風、小兒驚風**。並用大蒜七個，先燒紅地，以蒜逐個於地上磨成膏，却以僵蠶一兩，去頭足，安蒜上，椀覆一夜，勿令洩氣，只取蠶研末。每用搐鼻，口内含水，有效。普濟方。**偏正頭風**[一]，并夾頭[二]風，連兩太陽穴痛。聖惠方用白殭蠶爲末，葱茶調服方寸匕。○葉椿治頭風：用白殭蠶、高良薑等分，爲末。每服一錢，臨卧時茶服，日二服。**卒然頭痛**。白殭蠶爲末，每用熟水下二錢，立瘥。○斗門方。**牙齒疼痛**。白殭蠶直者、生薑同炒赤黄色，去薑爲末。以皂角水調擦之，即止。普濟。**風蟲牙**

〔一〕風：證類卷二十一白殭蠶作「疼」。
〔二〕頭：同上作「腦」。

瘡白直殭蠶炒蠶退紙燒等分為末擦之良久以鹽湯漱口　直指方　瘧疾不止白殭蠶直者一個切作七段綿裹為丸朱砂為衣作一服日未出時面向東用桃李枝七寸煎湯吞下　院方　腹內龜病普濟方詩云人間龜病不堪言肚裏生成硬似磚自死殭蠶白馬尿不過時刻軟如綿神效　面上黑黯白殭蠶末水和搽之　〇聖惠方　粉滓面䵟令人面色好用白殭蠶黑牽牛細等分為末如澡豆日用之　斗門方　癮疹風瘡疼痛白殭蠶焙研酒服一錢立瘥　聖惠方　野火丹毒從背上兩脇起者殭蠶二七枚和慎火草搗塗　楊氏產乳　小兒鱗體皮膚如蛇皮鱗甲之狀由氣血否澀亦曰胎垢又曰蛇體白殭蠶去嘴為末煎湯浴之一加蛇蛻　保幼大全　〇小兒久疳體虛不食諸病後天柱骨倒醫者不識謂之五軟者用白殭蠶直者炒研每服半錢薄荷酒下名金粟散　〇鄭氏方　小兒口瘡通白者白殭蠶炒黃拭去黃肉毛研末蜜和傅之立效　小兒宮氣方　風疳蝕瘡方同上　項上瘰癧白殭蠶為末水服五分日三服十日瘥　外臺　風痔腫痛發歇不定者是也白殭蠶二兩洗剉炒黃為末烏梅肉和丸梧子大每薑蜜湯空心下五丸妙　勝金方　一切金瘡及刀斧傷白殭蠶炒黃研末傅之立愈　斗門　乳汁不通白殭蠶末二錢酒服少頃以脂麻茶一盞投之梳頭數十遍乳汁如泉也　經驗方　崩中下血不止用白殭蠶衣中白魚等分為末井華水服

痛。白直殭蠶炒、蠶退紙燒，等分爲末，擦之。良久，以鹽湯漱口。直指方。**瘧疾不止**。白殭蠶直者一個，切作七段，綿裹爲丸，朱砂爲衣，作一服。日未出時，面向東，用桃李枝七寸煎湯，吞下。院方。**腹内䶂病**。普濟方詩云：人間䶂病不堪言，肚裏生成硬似磚。自死殭蠶白馬尿，不過時刻軟如綿。神效。**面上黑黯**。白殭蠶末，水和搽之。○聖惠方。**粉滓面皯**。令人面色好，用白殭蠶、黑牽牛，細辛〔一〕，等分爲末，如澡豆，日用之。斗門方。**癮疹風瘡**疼痛。白殭蠶焙研，酒服一錢，立瘥。聖惠。**野火丹毒**從背上兩脇起者。殭蠶二七枚，和慎火草擣塗。楊氏産乳。**小兒鱗體**。皮膚如蛇皮鱗甲之狀，由氣血否澀，亦曰胎垢，又曰蛇體。白薑蠶去嘴爲末，煎湯浴之。一加蛇蜕。○保幼大全。**小兒久疳**，體虚不食，諸病後天柱骨倒，醫者不識，謂之五軟者。用白殭蠶直者，炒研。每服半錢，薄荷酒下。名金靈散。○鄭氏方。**小兒口瘡**通白者。白殭蠶炒黄，拭去黄肉、毛，研末，蜜和傅之，立效。小兒宮氣方。**風疳蝕瘡**。同上方。**項上瘰癧**。白殭蠶爲末。水服五分，日三服。十日瘥。外臺。**風痔腫痛**。發歇不定者，是也。白殭蠶二兩，洗剉，炒黄爲末，烏梅肉和丸梧桐子大。每薑蜜湯空心下五丸，妙。勝金方。**一切金瘡**及刀斧傷。白殭蠶炒黄研末，傅之立愈。斗門。**乳汁不通**。白殭蠶末二錢，酒服。少頃，以脂麻茶一盞投〔二〕之，梳頭數十遍，奶汁如泉也。經驗後〔三〕方。**崩中下血**不止。用白殭蠶、衣中白魚等分，爲末。井華水服

〔一〕辛：原作「研」。今據證類卷二十一白殭蠶改。
〔二〕投：證類卷二十一白殭蠶此前有「熱」字。
〔三〕後：原脱。今據補同上。

之日一○千金重舌木舌僵蠶為末吹之吐痰甚妙○一方僵蠶一錢黃連蜜炒二錢為末摻之涎出為妙○陸氏積德方腸風下血僵蠶炒去嘴足烏梅肉焙各一兩為末米糊丸梧子大每服百丸食前白湯下一日三服○筆峯雜興方

烏爛死蠶拾遺

【氣味】有小毒藏器曰此在簇上烏臭者

【主治】蝕瘡有根者及外野雞病並傅之白死者主白遊瘮赤死者主赤遊瘮藏器

蠶蛹拾遺時珍曰繰絲後蛹子今人食之呼小蜂兒思邈曰猘犬齧者終身忌食發則難免

【主治】炒食治風及勞瘦研傅病瘡惡瘡大明為末飲服治小兒疳瘦長肌退熱除蛔蟲煎汁飲止消渴時珍

【附方】新消渴煩亂蠶蛹二兩以無灰酒一中盞水一大盞同煮一中盞溫服○聖惠方

繭鹵汁藏器曰此是繭中蛹汁非鹹鹵也以繭甕下收之

【主治】百蟲入肉䘌䘌瘑疥及牛馬蟲瘡為湯浴小兒瘡疥殺

之，日三[一]。○千金。重舌木舌。僵蠶爲末吹之，吐痰甚妙。○一方：僵蠶一錢，黄連蜜炒二錢，爲末，摻之，涎出爲妙。○陸氏積德方。

腸風下血。僵蠶炒去嘴足、烏梅肉焙各一兩，爲末，米糊丸梧子大。每服百丸，食前白湯下，一日二服。○筆峰雜興方。

烏爛死蠶拾遺。【氣味】有小毒。【藏器曰】此在簇上烏臭者。

【主治】蝕瘡有根者，及外野雞病，並傅之。白死者主白遊瘮，赤死者主赤遊瘮。藏器。

蠶蛹。【瑞曰】繰絲後蛹子。今人食之，呼小蜂兒。【思邈曰】猘犬嚙者，終身忌食，發則難免。

【主治】炒食，治風及勞瘦。研傅瘑瘡、惡瘡。大明。爲末飲服，治小兒疳瘦，長肌退熱，除蚘蟲。煎汁飲，止消渴。時珍。

【附方】新一。消渴煩亂。蠶蛹二兩，以無灰酒一中盞，水一大盞，同煮一中盞，温服。○聖惠方。

繭鹵汁。【藏器曰】此是繭中蛹汁，非碱鹵也。於繭[二]甕下收之。

【主治】百蟲入肉，䘌蝕瘙疥，及牛馬蟲瘡。爲湯浴小兒瘡疥，殺

〔一〕三：原字缺損。今據證類卷二十一白殭蠶補正。

〔二〕繭：證類卷二十二繭鹵汁此前有「鹽」字。

蟲。以竹筒盛之，浸山蜍、山蛭入肉，蚊子諸蟲咬毒，亦可預畜一筒，取一蛭入中，并持乾海苔一片，亦辟諸蛭。（藏器）

【發明】（藏器曰：蘇恭註云：山人自有療法，蓋此法也。時珍曰：山蛭見蛭條。山蜍音余，蜘蛛也，螫人甚毒。）

蠶繭（已出蛾者）【氣味】甘，（溫，無毒。）

【主治】燒灰酒服，治癰腫無頭，次日即破。又療諸疳瘡及下血、血淋血崩。煮汁飲，止消渴反胃，除蛔蟲。（時珍。○弘景曰：繭甕入術用。）

【發明】（時珍曰：蠶繭方書多用，而諸家本草並不言及，誠缺文也。近世用治癰疽代鍼，用一枚即出一頭，二枚即出二頭，神效無比。煮湯治消渴，古方甚稱之。丹溪朱氏言此物屬火，有陰之用，能瀉膀胱中相火，引清氣上朝於口，故能止渴也。繰絲湯及絲綿煮汁，功並相同。又黃絲絹能補脬，綿灰止血，並見服器部。）

【附方】（新五。）

痘瘡疳蝕（膿水不絕。用出了蠶蛾繭，以生白礬末填滿，煅枯為末擦之，甚效。陳文中小兒方）

口舌生瘡（蠶繭五個，包蓬砂，瓦上焙焦，為末抹之。）

大小便血（繭黃散：治腸風，大小便血，淋瀝疼痛。用繭黃、蠶蛻紙並燒存性，晚蠶沙、白殭蠶並炒，等分為末，入麝香少許。每服二錢，用米飲送下，日三服，甚效。聖惠方）

蟲。以竹筒盛之，浸山蜍、山蛭入肉，蚊子諸蟲咬毒。亦可預帶一筒，取一蛭入中，并持乾海苔一片，亦辟諸蛭。藏器。

【發明】【藏器曰】蘇恭註「蛭」云「山人自有療法」，蓋此法也。【時珍曰】山蛭見「蛭」條。山蜍，音余，蜘蛛也。囓人甚毒。

蠶繭已出蛾者。【氣味】甘，温，無毒。

【主治】燒灰酒服，治癰腫無頭，次日即破。又療諸疳瘡，及下血血淋血崩。煮汁飲，止消渴反胃，除蚘蟲。時珍。○【弘景曰】繭甕入術用。

【發明】【時珍曰】蠶繭方書多用，而諸家本草並不言及，誠缺文也。近世用治癰疽代鍼，用一枚即出一頭，二枚即出二頭，神效無比。煮湯治消渴，古方甚稱之。丹溪朱氏言此物屬火，有陰之用，能瀉膀胱中相火，引清氣上朝於口，故能止渴也。繰絲湯及絲綿煮汁，功並相同。又黄絲絹能補脬，錦灰止血，並見服器部。

【附方】新五。痘瘡疳蝕，膿水不絶。用出了蠶蛾繭，以生白礬末填滿，煅枯爲末，擦之甚效。陳文中小兒方。口舌生瘡。蠶繭五個，包蓬砂，瓦上焙焦爲末，抹之。大小便血。繭黄散：治腸風，大小便血，淋瀝疼痛。用繭黄、蠶蜕紙並燒存性，晚蠶沙、白殭蠶並炒，等分爲末，入麝香少許。每服二錢，用米飲送下，日三服，甚效。聖惠方。

婦人血崩方法同上又胃蛀食蠶繭十个煮汁烹雞子三枚食之以无灰酒下日二服神效或以繅絲湯煮粟米粥食之惠濟方

蠶蛻【釋名】馬明退嘉祐佛退

【氣味】甘平無毒【主治】血病益婦人嘉祐婦人血風宗奭治目中翳障及疳瘡時珍

蠶連【主治】吐血鼻洪腸風瀉血崩中帶下赤白痢傅疔腫瘡日華治婦人血露宗奭牙宣牙痛牙癰牙疳頭瘡喉痺風癲狂祟蠱毒藥毒沙證腹痛小便淋閟婦人難產及吹乳疼痛時珍

【發明】時珍曰蠶蛻今醫家多用初出蠶子殼在紙上者東方諸醫用老蠶眠起所蛻皮功用相近當以蛻皮為正入藥微炒宗奭曰蠶蛻當用眠起時所蛻皮蠶連燒灰亦可用時珍曰馬明退蠶連紙功用相同亦如蟬蛻蛇蛻之義但古方多用蠶紙者因其易得耳

【附方】舊四新五吐血不止蠶退紙燒存性蜜和丸如芡實大含化嚥津集驗牙宣牙癰及口

婦人血崩。方法同上。反胃吐食。蠶繭十個煮汁，烹雞子三枚食之，以無灰酒下，日二服，神效。或以繰絲湯煮粟米粥食之。惠濟方。

蠶蜕。【釋名】馬明退嘉祐、佛退。

【氣味】甘，平，無毒。【主治】血風〔一〕病益婦人。嘉祐。婦人血風。宗奭。治目中翳障及疳瘡。時珍。

蠶連。【主治】吐血鼻洪，腸風瀉血，崩中帶下，赤白痢。傅疔腫瘡。日華。治婦人血露。宗奭。

牙宣牙痛，牙癰牙疳，頭瘡喉痺，風癲狂祟〔二〕，蠱毒藥毒，沙證腹痛，小便淋閟，婦人難産及吹乳疼痛。時珍。

【發明】【禹錫曰】蠶退，今醫家多用初出蠶子殼在紙上者，東方諸醫用老蠶眠起所蜕皮，功用相近，當以蜕皮爲正。入藥微炒用。【宗奭曰】蠶蜕，當用眠起時所蜕皮。蠶連燒灰亦可用。【時珍曰】馬明退、蠶連紙，功用相同，亦如蟬蜕、蛇蜕之義，但古〔三〕方多用蠶紙者，因其易得耳。

【附方】舊四，新十五。吐血不止。蠶退紙燒存性，蜜和丸如芡實大。含化嚥〔四〕津。集驗。牙宣牙癰，及口

〔一〕風：原脱。今據證類卷二十一蠶退補。
〔二〕祟：原作「崇」。今從江西本改。
〔三〕古：原作「占」。今從改同上。
〔四〕嚥：原作「燕」。今據證類卷二十一蠶退改。

瘡並用蠶退紙燒灰乾傳之、集驗 **風蟲牙痛** 蠶紙燒灰擦之良久鹽湯漱口 直指方 **走馬牙疳**

集驗用蠶退紙灰入麝香少許貼之○直指加白殭蠶等分 **一切疳瘡** 馬明退燒灰三錢輕粉乳香少許先

以溫漿水洗淨傳之 繻門事親 **小兒頭瘡** 蠶退紙燒存性入輕粉少許麻油調傳 聖惠 **纏喉風**

疾 用蠶退紙燒存性煉蜜和丸如芡實大含化嚥津 集驗 **熏耳治聾** 蠶退紙作撚入麝香二錢入筆筒燒

烟熏之、三次即開 **癲狂邪祟** 凡狂發欲走或自高貴稱神或悲泣呻吟此為邪祟以蠶紙燒灰酒水任下方

寸匕亦治風癲 肘後方 **沙證壯熱** 江南有沙證狀如傷寒頭痛壯熱嘔惡手足指末微厥或腹痛悶亂須臾

殺人先用蠶退紙剪碎安于椀中以碟蓋之滚湯沃之封固良久乘熱服腰臥取汗 活人書 **中蠱藥毒** 雖面

青脈絕腹脹吐血者服之即活用蠶退紙燒存性為末新汲水服一錢 嶺南衛生方 **中諸藥毒** 用蠶紙數

張燒灰冷水服 衛生易簡方 **小便澁痛** 不通用蠶退紙燒存性入麝香少許米飲每服二錢 王氏博濟方

熱淋如血 蠶種燒灰入射香少許水服二一錢極效方也 衛生家宝 **崩中不止** 蠶故紙一張剪碎炒

焦槐子炒黃各等分為末酒服立愈 衛生易簡方 **吹奶疼痛** 馬明退燒灰一錢五分輕粉五分射香少許酒

服繻門事親 **婦人難產** 蠶布袋一張、蛇退一條、新瓦中以鹽泥固煆為末以榆白皮湯調服 集成[illegible]

瘡。並用蠶退紙燒灰，乾傅之。集驗。**風蟲牙痛**。蠶紙燒灰擦之。良久，鹽湯漱口。直指方。**走馬牙疳**。集驗用蠶退紙灰，入麝香少許，貼之。○直指加白殭蠶等分。**一切疳瘡**。馬明退燒灰三錢，輕粉、乳香少許。先以温漿水洗淨，傅之。儒門事親。**小兒頭瘡**。蠶退紙燒存性，入輕粉少許，麻油調傅。聖惠。**纏喉風疾**。用蠶退紙燒存性，煉蜜和丸如芡實大。含化嚥津。集驗。**熏耳治聾**。蠶退紙作撚，入麝香二錢，入筆筒燒烟熏之。三次即開。**癲狂邪祟**。凡狂發欲走，或自高貴稱神，或悲泣呻吟，此爲邪祟。以蠶紙燒灰，酒、水任下方寸匕。亦治風癲。肘後方。**沙證壯熱**。江南有沙證，狀如傷寒，頭痛壯熱嘔惡，手足指末微厥，或腹痛悶亂，須臾殺人。先用蠶退紙剪碎，安于椀[一]中，以碟蓋之，滚湯沃之，封固良久。乘熱服，暖卧取汗。活人書。**中蠱藥毒**。雖面青脉絶，腹脹吐血者，服之即活。用蠶退紙燒存性，爲末。新汲水服一錢。嶺南衛生方。**中諸藥毒**。用蠶紙數張燒灰，冷水服。衛生易簡方。**小便澀痛**不通。用蠶退紙燒存性，入麝香少許，米飲每服二錢。王氏博濟方。**熱淋如血**。蠶種燒灰，入射香少許，水服二錢，極效方也。衛生家寶。**崩中不止**。蠶故紙一張，剪碎炒焦，槐子炒黄各等分，爲末。酒服立愈。衛生易簡方。**吹奶疼痛**。馬明退燒灰一錢五分，輕粉五分，射香少許，酒服。儒門事親。**婦人難産**。蠶布袋一張，蛇退一條，入新瓦中，以鹽泥固煅，爲末。以榆白皮湯調服。集成方。

[一] 椀：原作「瓷」。今據得效方卷二沙子證改。

婦人斷產蠶子故紙一尺燒爲末，酒服，終身不產。千金痔瘺下血蠶紙半張，碗內燒灰，酒服自除。

○奚囊備急

繰絲湯主治止消渴，大驗。時珍

原蠶別錄中品

釋名晚蠶日華魏蠶方言夏蠶廣志熱蠶弘景曰：原蠶是重養者，俗呼爲魏蠶。宗奭曰：原者，有原復敏速之義，此是第二番蠶也。時珍曰：按鄭玄註周禮云：原，再也。謂再養者。郭璞註方言云：魏，細也。秦晉人所呼，今轉爲二蠶是矣。宋嘉記云：鄭郡蠶自三月至十月，有八輩。謂蠶種爲蚖，再養爲珍，珍子爲愛。

集解頌曰：原蠶東南州郡多養之，此是重養者，俗呼爲晚蠶。北人不甚養之。周禮禁原蠶。鄭康成註云：蠶生于火而藏于秋，與馬同氣，物莫能兩大，禁原蠶爲其害馬也。然害馬亦一事耳。淮南子云：原蠶一歲再收，非不利也，而王法禁之，諸爲其殘桑是也。人既稀養，貨者多是早蠶，不可用也。弘景曰：原蠶爲末，塗馬齒，即不能食草，以桑葉拭去，乃還食。此見蠶即馬類也。時珍曰：馬與龍同氣，故有龍馬；而蠶又與馬同氣，故蠶有龍頭、馬頭者。蜀人謂蠶之先爲馬頭娘者，以此。好事者因附會其說，以爲馬皮卷女入桑化蠶，謬矣。北人重馬，故禁之。南方無馬，則有一歲至再至三及七出八出者矣。然婦人斷産。蠶子故紙一尺，燒爲末，酒服。終身不産。千金。痔漏下血。蠶紙半張，碗内燒灰，酒服自除。○奚囊備急。

繅絲湯。【主治】止消渴，大驗。時珍。

原蠶 別録中品

【釋名】晚蠶日華、魏蠶方言、夏蠶廣志、熱蠶。【弘景曰】原蠶是重養者，俗呼爲魏蠶。【宗奭曰】原者，有原復敏速之義，此是第二番蠶也。【時珍曰】按鄭玄註周禮云：原，再也。謂再養者。郭璞註方言云：魏，細也。秦晉人所呼。今轉爲二蠶是矣。永嘉記云：郡蠶自三月至十月有八輩。謂蠶種爲蚢[一]，再養爲珍，珍子爲愛。

【集解】【頌曰】原蠶東南州郡多養之。此是重養者，俗呼爲晚蠶。北人不甚養之。周禮禁原蠶。鄭康成註云：蠶生于火而藏于秋，與馬同氣。物莫能兩大，禁原蠶爲其害馬也。然害馬亦一事耳。淮南子云：原蠶一歲再收，非不利也。而王法禁之者，爲其殘桑是也。人既稀養，貨者多是早蛾，不可用也。【弘景曰】殭蠶爲末，塗馬齒，即不能食草。以桑葉拭去，乃還食。此見蠶即馬類也。【時珍曰】馬與龍同氣，故有龍馬。而蠶又與馬同氣，故蠶有龍頭、馬頭者。蜀人謂蠶之先爲馬頭娘者以此。好事者因附會其説，以爲馬皮卷女，入桑化蠶，謬矣。北人重馬，故禁之。南方無馬，則有一歲至再、至三，及七出、八出者矣。然

〔一〕蚢：原作「蚖」。今據爾雅翼卷二十四蠶引永嘉記改。

先王仁愛及物蓋不忍其一歲再致湯鑊且妨農事亦不獨專為害馬殘桑而已

雄原蠶蛾【氣味】鹹溫有小毒時珍曰按徐之才藥對云熱無毒入藥炒去翅足用

【主治】益精氣強陰道交精不倦亦止精別錄壯陽事止泄精尿血暖水臟治暴風金瘡凍瘡湯火瘡滅瘢痕時珍

【發明】宗奭曰蠶蛾用第二番取其敏於生育也時珍曰蠶蛾性淫出繭即媾至於枯槁乃已故強陰益精用之

【正誤】頌曰今治小兒撮口及發噤者用晚蠶蛾二枚炙黃研末蜜和塗唇內便瘥時珍曰此方出聖惠乃是白殭蠶蘇氏引作蠶蛾誤矣蠶蛾原無治驚之文今正之

【附方】舊二新八

丈夫陰痿未連蠶蛾二升去頭翅足炒為末蜜丸梧子大每夜服一丸可御十室以菖蒲酒止之千金方

遺精白濁晚蠶蛾焙乾去翅足為末飯丸菉豆大每服四十丸淡鹽湯下此丸常以火烘否則易壞濕也唐氏方

血淋疼痛晚蠶蛾為末熱酒服二錢聖惠方

小兒口瘡及風疳瘡宮氣方用晚蠶蛾為末貼之妙○普濟方治小兒口瘡及百日內口瘡入射香少許摻之

止血生肌蠶蛾散治刀斧傷創血出如箭用晚蠶蛾炒為末傳之即止甚效勝金方

刀斧金瘡端午午時取晚蠶蛾石灰茅花搗成團草

先王仁愛及物，蓋不忍其一歲再致湯鑊，且妨農事，亦不獨專爲害馬、殘桑而已。

雄原蠶蛾。【氣味】鹹，温，有小毒。【時珍曰】按徐之才藥對云：熱，無毒。入藥炒，去翅足用。

【主治】益精氣，强陰道，交接[一]不倦，亦止精。別録。壯陽事，止泄精、尿血，暖水臟，治暴風、金瘡、凍瘡、湯火瘡，滅瘢痕。時珍。

【發明】【宗奭曰】蠶蛾用第二番，取其敏於生育也。【時珍曰】蠶蛾性淫，出繭即媾，至於枯槁乃已，故强陰益精用之。

【正誤】【頌曰】今治小兒撮口及發噤者，用晚[二]蠶蛾二枚，炙黄研末，蜜和塗脣內，便瘥。【時珍曰】此方出聖惠，乃是白殭蠶[三]。蘇氏引作蠶蛾，誤矣。蠶蛾原無治驚之文，今正之。

【附方】舊二，新八。丈夫陰痿。未連蠶蛾二升，去頭翅足，炒爲末，蜜丸梧子大。每夜服一丸，可御十室。以菖蒲酒止之。千金方。遺精白濁。晚蠶蛾焙乾，去翅足，爲末，飯丸菉豆大。每服四十丸，淡鹽湯下。此丸常以火烘，否則易塺[四]濕也。唐氏方。血淋疼痛。晚蠶蛾爲末，熱酒服二錢。聖惠方。小兒口瘡，及風疳瘡。宮氣方用晚蠶蛾爲末，貼之，妙。○普濟方治小兒口瘡，及百日內口瘡。入射香少許，摻之。止血生肌。蠶蛾散：治刀斧傷創，血出如箭。用晚蠶蛾炒爲末，傅之即止，甚效。勝金方。刀斧金瘡。端午午時，取晚蠶蛾、石灰、茅花，搗成團，草

[一] 接：原作「精」。今據證類卷二十一原蠶蛾改。
[二] 晚：原作「脱」。今據聖惠方卷第八十二治小兒撮口諸方改。本藥下同此誤徑改。
[三] 白殭蠶：同上作「晚蠶蛾」。
[四] 塺：中華字海：「塺」音煤，塵土。疑爲「霉」之音誤。

盖令發熱過收貯每用刮下末摻之

竹刺入肉五月五日取晚蠶蛾生投竹筒中令自乾死為末取少許津和塗之便民圖纂

蛇虺咬傷生蠶蛾研傅之必效方

玉枕生瘡生枕骨上如癰破後如箭頭用原蠶蛾炒石膏等分為末乾貼取瘥聖濟總錄

原蠶沙[頌曰]蠶沙蛹皆用晚出者良[時珍曰]蠶沙用曬乾淘淨再曬可久收不壞

[氣味]甘辛溫無毒[時珍曰]伏硇砂粉硝粉霜

[主治]腸鳴熱中消渴風痺癮疹別錄炒黃袋盛浸酒去風緩諸節不隨皮膚頑痺腹內宿冷冷血瘀血腰脚冷疼炒熱袋盛熨偏風筋骨癱緩手足不隨腰脚軟皮膚頑痺藏器治消渴癥結及婦人血崩頭風風赤眼去風除濕時珍

[發明][弘景曰]蠶沙多入諸方不但熨風而已[宗奭曰]蠶屎飼牛可以代穀用三升醇酒拌蠶沙五斗甑蒸於暖室中鋪油單上令患風冷氣痺及近感癱風人就以患處一邊臥沙上厚蓋取汗若虛人須防大熱昏悶令露頭面若未全愈間日再作[時珍曰]蠶屬火其性燥燥能勝風去濕故蠶沙主療風濕之病有人病風痺用此熨法得效按陳氏經驗方一

蓋令發熱過，收貯。每用，刮下末摻之。竹刺入肉。五月五日，取晚蠶蛾生投竹筒中，令自乾死，爲末。取少許，津和塗之。便民圖纂。蛇虺咬傷。生蠶蛾研，傅之。必效方。玉枕生瘡。生枕骨上如癰，破後如筯頭。用原蠶蛾炒、石韋等分，爲末。乾貼取瘥。聖濟總録。

原蠶沙。

【頌曰】蠶沙、蠶蛾，皆用晚[一]出者良。【時珍曰】蠶沙用晒乾，淘净再晒，可久收不壞。

【氣味】甘、辛，温，無毒。【時珍曰】伏硇砂、焰硝、粉霜。

【主治】腸鳴，熱中消渴，風痺癮瘮。別録。炒黄，袋盛浸酒，去風緩，諸節不隨，皮膚頑痺，腹内宿冷，冷血瘀血，腰脚冷疼。炒熱袋盛，熨偏風，筋骨癱緩，手足不隨，腰脚軟，皮膚頑痺。藏器。治消渴癥結，及婦人血崩，頭風、風赤眼，去風除濕。時珍。

【發明】【弘景曰】蠶沙多入諸方，不但熨風而已。【宗奭曰】蠶屎飼牛，可以代穀。用三升醇酒，拌蠶沙五斗，甑蒸，於暖室中鋪油單上。令患風冷氣痺及近感癱風人，就以患處一邊卧沙上，厚蓋取汗。若虚人須防大熱昏悶，令露頭面。若未全愈，間日再作。【時珍曰】蠶屬火，其性燥，燥能勝風去濕，故蠶沙主療風濕之病。有人病風痺，用此熨法得效。按陳氏經驗方：一

〔一〕晚：原作「脱」。今據證類卷二十一原蠶蛾改。

抹膏治爛弦風眼以真麻油浸蠶沙二三宿研細以篦子塗患處不問新舊隔宿即愈表兄盧少樊患此用之而愈親筆于册也 時珍家一婢病此十餘年試用之二三次頓瘳其功亦在去風收濕也 又同桑柴灰淋汁煮黿肉作丸治腹中癥結見鱉條 李九華云蠶沙浸酒色味清美又能療疾

附方 旧四新六

半身不遂 蠶沙二碩以二袋盛之蒸熟更互熨患処仍以羊肚粳米煮粥日食一枚十日即止

風瘙癮疹 作痒成瘡用蠶沙一升水五斗煮取一斗二升去滓洗浴避風 聖惠方

頭風白屑 作養蠶沙燒灰淋汁洗之 聖惠方

眯目不出 蠶沙揀淨空心以新汲水吞下十枚勿嚼破 聖惠

消渴飲水 晚蠶沙焙乾為末每用冷水下二錢不過數服 斗門方

婦人血崩 蠶沙為末酒服三五錢 儒門事親

月經久閉 蠶沙四兩砂鍋炒半黃色入无灰酒一壺煮沸澄去沙每溫服一盞即通

轉女為男 婦人始覺有孕用原蠶屎一枚井水服之日三 千金

跌撲傷損 扭閃出骨竅等證蠶沙四兩炒黃綠豆粉四兩炒黃枯礬二兩四錢為末醋調傅之絹包縛定換三四次即愈忌産婦近之○邵真人經驗良方

男婦心痛 不可忍者晚蠶沙一兩滾湯泡過濾淨取清水服即止 瑞竹堂方

石蠶 本經下品

校正 併入有名未用石蠹蟲

抹膏治爛弦風眼。以真麻油浸蠶沙二三宿，研細，以篦子塗患處。不問新舊，隔宿即愈。表兄盧少樊患此，用之而愈，親筆于册也。時珍家一婢，病此十餘年，試[一]用之，二三次頓瘳，其功亦在去風收濕也。又同桑柴灰淋汁，煮鼈肉作丸，治腹中癥結，見「鼈」條。李九華云：蠶沙煮酒，色味清美，又能療疾。

【附方】舊四，新六。**半身不遂**。蠶沙二碩，以二袋盛之，蒸熟，更互熨患處。仍以羊肚、粳米煮粥，日食一枚，十日即止。**風瘙癮疹**，作痒成瘡。用蠶沙一升，水五[二]斗，煮取一斗二升，去滓，洗浴。避風。聖惠方。**頭風白屑**作癢。蠶沙燒灰淋汁，洗之。聖惠方。**眯目不出**。蠶沙揀淨，空心以新汲水吞下十枚。勿嚼破。聖惠。**消渴飲水**。晚蠶沙焙乾，爲末。每用冷水下二錢，不過數服。斗門方。**婦人血崩**。蠶沙爲末，酒服三五錢。儒門事親。**月經久閉**。蠶沙四兩，砂鍋炒半黃色，入無灰酒一壺，煮沸，澄去沙。每温服一盞，即通。**轉女爲男**。婦人始覺有孕，用原蠶屎一枚，井華水服之，日三。千金。**跌撲傷損**，扭閃出骨竅等證。蠶沙四兩炒黃，緑豆粉四兩炒黃，枯礬二兩四錢，爲末，醋調傅之，絹包縛定。換三四次即愈。忌産婦近之。○邵真人經驗良方。**男婦心痛**不可忍者。晚蠶沙一兩，滾湯泡過，濾淨，取清水服，即止。瑞竹堂方。

石蠶本經下品

【校正】併入有名未用「石蠹蟲」。

〔一〕試：原作「式」。金陵本刻字常缺首筆或偏旁。張本等作「試」，今從改。
〔二〕五：聖惠方卷二十四治風瘙癮疹生瘡諸方作「二」。

【釋名】沙蝨本經 石蠶別錄 石下新拾遺○弘景曰沙蝨乃東間水中細蟲人入水浴著身略不可見痛如鍼刺挑亦得之今此或名同而物異耳時珍曰按吳普本草沙蝨作沙蜂

【集解】經曰石蠶生江漢池澤宗奭曰石蠶在處山河中多有之附生水中石上作絲繭如釵股長寸許以蔽其身其色如泥蠶在其中故謂之石蠶亦水中一蟲耳方家用者絕稀別錄曰石蠶虫生石中藏器曰石蠹蟲一名石下新今伊洛間水底石下有之狀如蠶解放絲連綴小石如繭春夏羽化作小蛾水上飛時珍曰本經石蠶別錄石蠹今觀陳蘇二說多主治功用蓋是一物無疑矣又石類亦有石蠶與此不同

【正誤】弘景曰李當之云石蠶江左不識謂為草根其實頗虫形如老蠶生附石上傖人得而食之味鹹微辛所言有理但江漢非傖地大都是生氣物如海中蛤蠣輩附石生不動皆活物也今俗用草根黑色多角節亦似蠶恐未是實方家不用恭曰石蠶形似蠶細小有角節青黑色生江漢側石穴中岐隴間亦有此人多不用采者遂絕耳韓保昇曰李謂是草根陶謂是生氣物蘇恭之說半似草半似虫皆妄矣此虫所在水石間有之取為鈎餌焉瀕石門最多彼人啖之云鹹微辛頌曰石蠶附蘇都充定論蜀本之說為是今川廣中多有之其草根之似蠶者亦名石蠶出福州信州山石上四時常有之亦采入藥詳見菜部草石蠶下

【釋名】沙蝨本經、石蠹蟲別録、石下新婦〔一〕拾遺。○【弘景曰】沙蝨乃東間水中細蟲。人入水浴，着身略不可見，痛如鍼刺，挑亦得之。今此或名同而物異耳。【時珍曰】按吴普本草沙蝨作沙蟀。

【集解】【經〔二〕曰】石蠶生江漢池澤。【宗奭曰】石蠶在處山河中多有之。附生水中石上，作絲繭如釵股，長寸許，以蔽〔三〕其身。其色如泥，蠶在其中，故謂之石蠶，亦水中蟲耳。方家用者絶稀。【別録曰】石蠹蟲生石中。【藏器曰】石蠹蟲一名石下新婦，今伊、洛間水底石下有之。狀如蠶，解放絲連綴小石如繭。春夏羽化作小蛾，水上飛。【時珍曰】本經石蠶，別録石蠹，今觀陳、寇二説及主治功用，蓋是一物無疑矣。又石類亦有石蠶，與此不同。

【正誤】【弘景曰】李當之云：石蠶江左不識，謂爲草根。其實類蟲，形如老蠶，生附石上。傖人得而食之，味鹹微辛。所言有理，但江、漢非傖地。大都是生氣物，如海中蛤蠣輩，附石生不動，皆活物也。今俗用草根，黑色，多角節，亦似蠶。恐未是實，方家不用。【恭曰】石蠶形似蠶，細小有角節，青黑色，生江、漢側石穴中。岐、隴間亦有，北人多不用，采者遂絶耳。【韓保昇曰】李謂是草根，陶謂是生氣物，蘇恭之説，半似草，半似蟲，皆妄矣。此蟲所在水石間有之，取爲鉤餌。馬湖、石門最多，彼人啖之，云鹹、微辛。【頌曰】石蠶，陶、蘇都無定論，蜀本之説爲是。今川、廣中多有之。其草根之似蠶者，亦名石蠶，出福州及〔四〕信州山石上，四時常有之，亦采入藥。詳見菜部「草石蠶」下。

〔一〕婦：原脱。今據證類卷三十石蠹蟲補。本藥下同此闕徑補。
〔二〕經：證類卷二十二石蠶此下文出別録。
〔三〕蔽：原作「敝」。今據證類卷二十二石蠶改。
〔四〕及：原作「今」。今據改同上。

【附録】雲師雨虎（時珍曰按遁甲開山圖云霍山有雲師雨虎柴氏註云雲師如蠶長六寸有毛似兎雨虎如蠶長七八寸似蛙雲雨則出在石內可炙食之此亦石蠶之類也）

【氣味】鹹寒有毒（保昇曰鹹微辛吳普曰雷公鹹無毒）

【主治】五癃破石淋墮胎其肉解結氣利水道除熱（本經）石蠹蟲主石癃小便不利（別録）

【發明】（宗奭曰石蠶謂之草者謬也經言肉解結氣註中更不辨定何物時珍曰石蠶連皮殼用也肉則去皮殼也）

九香蟲（綱目）

【釋名】黑兜蟲

【集解】（時珍曰九香蟲產于貴州永寧衛赤水河中大如小指頭狀如水黽身青黑色至冬伏于石下土人多取之以充人事至驚蟄後即飛出不可用矣）

【氣味】鹹溫無毒

【主治】膈脘滯氣脾腎虧損壯元陽（時珍）

【附録】雲師、雨虎。【時珍曰】按遁甲開山圖云：霍山有雲師、雨虎。榮氏註云：雲師如蠶，長六寸，有毛似兔。雨虎如蠶，長七八寸，似蛙〔一〕。雲、雨則出在石内〔二〕，可炙食之。此亦石蠶之類也。

【氣味】鹹，寒，有毒。【保昇曰】鹹、微辛。【吴普曰】雷公：鹹，無毒。

【主治】五癃，破石淋，墮胎。其肉：解結氣，利水道，除熱。本經。石蠹蟲：主石癃，小便不利。別録。

【發明】【宗奭曰】石蠶謂之草者，謬也。經言肉解結氣，註中更不辨定，何耶？【時珍曰】石蠶連皮殼用也，肉則去皮殼也。

九香蟲綱目

【釋名】黑兜蟲。

【集解】【時珍曰】九香蟲産于貴州永寧衛赤水河中。大如小指頭，狀如水黽，身青黑色。至冬伏于石下，土人多取之，以充人事。至驚蟄後即飛出，不可用矣。

【氣味】鹹，温，無毒。

【主治】膈脘滯氣，脾腎虧損，壯元陽。時珍

〔一〕蛙：太平御覽卷十一引「榮氏解」及衡嶽志物産考作「蛭」。

〔二〕内：同上作「上」。

〔發明〕時珍曰：攝生方烏龍丸治上證，久服益人，四川何卿總兵常服有效。其方用九香蟲一兩半生焙，車前子微炒、陳橘皮各四錢，白朮焙五錢，杜仲酥炙八錢，右為末，煉蜜丸梧桐子大，每服一錢五分，以鹽白湯或鹽酒服，早晚各一服。此方妙在此蟲。

海蠶《海藥》

〔集解〕李珣曰：按南州記云：海蠶生南海山石間，狀如蠶，大如拇指，其沙甚白，如玉粉狀，每有節，难得真者。彼人以水搜葛粉、石灰，以搥齒印成，偽充之。縱服無益，反能損人，宜慎之。

沙〔氣味〕鹹，大溫，無毒。

〔主治〕虛勞冷氣，諸風不遂。久服補虛羸，令人光澤，輕身延年不老。李珣

雪蠶《綱目》

〔釋名〕雪蛆。

〔集解〕時珍曰：按葉子奇草木子云：雪蠶生陰山以北及峨嵋山，北人謂之雪蛆。二山積雪，歷世不消，其中生此，大如

【發明】【時珍曰】攝生方烏龍丸治上證，久服益人，四川何卿總兵常服有效。其方：用九香蟲一兩，半生焙，車前子微炒、陳橘皮各四錢，白术焙五錢，杜仲酥炙八錢。右爲末，煉蜜丸梧桐子大。每服一錢五分，以鹽白湯或鹽酒服，早晚〔一〕各一服。此方妙在此蟲。

海蠶 海藥

【集解】【李珣曰】按南州記云：海蠶生南海山石間。狀如蠶，大如拇指。其沙甚白，如玉粉狀。每有節，難得真者。彼人以水搜葛粉、石灰，以梳齒印成僞充之。縱服無益，反能損人，宜慎之。

沙。【氣味】鹹，大温，無毒。

【主治】虚勞冷氣，諸風不遂。久服，補虚羸〔二〕，令人光澤，輕身延年不老。李珣。

雪蠶 綱目

【釋名】雪蛆。

【集解】【時珍曰】按葉子奇草木子云：雪蠶生陰山以北，及峨嵋山北，人謂之雪蛆。二山積雪，歷世不消。其中生此，大如

〔一〕晚：原作「脱」。從从江西本改。

〔二〕羸：原作「嬴」。今據證類卷二十一海蠶沙改。

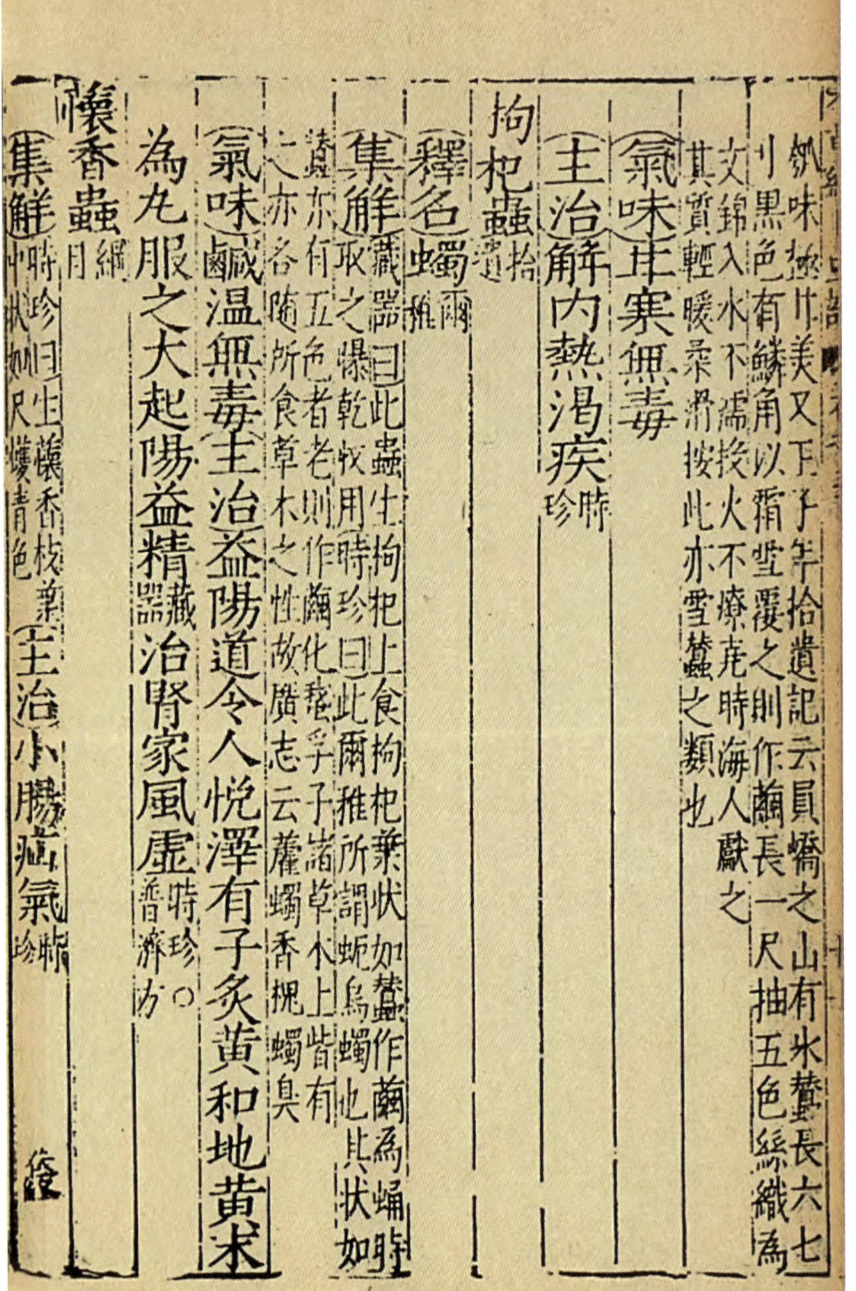

甑味極甘美又王子年拾遺記云員嶠之山有氷蠶長六七寸黑色有鱗角以霜雪覆之則作繭長一尺抽五色絲織為文錦入水不濡投火不燎堯時海人獻之其質輕暖柔滑按此亦雪蠶之類也

【氣味】甘寒無毒

【主治】解內熱渴疾時珍

枸杞蟲拾遺

【釋名】蠋爾雅

【集解】藏器曰此蟲生枸杞上食枸杞葉狀如蠶作繭為蛹時取之曝乾收用　時珍曰此爾雅所謂蚅烏蠋也其狀如蠶亦有五色者老則作繭化蛾孚子諸草木上皆有之亦各隨所食草木之性故廣志云藿蠋香槐蠋臭

【氣味】鹹溫無毒【主治】益陽道令人悅澤有子炙黃和地黃末為丸服之大起陽益精藏器治腎家風虛時珍○普濟方

櫰香蟲綱目

【集解】時珍曰生蘹香枝葉中狀如尺蠖青色【主治】小腸疝氣時珍

瓠，味極甘美。又王子年拾遺記云：員嶠之山有冰蠶，長六七寸，黑色有鱗角。以霜雪覆之則作繭，長一尺。抽五色絲織爲文錦，入水不濡，投火不燎。堯時海人獻之，其質輕暖柔滑。按此，亦雪蠶之類也。

【氣味】甘，寒，無毒。

【主治】解内熱渴疾。時珍。

枸杞蟲拾遺

【釋名】蠋爾雅。

【集解】【藏器曰】此蟲生枸杞上，食枸杞葉，狀如蠶，作繭。爲蛹時取之，曝乾收用。【時珍曰】此爾雅所謂「蚅，烏蠋也」。其狀如蠶，亦有五色者。老則作繭，化蛾孚子。諸草木上皆有之，亦各隨所食草木之性。故廣志云：藿蠋香，槐蠋臭。

【氣味】鹹，温，無毒。【主治】益陽道，令人悦澤有子。炙黄，和地黄末爲丸，服之，大起陽益精。藏器。治腎家風虚。時珍。○普濟方。

蘹香蟲綱目

【集解】【時珍曰】生蘹香枝葉中。狀如尺蠖，青色。【主治】小腸疝氣。時珍。

本草綱目蟲部目録第四十卷

蟲之二　明生類下二十二種

青蚨拾遺　蛺蝶綱目　蜻蛉別録 即蜻䗴

樗雞本經 即紅娘子　棗貓綱目　斑蝥本經

芫青別録　葛上亭長別録　地膽本經　蜘蛛別録

草蜘蛛拾遺　壁錢拾遺　螲蟷拾遺 即土蜘蛛

蠍開寳　水蛭本經　蟻綱目 白蟻附　青腰蟲拾遺

蛆綱目　蠅綱目　狗蠅綱目 壁虱附　牛虱綱目

人虱拾遺

右附方舊二十新八十一

本草綱目蟲部目録第四十卷

蟲之二　卵生類下二十二種

右附方舊二十，新八十一。

〔一〕貓：正文本藥正名作「猫」。

蟲部

蟲之二 卵生類下二十二種

青蚨 拾遺

【釋名】蚨蟬 蟱蝸音求瓜 蟞蠋音敦濁 蒲蝱音萌 魚父 魚伯

【集解】藏器曰青蚨生南海狀如蟬其子着木取以塗錢皆歸
本處搜神記云南方有虫名蠍蝸形大如蟬辛美可食
子着苡葉上如蚕種取其子則母飛來雖潛收之亦知其處
殺其母塗錢以子塗貫用錢去則自還淮南子萬畢術云青
蚨還錢高誘云青蚨一名魚父魚伯以其子母各等置甕
中埋東行垣下三日開之即相從以母血塗八十一錢子血
塗八十一錢留子用母留母用子皆自還也李珣曰按異物
志云蠍蝸生南海諸山雄雌常處不相捨青金色人采得以
法末之用塗錢以貨易於人晝用夜歸又能祕精縮小便亦
人間難得之物也時珍曰按異物志云青蚨形如蟬而長其
子如蝦子着草葉上得其子則母飛來煎食甚辛而美岣嶁
神書云青蚨一名蒲虻似小蟬文如蚕青色有光生於池澤
多集蒲葉上春生子於蒲上八八為行或九九為行如大蚕
子而圓取其母血及火炙子血塗錢市物仍自還歸用之無
窮誠仙術也其說俱彷彿但藏器云子着木上猶有不同
而許氏說文亦曰青蚨水虫也蓋水蟲而産子於草木爾

本草綱目蟲部第四十卷

蟲之二　卵生類下二十二種

青蚨拾遺

【釋名】蚨蟬、蟱蝸音謀瓜、蜳蝺音敦隅、蒲虻音萌、魚父、魚伯。

【集解】【藏器曰】青蚨生南海，狀如蟬，其子着木。取以塗錢，皆歸本處。搜神記云：南方有蟲，名蜳蝺，形大如蟬，辛美可食。子着草葉上如蠶種。取其子，則母飛來。雖潛取之，亦知其處。殺其母塗錢，以子塗貫，用錢去則自還。淮南子萬畢術云：青蚨還錢。高誘註〔一〕云：青蚨，一名魚父、魚伯。以其子母各等置甕中，埋東行垣下。三日開之，即相從。以母血塗八十一錢，子血塗八十一錢。留子用母，留母用子，皆自還也。【李珣曰】按異物志〔二〕言：蜳蝺生南海諸山。雄雌常處，不相捨。青金色。人采得以法末之，用塗錢，以貨易於人，晝用夜歸。又能秘精、縮小便，亦人間難得之物也。【時珍曰】按異物志云：青蚨形如蟬而長。其子如蝦子，着青葉上。得其子則母飛來。煎食甚辛而美。岣嶁神書云：青蚨，一名蒲虻，似小蟬，又如虻，青色有光。生於池澤，多集蒲葉上。春生子於蒲上，八八爲行，或九九爲行，如大蠶子而圓。取其母血及火炙子血塗錢，市物仍自還歸，用之無窮，誠仙術也。其説俱仿佛。但藏器云子着木上，稍有不同。而許氏説文亦曰：青蚨，水蟲也。蓋水蟲而産子於草木爾。

〔一〕註：原闕一字。今從錢本補。

〔二〕異物志：證類卷二十二青蚨引海藥作「異志」。

附録 麗降 時珍曰：按劉恂嶺表録異云：麗降生於嶺南，多在橄欖樹上。形如蜩蟬，腹青而薄。其名自呼，但聞其聲而鮮能得之。人以善價求為媚藥。按此形狀似蟬，可為媚藥，與李珣海藥青蚨雌雄不捨秘精之説相符，恐亦青蚨之類在木上者也。

氣味 辛，溫，無毒。

主治 補中益陽道，去冷氣，令人悅澤。藏器 秘精，縮小便。藥性

蛺蝶 綱目

釋名 蛺蝶 蛺音甲 蜨蝶 音葉 蝴蝶 時珍曰：蛺蝶輕薄，夾翅而飛，枼枼然也。蝶美於鬚，蛾美於眉，故又名蝴蝶，俗謂鬚為胡也。

集解 時珍曰：蝶，蛾類也。大曰蝶，小曰蛾。其種甚繁，皆四翅有粉，好嗅花香，以鬚代鼻，其交以鼻，交則粉退。古今註謂橘蠹化蝶，爾雅翼謂菜蟲化蝶，列子謂烏足之葉化蝶，埤雅謂蔬菜化蝶，酉陽襍俎謂百合花化蝶，北戶録謂樹葉化蝶如丹青，野史謂綵裙化蝶，皆各據其所見者而言爾。蓋不知蠹蠋諸虫，至老俱各蛻而為蝶為蛾，如蚕之必羽化也。朽衣物亦必生蟲而化。草木花葉之化者，乃氣化風化也。其色亦各隨其蟲所食花葉及所化之物色而然。楊慎丹鉛録云古

【附録】龐降。【時珍曰】按劉恂嶺表録異云：龐降，生於嶺南，多在橄欖樹上。形如蜩蟬，腹青而薄。其名自呼，但聞其聲而鮮能得之。人以善價求爲媚藥。按此形狀似蟬，可爲媚藥，與李珣海藥青蚨雌雄不捨，秘精之説相符。恐亦青蚨之類在木上者也。

【氣味】辛，温，無毒。

【主治】補中，益陽道，去冷氣，令人悦澤。藏器。秘精，縮小便。藥普[一]。

蛺蝶綱目

【釋名】蛾蝶蛾音葉、蝴蝶。【時珍曰】蛺蝶輕薄，夾翅而飛，枼枼然也。蝶美於鬚，蛾美於眉，故又名蝴蝶，俗謂鬚爲胡也。

【集解】【時珍曰】蝶，蛾類也。大曰蝶，小曰蛾。其種甚繁，皆四翅有粉，好嗅花香，以鬚代鼻，其交以鼻，交則粉退。古今註謂橘蠹化蝶，爾雅翼謂菜蟲化蝶，列子謂烏足之葉化蝶，埤雅謂蔬菜化蝶，酉陽雜俎謂百合花化蝶，北户録謂樹葉化蝶如丹青，野史謂綵裙化蝶，皆各據其所見者而言爾。蓋不知蠹蠋諸蟲，至老俱各蜕而爲蝶、爲蛾，如蠶之必羽化也。朽衣物亦必生蟲而化。草木花葉之化者，乃氣化、風化也。其色亦各隨其蟲所食花葉，及所化之物色而然。楊慎丹鉛録云：有

[一] 藥普：「普」當爲「譜」之誤。然此前功效出證類卷二十二青蚨所引海藥，并非「藥譜」。

草蝶、水蝶，在水中。嶺南異物志載：有人浮南海，見蛺蝶大如蒲帆，稱肉得八十斤，噉之極肥美。

【氣味】闕。

【主治】小兒脫肛，陰乾爲末，唾調半錢塗手心，以瘥爲度。時珍

【發明】時珍曰：胡蝶古方无用者，惟普濟方載此方治脫肛，亦不知用何等蝶也。

蜻蛉　別録下品

【釋名】蜻虰音丁　蜻蝏亦作蜓　虰蛵音馨　負勞爾雅　蟌音怱　諸乘弘景　紗羊綱目　赤者名赤卒　時珍曰：蜻蟌言其色青蔥也。蛉虰言其狀伶仃也，或云其尾如丁也。或云其尾好亭而挺，故曰蝏，曰蜓。俗名紗羊，言其翅如紗也。按崔豹古今注云：大而色青者曰蜻蜓；小而黄者，江東名胡黎，淮南名蠊蛜，鄱陽名江雞；小而赤者名曰赤卒，曰絳騶，曰赤衣使者，曰赤弁丈人；大而玄紺者，遼海名紺蠜，亦曰天雞。陶氏謂胡黎為蜻蛉，未致此耳。

【集解】弘景曰：蜻蛉有五六種，惟青色大眼一名諸乘、俗呼為胡黎者入藥。道家云：眼可化為青珠。其餘黄細及黑者不入藥。保昇曰：所在有之，好飛水際，六足四翼。宗奭曰：蜻蜓中一種最大，汴人呼為馬大頭者是也，身綠色，其雌者腰間

草蝶、水蝶在水中。嶺南異物志載：有人浮南海，見蛺蝶大如蒲帆，稱肉得八十斤，噉之極肥美。

【氣味】闕

【主治】小兒脱肛。陰乾爲末，唾調半錢塗手心，以瘥爲度。時珍。

【發明】【時珍曰】胡蝶古方無用者，惟普濟方載此方治脱肛，亦不知用何等蝶也。

蜻蛉 別録下品

【釋名】蜻虰音丁、蜻蝏亦作蜓、虰蛵音馨、負勞爾雅、蟌音怱、諸乘弘景、紗羊綱目。赤者名赤卒。【時珍曰】蜻、蟌，言其色青葱也。蛉、虰，言其狀伶仃也，或云其尾如丁也。或云其尾好亭而挺，故曰蝏，曰蜓。俗名紗羊，言其翅如紗也。按崔豹古今註云：大而色青者曰蜻蜓；小而黄者，江東名胡黎，淮南名蠊蛜，鄱陽名江雞；小而赤者，名口赤卒，曰絳縐[一]，曰赤衣使者，曰赤弁丈人；大而玄紺者，遼海名紺蠻，亦曰天雞。陶氏謂胡黎爲蜻蛉，未攷此耳。

【集解】【弘景曰】蜻蛉有五六種，惟青色大眼，一名諸乘，俗呼爲胡黎[二]者入藥。道家云：眼可化爲青珠。其餘黄細及黑者，不入藥。【保昇曰】所在有之。好飛水際，六足四翼。【宗奭曰】蜻蜓中一種最大，汴人呼爲馬大頭者是也，身緑色。其雌者，腰間

〔一〕縐：古今注卷中魚蟲作「騶」。
〔二〕黎：證類卷二十二蜻蛉作「蜊」。

有碧色一遭入藥用雄者此物生於水中故多飛水上其類眼皆大陶氏獨言蜻蜓眼大何也時珍曰蜻蛉大頭露目短頸長腰軃尾翼薄如紗食蚊虻飲露水造化權輿云水蠆化蟌羅願云水蠆化蜻蛉蜻蛉仍交於水上附物散卵復為水蠆也張華博物志亦言五月五日埋蜻蛉頭於戶內可化青珠未知然否古方惟用大而青者近時房中術亦有用紅絶者崔豹云遼海間有緋蟄蟲如蜻蛉而玄紺色六七月羣飛闇天夷人食之云海中青蝦所化也雲南志云瀾滄蒲蠻諸地凡土蜂蜻蛉蚱蜢之類无不食之也

【氣味】微寒無毒

【主治】強陰止精別錄　壯陽暖水臟日華

樗雞 本經中品

【釋名】紅娘子綱目　灰花蛾時珍曰其鳴以時故得雞名廣雅作樗鳩廣志作䨪雞皆訛矣其羽文綵故俗呼紅娘子灰花蛾云

【集解】別錄曰生河內川谷樗樹上七月采暴乾弘景曰今出梁州形似寒螿而小樗樹似漆而臭亦猶芫青亭長在芫葛上也恭曰河內无此今出岐州此有二種以五色具者為雄入藥良其青黑質白斑者是雌不入藥宗奭曰汴洛諸

有碧色一遭。入藥用雄者。此物生於水中，故多飛水上。其類眼皆大，陶氏獨言蜻蜓眼大，何也？【時珍曰】蜻蛉大頭露目，短頸長腰䡅尾，翼薄如紗。食蚊、虻，飲露水。造化權輿云：水蠆化蟌。羅願云：水蠆化蜻蛉，蜻蛉仍交於水上，附物散卵，復爲水蠆也。張華博物志亦言：五月五日，埋蜻蛉頭於户内，可化青珠，未知然否。古方惟用大而青者。近時房中術亦有用紅色者。崔豹云：遼海間有紺蠜蟲，如蜻蛉而玄紺色，六七月群飛闇天。夷人食之，云海中青蝦所化也。雲南志云：瀾滄蒲蠻諸地，凡土蜂、蜻蛉、蚱蜢之類，無不食之也。

【氣味】微寒，無毒。

【主治】强陰，止精。別録。壯陽，暖水臟。日華。

樗雞本經中品

【釋名】紅娘子綱目、灰花蛾。【時珍曰】其鳴以時，故得雞名。廣雅作樗鳩，廣志作犨雞，皆訛矣。其羽文綵，故俗呼紅娘子、灰花蛾云。

【集解】【別録曰】生河内川谷樗樹上。七月采，暴乾。【弘景曰】今出梁州。形似寒螿而小。樗樹似漆而臭，亦猶芫青、亭長在芫、葛上也。【恭曰】河内無此，今出岐州。此有二種：以五色具者爲雄，入藥良；其青黑質、白斑者是雌，不入藥。【宗奭曰】汴、洛諸界尤多。形類蚕蛾，但腹大，頭足微黑，翅兩重，外一重灰色，內一重深紅，五色皆具。爾雅翼云：翰，天雞。郭璞註云：小蟲也，黑身赤頭，一名莎雞，又曰樗雞。然今之莎雞生樗木上，六月中出，飛而振羽，索索作聲，人或畜之樊中。但頭方腹大，翅羽外青內紅，而身不黑，頭不赤，此殊不類郭說。樗上一種頭翅皆赤者，乃如舊說，人呼為紅娘子，然不名樗雞，疑即是此。蓋古今之稱不同爾。時珍曰：樗即臭椿也。此物初生，頭方而扁，尖喙向下，六足重翼，黑色。及長則能飛，外翼灰黃有斑點，內翅五色相間。其居樹上，布置成行。秋深生子在樗皮上。蘇恭、寇宗奭之說得之。蘇頌引郭璞以為莎雞者，誤矣。莎雞居莎草間，蟋蟀之類，似蝗而斑，有翅數重，下翅正赤，六月飛而振羽有聲，詳見陸璣毛詩疏義。而羅願爾雅翼以莎雞為絡緯，即俗名紡絲者。

【修治】時珍曰：凡使去翅足，以糯米或用麪炒黄色，去米麪用。

【氣味】苦，平，有小毒。不可近目。別錄

【主治】心腹邪氣，陰痿，益精強志，生子好色，補中輕身。本經　腰痛下氣，強陰多精。別錄　通血閉，行瘀血。宗奭　主瘰癧，散目中結翳，辟邪氣，療猘犬傷。時珍界尤多。形類蠶蛾，但腹大，頭足微黑，翅兩重，外一重灰色，内一重深紅，五色皆具。【頌曰】爾雅云：螒，天雞。郭璞註云：小蟲也，黑身赤頭，一名莎雞，又曰樗雞。然今之莎雞生樗木上，六月中〔一〕出飛，而振羽索索作聲，人或蓄之樊中。但頭方腹大，翅羽外青内紅，而身不黑，頭不赤，此殊不類郭説〔二〕。樗上一種頭翅皆赤者，乃如舊説，人呼爲紅娘子，然不名樗雞，疑即是此。蓋古今之稱不同爾。【時珍曰】樗即臭椿也。此物初生，頭方而扁，尖喙向下，六足重翼，黑色。及長則能飛，外翼灰黄有班點，内翅五色相間。其居樹上，布置成行。秋深生子在樗皮上。蘇恭、寇宗奭之説得之。蘇頌引郭璞以爲莎雞者，誤矣。莎雞居莎草間，蟋蟀之類，似蝗而班，有翅數重，下翅正赤，六月飛而振羽有聲。詳見陸機毛詩疏義。而羅願爾雅翼以莎雞爲絡緯，即俗名紡絲者。

【修治】【時珍曰】凡使去翅、足，以糯米或用麪炒黄色，去米、麪用。

【氣味】苦，平。有小毒，不可近目。別録。

【主治】心腹邪氣，陰痿，益精强志，生子好色，補中輕身。本經。腰痛下氣，强陰多精。別録。通血閉，行瘀血。宗奭。主瘰癧，散目中結翳，辟邪氣，療猘犬傷。時珍。

〔一〕中：證類卷二十一樗鷄作「後」。

〔二〕郭説：同上作「蓋別一種而同名也」。

發明 弘景曰方藥稀用為大射香丸用之時珍曰古方辟瘟殺鬼丸中用之近世方中多用蓋厥陰經藥能行血活血也普濟方治目翳擦雲膏中與芫青斑蝥同用亦是活血散結之義也

附方 新四

子宮虛寒 杏林摘要云婦人無子由子宮虛寒下元虛月水不調或閉或漏或崩中帶下或產後敗血未盡內結不散用紅娘子六十枚大黃皂莢葶藶各一兩巴豆一百二十枚為末棗肉為丸如彈子大以綿裹留繫用竹筒送入陰戶一時許發熱渴用熟湯一二盞解之後發寒靜睡要安三日方取出每日空心以雞子三枚胡椒末二分炒食酒下以補之久則子宮暖矣

瘰癧結核 用紅娘子十四枚乳香砒霜各一錢硇砂一錢半黃丹五分為末糯米粥和作餅貼之不過一月其核自然脫下矣 衛生易簡方

風狗咬傷 不治即死用紅娘子二个斑蝥五个並去翅足若四十歲各加一个五十歲各加二个青娘子三个去翅足四十歲加一个五十六歲加一个海馬半个續隨子一分乳香沉香桔梗各半分酥油少許為末十歲者作四服十五歲作三服二十歲作二服三十歲作一服○談埜翁方

橫痃便毒 鷄子一个開孔入紅娘子六个紙包煨熟去紅娘子食鷄子以酒下小便淋瀝出膿血即愈○陸氏積德堂方

【發明】【弘景曰】方藥稀用，爲大射香丸用之。【時珍曰】古方辟瘟殺鬼丸中用之。近世方中多用，蓋厥陰經藥，能行血活血也。普濟方治目翳撥雲膏中，與芫青、斑蝥同用，亦是活血散結之義也。

【附方】新四。**子宫虚寒**。杏林摘要云：婦人無子，由子宫虚寒，下元虚，月水不調，或閉或漏，或崩中帶下，或産後敗血未盡，内結不散。用紅娘子六十枚，大黄、皂莢、葶藶各一兩，巴豆一百二十枚，爲末，棗肉爲丸，如彈子大。以綿裹留繫，用竹筒送入陰户。一時許發熱渴，用熟湯一二盞解之。後發寒，静睡要安，三日方取出。每日空心以雞子三枚，胡椒末二分，炒食，酒下以補之，久則子宫暖矣。**瘰癧結核**。用紅娘子十四枚，乳香、砒霜各一錢，硇砂一錢半，黄丹五分，爲末，糯米粥和作餅，貼之。不過一月，其核自然脱下矣。衛生易簡〔一〕方。**風狗咬傷**，不治即死。用紅娘子二個、班蝥五個，並去翅足，若四十歲各加一個，五十歲各加二個，青娘子三個，去翅足，四十歲加一個，五十六〔二〕歲加二個，海馬半個，續隨子一分，乳香、沉香、桔梗各半分，酥油少許，爲末。十歲者作四服，十五歲作三服，二十歲作二服，三十歲作一服。○談埜翁方。**横痃便毒**。鷄子一個開孔，入紅娘子六個，紙包煨熟，去紅娘子，食鷄子，以酒下。小便淋瀝出膿〔三〕血即愈。○陸氏積德堂方。

棗猫 綱目

〔一〕易簡：原作「簡易」。今據卷一引據古今醫家書目乙正。

〔二〕五十六：參前斑蝥加減法，其中「六」字疑衍。張本作「五六十」，不知所據。

〔三〕膿：原字左側有缺損。今從江西本補正。

【集解】時珍曰：棗猫古方無考，近世方廣丹溪心法附餘治小兒方用之，註云：生棗樹上飛蟲也。大如棗子，青灰色，兩角，采得陰乾用之。

【氣味】缺。

【主治】小兒臍風。時珍曰：按方廣云：小兒初生，以綿裹臍帶，離臍五六寸扎定，咬斷，以鵝翎筒送藥一二分入臍大孔，輕輕揉散，以艾炷灸臍頭三壯，結住勿打動，候其自落，永無臍風之患，萬不失一。臍硬者用之，軟者無病，不必用也。其法用陰乾棗猫兒研末三个，珍珠搥研四十九粒炒黄，丹五分，白枯礬、蛤粉、血竭各五分，研匀，如上法用。臍有三孔，一大二小也。

斑蝥本經下品

校正陳藏器蟹蝥蟲係重出，今併為一。

【釋名】斑猫本經、盤蝥蟲、龍蚝、斑蚝。時珍曰：斑言其色，蝥刺言其毒如矛刺也。亦作盤蝥，俗訛為斑猫，又訛斑蚝為斑尾也。吳普本草又名斑菌、腃髮、晏青。

【集解】别錄曰：斑猫生河東山谷，八月取，陰乾。普曰：生河內川谷，亦生水石。保昇曰：斑猫所在有之，七八月大豆葉上甲蟲也。長五六分，黃黑斑文，烏腹尖喙。就葉上采取，陰乾用。弘景曰：此一蟲五變，主療皆相似。二三月在芫花上，即呼

【集解】【時珍曰】棗猫，古方無考，近世方廣丹溪心法附餘治小兒方用之。註云：生棗樹上飛蟲也。大如棗子，青灰色，兩角。采得，陰乾用之。

【氣味】缺。

【主治】小兒臍風。【時珍曰】按方廣云：小兒初生，以綿裹臍帶，離臍五六寸札定，咬斷。以鵝翎筒送藥一二分，入臍大孔，輕輕揉散。以艾炷灸臍頭三壯。結住勿打動，候其自落，永無臍風之患，萬不失一。臍硬者用之，軟者無病，不必用也。其法用陰乾棗猫兒研末三個，珍珠搥研四十九粒，炒黃丹五分，白枯礬、蛤粉、血竭〔一〕各五分，研勻，如上法用。臍有三孔，一大二小也。

斑蝥本經下品

【校正】陳藏器「盤蝥蟲」係重出，今併爲一。

【釋名】斑猫本經、盤蝥蟲拾遺、龍蚝音刺、斑蚝。【時珍曰】斑言其色，蝥刺言其毒，如矛刺也。亦作盤蝥，俗訛爲斑猫。又訛斑蚝爲斑尾也。吴普本草又名斑菌，曰腃髮，曰晏青。

【集解】【别録曰】斑猫生河東山谷。八月取，陰乾。【吴普曰】生河内山谷，亦生木〔二〕石。【保昇曰】斑猫所在有之，七八月大豆葉上甲蟲也。長五六分，黄黑斑文，烏腹尖喙。就葉上采取，陰乾用。【弘景曰】此一蟲五變，主療皆相似。二三月在芫花上，即呼

〔一〕竭：原作「蝎」。今據丹溪心法附餘卷二十一小兒門改。
〔二〕山谷亦生木：御覽卷九百五十一斑貓作「川谷或生水」。證類卷二十二斑貓所引同。此或爲時珍有意訂正，故不改。

為芫青四五月在王不留行草上即呼為王不留行蟲六七月在葛花上即呼為葛上亭長八九月在豆花上即呼為斑蝥九月十月後還地蟄即呼為地膽此是偽地膽耳為療同也其斑蝥大如巴豆甲上有黃黑斑點芫青黑色亭長身黑頭赤〔斅〕曰芫青斑蝥亭長赤頭四件樣各不同所居所食所效亦不同芫青觜尖背上有一畫黃在芫花上食汁斑蝥背上一畫黃一畫黑觜尖處有一小赤點在豆花上食汁亭長形黃黑在葛葉上食汁赤頭身黑額上有大紅一點也〔頌〕曰四蟲皆是一類但隨時變耳深師方云四月五月六月為葛上亭長七月為斑猫九月十月為地膽今醫家知用芫青斑蝥而地膽亭長少使故不得詳也〔恭〕曰本草古今諸方並无王不留行蟲若陶氏所言則四蟲專在一處今地膽出幽州芫青出寧州亭長出雍州斑蝥所在皆有四蟲出四處可一歲閒遊四州乎芫青斑蝥形段相似地膽狀皃大殊且采自草萊上陶蓋浪言爾〔時珍〕曰按本經別錄四蟲采取時月正與陶說相合深師方用亭長所註亦同自是一類隨其所居所出之時而命名爾蘇恭強闢陶說亦自欠明按太平御覽引神農本草經云春食芫花為芫青夏食葛花為亭長秋食豆花為斑蝥冬入地中為地膽黑頭赤尾其說甚明而唐宋校正者反失收取更致紛紜何哉陶氏之王不留行蟲雷氏之赤頭方藥未有用者要皆此類固可理推餘見地膽

〔修治〕〔斅〕曰凡斑蝥芫青亭長地膽修事並用糯米小麻子相拌炒至米黃黑色取出去頭足兩翅以血餘裹懸東牆

爲芫青；四五月在王不留行草上，即呼爲王不留行蟲；六七月在葛花上，即呼爲葛上亭長；八九月在豆花上，即呼爲斑蝥；九月、十月復還地蟄，即呼爲地膽，此是僞地膽耳，爲療猶同也。其斑蝥大如巴豆，甲上有黄黑斑點；芫青，青黑色；亭長，身黑頭赤。【斅曰】芫青、斑蝥、亭長、赤頭四件，樣各不同，所居、所食、所效亦不同。芫青觜尖，背上有一畫黄，在芫花上食汁；斑蝥背上一畫黄，一畫黑，觜尖處有一小赤點，在豆葉上食汁；亭長形黄黑，在葛葉上食汁；赤頭身黑，額上有大紅一點也。【頌曰】四蟲皆是一類，但隨時變耳。深師方云：四月、五月、六月爲葛上亭長，七月爲斑猫，九月、十月爲地膽。今醫家知用芫青、斑蝥，而地膽、亭長少使，故不得詳也。【恭曰】本草、古今諸方，並無王不留行蟲。若陶氏所言，則四蟲專在一處。今地膽出豳〔一〕州，芫青出寧州，亭長出雍州，斑蝥所在皆有。四蟲出四處，可一歲周遊四州乎？芫青、斑蝥形段相似，亭長〔二〕、地膽狀貌大殊。且采自草萊上。陶〔三〕蓋浪言爾。【時珍曰】按本經、别録，四蟲采取時月，正與陶説相合。深師方用亭長，所註亦同。自是一類，隨其所居、所出之時而命名爾。蘇恭强闢，陶説亦自欠明。按太平御覽引神農本草經云：春食芫花爲芫青，夏食葛花爲亭長，秋食豆花爲斑蝥，冬入地中爲地膽〔四〕，黑頭赤尾。其説甚明，而唐宋校正者反失收取，更致紛紜，何哉？陶氏之王不留行蟲，雷氏之赤頭，方藥未有用者。要皆此類，固可理推。餘見「地膽」。

【修治】【斅〔五〕曰】凡斑蝥、芫青、亭長、地膽修事，並用〔六〕糯米、小麻子相拌炒，至米黄黑色取出，去頭、足、兩翅，以血餘裹，懸東牆

〔一〕豳：原作「幽」。今據證類卷二十二葛上亭長改。
〔二〕亭長：原脱。今據補同上。
〔三〕陶：同上此前有「非地中取」四字。
〔四〕膽：原作「貼」。玉機微義卷七引瑞竹堂柴胡連梅散用「猪貼」，瑞竹堂經驗方原作「猪膽」。今據改。
〔五〕斅：原作「學」。今據卷一歷代諸家本草改。
〔六〕用：原作「漬」。今據證類卷二十二芫菁改。

[illegible]大明曰入藥須去頭足糯米炒熟不可生用吐瀉人時珍曰一法用麩炒過醋煮用之也

【氣味】辛寒有毒普曰神農辛岐伯鹹扁鵲甘有大毒○馬刀為之使畏巴豆丹參空青惡膚青甘草豆花時珍曰斑猫芫青亭長地膽之毒靛汁黄連黑豆葱茶皆能解之

【主治】寒熱鬼疰蠱毒鼠瘻瘡疽蝕死肌破石癃本經血積傷人肌治疥癬墮胎別錄治瘰癧通利水道甄權療淋疾傅惡瘡瘻爛日華治疝瘕解疔毒猘犬毒沙虱毒蠱毒輕粉毒時珍

【發明】宗奭曰妊娠人不可服之為潰人肉治淋方多用極苦人須斟酌之時珍曰斑蝥人獲得之尾後惡氣射出臭不可聞故其入藥亦專主走下竅直至精溺之處蝕下敗物痛不可當葛氏云凡用斑蝥取其利小便引藥行氣以毒攻毒是矣楊登甫云瘰癧之毒莫不有根大抵以斑蝥地膽為主製度如法能使其根從小便中出或如粉片或如血塊或如爛肉皆其驗也但毒之行小便必澀痛不可當以木通滑石燈心輩導之又葛洪肘後方云席辯刺史傳云凡中蠱毒用斑蝥四枚去翅足炙熟桃皮五月初五日采取去黑皮陰乾大戟去骨各為末如斑蝥一分二味各用二分合和棗核大以米清服之必吐出蠱一服不瘥十日更服此蠱洪州最多有老嫗解療之一人獲縑二十疋秘方不傳後有子孫

角上一夜用之，則毒去也。【大明曰】入藥須去翅、足，糯米炒熟，不可生用，即吐瀉人。【時珍曰】一法用麸炒過，醋煮用之也。

【氣味】辛，寒，有毒。【普曰】神農：辛。岐伯：鹹。扁鵲：甘，有大毒。○馬刀爲之使，畏巴豆、丹參、空青，惡膚青、甘草、豆花。【時珍曰】斑猫、芫青、亭長、地膽之毒，靛汁、黄連、黑豆、葱、茶，皆能解之。

【主治】寒熱，鬼疰蠱毒，鼠瘻，瘡疽，蝕死肌，破石癃。本經。血積，傷人肌。治疥癬，墮胎。别録。治瘰癧，通利水道。甄權。療淋疾，傅惡瘡瘻爛。日華。治疝瘕，解疔毒、猘犬毒、沙蝨毒、蠱毒、輕粉毒。時珍。

【發明】【宗奭曰】妊娠人不可服之，爲潰人肉。治淋方多用，極苦人，須斟酌之。【時珍曰】斑蝥，人獲得之，尾後惡氣射出，臭不可聞。故其入藥亦專主走下竅，直至精溺之處，蝕下敗物，痛不可當。葛氏云：凡用斑蝥，取其利小便，引藥行氣，以毒攻毒是矣。楊登甫云：瘰癧之毒，莫不有根，大抵以斑蝥、地膽爲主。制度如法，能使其根從小便中出，或如粉片，或如血塊，或如爛肉，皆其驗也。但毒之行，小便必澀痛不可當，以木通、滑石、燈心輩導之。又葛洪肘後方云：席辯刺史傳云，凡中蠱毒，用斑蝥蟲四枚，去翅、足，炙熟，桃皮五月初五日采取，去黑皮陰乾，大戟去骨，各爲末。如斑蝥一分，二味各用二分，合和棗核大，以米清〔一〕服之，必吐出蠱。一服不瘥，十日更服。此蠱洪州最多，有老嫗解療之，一人獲缣二十疋，秘方不傳。後有子孫

〔一〕清：肘後方卷七治中蠱毒方此後有「飲」字。

犯法黃蘗公若干則時為都督因而得之也

附方舊六新九

內消瘰癧不拘大人小兒經驗方用斑蝥一兩去翅足以粟米一升同炒米焦去米不用入薄荷四兩為末烏雞子清丸如菉豆大空心臘茶下三丸加至五丸却每日減一丸減至一丸後每日五丸以消為度○廣利治瘰癧經久不瘥用斑蝥一枚去翅足微炙以漿水一盞空腹吞之用蜜水亦可重者不過七枚瘥也

癢瘡有蟲八月中多取斑蝥以苦酒浸半日曬乾每用五个銅器炒熟為末巴豆一粒黃犬背上毛二七根炒研朱砂五分同和苦酒頓服其蟲當盡出也

癰疽拔膿癰疽不破或破而腫硬無膿斑蝥為末以蒜擣膏和水一豆許貼之少頃膿出即去藥　直指

疔腫拔根斑蝥一枚捻破以針劃瘡上作米字形樣封之即出根也　外臺

血疝便毒不拘已成未成隨即消散斑蝥三个去翅足炒滑石三錢同研分作三服空心白湯下日一服毒從小便出如痛以車前木通澤瀉猪苓煎飲名破毒飲甚效　東垣方

積年癬瘡外臺用斑蝥半兩微炒為末蜜調傅之○永類用斑蝥七个醋浸露一夜搽之

面上瘖瘟大風面上有紫瘖瘟未消用乾斑蝥末以生油調傅約半日瘖瘟脹起以軟帛拭去藥以棘針挑破近下令水出乾不得剝其瘡皮　及不可以藥近口眼若是尖瘖瘟子即勿用此別用膽礬　又藥以治之塗搽　縣

瘢痣黑子斑蝥三个人言少許以糯米五錢炒黃去米入蒜一

犯法，黄華公若于則時爲都督，因而得之也。

【附方】舊六，新九。**內消瘰癧**。不拘大人小兒，經驗方用斑蝥一兩，去翅足，以粟一升同炒米焦，去米不用，入乾〔一〕薄荷四兩爲末，烏鷄子清丸如菉豆大。空心臘茶下三〔二〕丸，加至五丸，却每日減一丸，減至一丸後，每日五丸，以消爲度。○廣利治瘰癧經久不瘥，用斑蝥一枚，去翅、足，微炙，以漿水一盞，空腹吞之。用蜜水亦可。重者，不過七枚，瘥也。**瘻瘡有蟲**。八月中多取斑蝥，以苦酒浸半日，晒乾。每用五個，銅器炒熟，爲末，巴豆一粒，黄犬背上毛二七根炒研，朱砂五分，同和苦酒頓服，其蟲當盡出也。**癰疽拔膿**。癰疽不破，或破而腫硬無膿，斑蝥爲末，以蒜搗膏，和水一豆許，貼之。少頃膿出，即去藥。直指。**疔腫拔根**。斑蝥一枚捻破，以針劃瘡上，作米字形樣，封之，即出根也。外臺。**血疝便毒**。不拘已成、未成，隨即消散。斑蝥三個，去翅、足炒，滑石三錢，同研，分作三服。空心白湯下，日一服，毒從小便出。如痛，以車前、木通、澤瀉、猪苓煎飲，名破毒飲，甚效。東垣方。**積年癬瘡**。外臺用斑蝥半兩，微炒爲末，蜜調傅之。○永類用斑蝥七個，醋浸，露一夜，搽之。**面上瘖癗**。大風，面上有紫瘖癗未消，用乾斑蝥末，以生油調傅。約半日，瘖癗脹起。以軟帛拭去藥，以棘針挑破近下，令水出乾。不得剥其瘡皮，及不可以藥近口、眼。若是尖瘖癗子，即勿用此，别用膽〔三〕礬入艾〔四〕藥以治之。聖濟總〔五〕録。**疣痣黑子**。斑蝥三個，人言少許，以糯米五錢炒黄，去米，入蒜一

〔一〕乾：原脱。今據證類卷二十二斑貓補。
〔二〕三：同上作「二」。
〔三〕膽：原作「貼」。今據聖濟總録卷十八大風癩病「六神散方」改。
〔四〕入艾：原字缺損。今據補正同上。
〔五〕總：原字缺損。今據補正同上。

令追膿點之。

風狗咬傷 衛生易簡方云：此乃九死一生之病。急用斑蝥七枚，以糯米炒黃，去米為末，酒一盞，煎半盞，空心溫服，取下小肉狗三四十枚為盡。如數少，數日再服，七次無狗形，永不再發也。一累試累驗。○醫方大成用大斑蝥三七枚，去頭翅足，用糯米一勺，略炒過，去斑蝥；別以七枚如前炒，色變，復去之；別以七枚如前，至青烟為度，去蝥，只以米為粉。用冷水入清油少許，空心調服。須臾再進一服，以小便利下毒物為度。如不利，再進。利後肚疼急，用冷水調青靛服之，以解其毒，否則有傷。黃連水亦可服之，但不宜服一切熱物也。

中沙虱毒 斑蝥二枚，一枚末服，一枚燒至烟盡，研末傅瘡中，立瘥。肘後方。

塞耳治聾 斑蝥炒二枚，生巴豆去皮心二枚，杵丸棗核大，綿裹塞之。○聖惠方。

妊娠胎死 斑蝥一枚，燒研，水服即下。廣利方。

芫青 別錄下品

【釋名】青娘子 時珍曰：居芫花上而色青，故名芫青。世俗諱之，呼為青娘子，以配紅娘子也。

【集解】別錄曰：三月取，暴乾。弘景曰：二月、三月在芫花上，花時取之，青黑色。恭曰：出寧州。頌曰：處處有之，形似斑蝥，但色純青綠，背上一道黃文，尖喙。三四月芫花發時乃生，多就芫花上采之，暴乾。時珍曰：但連芫花莖葉采置地上，一夕盡自出也。餘見斑蝥。

個，搗爛點之。風狗咬傷。衛生易簡方云：此乃九死一生之病。急用斑蝥七枚，以糯米炒黄，去米爲末，酒一盞，煎半盞。空心温服，取下小肉狗三四十枚爲盡。如數少，數日再服。七次無狗形，永不再發也，累試累驗。○醫方大成用大斑蝥三七枚，去頭、翅、足，用糯米一勺，略炒過，去斑蝥。别以七枚如前炒色變，復去之。别以七枚如前，至青烟爲度，去蝥，只以米爲粉。用冷水入清油少許，空心調服。須臾再進一服，以小便利下毒物爲度。如不利，再進。利後肚疼，急用冷水調青靛服之，以解其毒，否則有傷。黄連水亦可解之。但不宜服一切熱物也。中沙虱毒。斑蝥二枚，一枚末服，一枚燒至烟盡，研末，傅瘡中，立瘥。肘後方。塞耳治聾。斑蝥炒二枚，生巴豆去皮心二枚，杵丸棗核大，綿裹塞之。○聖惠方。妊娠胎死。斑蝥一枚，燒研水服，即下。廣利方。

芫青别録下品

【釋名】青娘子。【時珍曰】居芫花上而色青，故名芫青。世俗諱之，呼爲青娘子，以配紅娘子也。

【集解】【别録曰】三月取，暴乾。【弘景曰】二月三月在芫花上，花時取之，青黑色。【恭曰】出寧州。【頌曰】處處有之。形似斑蝥，但色純青緑，背上一道黄文，尖喙。三四月芫花發時乃生，多就芫花上采之，暴乾。【時珍曰】但連芫花莖葉采置地上，一夕盡自出也。餘見「斑蝥」。

【修治】見斑蝥

【氣味】辛，微溫，有毒。時珍曰：芫青之功同斑蝥，而毒尤猛，蓋芫花有毒故也。○畏惡同斑蝥。

【主治】蠱毒，風疰，鬼疰，墮胎。別錄。治鼠瘻。弘景。主疝氣，利小水，消瘰癧，下痰結，治耳聾目翳，猘犬傷毒。餘功同斑蝥。時珍。

【附方】新三。偏墜疼痛：青娘子、紅娘子各十枚，白麪拌炒黃色，去前二物，熟湯調服，立效也。○談埜翁方。目中頑翳：發背膏用青娘子、紅娘子、斑蝥各一个，去頭足，麪炒黃色，蓬砂一錢，蕤仁去油五个，為末，每點少許，日五六次，仍同春雪膏點之。膏見黃連下。普濟方。塞耳治聾：芫青、巴豆仁、蓖麻人各一枚，研丸棗核大，綿包塞之。○聖惠方。

葛上亭長　別錄下品

【釋名】弘景曰：此蟲黑身赤頭，如亭長之着玄衣赤幘，故名也。

【集解】別錄曰：七月取，暴乾。弘景曰：葛花開時取之，身黑頭赤，腹中有卵，白如米粒。恭曰：出雍州。保昇曰：處處有之。五六月葛葉上采之，形似芫青而蒼黑色。敩曰：亭長形黑黃，在葛上食蔓膠汁。又有赤頭，身黑色，額上有大紅一點，各有用

【修治】見斑蝥。

【氣味】辛，微温，有毒。【時珍曰】芫青之功同斑蝥，而毒尤猛，蓋芫花有毒故也。○畏、惡，同斑蝥。

【主治】蠱毒、風疰、鬼疰，墮胎。别録。治鼠瘻。弘景。主疝氣，利小水，消瘰癧，下痰結，治耳聾目翳，猘犬傷毒。餘功同斑蝥。時珍。

【附方】新三。偏墜疼痛。青娘子、紅娘子各十枚，白麵拌炒黄色，去前二物，熟湯調服，立效也。○談埜翁方。目中頑翳。發背膏：用青娘子、紅娘子、斑蝥各二個，去頭、足，麪炒黄色，蓬砂一錢，蕤仁去油五個，爲末。每點少許，日五六次，仍同春雪膏點之。膏見「黄連」下。普濟方。塞耳治聾。芫青、巴豆仁、蓖麻人各一枚，研，丸棗核大，綿包塞之。○聖惠方。

葛上亭長 别録下品

【釋名】【弘景曰】此蟲黑身赤頭，如亭長之着玄衣赤幘，故名也。

【集解】【别録曰】七月取，暴乾。【弘景曰】葛花開時取之。身黑頭赤，腹中有卵，白如米粒。【恭曰】出雍州。【保昇曰】處處有之。五六月葛葉上采之。形似芫青而蒼黑色。【斅曰】亭長形黑黄，在葛上食蔓膠汁。又有赤頭，身黑色，額上有大紅一點，各有用

處時珍曰陶言黑身赤頭故名亭長而雷氏別出赤頭不言出處似謬

【修治】同斑蝥

【氣味】辛微溫有毒 惡畏同斑蝥

【主治】蠱毒鬼疰破淋結積聚墮胎 別錄 通血閉癥塊鬼胎餘功同斑蝥 時珍

【發明】頌曰深師療淋用亭長之說最詳云取葛上亭長折斷腹々中有白子如小米三二分安白板上陰二三日收之若有人患十年淋服三枚八九年以還服二枚服時以水如棗許着小盃中爪甲研之當扁々見於水中仰面吞之勿令近牙齒間藥雖微小下喉自覺至下焦淋所有頃藥作大煩急不可堪者飲乾麥汁則藥勢止也若无乾麥飲但水亦可耳老小服三分之一當下淋疾如膿血連々而去者或如指頭或青或黃不拘男女皆愈若藥不快淋不下以意節度更增服之此蟲五六月爲亭長頭赤身黑七月爲斑蝥九月爲地膽隨時變耳

【附方】新二

經脉不通 婦人經脉不通癥塊脹滿腹有鬼胎用葛上亭長五枚以糙米和炒去翅足研末分三服空心甘草湯下須臾覺臍腹急痛以黑豆煎湯服之當通 聖惠方

肺風白癩 方見蜈蚣

處。【時珍曰】陶言黑身赤頭，故名亭長。而雷氏别出赤頭，不言出處，似謬。

【修治】同斑蝥。

【氣味】辛，微温，有毒。惡、畏，同斑蝥。

【主治】蠱毒鬼疰，破淋結積聚，墮胎。别録。通血閉癥塊鬼胎。餘功同斑蝥。時珍。

【發明】【頌曰】深師療淋用亭長之説最詳。云取葛上亭長折斷腹，腹中有白子如小米三二分，安白板上，陰〔一〕二三日收之。若有人患十年淋，服三枚；八九年以還，服二枚。服時以水如棗許着小盃中，爪甲研之，當扁扁見於水中。仰面吞之，勿令近牙齒間。藥雖微小，下喉自覺至下焦淋所。有頃，藥大作〔二〕。煩急不可堪者，飲乾麥飯汁則藥勢止也。若無乾麥飯，但水亦可耳。老、小服三分之一，當下淋疾如膿血連連爾。石〔三〕去者，或如指頭，或青或黄，不拘男女皆愈。若藥不快，淋不下，以意節度，更增服之。此蟲五六月〔四〕爲亭長，頭赤身黑，七月爲斑蝥，九月〔五〕爲地膽，隨時變耳。

【附方】新二。

經脉不通。婦人經脉不通，癥塊脹滿，腹有鬼胎。用葛上亭長五枚，以糙米和炒，去翅、足，研末。分三服，空心甘草湯下。須臾覺臍腹〔六〕急痛，以黑豆煎湯服之，當通。聖惠方。

肺風白癩。方見「蝮蛇」。

〔一〕陰：證類卷二十二芫菁此後有「燥」字。
〔二〕大作：原作「作大」。今據乙正同上。
〔三〕石：原脱。今據補同上。
〔四〕五六月：同上作「四月五月六月」。
〔五〕月：同上此後有「十月」二字。
〔六〕腹：原作「服」。今從江西本改。

地膽（本經下品）

【釋名】蚖青（本經）青蠵（音攜。○弘景曰：地膽是芫青所化，故亦名蚖青。用蚖字者，亦承誤爾。時珍曰：地膽者，居地中，其色如膽也。按太平御覽引爾雅云：地膽，地要，青蠵也。文引吳普本草云：地膽一名杜危，一名青虹。陶弘景以蠵字為蛙字，音烏媧切者，誤矣。宋本因之，今併釐政也。）

【集解】經曰：生汶山山谷，八月取之。弘景曰：真地膽出梁州，狀如大馬蟻，有翼。偽者是斑蝥所化，狀如大豆，大抵療体畧同，亦難得真耳。恭曰：形如大馬蟻者，今出邠州，三月至十月草萊上采之，非地中也。狀如大豆者，未見之，陶亦浪證爾。保昇曰：二月三月八月九月草萊上取之，形倍黑色，芫青所化也。時珍曰：今處々有之，在地中或墻石內，蓋芫青、亭長之類，冬月入蟄者，狀如斑蝥。蘇恭未見，又非陶說，非也。本經別名芫青尨為可證。既曰地膽，不應復在草萊上矣。蓋芫青々綠色，斑蝥黃斑色，亭長黑身赤頭，地膽黑頭赤尾，色雖不同，功亦相近。

【修治】同斑蝥。

【氣味】辛，寒，有毒。

【主治】鬼疰寒熱，鼠瘻惡瘡死肌，破癥瘕，墮胎（本經）。蝕瘡中惡肉

地膽本經下品

【釋名】蚖青本經、青蠵攜。○【弘景曰】地膽[一]是芫青所化，故亦名蚖青。用蚖字者，亦承誤爾。【時珍曰】地膽者，居地中，其色如膽也。按太平御覽引廣[二]雅云：地膽、地要，青蠵也。又引吳普本草云：地膽，一名杜龍，一名青虹。陶弘景以蠵字爲蛙字，音烏[三]蝸切者，誤矣。宋本因之，今俱釐政也。

【集解】【經[四]曰】生汶山山谷。八月取之。【弘景曰】真地膽出梁州，狀如大馬蟻，有翼。僞者是斑蝥所化，狀如大豆。大抵療體略同，亦難得真耳。【恭曰】形如大馬蟻者，今出邠州，三月至十月，草萊上采之，非地中也。狀如大豆者，未見之，陶亦浪證爾。【保昇曰】二月、三月、八月、九月，草萊上取之，形倍黑色，芫青所化也。【時珍曰】今處處有之，在地中或牆石內，蓋芫青、亭長之類，冬月入蟄者，狀如斑蝥。蘇恭未見，反非陶說，非也。本經别名芫青，尤爲可證。既曰地膽，不應復在草萊上矣。蓋芫青，青緑色；斑蝥，黄斑色；亭長，黑身赤頭；地膽，黑頭赤尾。色雖不同，功亦相近。

【修治】同斑蝥。

【氣味】辛，寒，有毒。

【主治】鬼疰寒熱，鼠瘻，惡瘡死肌，破癥瘕，墮胎。本經。蝕瘡中惡肉，

〔一〕膽：原作「貼」，「膽」之俗寫。今據證類卷二十二地膽改。本藥下同此誤者徑改。
〔二〕廣：原作「爾」。今據御覽卷九百五十一地膽引廣雅改。
〔三〕烏：原作「鳥」。今據改同上。
〔四〕經：證類卷二十二地膽此下文出别録。

鼻中瘜肉散結氣石淋去子服一刀圭即下別錄宜援瘵瘕從小便中出上亦吐出又治鼻齆甄藥性治瘑積痰痛餘功同斑蝥

時珍

發明頌曰今醫家多用斑蝥芫青而稀用亭長地膽蓋功亦相類耳時珍曰按楊氏直指方云有瘰癧七累垂裂如瞽眼其中帶青由是簇頭各類一古毒深穿孔男則多發于腹女則多發于乳或項或肩令人寒栗急宜用地膽為君佐以白牽牛滑石木通利小便以宣其毒更服童尿灌滌餘邪乃可得安也

附方新二小腸氣痛地膽去翅足頭微炒朱砂各半兩滑石一兩為末每苦杖酒食前調服二錢即愈○宣明鼻中息肉地膽生研汁灌之乾者酒煮取汁○又方細辛白芷等分為末以生地膽汁和成膏每用少許點之取消為度○並聖惠

蜘蛛別錄下品

釋名次蟗秋○蠾蝓蜀俞○䵹亦作鼄蝥音拙謀○時珍爾雅蠾蝓方言蝃蝥曰按王安石字說云設一面之網物觸而後誅之知乎誅義者故曰蜘蛛爾雅作鼅鼄從黽者大腹也揚雄方言云自關而東呼為蠾蝓侏儒語

鼻中瘜肉，散結氣石淋。去子，服一刀圭即下。別録。宣拔瘰癧[一]，從小便中出，上亦吐出。又治鼻齆。藥性。治疝積疼痛。餘功同斑蝥。時珍。

【發明】【頌曰】今醫家多用斑蝥、芫青，而稀用亭長、地膽，蓋功亦相類耳。【時珍曰】按楊氏直指方云：有癌瘡顆顆累垂，裂如瞽眼，其中帶青，由是簇頭各露[二]一舌，毒深穿孔，男則多發于腹，女則多發于乳，或項，或肩，令人昏迷。急宜用地膽爲君，佐以白牽牛、滑石、木通，利小便以宣其毒。更服童尿灌滌餘邪，乃可得安也。

【附方】新二。小腸氣痛。地膽去翅足頭微炒、朱砂各半兩，滑石一兩，爲末。每苦杖酒食前調服二錢，即愈。宣明。○鼻中息肉。地膽生研汁，灌之。乾者酒煮取汁。○又方：細辛、白芷等分爲末，以生地膽汁和成膏。每用少許點之，取消爲度。○並聖惠。

蜘蛛 別録下品

【釋名】次蟗秩[三]○爾雅、蠾蝓屬俞○方言、蚍蟱亦作蠿[四]蝥，音拙謀。○【時珍曰】按王安石字説云：設一面之網，物觸而後誅之。知乎誅義者，故曰蜘蛛。爾雅作鼅鼄，從黽[五]，黽者大腹也。揚雄方言云：自關而東呼爲蠾蝓，侏儒語

[一] 拔瘰癧：證類卷二十二地膽作「出瘰癧根」。

[二] 露：原作「類」。今據仁齋直指方卷二十二癌改。

[三] 秋：原作「秩」。今據經典釋文卷三十爾雅音義釋蟲「蟗（本或作蝵郭音秋）」改。

[四] 蠿：同上作「蝃」。本藥下之「蠿」或「鼅」皆然。此三字音義皆同。

[五] 黽：原作「黿」。今據改同上。

轉也北燕朝鮮之間謂之蝳蜍
齊人又呼為杜公蠨蟰見下
【集解】弘景曰蜘蛛數十種今入藥惟用懸網如魚罾者亦名
蝳蟱赤斑者名絡新婦亦入方術家用其餘並不入藥
〔頌〕曰蜘蛛處處有之其類極多爾雅云次蟗鼅鼄鼄蝥也土
鼅鼄草鼅鼄蠨蛸長踦郭璞註云今江東呼鼅鼄為鼄蝥長
脚者為蟢子則陶云蝳蟱者即鼄蝥也〔藏器〕曰蝳蟱在孔穴
中及草木上陶言即蜘蛛非矣〔斅〕曰凡五色者及大身有刺
毛生者并薄小者並不入藥惟身小尻大腹內有蒼黃膿者
為真取屋西結網者去頭足研膏用〔宗奭〕曰蜘蛛品多皆有
毒今人多用人家簷角籬頭陋巷之間空中作圓網大腹深
灰色者耳遺尿着人令人生瘡〔恭〕曰劍南山東為此蟲所齧
瘡中出絲屢有死者〔時珍〕曰蜘蛛布網其絲右繞其類甚多
大小顏色不一爾雅但分蜘蛛草土及蠨蛸四種而已蜘蛛
齧人甚毒往往見於典籍按劉禹錫傳信方云判官張延賞
為斑蜘蛛咬頸上一宿有二赤脉繞頸下至心前頭面腫如
數斗幾至不救一人以大藍汁入射香雄黃取一蛛投入隨
化為水遂以點咬處兩日悉愈又云貞元十年崔從質員外
言有人被蜘蛛咬腹大如孕婦有僧教飲羊乳數日而平又
李絳兵部手集云蜘蛛咬人遍身成瘡者飲好酒至醉則蟲
捨肉中似小米自出也劉郁西域記云赤木兒城有蟲如蛛
毒中人則煩渴飲水立死惟飲葡萄酒至醉吐則解此與李
絳所言蜘蛛毒人飲酒至醉則愈之意同蓋亦蜘蛛也鄭曉
吾學編云西域賽藍地方夏秋間草生小黑蜘蛛甚毒齧人痛

轉也。北燕朝鮮之間，謂之蝳〔一〕蜍。齊人又呼爲社〔二〕公。蚍蟱見下。

【集解】【弘景曰】蜘蛛數十種，今入藥惟用懸網如魚罾者，亦名蚍蟱。赤斑者名〔三〕絡新婦，亦入方術家用。其餘並不入藥。【頌曰】蜘蛛處處有之，其類極多。爾雅云：次蟗、鼅鼄，蠿蝥也。土鼅鼄。草鼅鼄。蠨蛸，長踦。郭璞註云：今江東呼鼅鼄爲蠿蝥，長脚者爲〔四〕蟢〔五〕子。則陶云蚍蟱者，即蠿蝥也。【藏器曰】蚍蟱在孔穴中及草木上，陶言即蜘蛛，非矣。【斅曰】凡五色者及大身有刺毛生者，并薄小者，並不入藥。惟身小尻大，腹內有蒼黃膿者爲真。取屋西結網者，去頭足，研膏用。【宗奭曰】蜘蛛品多，皆有毒。今人多用人家簷角、籬頭、陋巷之間，空中作圓網，大腹深灰色者耳。遺尿着人，令人生瘡〔六〕。【恭曰】劍南、山東，爲此蟲所嚙，瘡中出絲，屢有死者。【時珍曰】蜘蛛布網，其絲右繞。其類甚多，大小顏色不一。爾雅但分蜘蛛、草、土及蠨蛸四種而已。蜘蛛嚙人甚毒，往往見於典籍。按劉禹錫傳信方云：判官張延賞〔七〕，爲斑蜘蛛咬項上，一宿有二赤脉繞項下至心前，頭面腫如數斗，幾至不救。一人以大藍汁入射香、雄黃，取一蛛投入，隨化爲水。遂以點咬處，兩日悉愈。又云：貞元十年，崔從質員外言，有人被蜘蛛咬，腹大如孕婦。有僧教飲羊乳，數日而平。又李絳兵部手集云：蜘蛛咬人遍身成瘡者，飲好酒至醉，則蟲於肉中似小米自出也。劉郁西域記〔八〕云：赤木兒城有蟲如蛛，毒中人則煩渴，飲水立死，惟飲葡萄酒至醉，吐則解。此與李絳所言蜘蛛毒人，飲酒至醉則愈之意同，蓋亦蜘蛛也。鄭曉〔九〕吾學編云：西域賽藍地方，夏秋間草生小黑蜘蛛，甚毒，嚙人〔一〇〕

〔一〕蝳：原作「蟠」。今據方言卷十一改。

〔二〕社：原作「杜」。今據方言卷十一郭注改。

〔三〕名：證類卷二十二蜘蛛此前有「俗」字。

〔四〕爲：同上此前有「俗呼」二字。

〔五〕蟢：同上作「喜」。

〔六〕瘡：同上此後有「癬」字。

〔七〕判官張延賞：證類卷七藍實原作「昔張薦員外在劍南爲張延賞判官」，故判官當爲「張薦」。

〔八〕西域記：千頃堂書目卷八及劉郁原書均作「西使記」。

〔九〕曉：原作「時」。今據明史艺文志改。

〔一〇〕人：原作「爲」。今據吾學编皇明四夷考卷下賽藍改。

漏蓄徹地土人誦咒以薄荷枝擲之或以羊肝遍擦其體經
一日夜痛方止愈後皮脫如蛻牛馬破傷輒死也元稹長慶
集云巴中蜘蛛大而毒甚者身運數寸踦長數倍竹木被網
皆死中人瘡痏痛痒倍常惟以苦酒調雄黃塗之仍用鼠負
蟲食其絲則愈不急救之毒及心能死人也段成式酉陽雜
俎云深山蜘蛛有大如車輪者能食人物若此數說皆不可
不知淮南萬畢術言赤斑蜘蛛食猪肪百日殺以塗布雨不
能濡殺以塗足可履水上抱朴子言蜘蛛水馬合馮夷水仙
丸服可居水中皆方士
幻誕之談不足信也

【氣味】微寒有小毒（大明曰无毒畏蔓青雄黄 時珍曰蛛入飲食不可食）

【主治】大人小兒癀及小兒大腹丁奚三年不能行者（別錄）蜈蚣
蜂蠆螫人取置咬處吸其毒（弘景）主蛇毒溫瘧止嘔逆霍亂（蘇恭）
取汁塗蛇傷燒啖治小兒腹疳（蘇頌）主口喎脫肛瘡腫胡臭齒
䘌（時珍）斑者治瘧疾疔腫（日華）

【發明】（頌曰別錄言蜘蛛治癀張仲景治陰狐疝氣偏有大小
時時上下者蜘蛛散主之蜘蛛十四枚炒焦桂半兩為
散每服八分日再或以蜜丸亦通恭曰蜘蛛能制蛇故治蛇
毒而本條無此時珍曰鶴林玉露載蜘蛛能制蜈蚣以溺射

痛聲徹地。土人誦咒以薄荷枝拂之，或以羊肝遍擦其體，經一日夜痛方止，愈後皮脱如蜕。牛馬破傷輒死也。元稹長慶集云：巴中蜘蛛大而毒，甚者身運[一]數寸，踦長數倍[二]，竹木被綱皆死。中人，瘡痏痛痒倍常，惟以苦酒調雄黄塗之，仍用鼠負蟲食其絲[三]則愈。不急救之，毒及心能死人也。段成式酉陽雜俎云：深山蜘蛛有大如車輪者，能食人物。若此數説，皆不可不知。淮南萬畢術言：赤斑蜘蛛食猪肪百日，殺以塗布，雨不能濡；殺以塗足，可履水上。抱朴子言：蜘蛛、水馬，合馮夷水仙丸服，可居水中。皆方士幻誕之談，不足信也。

【氣味】微寒，有小毒。【大明曰】無毒。畏蔓青、雄黄。【時珍曰】蛛入飲食，不可食。

【主治】大人小兒𤺋，及小兒大腹丁奚，三年不能行者。别録。蜈蚣蜂蠆螫人，取置咬處，吸其毒。弘景。主蛇毒温瘧，止嘔逆霍亂。蘇恭。取汁，塗蛇傷。燒啖，治小兒腹疳。蘇頌。主口喎、脱肛、瘡腫、胡臭、齒䘌。時珍。斑者，治瘧疾疔腫。日華。

【發明】【頌曰】别録言蜘蛛治𤺋。張仲景治陰狐疝氣，偏有大小，時時上下者，蜘蛛散主之。蜘蛛十四枚，炒焦，桂半兩，爲散。每服八分，日再。或以蜜丸亦通。【恭曰】蜘蛛能制蛇，故治蛇毒，而本條無此。【時珍曰】鶴林玉露載：蜘蛛能制蜈蚣，以溺射

[一] 運：長慶集卷四古詩蜘蛛三首作「邊」。

[二] 倍：同上後有「其身」二字。

[三] 絲：同上後有「盡」字。

之節節斷爛則陶氏言蜘蛛治蜈蚣傷亦相伏爾沈括筆談載蛛為蜂螫能齧芋梗磨創而愈今蛛又能治蜂蠍螫何哉文刘義慶幽明錄云張甲與司徒蔡謨有親謨晝寢夢甲曰忽暴病心腹痛脹滿不得吐下名乾霍乱惟用蜘蛛生斷脚吞之則愈但人不知甲某時死矣謨覺使人驗之甲果死矣後用此治乾霍乱輒驗也按此説雖怪正合唐註治嘔逆霍乱之文當亦不謬蓋蜘蛛服之能令人利也

附方 舊七新十四

中風口喎 向火取蜘蛛摩偏急頰上候正即止 千金方

小兒口禁 直指立聖散用乾蜘蛛一枚去足竹瀝浸一宿炙焦蠍稍七个膩粉少許為末每用一字乳汁調時時灌入口中○聖惠治小兒十日内口噤不能吮乳蜘蛛一枚去足炙焦研末入豬乳一合和勻分作三服徐徐灌之神效無比

止截瘧疾 葛洪方用蜘蛛一枚同飯擣丸吞之○楊氏家藏用蜘蛛一枚着芦管中密塞綰項上勿令患人知之○海上用一蜘蛛三五枚絹包繫寸口上○宣明方用大蜘蛛三枚信砒一錢雄黑豆四十九粒為末滴水為丸豌豆大先夜以一丸獻於北斗下次早紙裹插耳内立見神聖一丸可醫二人

泄痢脫肛 已久者黑聖散主之大蜘蛛一个瓠葉兩重包扎定燒存性入黄丹少許為末先以白礬葱椒煎湯洗揩乾以前藥末置軟帛上托入收之甚是有效也 乘閑方

走馬牙疳 出血作臭用蜘蛛一枚銅緑半錢麝香少許杵勻擦之入研蛛网殼 直指

齒䘌斷爛 用以

之，節節斷爛。則陶氏言蜘蛛治蜈蚣傷，亦相伏爾。沈括筆談載：蛛爲蜂螫，能齧芋梗，磨創而愈。今蛛又能治蜂、蠍螫，何哉？又劉義慶幽明録云：張甲與司徒蔡謨有親。謨晝寢夢甲曰：忽暴病心腹痛，脹滿不得吐下，名乾霍亂，惟用蜘蛛生斷去〔一〕脚吞之則愈，但人不知。甲某時死矣。謨覺，使人驗之，甲果死矣。後用此治乾霍亂輒驗也。按此説雖怪，正合唐註治嘔逆霍亂之文，當亦不謬。蓋蜘蛛服之，能令人利也。

【附方】舊七，新十四。**中風口喎。**向火取蜘蛛摩偏急頰車〔二〕上，候正即止。千金方。**小兒口禁。**直指立聖散：用乾蜘蛛一枚，去足，竹瀝浸一宿，炙焦，蠍稍七個，膩粉少許，爲末。每用一字，乳汁調，時時灌入口中。○聖惠治小兒十日内，口噤不能吮乳。蜘蛛一枚，去足，炙焦研末，入豬乳一合，和勻。分作三服，徐徐灌之，神效無比。**止截瘧疾。**葛洪方用蜘蛛一枚，同飯搗丸，吞之。○楊氏家藏用蜘蛛一枚，着蘆管中，密塞，綰項上。勿令患人知之。○海上用蜘蛛三五枚，綿包，繫寸口上。○宣明方用大蜘蛛三枚，信砒一錢，雄黑豆四十九粒，爲末，滴水爲丸豌豆大。先夜以一丸獻於北斗下，次早紙裹插耳内，立見神聖。一丸可醫二人。**泄痢脱肛**已久者，黑聖散主之。大蜘蛛一個，瓠葉兩重包札定，燒存性，入黄丹少許，爲末。先以白礬、葱、椒煎湯洗，拭乾，以前藥末置軟帛上，托入收之，甚是有效也。乘閑〔三〕方。**走馬牙疳，**出血作臭。用蜘蛛一枚，銅緑半錢，麝香少許，杵勻擦之。無蛛用殼。直指。**齒䘌斷爛。**用大

〔一〕去：原脱。今據御覽卷七百四十三疾病部引幽明録補。

〔二〕車：原脱。今據證類卷二十二蜘蛛補。

〔三〕閑：原作「閉」。今據改同上。

蜘蛛一个以湿紙重裹荷葉包之灰火煨焦為末入射香少許研傅永類鈐方

聤耳出膿蜘蛛一个臙脂坯子半錢射香一字為末用鵞翎吹之

吹奶疼痛蜘蛛一枚麵裹燒存性為末酒服即止神效

頸下結核大蜘蛛不計多少好酒浸過同研爛澄去滓臨臥時服之最效醫林集要

瘰癧結核無問有頭無頭用大蜘蛛五枚日乾去足細研酥調塗之日再上聖惠方

鼠瘻腫核已破出膿水者蜘蛛二七枚燒研傅之千金

便毒初起大黑蜘蛛一枚研爛熱酒一椀攪服隨左右側臥取利不退再服必效壽域

丁腫拔根取户邊蜘蛛杵爛醋和先挑四畔血出根稍露傅之乾即易一日夜根拔出大有神效千金

腋下胡臭大蜘蛛一枚以黄泥入少赤石脂末及塩少許和匀裹蛛煆之為末入輕粉一字醋調成膏臨臥傅腋下明早登厠必泄下黑汁也三因方

蜂蠆螫傷蜘蛛研汁塗之并以生者安咬處吸其毒廣利方

蜈蚣咬傷同上

蛇虺咬傷蜘蛛搗爛傅之甚效

一切惡瘡蜘蛛晒研末入輕粉麻油塗之直指方

蜘蛛蜕殼〔主治〕蟲牙牙疳時珍

〔附方〕旧一新一

蟲牙有孔蜘蛛殻一枚綿裹塞之備急

牙疳出血蜘蛛殼為末入臙脂麝香少許傅之直指方

蜘蛛一個，以濕紙重裹，荷葉包之，灰火煨焦，爲末，入射香少許，研傅。永類鈐方。**聤耳出膿**。蜘蛛一個，臙脂坯子半錢，射香一字，爲末。用鵝翎吹之。**吹嬭疼痛**。蜘蛛一枚，麵裹燒存性，爲末。酒服即止，神效。**頦下結核**。大蜘蛛不計多少，好酒浸過，同研爛，澄去滓。臨卧時服之，最效。醫林集要。**瘰癧結核**。無問有頭無頭，用大蜘蛛五枚，日乾去足，細研，酥調塗之，日再上。聖惠方。**鼠瘻腫核**，已破，出膿水者。蜘蛛二七枚，燒研傅之。千金。**便毒初起**。大黑蜘蛛一枚研爛，熱酒一椀，攪服，隨左右側卧取利。不退再服，必效。壽域。**丁腫拔根**。取户邊蜘蛛杵爛，醋和。先挑四畔血出，根稍露，傅之，乾即易。一日夜根拔出，大有神效。千金。**腋下胡臭**。大蜘蛛一枚，以黄泥入少赤石脂末，及鹽少許，和匀裹蛛煅之，爲末，入輕粉一字，醋調成膏。臨卧傅腋下，明早登厠，必泄下黑汁也。三因方。**蜂蠍螫傷**。蜘蛛研汁塗之，并以生者安咬處，吸其毒。廣利方。**蜈蚣咬傷**。同上。**蛇虺咬傷**。蜘蛛搗爛，傅之，甚效。**一切惡瘡**。蜘蛛晒，研末，入輕粉，麻油塗之。直指方。

蛻殻。【主治】**蟲牙、牙疳**。時珍。

【附方】舊一，新一。**蟲牙有孔**。蜘蛛殻一枚，綿裹塞之。備急。**牙疳出血**。蜘蛛殻爲末，入臙脂、麝香少許，傅之。直指方。

網【主治】喜忘。七月七日取置衣領中，勿令人知。別録 以纏疣贅，七日消落，有驗。蘇恭 療瘡毒，止金瘡血出。炒黄研末，酒服，治吐血。時珍 ○出聖惠方

【發明】時珍曰：按侯延賞退齋閑録云：凡人卒暴吐血者，用大蜘蛛網搓成小團，米飲吞之，一服立止。此乃孫紹先所傳方也。又酉陽雜俎云：裴旻山行見蜘蛛結網如疋布，引弓射殺，斷其絲數尺收之。部下有金瘡者，剪方寸貼之，血立止也。觀此則蜘蛛網蓋止血之物也。

【附方】新四。積年諸瘡：蜘蛛膜貼之，數易。千金方 反花瘡疾：同上。肛門鼠痔：蜘蛛絲纏之，即落。疣瘤初起：柳樹上花蜘蛛纏之，久則自消。簡便方

草蜘蛛拾遺

【正誤】舊標作蚰蜒，今據爾雅改作草蜘蛛。見下

【集解】藏器曰：蚰蜒在孔穴中及草木稠密處，作網如蚕絲，為蒂就中開一門出入，形段微似蜘蛛而斑小。陶言蚰蜒即蜘蛛，誤矣。時珍曰：爾雅：鼅鼄，鼄蝥也。草鼅鼄在草上絡幕者。據此則陶氏所謂蚰蜒，正與爾雅相合，而陳氏所謂蚰蜒，即爾雅之草蜘蛛也。今改正之。然草上亦有數種，入藥亦取其大者爾。有甚毒者，不可不知。李氏三元書云：草上花蜘蛛

網。【主治】喜忘，七月七日取置衣領中，勿令人知。別録。以纏疣贅，七日消落，有驗。蘇恭。療瘡毒，止金瘡血出。炒黄研末，酒服，治吐血。時珍。○出聖惠方。

【發明】【時珍曰】按侯延慶〔一〕退齋閑録〔二〕云：凡人卒暴吐血者，用大蜘蛛網搓成小團，米飲吞之，一服立止。此乃孫紹先所傳方也。又酉陽雜俎云：裴旻山行，見蜘蛛結網如疋布，引弓射殺，斷其絲數尺收之。部下有金瘡者，剪方寸貼之，血立止也。觀此，則蛛網蓋止血之物也。

【附方】新四。積年諸瘡。蜘蛛膜貼之，數易。千金方。反花瘡疾。同上。肛門鼠痔。蜘蛛絲纏之，即落。疣瘤初起。柳樹上花蜘蛛絲〔三〕纏之，久則自消。簡便方。

草蜘蛛 拾遺

【正誤】舊標作蚰蟱，今據爾雅改作草蜘蛛。見下。

【集解】【藏器曰】蚰蟱在孔穴中，及草木稠密處，作網如蠶絲爲蒂〔四〕，就中開一門出入，形段微似蜘蛛而斑小。陶言蚰蟱即蜘蛛，誤矣。【時珍曰】爾雅鼅鼄，鼄蝥也。草鼅鼄，在草上絡幕者，據此則陶氏所謂蚰蟱，正與爾雅相合，而陳氏所謂蚰蟱，即爾雅之草蜘蛛也，今改正之。然草上亦有數種，入藥亦取其大者爾。有甚毒者，不可不知。李氏三元書云：草上花蜘蛛

〔一〕慶：原作「賞」。今據郡齋讀書志卷五退齋居士文集改。
〔二〕退齋閑録：卷一引據古今經史百家書目作「退齋閑覽」。此下引文今見説郛本退齋雅聞録。
〔三〕絲：原脱。今據經驗奇效良方卷上十二瘡瘍補。
〔四〕蒂：證類卷二十一蚰蟱作「幕絡」。

絲最毒能纏斷牛尾有人遺尿絲纏其陰至斷爛也又淮南中華談言草上花蜘蛛咬人為天蛇毒則誤矣詳見鱗部蛇下

【氣味】缺

【主治】出疔腫根擣膏塗之藏器

絲【主治】去瘤贅疣子瘰癧疾時珍

【附方】新二

瘤疣用稻上花蜘蛛十餘安桃枝上待絲垂下取東邊者撚為線繫之七日一換自消落也總微論

截瘧五月五日取花蜘蛛晒乾絳囊盛之臨期繫臂上男左女右勿令知之普濟方

壁錢拾遺

【釋名】壁鏡時珍曰皆以窠形命名也

【集解】藏器曰壁錢蟲似蜘蛛作白幕如錢貼牆壁間北人呼為壁繭時珍曰大如蜘蛛而形扁斑色八足而長亦時蛻殼其膜色光白如繭或云其蟲有毒咬人至死惟以桑柴灰煎取汁調白礬末傅之妙

【氣味】無毒

絲最毒，能纏斷牛尾。有人遺尿，絲纏其陰至斷爛也。又沈存中筆談言草上花蜘蛛咬人，爲天蛇毒，則誤矣。詳見鱗部「天蛇」下。

【氣味】缺

【主治】出疔腫根，搗膏塗之。藏器。

絲。【主治】去瘤贅疣子，禳瘧疾。時珍。

【附方】新二。瘤疣。用稻上花蜘蛛十餘，安桃枝上，待絲垂下，取東邊者撚爲線繫之。七日一换，自消落也。總微論。截瘧。五月五日取花蜘蛛晒乾，絳囊盛之。臨期男左女右繫臂上，勿令知之。普濟方。

壁錢 拾遺

【釋名】壁鏡。【時珍曰】皆以窠形命名也。

【集解】【藏器曰】壁錢蟲似蜘蛛，作白幕如錢，貼牆壁間，北人呼爲壁繭。【時珍曰】大如蜘蛛，而形扁斑色，八足而長，亦時蜕殼，其膜色光白如繭。或云其蟲有毒，咬人至死。惟以桑柴灰煎取汁，調白礬末傅之，妙。

【氣味】無毒。

主治鼻衄及金瘡出血不止捺取蟲汁注鼻中及點瘡上亦療五野雞病下血（藏器）治大人小兒急疳牙蝕腐臭以壁蟲同人中白等分燒研貼之又主喉痺（時珍○出聖惠等方）

附方一新

喉痺乳蛾（已死者復活用墻上壁錢七箇內要活蛛二个撚作一處以白礬七分一塊化開以壁錢惹礬燒存性出火毒為末竹管吹入立時就好忌熱肉硬物）

窠幕

主治小兒嘔逆取二七枚煑汁飲之（藏器）産後欬逆三五日不止欲死者取三五箇煎汁呷之良又止金瘡諸瘡出血不止及治瘡口不斂取繭頻貼之止蟲牙痛（時珍）

附方一新

蟲牙疼痛（普濟以壁上白蟢窠四五个剝去黑者以鐵刀燒出汗將窠惹汗丸之納入牙中甚效又以乳香入窠內燒存性納之亦效○一方用墻上白蛛窠包胡椒末塞耳左痛塞右右痛塞左手帕住側臥待額上行微汗即愈）

蠨蛸（拾遺）

【主治】鼻衄，及金瘡出血不止，捺取蟲汁，注鼻中及點瘡上。亦療五[一]野雞病下血。藏器。治大人、小兒急疳，牙蝕腐臭，以壁蟲同人中白等分，燒研貼之。又主喉痺。時珍。○出聖惠等方。

【附方】新一。喉痺乳蛾。已死者復活。用牆上壁錢七箇，內要活蛛二箇，撚作一處，以白礬七分一塊化開，以壁錢惹礬燒存性，出火毒，爲末。竹管吹入，立時就好。忌熱肉、硬物。

窠幕。【主治】小兒嘔逆，取二七枚煮汁飲之。藏器。產後欬逆，三五日不止欲死者，取三五箇煎汁呷之，良。又止金瘡、諸瘡出血不止，及治瘡口不斂，取繭頻貼之。止蟲牙痛。時珍。

【附方】新一。蟲牙疼痛。普濟以壁上白蟢窠四五個，剥去黑者，以鐵刀燒出汗，將窠惹汗丸之。納入牙中，甚效。又以乳香入窠內燒存性，納之亦效。○一方：用牆上白蛛窠，包胡椒末塞耳，左痛塞右，右痛塞左，手掩住，側卧，待額上有微汗，即愈。

螲蟷拾遺

〔一〕五：證類卷二十二壁錢作「外」。

【釋名】蛈蝪（爾雅）顛當蟲（拾遺）蛈母（綱目）土蜘蛛（藏器曰蛭蟷音窒當爾雅作蛈蝪音迭湯今轉爲顛當蟲河北人呼爲蛈蟷音姪唐鬼谷子謂之蛈母）

【集解】藏器曰蛭蟷是處有之形似蜘蛛穴土爲窠穴上有蓋覆穴口時珍曰蛈蝪即爾雅土蜘蛛也土中布網按段成式酉陽雜俎云齋前雨後多顛當窠深如蚓穴網絲其中上蓋與地平大如榆莢常仰捍其蓋伺蠅蠖過輒翻蓋捕之纔入復閉與地一色無隙可尋而蜂復食之秦中兒謠云顛當顛當牢守門蠮螉寇汝無處奔

【氣味】有毒

【主治】一切疔腫附骨疽蝕等瘡宿肉贅瘤燒爲末和臘月豬脂傅之亦可同諸藥傅疔腫出根爲上（藏器）

蠍（開寶）

【釋名】蛜蝛（音伊祁）主簿蟲（開寶）杜白（廣雅）蠆尾蟲（志曰段成式酉陽雜俎云江南舊無蠍開元初有主簿以竹筒盛過江至今往往有之故俗稱爲主簿蟲時珍曰按唐史云劍南本無蠍有主簿將至遂呼爲主簿蟲又張揖廣雅云杜白蠍也陸璣詩疏云蠆一名杜白幽州人謂之蠍觀此則主簿乃杜白之訛而後人遂傅會其

【釋名】蛈蝪[一]爾雅、顛當蟲拾遺、蛈母綱目、土蜘蛛。【藏器曰】蛭蟷，音窒當。爾雅作蛈蝪，音迭湯，今轉爲顛當蟲，河北人呼爲蛈蟷，音姪唐。鬼谷子謂之蛈母。

【集解】【藏器曰】蛭蟷是處有之。形似蜘蛛，穴土爲窠，穴上有蓋覆穴口。【時珍曰】蛈蝪，即爾雅土蜘蛛也，土中布網。按段成式酉陽雜俎云：齋前雨後多顛當窠，深如蚓穴，網絲其中，土蓋與地平，大如榆莢。常仰捍其蓋，伺蠅、蠖過，輒翻蓋捕之。纔入復閉，與地一色，無隙可尋，而蜂復食之。秦中兒謠云：顛當顛當牢守門，蠮螉寇汝無處奔。

【氣味】有毒。

【主治】一切疔瘇，附骨疽蝕等瘡，宿肉贅瘤，燒爲末，和臘月豬脂傅之。亦可同諸藥傅疔腫，出根爲上。藏器。

蠍開寶

【釋名】蛜蝌音伊祁、主簿蟲開寶、杜白[二]廣雅、蠆尾蟲。【志曰】段成式酉陽雜俎云：江南舊無蠍。開元初有主簿，以竹筒盛過江，至今往往有之，故俗稱爲主簿蟲。【時珍曰】按唐史云：劍南本無蠍，有主簿將至，遂呼爲主簿蟲。又張揖廣雅云：杜白，蠍也。陸機詩疏云：蠆，一名杜白，幽州人謂之蠍。觀此，則主薄乃杜白之訛，而後人遂傅會其

〔一〕蝪：原作「蜴」。今據證類卷二十二蛭蟷改。本藥後同徑改。

〔二〕杜白：廣雅卷十釋蟲作「杜伯」。本藥下同此名者不再注。

許慎云蠍蠆尾蟲也長尾為蠆短尾為蠍葛洪云蠍前為
蟄後為蠆古語云蜂蠆垂芒其毒在尾今入藥有全用者謂
之全蠍有用尾者謂
之蠍梢其力尤緊

【集解】志曰蠍出青州形緊小者良段成式云鼠負蟲巨者多
化為蠍蠍子多負於背子色白纔如稻粒陳州古倉有
蠍形如錢螫人必死蝸能食之先以跡規之不復去也宗奭
曰今青州山中石下捕得慢火逼之或烈日中晒至蠍渴時
食以青泥既飽以火逼殺之故其色多赤欲其體重而售之
也用者當去其土頌曰今汴洛河陝州郡皆有之采無時以
火逼乾死之陶隱居集驗方言蠍有雄者螫人痛止在一
處用井泥傳之雌者痛牽諸處用尾溝下泥傳之皆可晝地
作十字取土水服方寸匕或在手足以冷水漬之微暖即易
在身以水浸布搨之皆驗又有呪禁法亦驗時珍曰蠍形如
水黽八足而長尾有節色青今捕者多以鹽泥食之入藥去
足焙用古今錄驗云被蠍螫者但以木椀合之神驗不傳之
方也

【氣味】甘辛平有毒

【主治】諸風癮瘮及中風半身不遂口眼喎斜語澀手足抽掣（開寶）小兒驚癇風搐大人痎瘧耳聾疝氣諸風瘡女人帶下陰

說。許慎云：蠍〔一〕，蠆尾蟲也。長尾爲蠆，短尾爲蠍。葛洪云：蠍前爲螫，後爲蠆。古語云：蜂、蠆垂芒，其毒在尾，今入藥有全用者，謂之全蠍；有用尾者，謂之蠍稍，其力尤緊。

【集解】【志曰】蠍出青州。形緊小者良。段成式云：鼠負蟲巨者，多化爲蠍。蠍子多負於背，子色白，纔如稻粒。陳州古倉有蠍，形如錢，螫人必死。蝸能食之。先以跡矩〔二〕之，不復去也。【宗奭曰】今青州山中石下捕得，慢火逼之。或烈日中晒，至蠍渴時，食以青泥，既飽，以火逼殺之，故其色多赤。欲其體重而售之也。用者當去其土。【頌曰】今汴、洛、河、陜州郡皆有之。采無時，以火逼乾死收〔三〕之。陶隱居集驗方言：蠍有雌雄〔四〕。雄者螫人，痛止在一處，用井泥傅之；雌者痛牽諸處，用瓦〔五〕溝下泥傅之。皆可畫地作十字取土，水服方寸匕。或在手足，以冷水漬之，微暖即易。在身，以水浸布搨之，皆驗。又有咒禁法，亦驗。【時珍曰】蠍形如水黽，八足而長尾，有節色青。今捕者多以鹽泥食之，入藥去足焙用。古今録驗云：被蠍螫者，但以木椀合之，神驗不傳之方也。

【氣味】甘、辛，平，有毒。

【主治】諸風癮瘮，及中風半身不遂，口眼喎斜，語澀，手足抽掣。開寶。小兒驚癇風搐，大人痎瘧，耳聾疝氣，諸風瘡，女人帶下陰

〔一〕蠍：説文解字無此字，有下文之「蠆」字。
〔二〕矩：證類卷二十二蠍作「規」。
〔三〕收：原脱。今據補同上。
〔四〕雄：原脱。今據補同上。
〔五〕瓦：同上此後有「屋」字。

脫。時珍

【發明】宗奭曰：大人、小兒通用，驚風尤不可闕。頌曰：古今治風抽掣及小兒驚癇方多用之，篋中方治小兒風癇有方。時珍曰：蠍產於東方，色青屬木，足厥陰經藥也，故治厥陰諸病。諸風掉眩搐掣，瘧疾寒熱，耳聾無聞，皆屬厥陰風木。故東垣李杲云：凡疝氣帶下，皆屬於風，蠍乃治風要藥，俱宜加而用之。

【附方】舊三，新二十。

小兒臍風 宣風散：治初生斷臍後傷風濕，唇青口撮，出白沫，不乳。用全蠍二十一個，無灰酒塗炙為末，入麝香少許，每用金銀煎湯調半字服之。全幼心鑑

小兒風癇 取蠍五枚，以一大石榴割頭剜空，納蠍於中，以頭蓋之，紙筋和黃泥封裹，微火炙乾，漸加火煅赤，候冷去泥，取中焦黑者細研，乳汁調半錢灌之，便定。兒稍大，以防風湯調服。篋中方

小兒慢脾驚風 小兒久病後，或吐瀉後生驚，轉成慢脾。用蠍梢一兩為末，以石榴一枚剜空，用無灰酒調末，填入蓋定，坐文武火上，時時攪動，熬膏取出。每服一字，金銀薄荷湯調下。本事方 治吐利後昏睡，生風痫，慢脾症。全蠍、白朮、麻黃去節等分為末。二歲以下一字，三歲以上半錢，薄荷湯下。

天釣驚風 翻眼向上。用乾蠍全者一箇，瓦炒好，朱砂三綠豆大，為末，飯丸綠豆大，外以朱砂少許同酒化下一丸，頻愈。聖惠方

小兒胎驚 蠍一枚，薄荷葉包炙為末，入朱砂、麝香少許，麥門冬煎湯調下一字，效。湯氏寶書

小兒

脱。時珍。

【發明】【宗奭曰】大人、小兒通用，驚風尤不可闕。【頌曰】古今治中風抽掣，及小兒驚搐方多用之。篋中方治小兒風癇有方。【時珍曰】蠍産於東方，色青屬木，足厥陰經藥也，故治厥陰諸病。諸風掉眩搐掣，瘧疾寒熱，耳聾無聞，皆屬厥陰風木。故東垣李杲云：凡疝氣、帶下，皆屬於風。蠍乃治風要藥，俱宜加而用之。

【附方】舊三，新二十。小兒臍風。宣風散：治初生斷臍後傷風濕，唇青口撮，出白沫，不乳。用全蠍二十一個，無灰酒塗炙，爲末，入射香少許。每用金銀煎湯，調半字服之。全幼心鑑。小兒風癇。取蠍五枚，以一大石榴割頭剜空，納蠍於中，以頭蓋之。紙筋和黄泥封裹，微火炙乾，漸加火煅赤。候冷去泥，取中焦黑者細研。乳汁調半錢，灌之便定。兒稍人，以防風〔一〕湯調服。篋中方。慢脾驚風。小兒久病後，或吐瀉後生驚，轉成慢脾。用蠍稍一兩，爲末，以石榴一枚剜空，用無灰酒調末，填入蓋定。坐文武火上，時時攪動，熬膏，取出放冷。每服一字，金銀、薄荷湯調下。○本事方治吐利後昏睡，生瘋癇，慢脾症。全蠍、白朮、麻黄去節等分，爲末。二歲以下一字，三歲以上半錢，薄荷湯下。天釣驚風。翻眼向上，用乾蠍全者一箇，瓦炒好，朱砂三緑豆大，爲末。飯丸緑豆大。外以朱砂少許，同酒化下一丸，頓愈。聖惠方。小兒胎驚。蠍一枚，薄荷葉包，炙爲末，入朱砂、麝香少許。麥門冬煎湯，調下一字，效。湯氏寶書。小兒

〔一〕風：原作「丰」。今從江西本改。

驚風用蠍一个頭尾全者以薄荷四葉裹定火上炙焦同研為末分四服白湯下經驗方

大人風涎即上方作一服

風淫濕痹手足不舉筋節攣疼先與通關次以全蠍七个瓦炒入麝香一字研勻酒三盞空心調服如覺已透則止未透再服如病未盡除自後專以婆蒿根洗淨酒煎日二服直指方

破傷中風普濟用乾蠍麝香各一分為末傅患處令風速愈○聖惠用乾蠍酒炒天麻各半兩為末以蟾酥二錢湯化為糊和搗丸綠豆大每服一丸至二丸豆淋酒下甚者加至三丸取汗

腎氣冷痛聖惠定痛丸治腎臟虛冷氣攻臍腹疼痛不可忍及兩脇疼痛用乾蠍七錢半焙為末以酒及童便各三升煎如稠膏丸梧子大每酒下二十丸○又蛜蝌散用蛜蝌三十枚頭足全者掘一地坑深闊各五寸用炭火五斤燒赤去火淋醋一升入內待滲乾排蛜蝌於坑底以碗蓋一夜取出木香蘿蔔子炒各一分胡椒三十粒肉豆叩一个為末每服一錢熱酒下兵部

小腸疝氣用緊小全蠍焙為末每發時服一錢入麝香半字溫酒調服少頃再進神效

腎虛耳聾十年者二服可愈小蠍四十九个生薑如蠍大四十九片同炒薑乾為度研末溫酒服之至一二更時更進一服至醉不妨次日耳中如笙簧聲即效杜壬方

耳暴聾閉全蠍去毒為末酒服一錢以耳中聞水聲即效周密志雅堂雜鈔

耳膿疼痛蠍梢七枚去毒焙入麝香半錢為末挑少許入耳中日夜三四次以愈為度楊氏家藏

偏正頭風氣上攻不可忍用全

驚風。用蠍一個，頭尾全者，以薄荷四葉裹定，火上炙焦，同研爲末。分四服，白湯下。經驗方。**大人風涎**。即上方，作一服。**風淫濕痺**。手足不舉，筋節攣疼，先與通關，次以全蠍七個瓦炒，入射香一字研勻，酒三盞，空心調服。如覺已透則止，未透再服。如病未盡除，自後專以婆蒿根洗浄，酒煎，日二服。直指方。**破傷中風**。普濟用乾蠍、射香各一分，爲末。傅患處，令風速愈。○聖惠用乾蠍酒炒、天麻各半兩，爲末，以蟾酥二錢，湯化爲糊和搗丸緑豆大。每服一丸至二丸，豆淋酒下，甚者加至三丸，取汗。**腎氣冷痛**。聖惠定痛丸：治腎臟虚冷，氣攻臍腹，疼痛不可忍，及兩脇疼痛。用乾蠍七錢半，焙爲末，以酒及童便各三升，煎如稠膏，丸梧子大。每酒下二十丸。○又蜱蛸散：用蜱蛸三十枚，頭足全者。掘一地坑，深、闊各五寸，用炭火五斤，燒赤，去火，淋醋一升入内。待滲乾，排蜱蛸於坑底，椀蓋一夜，取出。木香、蘿蔔子炒各一分，胡椒三十粒，檳榔[一]、肉豆蔻[二]各[三]一個，爲末。每服一錢，熱酒下。**小腸疝氣**。用緊小[四]全蠍焙，爲末。每發時服一錢，入麝香半字，温酒調服。少頃再進，神效。**腎虚耳聾**。十年者，二服可愈。小蠍四十九個，生薑如蠍大四十九片，同炒薑乾爲度，研末，温酒服之。至一二更時，更進一服，至醉不妨。次日耳中如笙簧聲，即效。杜壬方。**耳暴聾閉**。全蠍去毒，爲末，酒服一錢，以耳中聞水聲即效。周密志雅堂雜鈔。**膿耳疼痛**。蠍稍七枚，去毒焙，入射香半錢爲末。挑少許入耳中，日夜三四次，以愈爲度。楊氏家藏。**偏正頭風**。氣上攻不可忍，用全

〔一〕檳榔：原作「兵郎」。今據聖惠方卷七治腎臟冷氣卒攻臍腹疼痛諸方改。

〔二〕蔻：原作「叩」。今據改同上。

〔三〕各：原脱。今據補同上。

〔四〕小：原作「少」。今從江西本改。

蠍一十一箇地龍六條土狗一箇五倍子五錢為末酒調擦腮太陽穴上　德生堂經驗方

風牙疼痛　蠍三个蜂房二錢炒研擦之　直指方

腸風下血　乾蠍炒白礬燒各二兩為末每服半錢米飲下　聖惠方

子腸不收　全蠍炒研末口噙水鼻中搐之立效　衛生寶鑑

諸痔發癢　用全蠍不以多少燒煙熏之即效秘法也○袖珍方

諸瘡毒腫　全蠍七枚梔子七箇麻油煎黑去滓入黃蠟化成膏傅之　澹寮方

水蛭　本經下品

釋名　**蚑**　與蜞同爾雅作蟣　**至掌**　別錄　**大者名馬蜞**　唐本　**馬蛭**　唐本　**馬蟥**　衍義　**馬鼈**　衍義○時珍曰方音訛蛭為痴故俗有水痴草痴之稱　宗奭曰汴人謂大者為馬鼈腹黃者為馬蟥

集解　別錄曰水蛭生雷澤池澤五月六月采暴乾　弘景曰處處河池有之蚑有數種以水中馬蜞得齧人腹中有血者乾之為佳山蚑及諸小者皆不堪用　恭曰有水蛭草蛭大者長尺許並能咂牛馬人血今俗多取水中小者用之大效不必食人血滿腹者其草蛭在深山草上人行即著脛股不覺入於肉中產育為害山人自有療法　保昇曰惟采水中小者用之別有石蛭生石上泥蛭生泥中二蛭頭尖腰粗色赤誤食之令人眼中如生煙漸致枯損　時珍曰李石續博物志云南方水痴似鼻涕聞人氣閃閃而動就人躰成瘡惟以麝香朱砂塗之即愈此即草蛭也

蠍二十一箇，地龍六條，土狗三箇，五倍子五錢，爲末。酒調，攤貼太陽穴上。德生堂經驗方。**風牙疼痛**。全蠍三個，蜂房二錢，炒研，擦之。直指方。**腸風下血**。乾蠍炒、白礬燒各二兩，爲末。每服半錢，米飲下。聖惠方。**子腸不收**。全蠍炒，研末。口噙〔一〕水，鼻中嗃之，立效。衛生寶鑑。**諸痔發癢**。用全蠍不以多少，燒煙熏之，即效。秘法也。○袖珍方。**諸瘡毒腫**。全蠍七枚，巵子七箇，麻油煎黑，去滓，入黄蠟，化成膏，傅之。澹寮方。

水蛭本經下品

【釋名】蚑與蜞同。爾雅作蟣。**至掌**別録。**大者名馬蜞**唐本、**馬蛭**唐本、**馬蟥**衍義、**馬鼈**衍義。○【時珍曰】方音訛蛭爲癡，故俗有水癡、草癡之稱。【宗奭曰】汴人謂大者爲馬鼈，腹黄者爲馬蟥。

【集解】【別録曰】水蛭生雷澤池澤。五月、六月采，暴乾。【弘景曰】處處河池有之。蚑有數種，以水中馬蜞得囓人、腹中有血者，乾之爲佳。山蚑及諸小者，皆不堪用。【恭曰】有水蛭、草蛭，大者長尺許，並能咂牛、馬、人血。今俗多取水中小者，用之大效，不必食人血滿腹者。其草蛭在深山草上，人行即着脛股，不覺入於肉中，産育爲害，山人自有療法。【保昇曰】惟采水中小者用之。別有石蛭生石上，泥蛭生泥中，二蛭頭尖腰粗色赤。誤食之，令人眼中如生煙，漸致枯損。【時珍曰】李石續博物志云：南方水癡似鼻涕，聞人氣閃閃而動，就人體成瘡，惟以麝香、朱砂塗之即愈。此即草蛭也。

〔一〕噙：原字左側缺損。今據衛生寶鑑卷十八婦人門補正。

【修治】【保昇曰】采得以篳竹筒盛待乾用米泔浸一夜暴乾以冬猪脂煎令焦黃然後用之【藏器曰】收乾蛭當展其身令長腹中有子者去之性最難死雖以火炙亦如魚子煙熏經年得水猶活也【大明曰】此物極難修治須細剉以微火炒色黃乃熟不爾入腹生子為害【時珍曰】昔有途行飲水及食水菜誤吞水蛭入腹生子為害噉咂臟血腸痛黃瘦者惟以田泥或擂黃土水飲數升則必盡下出也蓋蛭在人腹忽得土氣而下爾或以牛羊熱血一二升同猪脂飲之亦下也

【氣味】鹹苦平有毒【別錄曰】微寒○畏石灰食鹽

【主治】逐惡血瘀血月閉破血瘕積聚無子利水道【本經】墮胎【別錄】治女子月閉欲成血勞【藥性】咂赤白遊疹及癰腫毒腫【藏器】治折傷墜撲畜血有功【寇宗奭】

【發明】【成無己曰】鹹走血苦勝血水蛭之鹹苦以除畜血乃肝經血分藥故能通肝經聚血【弘景曰】楚王食寒葅見蛭吞之果能去結積雖曰陰祐亦是物性兼然【藏器曰】此物雖死故為楚王之病也【時珍曰】按賈誼新書云楚惠王食寒葅得蛭恐監食當死遂吞之腹有疾而不能食令尹曰天道無親惟德是輔王有仁德病不為傷王果病愈此楚王吞蛭之事也王充論衡亦云蛭乃食血之蟲楚王殆有積血之病故食蛭而病愈也與賈誼之說相符

【修治】【保昇曰】采得，以箽竹筒盛，待乾，用米泔浸一夜，暴乾，以冬猪脂煎令焦黄，然後用之。【藏器曰】收乾蛭，當展其身令長，腹中有子者去之。性最難死，雖以火炙，亦如魚子煙熏經年，得水猶[一]活也。【大明曰】此物極難修治，須細剉，以微火炒，色黄乃熟。不爾，入腹生子爲害。【時珍曰】昔有途行飲水及食水菜，誤吞水蛭入腹，生子爲害，噉咂臟血，腸痛黄瘦者。惟以田泥或擂黄土水飲數升，則必盡下出也。蓋蛭在人腹，忽得土氣而下爾。或以牛羊熱血一二升，同猪脂飲之，亦下也。

【氣味】鹹、苦，平，有毒。【別録曰】微寒。○畏石灰、食鹽。

【主治】逐惡血瘀血月閉，破血癥積聚，無子，利水道。本經。墮胎。別録。治女子月閉，欲成血勞。藥性。咂赤白遊疹，及癰腫毒腫。藏器。治折傷墜蹼畜血有功。寇宗奭。

【發明】【成無己曰】鹹走血，苦勝血。水蛭之鹹苦，以除畜血，乃肝經血分藥，故能通肝經聚血。【弘景曰】楚王食寒菹，見蛭吞之。果能去結積，雖曰陰祐，亦是物性兼然。【藏器曰】此物難死，故爲楚王之病也。【時珍曰】按賈[二]誼新書云：楚惠王食寒菹得蛭，恐監食當死，遂吞之，腹有疾而不能食。令尹曰：天道無親，惟德是輔。王有仁德，病不爲傷。王果病愈。此楚王吞蛭之事也。王充論衡亦云：蛭乃食血之蟲，楚王殆有積血之病，故食蛭而病愈也。與陶説相符。

〔一〕猶：原作「尤」。今據證類卷二十二水蛭改。

〔二〕賈：原作「買」。今據卷一引據古今經史百家書目改。

附方新六

漏血不止水蛭炒為末酒服一錢日二服惡血消即愈千金

産後血運血結聚於胸中或偏於少腹或連於脇肋用水蛭炒虻蟲去翅足炒沒藥射香各一錢為末以四物湯調下血下痛止仍服四物湯○保命集

折傷疼痛水蛭新瓦焙為細末酒服二錢食頃作痛可更一服痛止便將折骨藥封以物夾定調理○經驗方

跌撲損傷瘀血凝滯心腹脹痛大小便不通欲絕用紅蛭石灰炒黃半兩大黃牽牛頭末各二兩為末每服二錢熱酒調下當下惡血以盡為度名奪命散濟生

墜跌打擊內傷神效方水蛭射香各一兩剉碎燒令煙出為末酒服一錢當下蓄血未止再服其效如神古今錄驗方

杖瘡腫痛水蛭炒研同朴硝等分研末水調傳之周密志雅堂抄

赤白丹腫藏器曰以水蛭十余枚令咂病處取皮皺肉白為效冬月無蛭地中掘取暖水養之令動先淨人皮膚以竹筒盛蛭合之須臾咬咂血滿自脫更用新者

癰腫初起同上方法

紉染白鬚談埜翁方用水蛭為極細末以龜尿調撚鬚梢自行入根也○一用白烏骨雞一隻殺血入瓶中納活水蛭數十於內待化成水以豬胎皮包指蘸撚鬚稍自黑入根也○普濟用大水蛭七枚為末汞一兩以銀三兩作小盒盛之用蚯蚓泥固濟半指厚深埋馬糞中四十九日取出化為黑油以魚脬籠指每蘸少許撚鬚上其油自然倒行至根變為黑色也○又黑鬚倒捲廉方用大馬蟥二三十條竹筒裝之夜置露處受氣餓過七日以雞冠血磨京墨與食過

【附方】舊四，新六。**漏血不止**。水蛭炒爲末，酒服一錢，日二服，惡血消即愈。千金。**産後血運**。血結聚於胸中，或偏於少腹，或連於脇肋。用水蛭炒，虻蟲去翅足炒，没藥、射香各一錢，爲末，以四物湯調下。血下痛止，仍服四物湯。○保命集。**折傷疼痛**。水蛭，新瓦焙爲細末，酒服二錢。食頃作痛，可更一服。痛止，便將折骨藥封，以物夾定，調理。○經驗方。**跌撲損傷**。瘀血凝滯，心腹脹痛，大小便不通，欲死。用紅蛭，石灰炒黄半兩，大黄、牽牛頭末各二兩，爲末。每服二錢，熱酒調下。當下惡血，以盡爲度。名奪命散。濟生。**墜跌打擊**。内傷神效方：水蛭、射香各一兩，剉碎，燒令煙出，爲末。酒服一錢，當下畜血。未止再服，其效如神。古今録驗方。**杖瘡腫痛**。水蛭炒研，同朴硝等分，研末，水調傅之。周密志雅堂雜[一]抄。**赤白丹腫**。藏器曰：以水蛭十余枚，令咂病處，取皮皺肉白爲效。冬月無蛭，地中掘取，暖水養[二]之令動。先净人皮膚，以竹筒盛蛭合之，須臾咬咂，血滿自脱，更用飢者。**癧腫初起**。同上方法。**紉染白鬚**：談埜翁方用水蛭爲極細末，以龜尿調，撚鬚稍，自行入根也。○一用白烏骨雞一隻，殺血入瓶中，納活水蛭數十於内，待化成水，以猪膽[三]皮包指，蘸撚鬚稍，自黑入根也。○普濟用大水蛭七枚爲末，汞一兩，以銀三兩作小盒盛之。用蚯蚓泥固濟半指厚，深埋馬糞中。四十九日取出，化爲黑油。以魚脬籠指，每蘸少許撚鬚上，其油自然倒行至根，變爲黑色也。○又黑鬚倒捲簾方，用大馬蜞二三十條，竹筒裝之，夜置露處受氣。餓過七日，以雞冠血磨京墨與食，過

〔一〕雜：原脱。今據本方所出原書補。此方出於志雅堂雜抄卷上醫藥。

〔二〕養：原俗寫作「养」。今據證類卷二十二水蛭改。

〔三〕膽：原作「貼」。今從江西本改。本藥下同此俗寫均徑改。

四五次後陰乾將豬脛骨打断放蛽入內仍合定鉄線纏住鹽泥塗之乾時放地上火煅五寸香二次退開三寸火又五寸香三次再退遠火又五寸香取出為末將豬脂皮包指承末擦鬚稍即倒上也

蟻（綱目）

釋名 玄駒（亦作蚼）蚍蜉（時珍曰蟻有君臣之義故字從義亦作螘大者為蚍蜉亦曰馬蟻赤者名蠪飛者名螱揚雄方言云齊魯之間謂之蚼蟓梁益之間謂之玄蚼幽燕謂之蛾蛘夏小正云十二月玄蚼奔謂蟻入蟄也大蟻喜酣戰故有馬蚼之称而崔豹古今注遂以蟻妖附會其說謬矣今不取）

集解 時珍曰蟻處處有之有大小黑白黃赤數種穴居卵生其居有等其行有隊能知雨候春出冬蟄壅土成封曰蟻封及蟻垤蟻塿蟻冢狀其如封垤塿冢也其卵名蚳音遲山人掘之有至斗石者古人食之故內則周官饋食之豆有蚳醢也今惟南夷食之劉恂嶺表錄異云交廣溪峒間酋長多取蟻卵淘淨為醬云味似肉醬非尊貴不可得也又云嶺南多蟻其窠如薄絮囊連帶枝葉彼人以布袋貯之賣與養柑子者以辟蠹蟲五行記云後魏時兖州有赤蟻與黑蟻鬥長六七步廣四寸赤蟻斷頭死則離騷所謂南方赤蟻若象玄蜂若壺者非寓言也又按陳藏器言嶺南有獨脚蟻一足連樹根下止能動搖不能脫去亦一異者也

四五次，復陰乾。將猪脛骨打斷，放蜞入内，仍合定，鐵線纏住，鹽泥塗之。乾時放地上，火煅五寸香；二次，退開三寸火，又五寸香；三次，再退遠火，又五寸香，取出爲末。將猪膽皮包指，承末搽鬚稍，即倒上也。

蟻綱目

【釋名】玄駒亦作蚼、蚍蜉。【時珍曰】蟻有君臣之義，故字從義。亦作螘。大者爲蚍蜉，小曰馬蟻。赤者名蠪，飛者名螱。揚雄方言云：齊、魯之間謂之蚼蟻[一]，梁、益之間謂之玄蚼，幽[二]、燕謂之蟻蛘[三]。夏小正云：十二月，玄蚼奔[四]，謂蟻入蟄也。大蟻喜酣戰，故有馬駒之稱；而崔豹古今注遂以蟻妖附會其説，謬矣。今不取。

【集解】【時珍曰】蟻處處有之。有大、小、黑、白、黄、赤數種，穴居卵生。其居有等，其行有隊。能知雨候，春出冬蟄。壅土成封，曰蟻封、曰及蟻垤、蟻塿、蟻冢，壯其如封、垤、塿、冢也。其卵名蚳，音遲。山人掘之，有至斗石者。古人食之，故内則、周官饋食之豆有蚳醢也。今惟南夷食之。劉恂嶺表録異云：交、廣溪峒間酋長，多取蟻卵淘浄爲醬，云味似肉醬，非尊貴不可得也。又云：嶺南多蟻，其窠如薄絮囊，連帶枝葉，彼人以布袋貯之，賣與養柑子者，以辟蠹蟲。五行記云：後魏時，兖州有赤蟻與黑蟻鬭，長六七步，廣四寸，赤蟻斷頭死。則離騷所謂南[五]方赤蟻若象，玄蜂若壺者，非寓言也。又按陳藏器言：嶺南有獨脚蟻，一足連樹根下，止能動摇，不能脱去。亦一異者也。

〔一〕蚼蟻：方言卷十一作「蚼蟓」。
〔二〕幽：原作「㓜」。今從江西本改。
〔三〕蟻蛘：方言卷十一作「蛾蛘」。
〔四〕玄蚼奔：夏小正戴氏傳卷四冬作「玄駒賁」。
〔五〕南：楚辭章句卷九招魂章句作「西」。

【附録】白蟻（時珍曰白蟻即蟻之白者一名螱一名飛螘穴地而居蠹木而食因濕營土大為物害初生為蟻蝝至夏遺卵生翼而飛則變黑色尋亦隕死性畏烰炭桐油竹鷄云○蟻蝝音鉛）

蟻垤土○白蟻泥（並見土部）

獨脚蟻【主治】丁腫疽毒擣塗之（藏器）

青腰蟲（拾遺）

【集解】（藏器曰蟲大如中蟻赤色腰中青黑似狗獨一尾而尖有短翅能飛春夏有之也）

【主治】有大毒着人皮肉腫起剝人面皮除印字至骨者亦盡食惡瘡瘜肉殺癬蟲（藏器）

蛆（綱目）

【釋名】（時珍曰蛆行趑趄故謂之蛆或云沮洳則生亦通）

【集解】（時珍曰蛆蠅之子也凡物敗臭則生之古法治醬生蛆以草烏切片投之張子和治癰疽瘡瘍生蛆以木香檳榔散末傅之李樓治爛痘生蛆以嫩柳葉鋪臥引出之高武用猪肉片引出以藜蘆貫衆白歛為末用真香油調傅之也）

【附録】白蟻。【時珍曰】白蟻，即蟻之白者，一名螱，一名飛蟻。穴地而居，蠹木而食，因濕營土，大爲物害。初生爲蟻蝝，至夏遺卵，生翼而飛，則變黑色，尋亦隕死。性畏烰炭、桐油、竹鷄云。○蝝音鈆。

蟻垤土、○白蟻泥並見土部。

獨脚蟻。【主治】丁腫疽毒，搗塗之。藏器。

青腰蟲拾遺

【集解】【藏器曰】蟲大如中蟻，赤色，腰中青黑，似狗猲，一尾而尖，有短翅能飛，春夏有之也。

【主治】有大毒。着人皮肉，腫起。剥人面皮，除印字至骨者亦盡。食惡瘡瘜肉，殺癬蟲。藏器。

蛆綱目

【釋名】【時珍曰】蛆行趑趄，故謂之蛆。或云沮洳則生，亦通。

【集解】【時珍曰】蛆，蠅之子也。凡物敗臭則生之。古法治醬生蛆，以草烏切片投之。張子和治癧疽瘡瘍生蛆，以木香、檳榔散末傅之。李樓治爛痘生蛆，以嫩柳葉鋪卧引出之。高武用猪肉片引出，以藜蘆、貫衆、白斂爲末，用真香油調傅之也。

【氣味】寒無毒

【主治】糞中蛆治小兒諸疳積疳瘡熱病譫妄毒痢作吐

泥中蛆治目赤洗净晒研貼之

馬肉蛆治鍼箭入肉中及取蟲牙

蝦蟇肉蛆治小兒諸疳並時珍

【附方】新十

一切疳疾聖濟總錄六月取糞坑中蛆淘浸入竹筒中封之待乾研末每服一二錢入射香米飲服之○又方用蛆蛻米泔逐日換浸五日再以清水換浸三日晒焙為末入黃連末等分每半兩入射香五分以豬膽汁和丸黍米大每服三四十丸米飲下神效

小兒熱疳尿如米泔大便不調糞蛆燒灰雜物與食之

小兒疳積用糞中蛆洗浸晒干為末入甘草末少許米糊丸梧子大每服五七丸米飲下甚妙總微論

小兒諸疳疳積及無辜疳一服退熱二服煩渴止三服瀉痢住用端午午時取蝦蟇金眼大腹不跳不鳴者搥死置尿桶中候生蛆食盡取蛆入新布袋懸長流水中三日新瓦焙乾入射香少許為末每空心以砂糖湯調服一錢或粳米糊為丸每米飲服二三十丸直指

齒鼻疳瘡糞蛆有尾者燒灰一錢褐衣灰五分和勻頻吹神效無比

熱痢

【氣味】寒，無毒。

【主治】糞中蛆。治小兒諸疳積疳瘡，熱病譫妄，毒痢作吐。

泥中蛆。治目赤，洗净晒研貼之。

馬肉蛆。治鍼、箭入肉中，及取蟲牙。

蝦蟆肉蛆。治小兒諸疳。並時珍。

【附方】新十。一切疳疾。聖濟總録：六月取糞坑中蛆淘浸〔一〕，入竹筒中封之，待乾研末。每服一二錢，入射香，米飲服之。○又方：用蛆蜕，米泔逐日換浸五日，再以清水換浸三日，晒焙爲末，入黄連末等分。每半兩，入射香五分，以豮猪膽〔二〕汁和丸黍米大。每服三四十丸，米飲下，神效。小兒熱疳。尿如米泔，大便不調。糞蛆燒灰，雜物與食之。小兒痺〔三〕積。用糞中蛆洗浸，晒乾爲末，入甘草末少許，米糊丸梧子大。每服五七丸，米飲下，甚妙。總微論。小兒諸疳。疳積及無辜疳，一服退熱，二服煩渴止，三服瀉痢住。用端午午時取蝦蟆，金眼大腹，不跳不鳴者，搥死，置尿桶中，候生蛆食盡，取蛆入新布袋，懸長流水中三日，新瓦焙乾，入射香少許，爲末。每空心，以砂糖湯調服一錢。或粳米糊爲丸，每米飲服二三十丸。直指。齒鼻疳瘡。糞蛆有尾者燒灰一錢，褐衣灰五分，和匀。頻吹，神效無比。熱痢

〔一〕淘浸：錢本作「净」。據衛生總微論卷十二治諸疳雜證方，可作「淘淨」，亦可作「浸淘」。

〔二〕膽：原作俗寫「貼」。今據改同上。

〔三〕痺：本方前後均爲「疳積」方，故疑「痺」爲「疳」之誤。

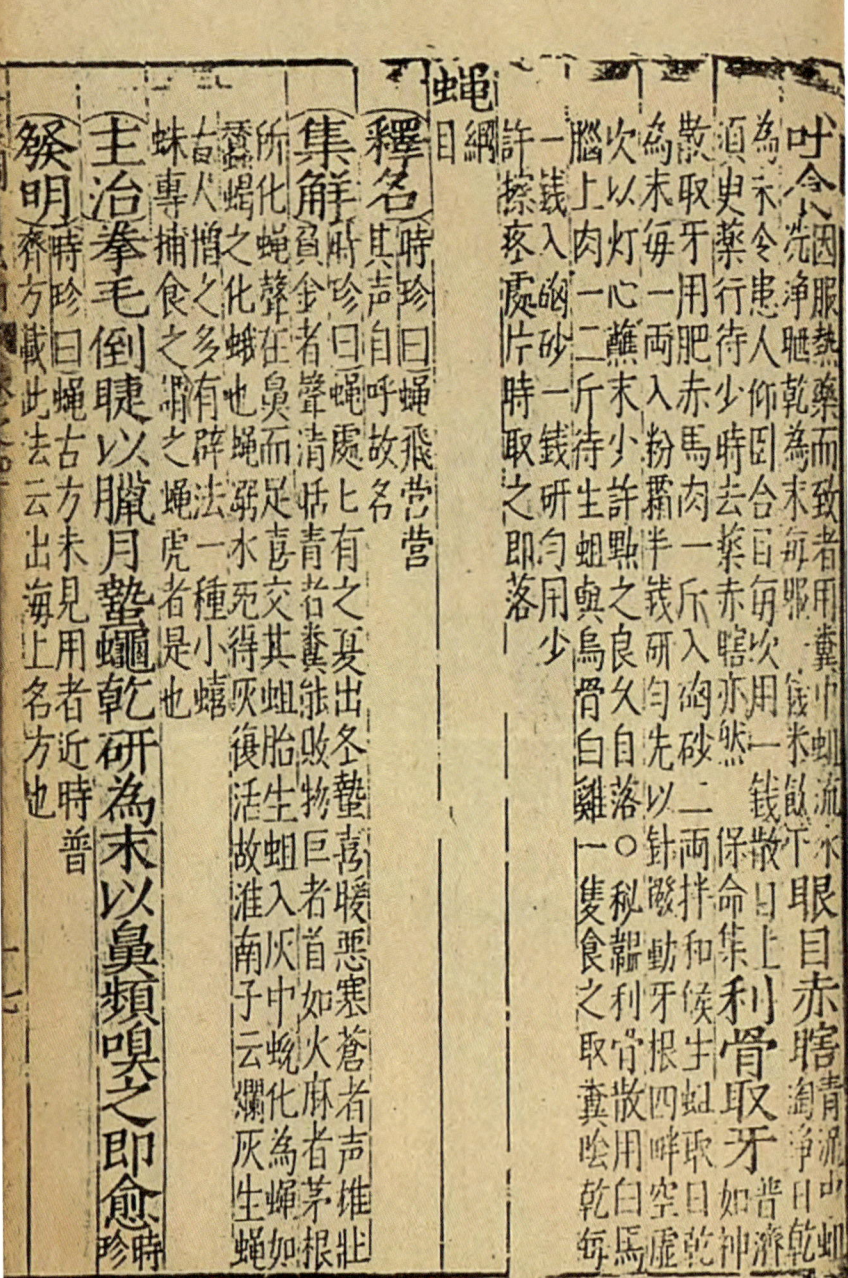

吋令人因服熱藥而致者用糞中蛆流水洗淨曬乾為末每服一錢米飲下眼目赤瞎青泥中蛆淘淨日乾為末令患人仰臥合目每次用一錢散目上普濟須臾藥行待少時去藥赤瞎亦然保命集

利骨取牙如神散取牙用肥赤馬肉一斤入硇砂二兩拌和候生蛆取日乾為末每一兩入粉霜半錢研勻先以針撥動牙根四畔空虛次以灯心蘸末少許點之良久自落○秘韞利骨散用白馬腦上肉一二斤待生蛆與烏骨白雞一隻食之取糞陰乾每一錢入硇砂一錢研勻用少許擦疼處片時取之即落

蠅 綱目

【釋名】時珍曰蠅飛營營其声自呼故名

【集解】時珍曰蠅處處有之夏出冬蟄喜暖惡寒蒼者声雄壯負金者聲清括青者若糞能敗物巨者首如火麻者茅根所化蠅聲在鼻而足喜交其蛆胎生蛆入灰中蛻化為蠅如蠶蝎之化蛾也蠅溺水死得灰復活故淮南子云爛灰生蠅古人憎之多有辟法一種小蜻蛛專捕食之謂之蠅虎者是也

【主治】拳毛倒睫以臘月蟄蠅乾研為末以鼻頻嗅之即愈時珍

【發明】時珍曰蠅古方未見用者近時普濟方載此法云出海上名方也

吐食，因服熱藥而致者。用糞中蛆，流水洗淨，晒乾爲末。每服一錢，米飲下。眼目赤瞎。青泥中蛆淘淨，日乾爲末。令患人仰卧合目，每次用一錢散目上，須臾藥行，待少時去藥，赤瞎亦然。保命集。利骨取牙。普濟如神散：取牙。用肥赤馬肉一斤，入硇砂二兩拌和，候生蛆，取日乾，爲末。每一兩入粉霜半錢，研勻。先以針撥動牙根，四畔空虚，次以燈心蘸末少許點之，良久自落。○秘韞利骨散：用白馬腦上肉一二斤，待生蛆，與烏骨白雞一隻食之，取糞陰乾。每一錢，入硇砂一錢研勻。用少許擦疼處，片時取之即落。

蠅綱目

【釋名】【時珍曰】蠅飛營營，其聲自呼，故名。

【集解】【時珍曰】蠅處處有之。夏出冬蟄，喜暖惡寒。蒼者聲雄壯，負金者聲清括〔一〕，青者糞能敗物，巨者首如火，麻者茅根所化。蠅聲在鼻，而足喜交。其蛆胎生。蛆入灰中蜕化爲蠅，如蠶、蝎之化蛾也。蠅溺水死，得灰復活。故淮南子云：爛灰生蠅。古人憎之，多有辟法。一種小蟢蛛，專捕食之，謂之蠅虎者是也。

【主治】拳毛倒睫，以臘月蟄蠅，乾研爲末，以鼻頻嗅之，即愈。時珍。

【發明】【時珍曰】蠅古方未見用者，近時普濟〔二〕方載此法，云出海上名方也。

〔一〕括：原字左側漫漶。今從江西本補正。

〔二〕濟：原作「齊」。此方出普濟方卷八十四眼目門，今據改。

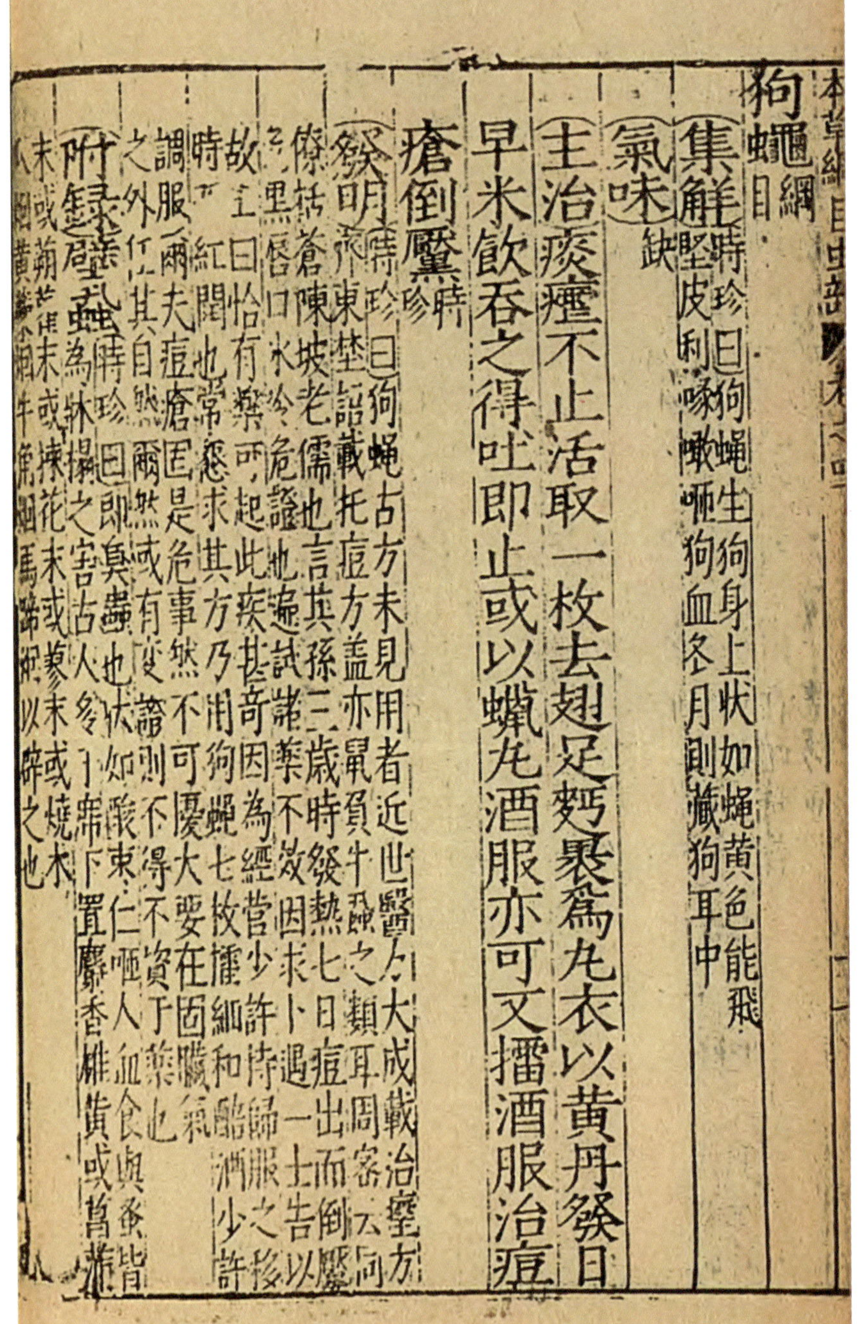

狗蠅（綱目）

集解　時珍曰狗蠅生狗身上狀如蠅黃色能飛堅皮利喙噉咂狗血冬月則藏狗耳中

氣味　缺

主治　痰瘧不止活取一枚去翅足麪裹爲丸衣以黃丹發日早米飲吞之得吐即止或以蠟丸酒服亦可又擂酒服治痘瘡倒靨（時珍）

發明　時珍曰狗蠅古方未見用者近世醫方大成載治痘方齊東埜語載托痘方蓋亦鼠負牛蝨之類耳周密云同僚括蒼陳坡老儒也言其孫三歲時發熱七日痘出而倒靨色黑唇口氷冷危證也遍試諸藥不效因求卜卜告以故主曰恰有藥可起此疾甚奇因為經營少許持歸服之移時下紅潤也常懇求其方乃用狗蠅七枚擂細和醅酒少許調服爾夫痘瘡固是危事然不可擾大要在固臟氣之外任其自然爾然或有變證則不得不資于藥也

附錄　壁蝨　時珍曰即臭蟲也狀如酸棗仁咂人血食與蚤皆為牀榻之害古人多于席下置麝香雄黃或菖蒲末或蒴藋末或楝花末或蓼末或燒木瓜煙黃蘗煙牛角煙馬蹄煙以辟之也

狗蠅 綱目

【集解】【時珍曰】狗蠅生狗身上，狀如蠅，黄色能飛，堅皮利喙，噉咂狗血，冬月則藏狗耳中。

【氣味】缺。

【主治】痰瘧不止，活取一枚，去翅足，麪裹爲丸，衣以黄丹。發日早，米飲吞之，得吐即止。或以蠟丸酒服亦可。又擂酒服，治痘瘡倒靨。時珍。

【發明】【時珍曰】狗蠅古方未見用者，近世醫方大成載治瘧方，齊東埜語載托痘方，蓋亦鼠負、牛蝨之類耳。周密云：同僚括蒼陳坡，老儒也。言其孫三歲時，發熱七日痘出而倒靨，色黑，唇口冰冷，危證也。遍試諸藥不效，因求卜。遇一士，告以故。士曰：恰有藥可起此疾，甚奇。因爲經營少許，持歸服之，移時即〔一〕紅潤也。常懇求其方，乃用狗蠅七枚擂細，和醅酒少許調服爾。夫痘瘡固是危事，然不可擾。大要在固臟氣之外，任其自然爾。然或有變證，則不得不資于藥也。

【附録】壁蝨。【時珍曰】即臭蟲也。狀如酸棗仁，咂人血食，與蚤皆爲牀榻之害。古人多于席下置麝香、雄黄，或菖蒲末，或蒴藋末，或楝花末，或蓼末；或燒木瓜烟，黄檗烟，牛角烟，馬蹄烟，以辟之也。

〔一〕即：原字缺損。今據齊東野語卷八小兒瘡痘補正。

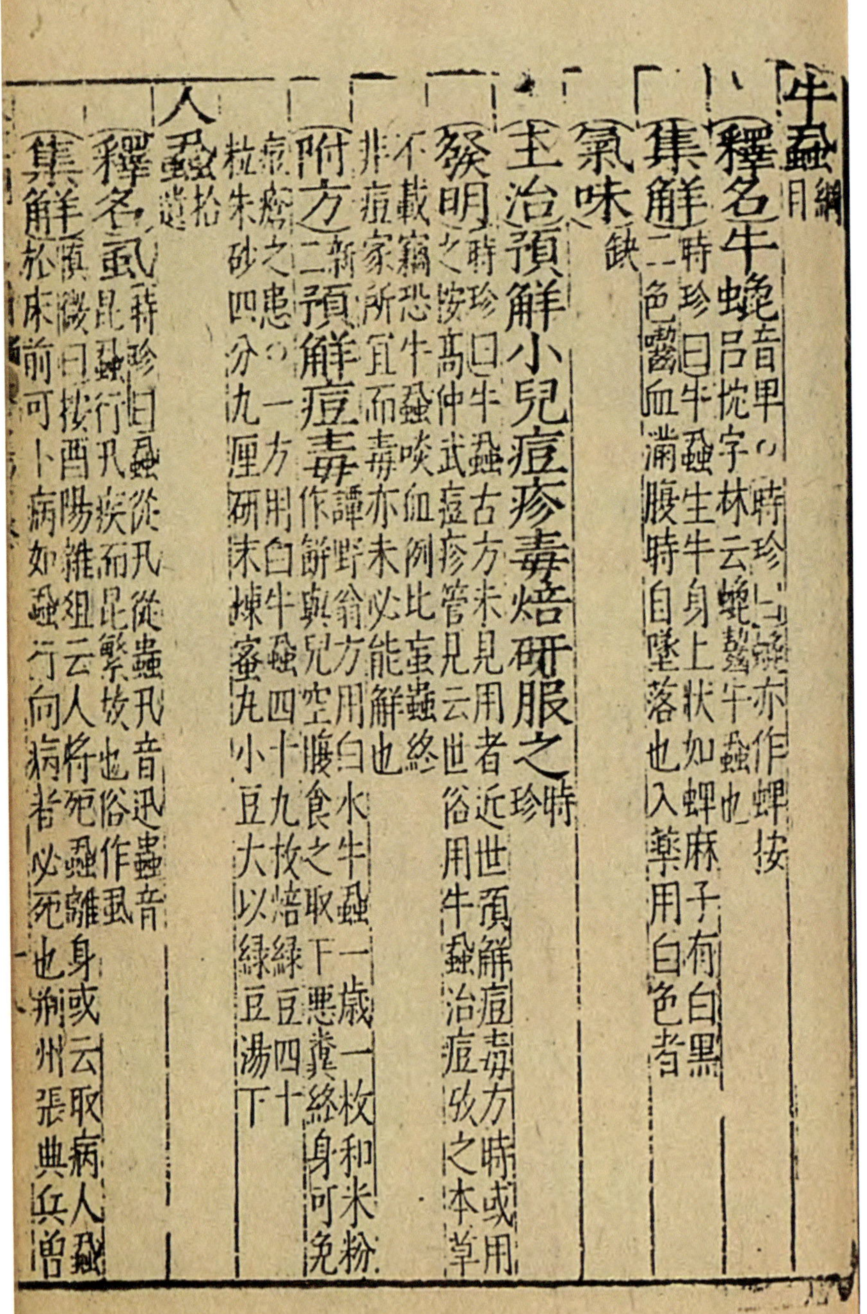

牛蝨 綱目

【釋名】牛螕 音卑○時珍曰螕亦作蜱 按吕忱字林云螕齧牛蝨也

【集解】時珍曰牛蝨生牛身上狀如蜱麻子有白黑二色嚙血滿腹時自墜落也入藥用白色者

【氣味】缺

【主治】預解小兒痘疹毒焙研服之 時珍

【發明】時珍曰牛蝨古方未見用者近世預解痘毒方時或用之按高仲武痘疹管見云世俗用牛蝨治痘弦之本草不載竊恐牛蝨啖血例比蚊虻終非痘家所宜而毒亦未必能解也

【附方】新二 預解痘毒 譚野翁方用白水牛蝨一歲一枚和米粉作餅與兒空腹食之取下惡糞終身可免痘瘡之患○一方用白牛蝨四十九枚焙綠豆四十粒朱砂四分九厘研末煉蜜丸小豆大以綠豆湯下

人蝨 拾遺

【釋名】蝨 時珍曰蝨從卂從䖵 卂音迅 䖵音昆 蝨行卂疾而䖵繁故也俗作虱

【集解】藏器曰按酉陽雜俎云人將死蝨離身或云取病人蝨於牀前可卜病如蝨行向病者必死也荊州張典兵曾

牛蝨綱目

【釋名】牛螕音卑。○【時珍曰】螕亦作蜱。按呂忱字林云：螕，齧牛蝨也。

【集解】【時珍曰】牛蝨生牛身上，狀如蜱麻子，有白、黑二色。齧血滿腹時，自墜落也。入藥用白色者。

【氣味】缺。

【主治】預解小兒痘疹毒，焙研服之。時珍。

【發明】【時珍曰】牛蝨古方未見用者，近世預解痘毒方時或用之。按高〔一〕武痘疹管見云：世俗用牛蝨治痘，攷之本草不載。竊恐牛蝨啖血，例比虻蟲，終非痘家所宜，而毒亦未必能解也。

【附方】新二。預解痘毒。談〔二〕野翁方用白水牛蝨一歲一枚，和米粉作餅，與兒空腹食之，取下惡糞，終身可免痘瘡之患。○一方：用白牛蝨四十九枚，焙，綠豆四十〔三〕粒，朱砂四分九厘，研末，煉蜜丸小豆大，以綠豆湯下。

人蝨拾遺

【釋名】虱。【時珍曰】蝨，從卂從蟲〔四〕。卂音迅，蟲音昆，蝨行卂疾而昆繁故也。俗作虱。

【集解】【慎微曰】按酉陽雜俎云：人將死，蝨離身。或云取病人蝨於床前，可卜病。如蝨行向病者必死〔五〕也。荊州张典兵〔六〕曾

〔一〕高：此後原衍「仲」字。今據卷一引據古今醫家書目刪。

〔二〕談：原作「譚」。今據改同上。

〔三〕十：錢本此後有「九」字，不知所據。

〔四〕蟲：説文蚰部作「蚰」。

〔五〕蝨行向病必死：此同證類卷二十二蝨轉引。酉陽雜俎續集卷二支諾皋中原作：「將差，蝨行向病者。背則死。」

〔六〕張典兵：酉陽雜俎卷十七蝨作「張告」。

抵得兩頭蝨也時珍曰人物皆有蝨但形各不同始由氣化而後乃遺卵出蟣也草木子言其六足行必向北抱朴子云頭蝨黑着身變白身蝨白着頭變黑所漸然也又有蝨瘕蝨瘤諸方法可見蝨之為害非小也千金方云有人嚙蝨在腹中生長為蝨癥能斃人用敗篦敗梳各以一半燒末一半煮湯調服即從下部出也徐鉉稽神録云浮梁李生背起如盂惟痒不可忍人皆不識醫士秦德立云此蝨瘤也以藥傅之一夕瘤破出蝨斗餘即日體輕但小竅不合時時蝨出無數竟死予記唐小說載滑臺一人病此賈耽公言惟千年木梳燒灰及黃龍浴水乃能治之也洪邁夷堅志云臨川有人頰生瘤痒不可忍惟以火炙之一醫剖之出蝨無數最後出二大蝨一白一黑頓愈亦無瘢痕此蝨瘤也又今人陰毛中多生陰蝨痒不可當肉中挑出皆八足而扁或白或紅古方不載醫以銀杏擦之或銀朱熏之皆愈也

〔氣味〕鹹平微毒畏水銀匕朱百部菖蒲蝨建草水中竹葉赤尤尖空〔主治〕人大發頭熱者令腦縫裂開取黑蝨三五百搗傅之又治疔腫以十枚置瘡上用荻箔繩作炷灸蝨上即根出也又治脚指間肉刺瘡以黑蝨傅之根亦出也藏器眼毛倒睫者拔去毛以蝨血點上數次即愈時珍

〔附方〕新一脚指雞眼先挑破取黑白蝨各一枚置於上縛之數用自愈也便民圖纂

卷終

捫得兩頭蝨也。【時珍曰】人物皆有蝨，但形各不同。始由氣化，而後乃遺卵出蟣也。草木子言其六足，行必向北。抱朴子云：頭蝨黑，着身變白；身蝨白，着頭變黑．所漸然也。又有蝨癥、蝨瘤諸方法，可見蝨之爲害非小也。千金方云：有人嚙蝨在腹中，生長爲癥，能斃人。用敗篦、敗梳，各以一半燒末，一半煮湯調服，即從下部出也。徐鉉稽神録云：浮梁李生背起如盂，惟痒不可忍，人皆不識。醫士秦德立云：此蝨瘤也。以藥傅之，一夕瘤破，出蝨斗餘，即日體輕。但小竅不合，時時蝨出無數，竟死。予記唐小説載滑臺一人病此。賈魏公言：惟千年木梳燒灰，及黃龍浴水，乃能治之也。洪邁夷堅志云：臨川有人頰生瘤，痒不可忍，惟以火炙。一醫剖之，出蝨無數，最後出二大蝨，一白一黑，頓愈，亦無瘢痕。此蝨瘤也。又今人陰毛中多生陰蝨，痒不可當，肉中挑出，皆八足而扁，或白或紅。古方不載。醫以銀杏擦之，或銀朱熏之皆愈也。

【氣味】鹹，平，微毒。畏水銀、銀朱、百部、菖蒲、蝨建草、水中竹葉、赤龍水、大空。

【主治】人大發頭熱者，令腦縫裂開，取黑蝨三五百搗傅之。又治疔腫，以十枚置瘡上，用荻箔繩作炷，灸蝨上，即根出也。又治脚指間肉刺瘡，以黑蝨傅之，根亦出也。藏器。眼毛倒睫者。拔去毛，以蝨血點上，數次即愈。時珍。

【附方】新一。脚指雞眼。先挑破，取黑白蝨各一枚置於上，縛之，數用自愈也。便民圖纂。

本草綱目蟲部目錄第四十一卷

蟲之三　化生類三十一種

蠐螬本經　乳蟲綱目　木蠹蟲拾遺　桑蠹蟲別錄

柳蠹蟲綱目　桃蠹蟲日華　桂蠹蟲綱目　柘蠹蟲拾遺

棗蠹蟲綱目　竹蠹蟲綱目　蘆蠹蟲拾遺　蒼耳蠹蟲綱目

青蒿蠹蟲綱目　皂莢蠹蟲綱目　茶蛀蟲綱目　蚱蟬本經

蟬花證類　蜣螂本經蜉蝣　天社蟲附　天牛綱目飛生蟲附

螻蛄本經　螢火本經　衣魚本經　鼠婦本經丹戩附

䗪蟲本經　蜚蠊本經　行夜別錄　竈馬綱目促織附

𧒂螽拾遺媚蝶　吉丁蟲腆顆蟲　金龜子叩頭蟲附　木蝱本經

蜚蝱本經扁前　即蝱蟲蚡子　蚋子附　竹蝨綱目

右附方舊二十四新一百零四

本草綱目蟲部目録第四十一卷

蟲之三　化生類三十一種

蠐螬本經　乳蟲綱目　木蠹蟲拾遺　桑蠹蟲別録

柳蠹蟲綱目　桃蠹蟲日華　桂蠹蟲綱目　柘蠹蟲拾遺

棗蠹蟲綱目　竹蠹蟲綱目　蘆蠹蟲拾遺　蒼耳蠹蟲綱目

青蒿蠹蟲綱目　皂莢蠹蟲綱目　茶蛀蟲綱目　蚱蟬本經

蟬花證類　蜣螂本經○虸[一]蝣、天社蟲附　天牛綱目○飛生蟲附

螻蛄本經　螢火本經　衣魚本經　鼠婦本經○丹戩附

䗪蟲本經　蜚蠊本經　行夜別録　竈馬綱目○促織附

𧕅[二]螽拾遺○吉丁蟲、金龜子、媚蝶、腆顆蟲、叩頭蟲附　木蝱[三]本經

蜚蝱本經○即蝱蟲○扁前、蚊子、蚋子附　竹蝱綱目

右附方舊二十四，新一百零四。

〔一〕虸：本卷正文蜣螂附録作「蜉」。

〔二〕𧕅：原作「蛗」，正文同。今據證類卷二十一𧕅螽改。

〔三〕蝱：正文本藥正名作「䖟」。此下藥名「蜚蝱」、「蝱蟲」之「蝱」正文亦作「䖟」。

本草綱目蟲部目録第四十二卷

蟲之四　溼生類二十三種附録七種

蟾蜍別録　蝦蟆本經　鼃別録　蝌斗拾遺

溪狗拾遺　山蛤圖經　田父圖經　蜈蚣本經

馬陸本經　山蛩蟲拾遺 蚰蜒附 蠼螋附　蚯蚓本經

蝸牛別録　蛞蝓本經　緣桑蠃諸蠃類 即桑牛

溪鬼蟲拾遺 射工水虎 鬼彈附　沙虱綱目 沙蝨附　水黽拾遺

豉蟲拾遺　砂挼子拾遺　蚘蟲拾遺　風驢肚內蟲綱目

蠱蟲拾遺　金蠶綱目

附録諸蟲　綱目一種　拾遺一種　別録五種

唼臘蟲　灰藥　黄蟲　地防

梗雞　益符　蜚厲

右附方舊二十九新一百零六

本草綱目蟲部目録第四十二卷〔一〕

蟲之四　溼生類二十三種，附録七種

蟾蜍別録　蝦蟆本經　鼃別録　蝌斗拾遺

溪狗拾遺　山蛤圖經　田父圖經　蜈蚣本經

馬陸本經　山蛩蟲拾遺○蚰蜒、蠼螋附　蚯蚓本經

蝸牛別録　蛞蝓本經　緣桑贏證類○即桑牛

溪鬼蟲拾遺○水虎、鬼彈附　沙蝨綱目○沙蟲附　水黽拾遺

豉蟲拾遺　砂挼子拾遺　蚘蟲拾遺　風驢肚内蟲綱目

蠱蟲拾遺　金蠶綱目

附録：諸蟲綱目一種、拾遺一種、別録五種

唼臘蟲　灰藥　黄蟲　地防

梗雞　益符　蜚厲

右附方舊二十九，新一百零六。

〔一〕本草綱目蟲部目録第四十二卷：此目録應該放到第四十一卷之後。

蟲部

蟲之三 化生類三十一種

蠐螬本經中品

【釋名】蟦蠐音墳本經 𧍮蠐音肥別錄 乳齊弘景 地蠶郭璞 應條吳普【時珍曰】蠐螬方言作蟦蠐象其蠹物之聲或謂是齊人曹氏之子所化蓋謬說也𧍮蠐言其狀肥也乳齊言其通乳也別錄作蠐齊誤矣

【集解】別錄曰蠐螬生河內平澤及人家積糞草中取無時反行者良弘景曰大者如足大趾以背滾行乃駛於腳雜猪蹄作羹於乳母不能別之【時珍曰】其狀如蠶而大身短節促足長有毛生樹根及糞土中者外黃內黑生舊茅屋上者外白內黯皆濕熱之氣熏蒸而化宋齊丘所謂燥濕相育不母而生是矣久則羽化而去

【正誤】弘景曰詩云領如蝤蠐今以蠐字在下恐倒爾【恭曰】此蟲一名蝤蠐有在糞聚中或在腐木中其在腐柳中者內外潔白糞土中者皮黃內黑黯形色既異土木又殊當以木中者為勝宜冬月采之【宗奭曰】諸腐木根下多有之構木津甘故根下尤多亦有生于糞土中者雖肥大而腹中黑不若木中者雖瘦而稍白研汁可用【敩曰】蠐螬須使桑樹柏樹中者妙【韓保昇曰】按爾雅註云蟦蠐螬在糞土中蝤蠐蝎蛣蝠又云蝎桑蠹並木中蠹也正與本經蟦蠐生積糞草

本草綱目蟲部第四十一卷

蟲之三　化生類三十一種

蠐螬本經中品

【釋名】蟦蠐音墳○本經、蜰蠐〔一〕音肥○別録、乳齊弘景、地蠶郭璞、應條吳普。【時珍曰】蠐螬，方言作蟦蠐，象其蠹物之聲。或謂是齊人曹氏之子所化，蓋謬説也。蟦、蜰，言其狀肥也。乳齊，言其通乳也。別録作教齊，誤矣。

【集解】【別録曰】蠐螬生河内平澤，及人家積糞草中。取無時，反行者良。【弘景曰】大者如足大趾，以背滚行，乃駃於脚。雜猪蹄作羹於乳母，不能別之。【時珍曰】其狀如蠶而大，身短節促，足長有毛。生樹根及糞土中者，外黄内黑；生舊茅屋上者，外白内黯。皆濕熱之氣熏蒸而化，宋齊丘所謂燥濕相育，不母而生，是矣。久則羽化而去。

【正誤】【弘景曰】詩云：領如蝤蠐。今以蠐字在下，恐倒爾。【恭曰】此蟲一名蝤蠐。有在糞聚中，或在腐木中。其在腐柳中者，内外潔白；糞土中者，皮黄内黑黯。形色既異，土木又殊，當以木中者爲勝。宜冬月采之。【宗奭曰】諸腐木根下多有之。構木津甘，故根下尤多。亦有生于糞土中者，雖肥大而腹中黑。不若木中者，雖瘦而稍白，研汁可用。【斅曰】蠐螬須使桑樹、柏樹中者妙。【韓保昇曰】按爾雅註云：蟦，蠐螬，在糞土中。蝤蠐，蝎。蝎，蛣蝠。又云：蝎，桑蠹。並木中蠹也。正與本經蟦蠐生積糞草

〔一〕蠐：證類卷二十一蠐螬作「齊」。

中相合蘇恭言當以木中者為勝則此外恐非也切謂不然今諸朽樹中蠹蟲通謂之蝎莫知其主療惟桑樹中者近方用之而有名未用曾用未識類中有桑蠹一條即此也蓋生産既殊主療亦別雖有毒無毒易見而相使則惡難知且蟦不號蠐螬蟦不名蛣蝎自當審之〔藏器〕曰蠐螬居糞土中身短足長背有毛筋但從夏入秋蛻而為蟬飛空飲露能鳴高絜

絜蝤蠐一名蝎一名蠹在朽木中食木心穿木如錐身長足短口黑無毛節慢至春雨後化為天牛兩角如水牛色黑背有白點上下緣木飛騰不遙出處既殊形質又別陶蘇乃混註之蓋千慮一失也惟郭璞註爾雅謂蟦蠐在糞土中蠐桑蠹在木中爾桑似蝸牛長角喜齧桑樹者為是也須曰今醫家與蓐婦下乳藥用糞土中者其效殊速乃知蘇恭之說不可據也

〔修治〕〔斅曰〕凡收得後陰乾與糯米同炒至米焦黑取出去米及身上口畔肉毛并黑塵了作三四截研粉用之〔時珍曰〕諸方有乾研及生取汁者又不拘此例也

〔氣味〕鹹微溫有毒〔別錄曰〕微寒〔之才曰〕蜚蠊為之使惡附子

〔主治〕惡血血瘀痺氣破折血在脇下堅滿痛月閉目中淫膚青翳白膜〔本經〕療吐血在胸腹不去及破骨踒折血結金瘡內塞產後中寒下乳

中相合。蘇恭言當以木中者爲勝，則此外恐非也。切謂不然。今諸朽樹中蠹蟲，通謂之蝎，莫知其主療。惟桑樹中者，近方用之。而有名未用曾用未識類中，有桑蠹一條即此也。蓋生産既殊，主療亦別。雖有毒、無毒易見，而相使、相惡難知。且蝎不號蠐螬，蠐不名蛣蝠，自當審之。【藏器曰】蠐螬居糞土中，身短足長，背有毛筋。但從夏入秋，蛻而爲蟬，飛空飲露，能鳴高潔。蝤蠐一名蝎，一名蠹，在朽木中食木心，穿木如錐。身長足短，口黑無毛，節慢。至春雨後化爲天牛，兩角如水牛，色黑，背有白點，上下緣木，飛騰不遥。出處既殊，形質又別，陶、蘇乃混註之，蓋千慮一失也。惟郭璞註爾雅，謂蠐螬在糞土中，蝤蠐、桑蠹在木中，嚙桑。似蝸牛長角，喜嚙桑樹者爲是也。【頌曰】今醫家與蓐婦下乳藥，用糞土中者，其效殊速，乃知蘇恭之說不可據也。

【修治】【斅曰】凡收得後陰乾，與糯米同炒，至米焦黑取出，去米及身上、口畔肉毛并黑塵了，作三四截，研粉用之。【時珍曰】諸方有乾研及生取汁者，又不拘此例也。

【氣味】鹹，微温，有毒。【別録曰】微寒。【之才曰】蜚蠊爲之使，惡附子。【主治】惡血血瘀，痹氣破折，血在脇下堅滿痛，月閉，目中淫膚、青翳、白膜。本經。療吐血在胸腹不去，及破骨踒折血結，金瘡内塞，産後中寒，下乳

汁別錄取汁滴目去翳障主血止痛藥性傅惡瘡日華汁主赤白遊瘮

瘮瘡破塗之藏器取汁點喉痺得下即開蘇頌主唇緊口瘡丹瘮

破傷風瘡竹木入肉芒物眯目時珍

發明弘景曰同豬蹄作羹食甚下乳汁頌曰張仲景治雜病大䗪蟲丸方中用之取其去脇下堅滿也時珍曰許叔微本事方治筋急養血地黃丸中用之取其治血痺也按陳氏經驗方云晉書吳中書郎盛沖母王氏失明婢取蠐螬蒸熟與食王以為美沖還知之抱母慟哭母目即開與本草治目中青翳白膜藥性論汁滴目中去翳障之說相合予昔以此治人得驗因錄以傳人又按魯伯嗣嬰童百問云張大尹傳一方治破傷風神效用蠐螬將駝脊背捏住待口中吐水就取抹瘡上覺身麻汗出無有不活者予弟額上跌破七日成風依此治之時間就愈此又符療踒折傅惡瘡金瘡內塞主血止痛之說也蓋此藥能行血分散結滯故能治已上諸病

附方舊五新四小兒臍瘡蠐螬研末傅之不過數次千金方小兒唇緊蠐螬研末豬脂和傅之千金方赤白口瘡蠐螬研汁頻搽取效大觀丹毒浸淫走串皮中名火丹以蠐螬搗爛塗之删繁方癰疽痔漏蠐螬研末傅之日一上子母秘錄虎傷人瘡蠐螬搗爛塗之日上

汁。別録。取汁滴目，去翳障。主血止痛。藥性。傅惡瘡。日華。汁主赤白遊瘮，瘮擦破塗之。藏器。取汁點喉痺，得下即開。蘇頌。主唇緊口瘡，丹瘮，破傷風瘡，竹木入肉，芒物眯目。時珍。

【發明】【弘景曰】同猪蹄作羹食，甚下乳汁。【頌曰】張仲景治雜病，大䗪蟲丸方中用之，取其去脇下堅滿也。【時珍曰】許學士本事方治筋急養血地黄丸中用之，取其治血瘀痺也。按陳氏經驗方云：晉書吴中書郎盛彦〔一〕母王氏失明。婢取蠐螬蒸熟與食，王以爲美。彦還知之，抱母慟哭，母目即開。與本草治目中青翳白膜、藥性論汁滴目中去翳障之説相合。予嘗以此治人得驗，因録以傳人。又按魯伯嗣嬰童百問云：張大尹傳治破傷風神效方，用蠐螬，將駝脊背捏住，待口中吐水，就取抹瘡上，覺身麻汗出，無有不活者。子弟額上跌破，七日成風，依此治之，時間就愈。此又符療踒折、傅惡瘡、金瘡内塞、主血止痛之説也。蓋此藥能行血分，散結滯，故能治已上諸病。

【附方】舊五，新四。小兒臍瘡。蠐螬研末傅之。不過數次。千金方。小兒唇緊。蠐螬研末，豬脂和，傅之。千金方。赤白口瘡。蠐螬研汁，頻搽取效。大觀。丹毒浸淫，走串皮中，名火丹。以蠐螬搗爛塗之。删繁方。癧疽痔漏。蠐螬研末傅之，日一上。子母秘録。虎傷人瘡。蠐螬搗爛塗之，日上。

〔一〕彦：原作「冲」。今據晉書卷八十八盛彦傳、普濟方卷七十八内外障眼改。本段下一「冲」字徑改作「彦」。

唐瑤經驗方

竹木入眼蠐螬搗塗之立出肘後麥芒入眼以新布覆目中持蠐螬從布上摩之芒着布上出也千金方斷酒不飲蠐螬研末酒服永不飲千金方

乳蟲綱目

釋名 土蛹

集解 時珍曰按白獺髓云廣中韶陽屬邑鄉中有乳田其法掘地成窖以粳米粉鋪入窖中蓋之以草壅之以糞候雨過氣蒸則發開而米粉皆化成蛹如蠐螬狀取蛹作汁和粳粉蒸成乳食味甚甘美也此亦蠐螬之類出自人爲者淮南万畢術所謂置黍溝中即生蠐螬廣雅所謂土蛹蠻蟲者皆此物也服食用此代蠐螬更覺有功无毒

氣味 甘溫無毒 主治 補虛羸益胃氣溫中明目時珍

木蠹蟲拾遺

釋名 蝎音曷 蝤蠐音酋齊 蛣蝠音乞屈 蛀蟲時珍曰蠹古文作蟲食木虫也会意爾雅云蝤蠐蝎也蝎蛣蝠也郭璞云凡木中蠹蟲通名爲蝎但所居各異耳

集解 藏器曰木蠹一如蠐螬節長足短生腐木中穿木如錐至春雨化爲天牛蘇恭以爲蠐螬深誤矣詳蠐螬下

唐瑤經驗方。竹木入肉[一]。蠐螬搗塗之，立出。肘後。麥芒入眼。以新布覆目上[二]，持蠐螬從布上摩之，芒着布上出也。千金方。斷酒不飲。蠐螬研末，酒服，永不飲。千金方。

乳蟲 綱目

【釋名】土蛹。

【集解】【時珍曰】按白獺髓云：廣中韶陽屬邑鄉中，有乳田。其法：掘地成窖，以粳米粉鋪入窖中，蓋之以草，壅之以糞。候雨過氣蒸則發開，而米粉皆化成蛹，如蠐螬狀。取蛹作汁，和粳粉蒸成乳食，味甚甘美也。此亦蠐螬之類，出自人爲者。淮南萬畢術所謂置黍溝中，即生蠐螬，廣雅所謂土蛹、蠁蟲者，皆此物也。服食用此代蠐螬，更覺有功無毒。

【氣味】甘，温，無毒。【主治】補虚羸，益胃氣，温中明目。時珍。

木蠹蟲 拾遺

【釋名】蝎音曷、蝤蠐音囚齊、蛣蝠音乞屈、蛀蟲。【時珍曰】蠹，古文作螙，食木蟲也，會意。爾雅云：蝤蠐，蝎也。蝎，蛣蝠也。郭璞云：凡木中螙蟲，通名爲蝎。但所居各異耳。

【集解】【藏器曰】木蠹一如蠐螬，節長足短，生腐木中，穿木如錐，至春雨[三]化爲天牛。蘇恭以爲蠐螬，深誤矣。詳「蠐螬」下。【時

〔一〕肉：原作「眼」。今據證類卷二十一蠐螬改。
〔二〕上：原作「中」。今據改同上。
〔三〕雨：同上作「羽」。

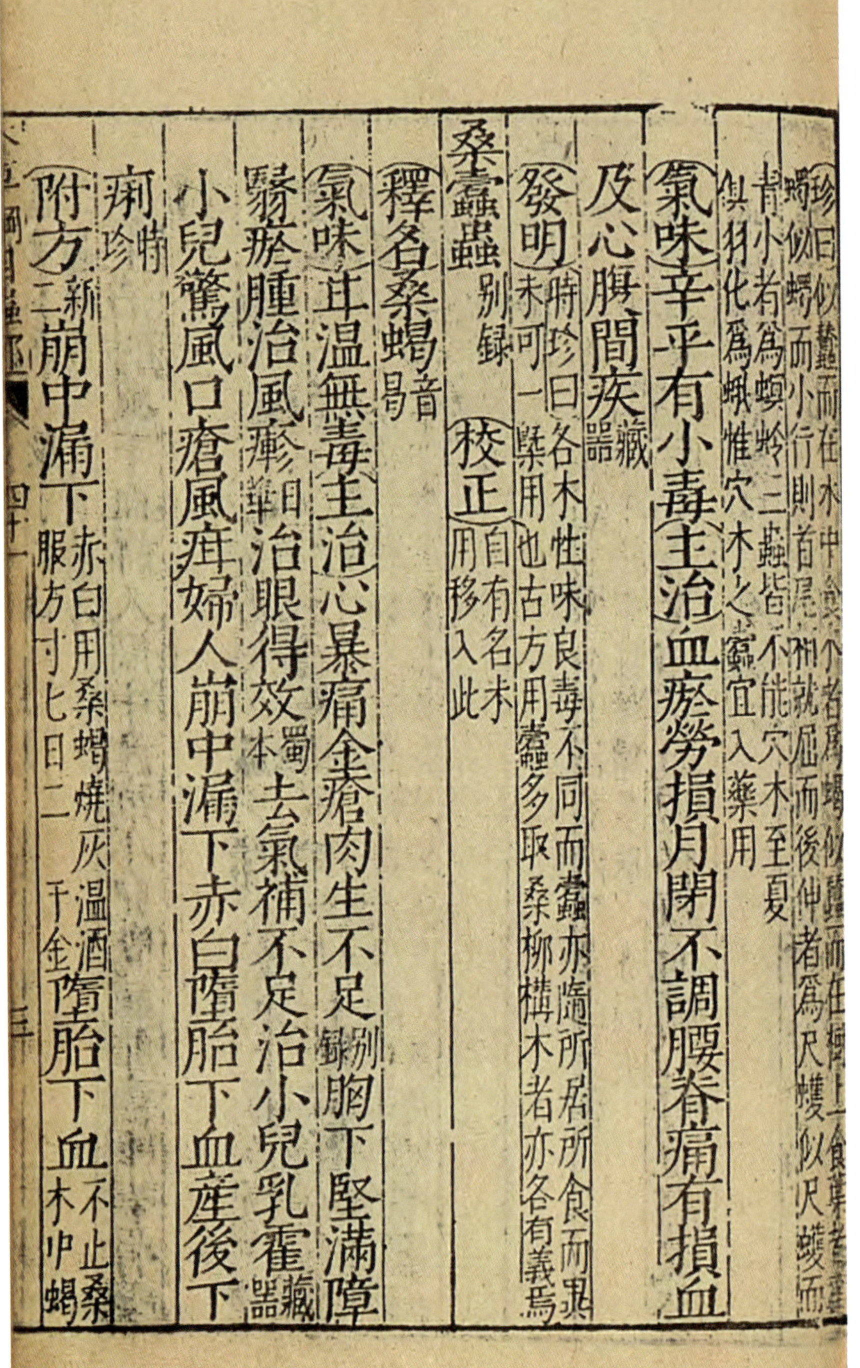

時珍曰似蠶而在木中食木者爲蠹似蠶而在樹上食葉者爲蠋似蠋而小行則首尾相就屈而後伸者爲尺蠖似尺蠖而青小者爲螟蛉三蟲皆不能穴木至夏俱羽化爲蛾惟穴木之蠹宜入藥用

【氣味】辛平有小毒【主治】血瘀勞損月閉不調腰脊痛有損血及心腹間疾藏器

【發明】時珍曰各木性味良毒不同而蠹亦隨所居所食而異未可一槩用也古方用蠹多取桑柳構木者亦各有義焉

桑蠹蟲 別錄

【校正】自有名未用移入此

【釋名】桑蝎音曷

【氣味】甘溫無毒【主治】心暴痛金瘡肉生不足別錄 胸下堅滿障翳瘀腫治風瘮日華 治眼得效蜀本 去氣補不足治小兒乳霍藏器 小兒驚風口瘡風疳婦人崩中漏下赤白墮胎下血產後下痢時珍

【附方】新二 崩中漏下赤白用桑蝎燒灰溫酒服方寸匕日二千金 墮胎下血不止桑木中蝎

珍曰】似蠶而在木中食木者，爲蝎；似蠶而在樹上食葉者，爲蠋；似蠋而小，行則首尾相就，屈而後伸者，爲尺蠖；似尺蠖而青小者，爲螟蛉。三蟲皆不能穴木，至夏俱羽化爲蛾。惟穴木之蠹，宜入藥用。

【氣味】辛，平，有小毒。【主治】血瘀勞損，月閉不調，腰脊痛，有損血，及心腹間疾。藏器。

【發明】【時珍曰】各木性味，良毒不同，而蠹亦隨所居、所食而異，未可一概用也。古方用蠹，多取桑、柳、構木者，亦各有義焉。

桑蠹蟲別録

【校正】自有名未用移入此。

【釋名】桑蝎音曷。

【氣味】甘，温，無毒。【主治】心暴痛，金瘡肉生不足。別録。胸下堅滿，障翳瘀腫，治風瘮。日華。治眼得效。蜀本。去氣，補不足，治小兒乳霍。藏器。小兒驚風，口瘡風疳，婦人崩中，漏下赤白，墮胎下血，産後下痢。時珍。

【附方】新二。崩中漏下赤白。用桑蝎燒灰，温酒服方寸匕，日二。千金。墮胎下血不止。桑木中蝎

蠹燒末酒方服寸匕日二蠹屎亦可普濟方

糞主治腸風下血婦人崩中產痢小兒驚風胎癬咽喉骨哽時珍

附方新四

腸風下血枯桑樹下蠹矢燒存性酒服一錢聖惠

產後下痢日五十行用桑木裏蠹蟲糞炒黃急以水沃之稀稠得所服之以瘥爲度此獨孤訥祭酒方也必效方

小兒胎癬小兒頭生瘡手爬處即延生謂之胎癬先以葱鹽湯洗淨用桑木蛀屑燒存性入輕粉等分油和敷之惠

咽喉骨哽桑木上蟲糞米醋煎呷永類鈐方

椰蠹蟲綱目

集解時珍曰椰蠹生椰木中甚多內外潔白至春夏化爲天牛諸家註蠐螬多取之亦誤矣

氣味甘辛平有小毒主治瘀血腰脊瀝血痛心腹血痛風疹風毒目中膚翳功同桑蠹時珍

糞主治腸風下血產後下痢口瘡耳腫齒齦風毒時珍

蟲，燒末，酒服方寸匕，日二。蟲屎亦可。普濟方。

糞。【主治】腸風下血，婦人崩中産痢，小兒驚風胎癬，咽喉骨哽。時珍。

【附方】新四。腸風下血。枯桑樹下蟲矢燒存性，酒服一錢。聖惠。産後下痢，日五十行。用桑木裏蠹蟲糞炒黄，急以水沃之，稀稠得所，服之以瘥爲度。此獨孤訥祭酒方也。必效方。小兒胎癬。小兒頭生瘡，手爬處即延生，謂之胎癬。先以葱鹽湯洗净，用桑木蛀屑燒存性，入輕粉等分，油和敷之。聖惠[一]。咽喉骨哽。桑木上蟲糞，米醋煎呷。永類鈐方。

柳蠹蟲綱目

【集解】【時珍曰】柳蠹生柳木中甚多，内外潔白，至春夏化爲天牛。諸家註蠐螬多取之，亦誤矣。

【氣味】甘、辛，平，有小毒。【主治】瘀血，腰脊瀝血痛，心腹血痛，風瘮風毒，目中膚翳，功同桑蠹。時珍。

糞。【主治】腸風下血，産後下痢，口瘡耳腫，齒齦風毒。時珍。

〔一〕聖惠：「聖」字原闕，今從江西本補。然此方不見於聖惠方，乃出普濟方卷三百六十三頭瘡。

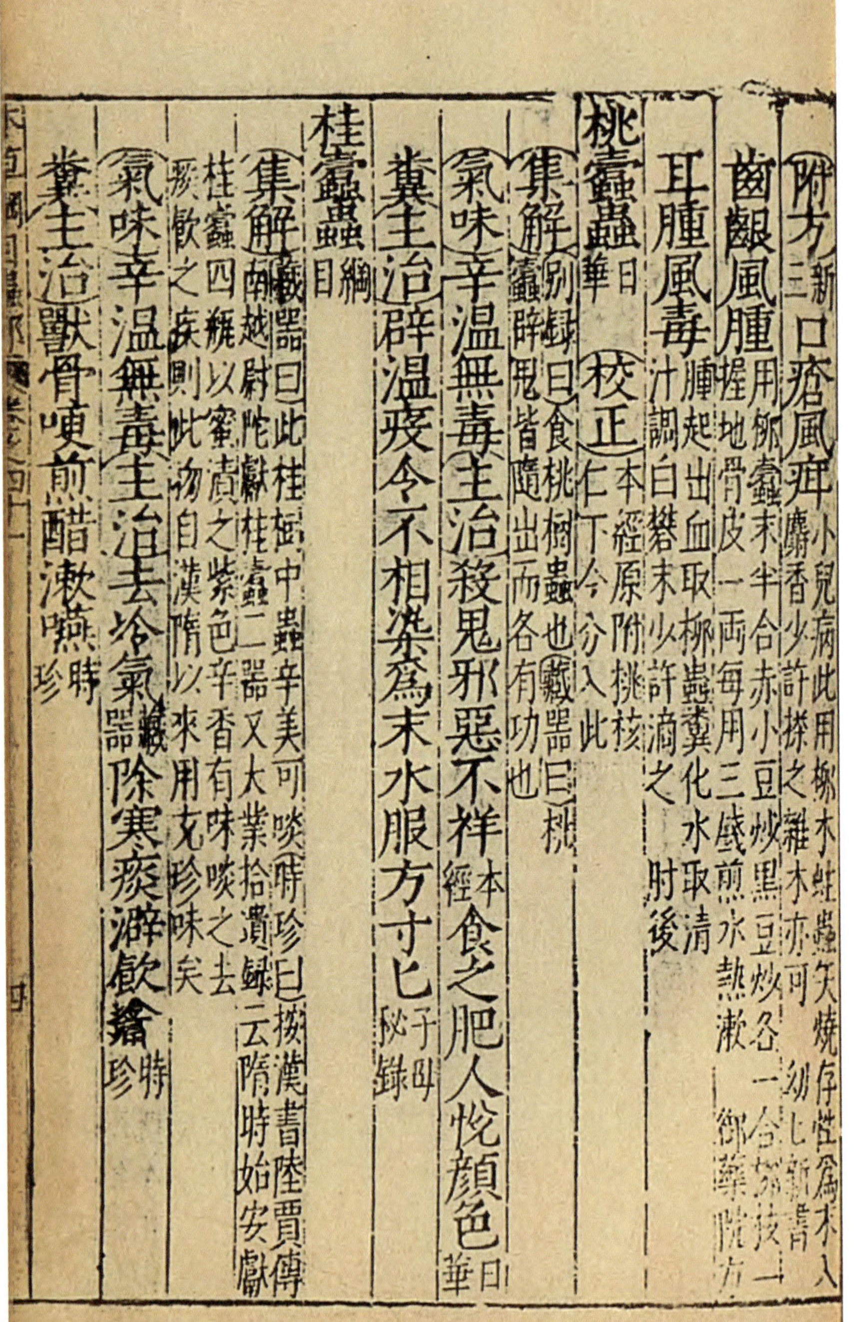

附方 三 新

口瘡風疳 小兒病此用樗木上蛀蟲矢燒存性爲末入麝香少許搽之雜木亦可 幼幼新書

齒齦風腫 用柳蠹末半合赤小豆炒黑豆炒各一合荊芥一握地骨皮一兩每用三錢煎水熱漱 御藥院方

耳腫風毒 腫起出血取柳蟲糞化水取清汁調白礬末少許滴之 肘後

桃蠹蟲 日華

校正 本經原附桃核仁下今分入此

集解 別録曰食桃樹蟲也 藏器曰桃蠹辟鬼皆隨出而各有功也

氣味 辛温無毒 主治 殺鬼邪惡不祥 本經 食之肥人悅顏色 日華

糞 主治 辟温疫令不相染爲末水服方寸匕 子母秘録

桂蠹蟲 綱目

集解 藏器曰此桂樹中蟲辛美可啖 時珍曰按漢書陸賈傳南越尉佗獻桂蠹二器又大業拾遺録云隋時始安獻桂蠹四瓶以蜜漬之紫色辛香有味啖之去痰飲之疾則此物自漢隋以來用充珍味矣

氣味 辛温無毒 主治 去冷氣 藏器 除寒痰澼飲蓄 時珍

糞 主治 獸骨哽煎醋漱嚥 時珍

【附方】新三。口瘡風疳。小兒病此，用柳木蛀蟲矢燒存性爲末，入麝香少許搽之。雜木亦可。幼幼新書。齒齦風腫。用柳蠹末半合，赤小豆炒、黑豆炒各一合，柳枝一握，地骨皮一兩。每用三錢，煎水熱漱。御藥院方。耳腫風毒，腫起出血。取柳蟲糞化水取清汁，調白礬末少許，滴之。肘後。

桃蠹蟲日華

【校正】本經原附「桃核仁」下，今分入此。

【集解】【別録曰】食桃樹蟲也。【藏器曰】桃蠹辟鬼，皆隨所〔一〕出而各有功也。

【氣味】辛，温，無毒。【主治】殺鬼，邪惡不祥。本經。食之肥人，悦顔色。日華。

糞。【主治】辟温疫，令不相染。爲末，水服方寸匕。子母秘録〔二〕。

桂蠹蟲綱目

【集解】【藏器曰】此桂樹中蟲，辛美可啖。【時珍曰】按漢書陸賈傳〔三〕：南越尉陀獻桂蠹二器。又大業拾遺録云：隋時始安獻桂蠹四瓶，以蜜漬之，紫色，辛香有味。啖之，去痰飲之疾。則此物自漢、隋以來，用充珍味矣。

【氣味】辛，温，無毒。【主治】去冷氣。藏器。除寒痰澼飲冷痛〔四〕。時珍。

糞。【主治】獸骨哽，煎醋漱嚥。時珍。

〔一〕所：原脱。今據證類卷三十桑蠹蟲補。
〔二〕子母秘録：證類卷二十三桃核人引自傷寒類要。
〔三〕陸賈傳：下文乃出漢書卷九十五西南夷兩粤朝鮮傳。
〔四〕冷痛：原二字緊挨，似補寫。今從江西本補正。

柘蠹蟲拾遺

【集解】藏器曰陶註詹糖云僞者以柘蟲屎爲之此即柘蠹在木間食木之屎也詹糖燒之香而此屎不香既不相似亦難爲之

屎【主治】破血藏器

棗蠹蟲綱目

【集解】時珍曰此即蠐螬之在棗樹中者

屎【主治】聤耳出膿水研末同麝香少許吹之時珍○普濟

竹蠹蟲綱目

【集解】時珍曰竹蠹生諸竹中狀如小蠶老則羽化爲硬翅之蛾

【氣味】缺【主治】小兒蠟梨頭瘡取慈竹內者搗和牛溺塗之時珍

【發明】時珍曰竹蠹蟲古方未見用者惟袖珍方治小兒蠟梨用之按淮南萬畢術云竹蟲飲人自言其誠高誘註云以竹蟲三枚竹黃十枚和勻每用一大豆許燒入酒中令人飲之勿至大醉叩問其事必得其誠也此法傳自古典未試

柘蠹蟲拾遺

【集解】【藏器曰】陶註詹糖云：僞者以柘蟲屎爲之。此即柘蠹在木間食木之屎也。詹糖燒之香，而此屎不香。既不相似，亦難僞之。

屎。【主治】破血。藏器。

棗蠹蟲綱目

【集解】【時珍曰】此即蝤蠐之在棗樹中者。

屎。【主治】聤耳出膿水。研末，同麝香少許，吹之。時珍。○普濟。

竹蠹蟲綱目

【集解】【時珍曰】竹蠹生諸竹中，狀如小蠶，老則羽化爲硬翅之蛾。

【氣味】缺。【主治】小兒蠟梨頭瘡。取慈竹内者，搗和牛溺塗之。時珍。

【發明】【時珍曰】竹蠹蟲，古方未見用者，惟袖珍方治小兒蠟梨用之。按淮南萬畢術云：竹蟲飲人，自言其誠。高誘註云：以竹蟲三枚，竹黄十枚，和匀。每用一大豆許，燒入酒中，令人飲之，勿至大醉。叩問其事，必得其誠也。此法傳自古典，未試其果驗不信，姑載之。

蛀末【主治】聤耳出膿水，湯火傷瘡。時珍

【附方】新六。聤耳出水：苦竹蛀屑、狼牙、白斂等分，為末和勻，頻摻之。聖惠 耳出臭膿：用竹蛀蟲末、胭脂坯子等分，麝香少許，為末吹之。朱氏集驗 耳膿作痛：因水入耳內者，如聖散：用箭簳內蛀末一錢，膩粉一錢，麝香半錢，為末，以綿杖繳盡，送藥入耳，以綿塞定。有惡物放令流出，甚者三度必愈。普濟 湯火傷瘡：竹蠹蛀末傳之。外臺秘要 濕毒臁瘡：枯竹蛀屑、黃蘗末等分，先以葱椒茶湯洗淨，搽之，日一上。牙齒疼痛：蛀竹屑、陳皮各一兩，為末，烏梅肉同研如泥，傳之。救急方

蘆蠹蟲 拾遺

【集解】藏器曰：出蘆節中，狀如小蠶。

【氣味】甘，寒，無毒。【主治】小兒飲乳後吐逆不入腹，取蟲二枚，煮汁飲之。嘔逆與哯乳不同，乳飽後哯出者，為哯乳也。藏器

苍耳蠹蟲 綱目

其果驗否，姑載之。

蛀末。【主治】聤耳出膿水，湯火傷瘡。時珍。

【附方】新六。聤耳出水。苦竹蛀屑、狼牙、白斂等分，爲末和勻，頻摻之。聖惠。耳出臭膿。用竹蛀蟲末、胭脂坯子等分，麝香少許，爲末吹之。朱氏集驗。耳膿作痛，因水入耳内者。如聖散：用箭簳内蛀末一錢，膩粉一錢，麝香半錢，爲末。以綿杖繳盡，送藥入耳，以綿塞定。有惡物，放令流出。甚者，三度必愈。普濟。湯火傷瘡。竹蠹蛀末傅之。外臺秘要。濕毒臁瘡。枯竹蛀屑、黄蘗末等分。先以葱椒茶湯洗净，搽之，日一上。牙齒疼痛。蛀竹屑、陳皮各一兩，爲末，烏梅肉同研如泥，傅之。救急方。

蘆蠹蟲 拾遺

【集解】【藏器曰】出蘆節中，狀如小蠶。

【氣味】甘，寒，無毒。【主治】小兒飲乳後，吐逆不入腹，取蟲二枚，煮汁飲之。嘔逆與哯乳不同，乳飽後哯出者，爲哯乳也。藏器。

蒼耳蠹蟲 綱目

【釋名】麻蟲

【集解】時珍曰：蒼耳蠹蟲生蒼耳梗中，狀如小蠶。取之但看梗有大蛀眼者，以刀截去兩頭不蛀梗，多收，線縛掛簷下，其蟲在内經年不死。用時取出，細者以三條當一用之。

【氣味】缺。【主治】疔腫惡毒，燒存性研末，油調塗之即效。或以麻油浸死收貯，每用一二枚擣傅，即時毒散，大有神效。時珍

【發明】時珍曰：蒼耳治疔腫腫毒，故蟲亦與之同功。古方不見用，近時方法每用之。

【附方】新三。一切疔腫及無名腫毒惡瘡：劉松石經驗方用蒼耳草梗中蟲一條，白梅肉三四分，同擣如泥，貼之立愈。○聖濟總録用麻蟲即蒼耳草内蟲，炒黄色，白殭蠶、江茶各等分，爲末，蜜調塗之。○又用蒼耳節内蟲四十九條，搥碎，入人言少許，搥成塊，刺瘡令破，傅之，少頃以手撮出根，即愈。

青蒿蠹蟲

【集解】時珍曰：此青蒿節間蟲也。狀如小蠶，久亦成蛾。

【氣味】缺。【主治】急慢驚風。用蟲擣，和朱砂、汞粉各五分，丸粟粒

【釋名】麻蟲。

【集解】【時珍曰】蒼耳蠹蟲生蒼耳梗中，狀如小蠶。取之但看梗有大蛀眼者，以刀截去兩頭不蛀梗，多收。線縛掛簷下，其蟲在內，經年不死。用時取出，細者以三條當一用之。

【氣味】缺。【主治】疔腫惡毒，燒存性研末，油調塗之，即效。或以麻油浸死收貯，每用一二枚擣傅，即時毒散，大有神效。時珍。

【發明】【時珍曰】蒼耳治疔腫腫毒，故蟲亦與之同功。古方不見用，近時方法每用之。

【附方】新三。一切疔腫及無名腫毒惡瘡。劉松石經驗方用蒼耳草梗中蟲一條，白梅肉三四分，同搗如泥，貼之立愈。○聖濟總録用麻蟲即蒼耳草内蟲炒黄色、白殭[一]蠶、江茶，各等分，爲末，蜜調塗之。○又用蒼耳節内蟲四十九條搥碎，入人言少許，槌成塊。刺瘡令破，傅之。少頃以手撮出根，即愈。

青蒿蠹蟲綱目[二]

【集解】【時珍曰】此青蒿節間蟲也。狀如小蠶，久亦成蛾。

【氣味】缺。【主治】急慢驚風。用蟲搗，和朱砂、汞粉各五分，丸粟粒

[一] 殭：原作「彊」。今據普濟方卷二百七十四諸疔瘡改。聖濟總録查無此方，或爲時珍錯引。

[二] 綱目：原脱。今據本卷目録補。

大一歲一丸，乳汁服。時珍

【發明】時珍曰：古方不見用者。保嬰集用治驚風，云十不失一。其詩云：一半朱砂一半雪，其功只在蒿蕎節。任教死去也還魂，服時須用生人血。

皂莢蠹蟲 綱目

【集解】時珍曰

【氣味】辛。【主治】蠅入人耳，害人，研爛，同鱓魚血點之。危氏

茶蛀蟲 綱目

【集解】時珍曰：此裝茶籠內蛀蟲也。取其屎用。

●蛀屑【主治】聤耳出汁，研末，日日繳淨摻之。時珍。出聖惠

蚱蟬 本經中品

【釋名】蜩 音調 齊女 時珍曰：按王充論衡云：蠐螬化腹蛸，腹蛸拆背出而爲蟬。則是腹蛸者育于腹也。蟬者變化相禪也。蚱音窄，蟬聲也。蜩，其音調也。崔豹古今注言齊王后怨王而死，化爲蟬，故蟬名齊女。此謬說也。按詩人美莊姜

大。一歲一丸，乳汁服。時珍。

【發明】【時珍曰】古方不見用者。保嬰集用治驚風，云「十不失一」。其詩云：「一半朱砂一半雪，其功只在青蒿節。任教死去也還魂，服時須用生人血〔一〕。」

皂莢蠹蟲 綱目

【集解】【時珍曰】

【氣味】辛。【主治】蠅入人耳害人。研爛，同鱓魚血點之。危氏。

茶蛀蟲 綱目

【集解】【時珍曰】此裝茶籠内蛀蟲也，取其屎用。

蛀屑。【主治】聤耳出汁，研末，日日繳净摻之。時珍。○出聖惠。

蚱蟬 本經中品

【釋名】蜩音調、齊女。【時珍曰】按王充論衡云：蠐螬化腹〔二〕蛸，腹蛸拆背出而爲蟬。則是腹蛸者，育于腹也。蟬者，變化相禪也。蚱，音窄，蟬聲也。蜩，其音調也。崔豹古今注言：齊王后怨王而死，化爲蟬，故蟬名齊女。此謬説也。按詩人美莊姜

〔一〕生人血：據卷五十二乳汁，此即乳汁隱名。

〔二〕腹蛸：論衡卷二無形篇作「復育」。

爲齊女之子蟟首蛾眉蟟亦蟬名人隱其名呼爲齊女義蓋取此其品甚多詳辨見下

【集解】〔別錄曰〕蚱蟬生楊柳上五月采蒸乾之勿令蠹〔弘景曰〕蚱蟬啞蟬雌蟬也不能鳴蟬類甚多此云柳上乃詩云鳴蜩嘒嘒者形大而黑五月便鳴俗云五月不鳴嬰兒多灾故其治療亦專主小兒昔人啜之故礼有雀鷃蜩范而偃僂丈人掇之也其四五月鳴而小紫青色者蟪蛄也莊子云蟪蛄不知春秋是矣離騷誤以蟪蛄爲寒螿爾寒螿九月十月中鳴聲甚凄急七八月鳴而色青者名蛁蟟二月中便鳴者名蟧母似寒螿而小〔恭曰〕蚱蟬鳴蟬也諸蟲皆以雄爲良陶云啞蟬非矣〔頌曰〕按玉篇云蚱蟬聲也正與月令仲夏蟬始鳴相合恭説得之爾雅云蜩馬蜩乃蟬之最大者即此也蟬類雖衆獨此一種入藥醫方多用蟬殼亦此殼也本生土中云是蠐螬所轉丸久而化成此蟲至夏登木而蛻〔宗奭曰〕蚱蟬夏月身與聲俱大始終一般聲乘昏夜出土中升高處折背殼而出日出則畏人且畏日炙乾其殼不能蛻也至時寒則墜地小兒畜之雖數日亦不飲食古人言其飲風露觀其不糞而溺亦可見矣〔時珍曰〕蟬諸蜩總名也皆自蠐螬腹蛸變而爲蟬亦有轉丸化成者皆三十日而死俱方首廣額兩翼六足以脇而鳴吸風飲露溺而不糞古人食之夜以火取謂之耀蟬爾雅淮南子揚雄方言陸機草木疏陳藏器本草諸書所載往往混亂不一今考定于左庶不誤用也夏月始鳴大而色黑者蚱蟬也又曰蝒音綿曰馬蜩豳詩五月鳴蜩者是也頭上有花冠曰螗蜩曰蝘曰胡蟬蕩詩如蜩如螗者

爲齊侯之子，螓首蛾眉。螓亦蟬名，人隱其名，呼爲齊女，義蓋取此。其品甚多，詳辨見下。

【集解】【別録曰】蚱蟬生楊柳上。五月采，蒸，乾之，勿令蠹。【弘景曰】蚱蟬，啞蟬，雌蟬也，不能鳴。蟬類甚多，此云柳上，乃詩云「鳴蜩嘒嘒」者，形大而黑，五月便鳴。俗云：五月不鳴，嬰兒多灾。故其治療亦專主小兒。昔人噉之，故禮有雀、鷃、蜩、范，而傴僂丈人掇之也。其四五月鳴而小紫青色者，蟪蛄也，莊子云「蟪蛄不知春秋」是矣。離騷誤以蟪蛄爲寒螿爾。寒螿，九月、十月中鳴，聲甚凄急。七八月鳴而色青者，名蛁蟟。二月中便鳴者，名蝭母，似寒螿而小。【恭曰】蚱蟬，鳴蟬也。諸蟲皆以雄爲良，陶云雌蟬，非矣。【頌曰】按玉篇云：蚱，蟬聲也。正與月令仲夏蟬始鳴相合，恭説得之。爾雅云：蝒，馬蜩，乃蟬之最大者，即此也。蟬類雖衆，獨此一種入藥。醫方多用蟬殼，亦此殼也。本生土中，云是蜣蜋所轉丸，久而化成此蟲，至夏登木而蜕。【宗奭曰】蚱蟬，夏月身與聲俱大，始終一般聲。乘昏夜，出土中，升高處，折背殼而出。日出則畏人，且畏日炙乾其殼，不能蜕也。至時寒則墜地，小兒畜之，雖數日亦不飲食。古人言其飲風露，觀其不糞而溺，亦可見矣。【時珍曰】蟬，諸蜩總名也。皆自蠐螬、腹蛸變而爲蟬，亦有轉丸化成者，皆三十日而死。俱方首廣額，兩翼六足，以脇而鳴，吸風飲露，溺而不糞。古人食之，夜以火取，謂之耀蟬。爾雅、淮南子、揚雄方言、陸機草木疏、陳藏器本草諸書所載，往往混亂不一。今考定于左，庶不誤用也。夏月始鳴，大而色黑者，蚱蟬也，又曰蝒，音綿，曰馬蜩，豳詩「五月鳴蜩」者是也。頭上有花冠，曰螗蜩，曰蝘，曰胡蟬，蕩詩「如蜩如螗」者是也。具五色者曰蜩蜩，見夏小正，並可入藥用。小而有文者曰螓，曰麥蚻。小而色青綠者曰茅蜩，曰茅截，秋月鳴而色青紫者曰蟪蛄，曰蛁蟟，曰蜓蚞，曰螇螰，曰蛥蚗音舌决。小而色青赤者曰寒蟬，曰寒蜩，曰寒螿，曰蜺。未得秋風則瘖不能鳴，謂之啞蟬，亦曰瘖蟬。二三月鳴而小於寒螿者曰蝭母。並不入藥。

蚱蟬【氣味】鹹甘寒無毒權曰酸【主治】小兒驚癇夜啼，癲病寒熱本經。驚悸，婦人乳難，胞衣不出，能墮胎別錄。小兒癇絕不能言蘇恭。小兒驚哭不止，殺疳蟲，去壯熱，治腸中幽幽作聲藥性。

【發明】藏器曰本功外，其腦煑汁服之，主產後胞衣不下，自有正傳。時珍曰蟬主産難、下胞衣，亦取其能退蛻之義也。聖惠治小兒發癇，有蚱蟬湯、蚱蟬散、蚱蟬丸等方。今人只知用蛻而不知用蟬也。

【附方】新三。百日發驚蚱蟬去翅足炙三分，赤芍藥三分，黃芩二分，水二盞，煎一盞，溫服。聖惠方。破傷風病無問表裏，角弓反張。秋蟬一箇，地膚子炒八分，麝香少許，爲末，酒服二錢。同上。頭風疼痛蚱蟬二枚生研，入乳香、朱砂各半分，丸小豆大。每用一丸，隨左右納鼻中，出黃水爲效。聖濟總錄。

蟬蛻【釋名】蟬殼　枯蟬　腹蜟並別錄　金牛兒

是也。具五色者，曰蜋蜩，見夏小正。並可入藥用。小而有文者，曰螓，曰麥蚻。小而色青緑者，曰茅蜩，曰茅蠽。秋月鳴而色青紫者，曰蟪蛄，曰蛁蟟，曰蜓蚞，曰螇螰，曰蛥蚗，音舌決。小而色青赤者，曰寒蟬，曰寒蜩，曰寒螿，曰蜺。未得秋風，則瘖不能鳴，謂之啞蟬，亦曰瘖蟬。二三月鳴，而小於寒螿者，曰蟧母。並不入藥。

蚱蟬。【氣味】鹹、甘，寒，無毒。【甄權曰】酸。【主治】小兒驚癇夜啼，癲病寒熱。本經。驚悸，婦人乳難，胞衣不出，能墮胎。別録。小兒癇絶不能言。蘇恭。小兒驚哭不止，殺疳蟲，去壯熱，治腸中幽幽作聲。藥性。

【發明】【藏器曰】本功外其腦煮汁服之，主産後胞衣不下，自有正傳。【時珍曰】蟬主産難、下胞衣，亦取其能退蜕之義也。聖惠治小兒發癇，有蚱蟬湯、蚱蟬散、蚱蟬丸等方。今人只知用蜕，而不知用蟬也。

【附方】新三。**百日發驚**。蚱蟬去翅足炙三分，赤芍藥三分，黄芩二分，水二盞，煎一盞，温服。聖惠方。**破傷風病**。無問表裏，角弓反張。秋蟬一箇，地膚子炒[一]八分，麝香少許，爲末。酒服二錢。同上。**頭風疼痛**。蚱蟬二枚生研，入乳香、朱砂各半分，丸小豆大。每用一丸，隨左右納鼻中，出黄水爲效。聖濟總録。

蟬蜕。【釋名】蟬殼、枯蟬、腹蛸[二]並別録、金牛兒。

〔一〕炒：此後原衍一「炒」字。今據普濟方卷一百一十三破傷風删。聖惠方查無此方，抑或時珍錯標出處。

〔二〕腹蛸：證類卷二十一蚱蟬作「伏蛸」。

【修治】時珍曰：凡用蛻殼，沸湯洗去泥土、翅足，漿水煮過，曬乾用。

【氣味】鹹、甘，寒，無毒。【主治】小兒驚癇，婦人生子不下。燒灰水服，治久痢。別錄　小兒壯熱驚癇，止渴。藥性　研末一錢，井華水服，治啞病。藏器　除目昏障翳。以水煎汁服，治小兒瘡疹出不快，甚良。宗奭　治頭風眩運，皮膚風熱，痘疹作癢，破傷風及丁腫毒瘡，大人失音，小兒噤風天弔，驚哭夜啼，陰腫。時珍

【發明】好古曰：蟬蛻去翳膜，取其蛻義也。蟬性蛻而退翳，蛇性竄而祛風，因其性而為用也。時珍曰：蟬乃土木餘氣所化，飲風吸露，其氣清虛，故其主療皆一切風熱之證。古人用身，後人用蛻。大抵治藏府經絡，當用蟬身；治皮膚瘡瘍風熱，當用蟬蛻，各從其類也。又主啞病、夜啼者，取其晝鳴而夜息也。

【附方】舊二，新十四。

小兒夜啼：心鑑治小兒一百二十日內夜啼，用蟬蛻四十九箇，去前截，用後截，為末，分四服，鈎藤湯調灌之。○普濟蟬花散：治小兒夜啼不止，狀若鬼祟。用蟬蛻下半截為末，一字，薄荷湯入酒少許調下。或者不信，將上半截為末，煎湯調下，即復啼也。古人立方，莫知其妙。

小兒驚啼：啼而不哭，煩也；哭而不啼，躁也。用蟬

【修治】【時珍曰】凡用蜕殼，沸湯洗，去泥土、翅、足，漿水煮過，晒乾用。

【氣味】鹹、甘，寒，無毒。【主治】小兒驚癇，婦人生子不下。燒灰水服，治久痢。別録。小兒壯熱驚癇，止渴。藥性。研末一錢，井華水服，治啞病。藏器。除目昏障翳。以水煎汁服，治小兒瘡疹出不快，甚良。宗奭。治頭風眩運，皮膚風熱，痘疹作癢，破傷風及丁腫毒瘡，大人失瘖，小兒噤風天弔，驚哭夜啼，陰腫。時珍。

【發明】【好古曰】蟬蜕去翳膜，取其蜕義也。蟬性蜕而退翳，蛇性竄而祛風，因其性而爲用也。【時珍曰】蟬乃土木餘氣所化，飲風吸露，其氣清虚。故其主療皆一切風熱之證。古人用身，後人用蜕，大抵治藏府經絡，當用蟬身；治皮膚瘡瘍風熱，當用蟬蜕，各從其類也。又主啞病、夜啼者，取其晝鳴而夜息也。

【附方】舊二，新十四。**小兒夜啼**。心鑑治小兒一百二十日内夜啼。用蟬蜕四十九箇，去前截，用後截，爲末，分四服。鈎藤湯調灌之。○普濟蟬花散：治小兒夜啼不止，狀若鬼祟[一]。用蟬蜕下半截，爲末，一字，薄荷湯入酒少許調下。或者不信，將上半截爲末，煎[二]湯調下，即復啼也。古人立方，莫知其妙。**小兒驚啼**。啼而不哭，煩也；哭而不啼，躁也。用蟬

[一] 祟：原作「崇」。今據普濟方卷三百六十一夜啼改。

[二] 煎：原作「前」。今據改同上。

蛻二七枚去翅足爲末入朱砂末一字蜜調與吮之活幼口議**小兒天弔**頭目仰視痰塞內熱用金牛兒即蟬蛻以漿水煮一日曬乾爲末每用一字冷水調下衛生易簡方**小兒噤風**初生口噤不乳用蟬蛻二七枚全蠍去毒二七枚爲末入輕粉末少許乳汁調灌全幼心鑑**破傷風病**發熱醫學正傳用蟬蛻炒研酒服一錢神效普濟方用蟬蛻爲末葱涎調塗破處即時取去惡水立效名追風散**頭風旋運**蟬殼一兩微炒爲末非時酒下一錢白湯亦可聖惠**皮膚風癢**蟬蛻薄荷葉等分爲末酒服一錢日三集驗**痘瘡作癢**蟬蛻三七枚甘草炙各一錢水煎服之心鑑**痘後目翳**蟬蛻爲末每服一錢羊肝煎湯下日二錢氏**聹耳出膿**蟬蛻半兩燒存性麝香半錢炒右爲末綿裹塞之追出惡物效海上**小兒陰腫**多因坐地風襲及虫蟻所吹用蟬蛻半兩煎水洗仍服五苓散即腫消痛止危氏**胃熱吐食**清膈散用蟬蛻五十箇去泥滑石一兩爲末每服二錢水一盞入蜜調服衛生家寶方**疔瘡毒腫**不破則毒入腹青囊雜纂用蟬蛻炒爲末蜜水調服一錢外以津和塗之醫方大成用蟬蛻僵蠶等分爲末醋調塗瘡四圍候根出拔去再塗

蟬花證類

【釋名】冠蟬禮註胡蟬毛詩螗蜩同上蝘【時珍曰】花冠以象名也胡其狀如胡也唐黑色也古俗謂

蜕二七枚，去翅足爲末，入朱砂末一字，蜜調與吮之。活幼口議。小兒天弔。頭目仰視，痰塞内熱。用金牛兒即蟬蜕，以漿水煮一日，晒乾爲末。每用一字，冷水調下。衛生易簡方。小兒噤風。初生口噤不乳，用蟬蜕二七枚，全蠍去毒二七枚，爲末，入輕粉末少許，乳汁調灌。全幼心鑑。破傷風病發熱。醫學正傳用蟬蜕炒研，酒服一錢，神效。普濟方用蟬蜕爲末，葱涎調，塗破處。即時取去惡水，立效。名追風散。頭風旋運。蟬殼一兩，微炒爲末。非時酒下一錢，白湯亦可。聖惠。皮膚風癢。蟬蜕、薄荷葉等分，爲末。酒服一錢，日三。集驗。痘瘡作癢。蟬蜕三七枚，甘草炙[一]一錢，水煎服之。心鑑。痘後目翳。蟬蜕爲末。每服一錢，羊肝煎湯下，日二。錢氏。聤耳出膿。蟬蜕半兩燒存性，麝香半錢炒，右爲末，綿裹塞[二]之。追出惡物，效。海上。小兒陰腫。多因坐地風襲，及蟲蟻所吹。用蟬蜕半兩，煎水洗。仍服五苓散，即腫消痛止。危氏。胃熱吐食。清膈散：用蟬蜕五十箇去泥，滑石一兩，爲末。每服二錢，水一盞，入蜜調服。衛生家寶方。丁瘡毒腫。不破則毒入腹。青囊雜纂用蟬蜕炒爲末，蜜水調服一錢。外以津和，塗之。醫方大成用蟬蜕、僵蠶等分，爲末。醋調，塗瘡四圍。候根出，拔去再塗。

蟬花 證類[三]

【釋名】冠蟬禮註、胡蟬毛詩、螗蜩同上、蝘。【時珍曰】花、冠，以象名也。胡，其狀如胡也。唐，黑色也。古俗謂

[一] 炙：下原衍「各」字。今據全幼心鑑卷四瘮痘證「一物湯」删。
[二] 塞：原作「寒」。今從江西本改。
[三] 證類：原作「類證」。今據本卷目録乙正。

之胡蟬，江南謂之螗蜩，蜀人謂之蟬花。

【集解】〔慎微曰〕蟬花所在有之，生苦竹林者良。花出頭上，七月采。〔頌曰〕出蜀中。其蟬頭上有一角，如花冠狀，謂之蟬花。彼人賫蛻至都下。醫工云入藥最奇。〔宗奭曰〕乃是蟬在殼中不出而化爲花，自頂中出也。〔時珍曰〕蟬花即冠蟬也。禮記所謂蜩則冠而蟬有緌者是矣。緌音蕤，冠纓也。陸雲寒蟬賦云：蟬有五德：頭上有幘，文也；含氣吸露，清也；黍稷不享，廉也；處不巢居，儉也；應候有常，信也。陸佃埤雅云：螗首方廣有冠，似蟬而小，鳴聲清亮。宋祁方物贊云：蟬之不蛻者，至秋則花。其頭長一二寸，黄碧色。並指此也。

【氣味】甘，寒，無毒。【主治】小兒天弔，驚癇瘈瘲，夜啼心悸。慎微。功同蟬蛻，又止瘧。時珍

蜣螂 本經下品

【釋名】蛣蜣音詰羌、推丸弘景、推車客綱目、黑牛兒同上、鐵甲將軍同上、夜遊將軍。弘景曰：莊子云：蛣蜣之智，在於轉丸。喜入糞土中，取屎丸而推却之，故俗名推丸。〔時珍曰〕崔豹古今注謂之轉丸、弄丸，俗呼推車客，皆取此義也。其蟲深目高鼻，狀如羌胡，背負黑甲，狀如武士，故有蜣螂將軍之稱。

之胡蟬，江南謂之螗，蜀人謂之蟬花。

【集解】【慎微曰】蟬花所在有之，生苦竹林者良。花出頭〔一〕上，七月采。【頌曰】出蜀中。其蟬頭上有一角，如花冠狀，謂之蟬花。彼人賚蛻至都下。醫工云入藥最奇。【宗奭曰】乃是蟬在殼中不〔二〕出而化爲花，自頂中出也。【時珍曰】蟬花，即冠蟬也。禮記所謂范則冠而蟬有緌者是矣。緌音蕤，冠纓也。陸雲寒蟬賦云：蟬有五德。頭上有幘，文也；含氣吸露，清也；黍稷不享，廉也；處不巢居，儉也；應候有常，信也。陸佃埤雅云：螗首方廣有冠，似蟬而小，鳴聲清亮。宋祁方物贊云：蟬之不蛻者，至秋則花。其頭長一二寸，黃碧色。並指此也。

【氣味】甘，寒，無毒。【主治】小兒天弔，驚癇瘈瘲，夜啼心悸。慎微。功同蟬蛻，又止瘧。時珍。

蜣螂本經下品

【釋名】蛣蜣音詰羌、推丸弘景、推車客綱目、黑牛兒同上、鐵甲將軍同上、夜遊將軍。【弘景曰】莊子云：蛣蜣之智，在於轉丸。喜入糞土中取屎丸而推却之，故俗名推丸。【時珍曰】崔豹古今注謂之轉丸、弄丸，俗呼推車客，皆取此義也。其蟲深目高鼻，狀如羌胡，背負黑甲，狀如武士，故有蜣螂、將軍之稱。

〔一〕頭：證類卷二十一蟬花作「土」。
〔二〕不：原作「又」。今據證類卷二十一蚱蟬改。

集解 別錄曰蜣螂生長沙池澤 弘景曰其類有三四種以大而鼻頭扁者為真 韓保昇曰此類多種所在有之以鼻高目深者入藥名胡蜣螂 宗奭曰蜣螂有大小二種大者名胡蜣螂身黑而光腹翼下有小黃子附母而飛晝伏夜出見灯光則來宜入藥用小者身黑而暗晝飛夜伏狐並喜食之小者不堪用惟牛馬脹結以三十枚研水灌之絕佳 時珍曰蜣螂以土包糞轉而成丸雄曳雌推置于坎中覆之而去數日有小蜣螂出蓋孚乳于中也

附錄 蜉蝣 時珍曰蜉蝣一名渠略似蛣蜣而小大如指頭身狹而長有角黃黑色甲下有翅能飛夏月雨後叢生糞土中朝生暮死豬好啖之人取炙食云美於蟬也蓋蜣螂蜉蝣腹蜟天牛皆蠐螬蠹蝎所化此亦蜣螂之一種不可不知也或曰蜉蝣水蟲也狀似蠶蛾朝生暮死

蜣螂 修治 別錄曰五月五日采取蒸藏之臨用去足火炙勿置水中令人吐

氣味 鹹寒有毒 好古曰酸○之才曰畏羊角羊肉石膏

主治 小兒驚癇瘈瘲腹脹寒熱大人癲疾狂陽 本經 手足端寒肢滿賁豚搗丸塞下部引痔蟲出盡永瘥 別錄 治小兒疳蝕 藥性 能墮胎治疰忤和乾薑傅惡瘡出箭頭 日華 燒末和醋傅蜂瘻 藏器 去大腸風熱 權度 治大

【集解】【别録曰】蜣螂生長沙池澤。【弘景曰】其類有三四種，以大而鼻頭扁者爲真。【韓保昇曰】此類多種，所在有之。以鼻高目深者入藥，名胡蜣螂。【宗奭曰】蜣螂有大、小二種。大者名胡蜣螂，身黑而光，腹翼下有小黄，子附母而飛，晝伏夜出，見燈光則來，宜入藥用。小者身黑而暗，晝飛夜伏。狐並喜食之。小者不堪用，惟牛馬脹結，以三十枚研水灌之，絶佳。【時珍曰】蜣螂以土包糞，轉而成丸，雄曳雌推，置于坎中，覆之而去。數日有小蜣螂出，蓋孚乳于中也。

【附録】蜉蝣。【時珍曰】蜉蝣，一名渠略，似蛣蜣而小，大如指頭，身狹而長，有角，黄黑色，甲下有翅能飛。夏月雨後叢生糞土中，朝生暮死。豬好啖之。人取炙食，云美於蟬也。蓋蜣螂、蜉蝣、腹蛸、天牛，皆蠐螬、蠹、蝎所化，此亦蜣螂之一種，不可不知也。或曰：蜉蝣，水蟲也。狀似蠶蛾，朝生暮死。

蜣螂。【修治】【别録曰】五月五日采取，蒸，藏之，臨用去足火炙。勿置水中，令人吐。

【氣味】鹹，寒，有毒。【好古曰】酸。○【之才曰】畏羊角、羊肉、石膏。【主治】小兒驚癇瘈瘲，腹脹寒熱，大人癲疾狂易[一]。本經。手足端寒，肢滿，賁豚。擣丸塞下部，引痔蟲出盡，永瘥。别録。治小兒疳蝕。藥性。能墮胎，治疰忤。和乾薑傅惡瘡，出箭頭。日華。燒末，和醋傅蜂漏。藏器。去大腸風熱。權度。治大

〔一〕易：原作「陽」。今據證類卷二十二蜣螂改。

小便不通下痢赤白脫肛一切痔瘻丁腫附骨疽瘡瘰癧瘍風灸瘡出血不止鼻中息肉小兒重舌特珍

【發明】時珍曰蜣螂乃手足陽明足厥陰之藥故所主皆三經之病總微論言古方治小兒驚癇蜣螂為第一而後醫家未見用之蓋不知此義耳【頌曰】箭鏃入骨不可移者楊氏家藏方用巴豆微炒同蜣螂搗塗斯須痛定必微痒忍之待極痒不可忍乃撼動拔之立出此方傳於夏侯鄲鄲初為閬州有人額有箭痕問之云從馬侍中征田悅中箭侍中與此藥立出後以生肌膏傳之乃愈因以方付鄲云凡諸瘡皆可療也鄲至洪州逆旅主人妻患瘡呻吟用此立愈○翰院叢記云李定言石藏用近世良醫也有人承檐溜浣手覺物入爪甲內初若絲髮數日如線伸縮不能始悟其為龍伏藏也乃叩藏用求治藏用曰方書無此以意治之耳末蜣螂塗指庶免震厄其人如其言後因雷火遶身急針挑之果見一物躍出亦不為災醫說亦載此事

【附方】舊七新十六

小兒驚風不拘急慢用蜣螂一枚杵爛以水一小盞於百沸湯中盪熱去滓飲之

小兒疳疾土裹蜣螂煨熟與食之韓氏醫通

小兒重舌燒末唾和傅舌上子母秘錄

膈氣吐食用地牛兒二箇推屎蟲一公一母同入罐中待蟲食盡牛兒以泥裹煨存性用去白陳皮二錢以巴豆同炒過

小便不通，下痢赤白，脱肛，一切痔瘻、丁腫、附骨疽瘡、癧瘍風，灸瘡出血不止，鼻中息肉，小兒重舌。時珍。

【發明】【時珍曰】蜣螂乃手足陽明、足厥陰之藥，故所主皆三經之病。總微論言：古方治小兒驚癇，蜣螂爲第一。而後醫未見用之，蓋不知此義耳。【頌曰】箭鏃入骨不可移者，用[一]巴豆微炒，同蜣螂搗塗。斯須痛定，必微痒，忍之。待極痒不可忍，乃撼動拔之立出。此方傳於夏侯鄆。鄆初爲閬州録事參軍[二]，有人額有箭痕，問之。云：從馬侍中征田悦中箭，侍中與此藥立出，後以生肌膏傳之乃愈。因以方付鄆，云：凡諸瘡皆可療也。鄆至洪州逆旅，主人妻患瘡呻吟，用此立愈。○翰苑[三]叢記云：李定言，石藏用，近世良醫也。有人承簷溜浣手，覺物入爪甲内，初若絲髮，數日如線，伸縮不能，始悟其爲龍伏藏也。乃叩藏用求治。藏用曰：方書無此，以意治之耳。末蜣螂塗指，庶免震厄。其人如其言，後因雷火遶身，急針挑之。果見一物躍出，亦不爲灾。醫説亦載此事。

【附方】舊七，新十六。小兒驚風。不拘急慢，用蜣螂一枚杵爛，以水一小盞，於百沸湯中盪熱，去滓飲之。小兒疳疾。土裹蜣螂煨熟，與食之。韓氏醫通。小兒重舌。蜣螂燒末，唾和，傳舌上。子母秘録。膈氣吐食。用地牛兒二箇，推屎蟲一公一母，同入罐中，待蟲食盡牛兒，以泥裹煨存性。用去白陳皮二錢，以巴豆同炒過，

〔一〕用：此前原誤出「楊氏家藏方」五字。今據證類卷二十二蜣螂引圖經删。
〔二〕録事參軍：原脱。今據補同上。
〔三〕苑：原作「院」。今據卷一引據古今經史百家書目改。

去豆粉陳皮及蟲爲末每用一二分吹入咽中吐痰三四次即愈孫氏集效方

赤白下痢黑牛散治赤白痢禁口痢及泄瀉用黑牛兒即蜣螂一名鉄甲將軍燒研每服半錢或一錢燒酒調服小兒以黃酒服立效李延壽方

大腸脫肛蜣螂燒存性爲末入冰片研勻摻肛上托之即入醫學集成

大小便閉經月欲死者本事推車散用推車客七箇男用頭女用身土狗七箇男用身女用頭新瓦焙研末用虎目樹南向皮煎汁調服只一服即通○楊氏經驗方治大小便不通六七月尋牛糞中大蜣螂十餘枚線穿陰乾收之臨時取一箇全者放淨磚上四面以灰火烘乾當腰切斷如大便不通用上截小便不通用下截各爲細末取井華水服之二便不通全用即解

大腸秘塞蜣螂炒去翅足爲末熱酒服一錢聖惠

小便轉胞不通用死蜣螂二枚燒末井華水一盞調服千金

小便血淋蜣螂研水服鮑氏

痔漏出水唐氏方用蜣螂一枚陰乾入冰片少許爲細末紙撚蘸末入孔內漸漸生肉藥自退出即愈○袖珍方用蜣螂焙乾研末先以礬湯洗過貼之

一切漏瘡不拘蜂瘻鼠瘻蜣螂燒末醋和傅千金

附骨疽漏蜣螂七枚同大麥擣傅劉涓子方

一切惡瘡及沙虱水弩惡疽五月五日收蜣螂蒸過陰乾爲末油和傅之聖惠

丁腫惡瘡楊柳上大烏殼硬蟲或地上新糞內及泥堆中者生取以蜜湯浸死新瓦焙焦爲末先以烇過針撥開好醋調傅之普濟方

無名惡瘡忽得不識

去豆。將陳皮及蟲爲末，每用一二分，吹入咽中。吐痰三四次，即愈。孫氏集效方。**赤白下痢**。黑牛散：治赤白痢、禁口痢及泄瀉。用黑牛兒即蜣螂，一名鐵甲將軍，燒研。每服半錢或一錢，燒酒調服，小兒以黄酒服，立效。李延壽方。**大腸脱肛**。蜣螂燒存性，爲末，入冰片研勻。摻肛上，托之即入。醫學集成。**大小便閉**，經月欲死者。本事推車散：用推車客七箇，男用頭，女用身，土狗七箇，男用身，女用頭，新瓦焙，研末。用虎目樹南向皮，煎汁調服。只一服即通。○楊氏經驗方治大小便不通，六七月尋牛糞中大蜣螂十餘枚，線穿陰乾收之。臨時取一箇全者，放净磚上，四面以灰火烘乾，當腰切斷。如大便不通，用上截；小便不通，用卜截。各爲細末，取井華水服之。二便不通，全用，即解。**大腸秘塞**。蜣螂炒，去翅、足，爲末，熱酒服一錢。聖惠。**小便轉胞**不通。用死蜣螂二枚燒末，井華水一盞調服。千金。**小便血淋**。蜣螂研水服。鮑氏。**痔漏出水**。唐氏方用蜣螂一枚陰乾，入冰片少許，爲細末，紙撚蘸末入孔内。漸漸生肉，藥自退出，即愈。○袖珍方用蜣螂焙乾研末。先以礬湯洗過，貼之。**一切漏瘡**。不拘蜂瘻、鼠瘻，蜣螂燒末，醋和傅。千金。**附骨疽漏**。蜣螂七枚，同大麥搗傅。劉涓子方。**一切惡瘡**，及沙虱、水弩、惡疽。五月五日取蜣螂蒸過，陰乾爲末，油和傅之。聖惠。**丁腫惡瘡**。楊柳上大烏殼硬蟲，或地上新糞内及泥堆中者，生取，以蜜湯浸死，新瓦焙焦，爲末，先以燒過針撥開，好醋調，傅之。普濟方。**無名惡瘡**，忽得不識者用死蜣蜋杵汁塗之（廣利）灸瘡血出不止用死蜣蜋燒研豬脂和塗（千金方）大赫瘡疾急防毒氣入心先灸後用乾蜣蜋為末和鹽水傅四圍如韭葉闊日一上之（肘后）癧瘍風病取塗中死蜣蜋杵爛揩瘡令熱封之一宿差（外臺秘要）鼻中息肉蜣蜋十枚納青竹筒中油紙密封置厠坑內四十九日取出曬乾入麝香少許為末塗之當化為水也（聖惠）沙塵入目取生蜣蜋一枚以其背於眼上影之自出（肘后方）

下部䘌蟲痛痒膿血旁生孔竅蜣蜋七枚五月五日收者新牛糞半兩肥羊肉一兩炒黃同搗成膏丸蓮子大炙熱綿裹納肛中半日即大便中蟲出三四度永瘥（董炳集驗方）

心【主治】丁瘡（頌曰）按劉禹錫纂柳州救三死方云元和十一年得疔瘡凡十四日益篤善藥傅之莫效長慶賈方伯教用蜣蜋心一夕而百苦皆已明年正月食羊肉又大作再用如神驗其法用蜣蜋心在腹下度取之其肉稍白是也貼瘡半日許再易血盡根出即愈蜣蜋畏羊肉故食之即發其法蓋出葛洪肘后方

轉丸（見土部）

【附録】天社蟲（別録）有名未用（曰）味甘無毒主絶孕益氣蟲狀如大大腹食草木葉三月采（時珍曰）按張揖廣雅云天社蜣蜋也與此同名不知是一類否

者。用死蜣蜋杵汁塗之。廣利[一]。**灸瘡血出**不止。用死蜣蜋燒研，猪脂和塗。千金方。**大赫瘡疾**。急防毒氣入心，先灸，後用乾蜣蜋爲末，和鹽水傅四圍，如韭葉闊，日一上之。肘後。**癧瘍風病**。取塗中死蜣蜋杵爛，揩瘡令熱，封之。一宿差。外臺秘要。**鼻中息肉**。蜣蜋十枚，納青竹筒中，油紙密封，置厠坑内。四十九日取出，晒乾，入麝香少許，爲末塗之。當化爲水也。聖惠。**沙塵入目**。取生蜣蜋一枚，以其背於眼上影之，自出。肘後方[二]。**下部䘌蟲**。痛痒膿血，旁生孔竅。蜣蜋七枚，五月五日收者，新牛糞半兩，肥羊肉一兩炒黄，同搗成膏，丸蓮子大，炙熱，綿裹納肛中，半日即大便中蟲出，三四度永瘥。董炳集驗方。

心。【主治】丁瘡。【頌曰】按劉禹錫纂柳州救三死方云：元和十一年得丁瘡，凡十四日益篤，善藥傅之莫效。長樂[三]賈方伯教用蜣蜋心，一夕百苦皆已。明年正月食羊肉，又大作，再用如神驗。其法：用蜣蜋心，在腹下度取之，其肉稍白是也。貼瘡半日許，再易，血盡根出即愈。蜣蜋畏羊肉，故食之即發。其法蓋出葛洪肘後方。

轉丸見土部。

【附録】**天社蟲**。【别録有名未用曰】味甘，無毒。主絶孕，益氣。蟲狀如蜂[四]，大腰，食草木葉，三月采。【時珍曰】按張揖廣雅云：天社，蜣蜋也。與此不知是一類否？

〔一〕 廣利：此方實出證類卷二十二蜣蜋所引「子母秘録」。
〔二〕 肘後方：此方實出證類卷二十二蜣蜋所引「圖經」。
〔三〕 樂：原作「慶」。今據證類卷二十二蜣蜋改。
〔四〕 蜂：原作「大」。今據證類卷三十天社蟲改。

天牛（綱目）

【釋名】天水牛（綱目）八角兒（同上）一角者名獨角仙（時珍曰此蟲有黑角如八字似水牛角故名亦有一角者）

【集解】藏器曰蠐螬云蝎蠹在朽木中食木心穿如錐刀口黑身長足短節慢無毛至春雨後化爲天牛兩角狀如水牛亦有一角者色黑背有白點上下緣木飛騰不遠時珍曰天牛處處有之大如蟬黑甲光如漆甲上有黃白點甲下有翅能飛目前有二黑角甚長前向如水牛角能動其喙黑而扁如鉗甚利亦似蜈蚣喙六足在腹乃諸樹蠹蟲所化也夏月有之出則主雨按爾雅蠰齧桑郭璞註云狀似天牛長角體有白點善齧桑樹作孔藏之江東呼爲齧髮此以天牛齧桑爲二物也而蘇東坡天水牛詩云兩角徒自長空飛不服箱爲牛竟何益利吻穴枯桑此則謂天牛即齧桑也大抵在桑樹者即爲齧桑爾一角者名獨角仙入藥並去甲翅角足用

【氣味】有毒【主治】瘧疾寒熱小兒急驚風及疔腫箭鏃入肉去痣靨（時珍）

【發明】時珍曰天牛獨角仙本草不載宋金以來方家時用之聖惠治小兒急驚風吹鼻定命丹宣明方點身面痣靨

天牛綱目

【釋名】天水牛綱目、八角兒同上。一角者名獨角仙。【時珍曰】此蟲有黑角如八字，似水牛角，故名。亦有一角者。

【集解】【藏器註】蠐螬云：蝎蠹，在朽木中，食木心，穿如錐刀，口黑，身長足短，節慢無毛。至春雨後化爲天牛，兩角狀如水牛，亦有一角者，色黑，背有白點，上下緣木，飛騰不遠。【時珍曰】天牛處處有之。大如蟬，黑甲光如漆，甲上有黃白點，甲下有翅能飛。目前有二黑角甚長，前向如水牛角，能動。其喙黑而扁，如鉗甚利，亦似蜈蚣喙。六足在腹，乃諸樹蠹蟲所化也。夏月有之，出則主雨。按爾雅：蠰，齧桑也。郭璞註云：狀似天牛長角，體有白點，善齧桑樹，作孔藏之。江東呼爲齧髮。此以天牛、齧桑爲二物也。而蘇東坡天水牛詩云：兩角徒自長，空飛不服箱。爲牛竟何益？利吻穴枯桑。此則謂天牛即齧桑也。大抵在桑樹者，即爲齧桑爾。一角者，名獨角仙。入藥，並去甲、翅、角、足用。

【氣味】有毒。【主治】瘧疾寒熱，小兒急驚風，及疔腫箭鏃入肉，去痣靨。時珍。

【發明】【時珍曰】天牛、獨角仙，本草不載。宋、金以來，方家時用之。聖惠治小兒急驚風吹鼻定命丹，宣明方點身面痣靨

芙蓉膏中亦用獨角仙蓋亦毒物也藥多不録蝎化天牛
有毒蠐螬化蟬無毒又可見蠐螬與蝎之性味良惡也

附方三新

疔腫惡毒透骨膏用八角兒楊柳上者陰乾去殻四箇如冬月無此用其窠代之蟾酥半錢巴豆仁一箇粉霜雄黃麝香少許先以八角兒研如泥入溶化黃蠟少許同衆藥末和作膏子密收每以針刺瘡頭破出血用榆條送膏子麥粒大入瘡中以雀糞二箇放瘡口瘡回即止不必再用也忌冷水如針破無血是着骨疔即男左女右中指甲末刺出血糊藥又無血即刺足大拇血糊藥如都無血必難醫也

箭鏃入肉用天水牛取一角者小瓶盛之入硇砂一錢同水數滴在內待自然化水取滴傷處即出也

寒熱瘧疾猪膏丸治瘧疾發渴往來不定臘猪膏二兩獨角仙一枚獨頭蒜一箇樓葱一握五月五日三家粽尖於五月五日五更時淨處露頭赤脚舌拄上齶回面向北搗一千丸皂子大每以新綿裹一丸繫臂上男左女右聖惠

附録飛生蟲拾遺藏器曰狀如齧髮頭上有角其角無毒主難産燒末水服少許亦可執之時珍曰此亦天牛別類也與飛鼠同功故亦名飛生

螻蛄本經下品

釋名蟪蛄本經天螻本經螜斛○本經螻蟈月令仙姑古今注石鼠古今注梧

芙蓉膏中，俱用獨角仙，蓋亦毒物也。藥多不録。蝎化天牛有毒，蠐螬化蟬無毒，又可見蠐螬與蝎之性味良惡也。

【附方】新三。疔腫惡毒。透骨膏：用八角兒楊柳上者，陰乾去殼，四箇。如冬月無此，用其窠代之。蟾酥半錢，巴豆仁一箇，粉霜、雄黄、麝香少許。先以八角兒研如泥，入溶化黄蠟少許，同衆藥末和作膏子，密收。每以針刺瘡頭破出血，用榆條送膏子麥粒大入瘡中，以雀糞二箇放瘡口。瘡回即止，不必再用也。忌冷水。如針破無血，繫是着骨疔。即男左女右中指甲末刺出血糊藥。又無血，即刺足大拇血糊藥。如都無血，必難醫也。箭鏃入肉。用天水牛取一角者，小瓶盛之，入硇砂一錢，同水數滴在内。待自然化水，取滴傷處，即出也。寒熱瘧疾。猪膏丸：治瘧疾發渴，往來不定。臘猪膏二兩，獨角仙一枚，獨頭蒜一箇，樓葱一握，五月五日三家粽尖。於五月五日五更時，浄處露頭赤脚，舌拄上齶，回面向北，搗一千杵[一]，丸皂子大。每以新綿裹一丸，繫臂上，男左女右。聖惠。

【附録】飛生蟲拾遺。【藏器曰】狀如嚙髮，頭上有角。其角無毒，主難産，燒末水服少許，亦可執之。【時珍曰】此亦天牛別類也。與鼺鼠同功，故亦名飛生。

螻蛄本經下品

【釋名】螻蛄本經、天螻本經、螜音[二]斛○本經、螻蟈月令、仙姑古今注、石鼠古今注、梧

[一] 杵：原脱。今據聖惠方卷五十二治往來寒熱瘧諸方補。

[二] 音：原脱。今據證類卷二十二螻蛄補。

鼠（荀子）土狗（俗名）〔時珍曰〕周禮註云螻臭也此蟲氣臭故得螻名曰姑曰婆曰娘子皆稱蟲之名蟪蛄同蟬名螻蟈同蛙名石鼠同碩鼠名梧鼠同飛生名皆名同物異也

〔集解〕〔別錄曰〕螻蛄生東城平澤夜出者良夏至取暴乾〔弘景曰〕此物頗協鬼神昔人獄中得其力今人夜見多打殺之言為鬼所使也〔頌曰〕今處處有之穴地糞壤中而生夜則出外求食荀子所謂梧鼠五枝而窮蔡邕所謂碩鼠五能不成一技者皆指此也魏詩碩鼠乃大鼠與此同名而技不同耳五技者能飛不能過屋能緣不能窮木能游不能度谷能穴不能掩身能走不能免人〔宗奭曰〕此蟲立夏後至夜則鳴聲如蚯蚓月令螻蟈鳴者是矣〔時珍曰〕螻蛄穴土而居有短翅四足雄者善鳴而飛雌者腹大羽小不善飛翔吸風食土喜就燈光入藥用雄或云火燒地赤置螻於上任其跳死覆者雄仰者雌也類從云磨鐵致蛄汗鸛引兖物相感也

〔氣味〕鹹寒無毒〔日華曰〕涼有毒去翅足炒用

〔主治〕產難出肉中刺潰癰腫下哽噎解毒除惡瘡（本經）水腫頭面腫（日華）利大小便通石淋治瘰癧骨哽（時珍）治口瘡甚效（震亨）

〔發明〕〔弘景曰〕自腰以前甚澀能止大小便自腰以後甚利能下大小便〔震亨曰〕螻蛄治水甚效但其性急虛人戒

鼠荀子、土狗俗名。【時珍曰】周禮註云：螻，臭也。此蟲氣臭，故得螻名。曰蛄，曰婆，曰娘子，皆稱蟲之名。螻蛄同蟬名，螻蟈同蛙名，石鼠同碩鼠名，梧鼠同飛生名，皆名同物異也。

【集解】【別録曰】螻蛄生東城平澤。夜出者良。夏至取，暴乾。【弘景曰】此物頗協鬼神。昔人獄中得其力，今人夜見多打殺之，言爲鬼所使也。【頌曰】今處處有之。穴地糞壤中而生，夜則出外求食。荀子所謂梧鼠五枝而窮，蔡邕所謂碩鼠五能不成一技者，皆指此也。魏詩碩鼠乃大鼠，與此同名而技不窮，固不同耳。五技者：能飛不能過屋，能緣不能窮木，能游不能度谷，能穴不能掩身，能走不能免人。【宗奭曰】此蟲立夏後至夜則鳴，聲如蚯蚓，月令螻蟈鳴者是矣。【時珍曰】螻蛄穴土而居，有短翅四足。雄者善鳴而飛，雌者腹大羽小，不善飛翔，吸風食土，喜就燈光。入藥用雄。或云用〔一〕火燒地赤，置螻於上，任其跳死，覆者雄，仰者雌也。類從云：磨鐵致蛄，汗鞴引兔。物相感也。

【氣味】鹹，寒，無毒。【日華曰】涼，有毒。去翅、足，炒用。【主治】産難，出肉中刺，潰癰腫，下哽噎，解毒，除惡瘡。本經。水腫，頭面腫。日華。利大小便，通石淋，治瘰癧骨哽。時珍。治口瘡甚效。震亨。

【發明】【弘景曰】自腰以前甚澀，能止大小便；自腰以後甚利，能下大小便。【朱震亨曰】螻蛄治水甚效，但其性急，虚人戒

〔一〕用：原闕一字。今從錢本補。

之頌曰今方家治石淋導水用螻蛄七枚鹽二兩新瓦上鋪蓋焙乾研末每温酒服一錢匕即愈也

附方舊一新廿

十種水病腹滿喘促不得臥聖惠方以螻蛄五枚焙乾為末食前白湯服一錢小便利為效○楊氏加甘遂末一錢商陸汁一匙取下水為效忌鹽一百日○小便秘者聖惠用螻蛄下截焙研水服半錢立通○保命集用螻蛄一箇葡萄心七箇同研露一夜日乾研末酒服○乾坤秘韞用端午日取螻蛄陰乾分頭尾焙收治上身用頭末七箇治中用腹末七箇治下用尾末七箇食前酒服

大腹水病肘后用螻蛄炙熟日食十箇○普濟半邊散治水病用大戟芫花甘遂大黃各三錢為末以土狗七枚五月能飛者搗葱鋪新瓦上焙之待乾去翅足每箇剪作兩半邊分左右記收欲退左即以左邊七片焙研入前末二錢以淡竹葉天門冬煎湯五更調服候左退三日後服右邊如前法

嗃鼻消水面浮甚者用土狗一箇輕粉二分半為末每嗃少許入鼻內黃水出盡為妙楊氏家藏方

石淋作痛方見發明下

小便不通葛洪方用大螻蛄二枚取下體以水一升漬飲須臾即通○壽域方用土狗下截焙研調服半錢生研亦可○談埜翁方加車前草同搗汁服○唐氏經驗方用土狗後截和麝搗納臍中縛定即通○醫方摘要用土狗一箇炙研入冰片麝香少許翎管吹入莖內

大小便閉經月欲死普濟方用土狗推車客各七枚並男用頭女用身瓦焙焦為末以向南樗皮煎汁飲一服神效

胞衣不下困極腹脹則殺

之。【頌曰】今方家治石淋導水，用螻蛄七枚，鹽二兩，新瓦上鋪蓋焙乾，研末。每溫酒服一錢匕，即愈也。

【附方】舊一，新廿。**十種水病。**腫〔一〕滿喘促不得卧。聖惠方以螻蛄五枚，焙乾爲末。食前白湯服一錢，小便利爲效。楊氏加甘遂末一錢，商陸汁一匙，取下水爲效。忌鹽一百日。○小便秘者。聖惠用螻蛄下截焙研，水服半錢，立通。○保命集用螻蛄一箇，葡萄心七箇，同研，露一夜，日乾研末，酒服。○乾坤秘韞用端午日取螻蛄陰乾，分頭、尾焙收。治上身，用頭末七箇；治中，用腹末七箇；治下，用尾末七箇，食前酒服。**大腹水病。**肘後用螻蛄炙熟，日食十箇。○普濟半邊散治水病，用大戟、芫花、甘遂、大黄各三錢，爲末。以土狗七枚，五月能飛者，搗葱鋪新瓦上焙之。待乾，去翅、足，每箇剪作兩半邊，分左右記收。欲退左，即以左邊七片焙研，入前末二錢，以淡竹葉、天門冬煎湯，五更調服。候左退三日後，服右邊如前法。**㗜鼻消水。**面浮甚者，用土狗一箇，輕粉二分半，爲末。每㗜少許入鼻内，黄水出盡爲妙。楊氏家藏方。**石淋作痛。**方見「發明」下。**小便不通。**葛洪方用大螻蛄二枚，取小〔二〕體，以水一升漬飲，須臾即通。○壽域方用土狗下截焙研，調服半錢。生研亦可。○談埜翁方加車前草，同搗汁服。○唐氏經驗方用土狗後截，和麝搗，納臍中，縛定，即通。○醫方摘要用土狗一箇炙研，入冰片、麝香少許，翎管吹入莖内。**大小便閉，**經月欲死。普濟方用土狗、推車客各七枚，並男用頭，女用身，瓦焙焦，爲末。以向南樗皮煎汁飲，一服神效。**胞衣不下。**困極腹脹則殺

〔一〕腫：原作「腹」。今據證類卷二十二螻蛄改。

〔二〕小：據本條「發明」云：「自腰以後甚利，能下大小便。」疑「小」爲「下」之誤。

人螻蛄一枚水煎二十沸灌入下喉即出也延年方　臍風出汁螻蛄甘草等分並炙爲末傅之總錄

牙齒疼痛土狗一箇舊糟裹定濕紙包煨焦去糟研末傅之立止本事方　緊唇裂痛螻蛄燒灰傅之千金方

塞耳治聾螻蛄五錢穿山甲炮五錢麝香少許爲末葱汁和丸塞之外用嗃鼻藥即通普濟

頸項瘰癧用帶殼螻蛄七枚生取肉入丁香七粒於殼內燒過與肉同研用紙花貼之救急方

箭鏃入肉以螻蛄杵汁滴上三五度自出千金方　鍼刺在咽同上　誤吞鉤線螻蛄去身吞其頭數枚勿令本人知聖惠方

螢火本經下品

【釋名】夜光本經　熠燿音熠耀　即炤音照　夜照　景天　救火　據火　挾火並吳普　宵燭古今注　丹鳥宗奭曰螢常在大暑前後飛出是得大火之氣而化故明照如此時珍曰螢從熒省熒小火也會意幽風熠燿宵行宵行乃蟲名熠燿其光也詩注及本草皆誤以熠燿爲螢名矣

【集解】別錄曰螢火生階地池澤七月七日收陰乾　弘景曰此是腐草及爛竹根所化初時如蛹腹下已有光數日變而能飛方術家捕置酒中令死乃乾之俗用亦稀　時珍曰螢有三種一種小而宵飛腹下光明乃茅根所化也呂氏月令

人。螻蛄一枚，水煮二十沸，灌入，下喉即出也。延年方。**臍風出汁**。螻蛄、甘草等分，並炙，爲末，傅之。總録。**牙齒疼痛**。土狗一箇，舊糟裹定，濕紙包，煨焦，去糟研末，傅之立止。本事。**緊唇裂痛**。螻蛄燒灰，傅之。千金方。**塞耳治聾**。螻蛄五錢，穿山甲炮五錢，麝香少許，爲末，葱汁和丸，塞之。外用嗃鼻藥即通。普濟。**頸項瘰癧**。用帶殼螻蛄七枚，生取肉，入丁香七粒於殼内，燒過，與肉同研，用紙花貼之。救急方。**箭鏃入肉**。以螻蛄杵汁滴上，三五度自出。千金方。**鍼刺在咽**〔一〕。同上。**誤吞鉤線**。螻蛄去身，吞其頭數枚。勿令本人知。聖惠方。

螢火本經下品

【釋名】夜光本經、熠燿音煜躍、即炤音照、夜照、景天、救火、據火、挾火並吳普、宵燭古今注、丹鳥。【宗奭曰】螢常在大暑前後飛出，是得大火之氣而化，故明照如此。【時珍曰】螢從熒省。熒，小火也，會意。豳風：熠燿宵行。宵行乃蟲名，熠燿其光也。詩注及本草，皆誤以熠燿爲螢名矣。

【集解】【别録曰】螢火生階地池澤。七月七日取，陰乾。【弘景曰】此是腐草及爛竹根所化。初時如蛹，腹下已有光，數日變而能飛。方術家捕置酒中令死，乃乾之。俗用亦稀。【時珍曰】螢有三種。一種小而宵飛，腹下光明，乃茅根所化也，吕氏月令

〔一〕在咽：證類卷二十二螻蛄引孫真人作「不出」。

所謂腐草化爲螢者是也。一種長如蛆蠋，尾後有光，無翼不飛，乃竹根所化也，一名蠲，俗名螢蛆，明堂月令所謂腐草化爲蠲者是也，其名宵行。茅竹之根，夜視有光，復感濕熱之氣，遂變化成形爾。一種水螢，居水中，唐李子卿水螢賦所謂彼何爲而化草，此何爲而居泉是也。入藥用飛螢。

氣味辛，微溫，無毒。主治明目本經。療青盲甄權。小兒火瘡傷，熱氣蠱毒，鬼疰，通神精別錄。

發明 時珍曰：螢火能辟邪明目，蓋取其照幽夜明之義耳。神仙感應篇載務成子螢火丸事蹟甚詳，而龐安常總病論亦極言其效驗，云曾試用之，一家五十餘口俱染疫病，惟四人帶此者不病也。許叔微傷寒歌亦稱之。予亦恒欲試之，因循未暇耳。龐翁爲蘇黃所重友，想不虛言○神仙感應篇云：務成子螢火丸，主辟疾病，惡氣百鬼，虎狼蛇虺，蜂蠆諸毒，五兵白刃，盜賊凶害。昔漢冠軍將軍武威太守劉子南，從道士尹公受得此方。永平十二年，於北界與虜戰，敗績，士卒略盡。子南被圍，矢下如雨，未至子南馬數尺，矢輒墮地。虜以爲神，乃解去。子南以方教子弟爲將，皆未嘗被傷也。漢末青牛道士得之，以傳安定皇甫隆，隆以傳魏武帝，乃稍有人得之。故一名冠將丸，又名武威丸。用螢火、鬼箭羽、蒺藜各一兩，雄黃、雌黃各二兩，羖羊角煅存性一兩半，礬石火燒二兩，鐵錘柄入鐵處燒焦一兩半，俱爲末，以雞子黃、丹雄雞冠一具，和搗所謂腐草化爲螢者是也。一種長如蛆蠋，尾後有光，無翼不飛，乃竹根所化也，一名蠲，俗名螢蛆，明堂月令所謂腐草化蠲者是也，其名宵行，茅竹之根，夜視有光，復感濕熱之氣，遂變化成形爾。一〔一〕種水螢，居水中，唐李子卿〔二〕水螢賦所謂「彼何爲而化草，此何爲而居泉」是也。入藥用飛螢。

【氣味】辛，微温，無毒。【主治】明目。本經。療青盲。甄權。小兒火瘡傷，熱氣蠱毒鬼疰，通神精。别録。

【發明】【時珍曰】螢火能辟邪明目，蓋取其照幽夜明之義耳。神仙感應篇載務成螢火丸，事蹟甚詳，而龐安常總病論亦極言其效驗。云曾試用之，一家五十餘口俱染疫病，惟四人帶此者不病也。許叔微傷寒歌亦稱之。予亦恒欲試之，因循未暇耳。龐翁爲蘇、黄器重友，想不虚言。○神仙感應篇云：務成子螢火丸，主辟疾病，惡氣百鬼，虎狼蛇虺，蜂蠆諸毒，五兵白刃，盗賊兇害。昔漢冠軍將軍武威太守劉子南，從道士尹公受得此方。永平十二年，於北界與虜戰敗績，士卒略盡。子南被圍，矢下如雨，未至子南馬數尺，矢輒墮地。虜以爲神，乃解去。子南以方教子弟，爲將皆未嘗被傷也。漢末青牛道士得之，以傳安定皇甫隆，隆以傳魏武帝，乃稍有人得之。故一名冠將〔三〕丸，又名武威丸。用螢火、鬼箭羽、蒺藜各一兩，雄黄、雌黄各二兩，羖羊角煅存性一兩半，礬石火燒二兩，鐵錘柄入鐵處燒焦一兩半，俱爲末。以雞子黄、丹雄雞冠一具，和搗

〔一〕一：原闕一字。今從江西本補。
〔二〕卿：原作「鄉」。今據文苑英華卷一百四十一水螢賦改。
〔三〕將：傷寒總病論卷五天行温病論「務成子螢火丸」作「軍」。

十九枚和合作三角用絳囊盛五丸帶於左臂上從軍繫腰中居家掛戶上辟盜賊也

【附方】新二

黑髮 七月七日夜取螢火蟲二七枚撚髮自黑也便民圖纂方

明目 勞傷肝氣目暗方用螢火二七枚納大鯉魚膽中陰乾百日爲末每點少許極妙一方用白犬膽聖惠

衣魚 本經下品

【釋名】白魚本經 蟫魚蟫淫尋二音 蛃魚郭璞 壁魚圖經 蠹魚宋 宗奭曰衣魚生久藏衣帛中及書紙中其形稍似魚其尾又分二岐故得魚名 時珍曰白其色也壁其居也蟫其狀也丙其尾形也

【集解】別錄曰衣魚生咸陽平澤 頌曰今處處有之衣中乃少而書卷中甚多身白有厚粉以手觸之則落段成式云補闕張周見壁上瓜子化爲壁魚因知列子朽瓜化魚之言不虛也俗傳壁魚入道經中食神仙字則身有五色人得吞之可致神仙唐張湯之子乃多書神仙字碎剪置瓶中取魚投之冀其蠹食而不能得遂致心疾書此以解俗說之惑 時珍曰衣魚其蠹衣帛書畫始則黃色老則有白粉碎之如銀可打紙箋按段成式言何諷於書中得一髮長四寸捲之無端用力絕之兩端滴水一方士云此名脈望乃衣魚三食神仙字則化爲此夜持向天可以墜星求丹又異於吞魚致仙之說大抵謬妄宜辯正之

千下，丸如杏仁。作三角絳囊盛五丸，帶於左臂上，從軍繫腰中，居家掛户上，甚辟盗賊也。

【附方】新二。黑髮。七月七日夜，取螢火蟲二〔一〕七枚，撚髮自黑也。便民圖纂方。明目。勞傷肝氣目暗方：用螢火二七枚，納大鯉魚膽中，陰乾百日爲末。每點少許，極妙。一方用白犬膽。聖惠。

衣魚本經下品

【釋名】白魚本經、蟫魚覃、淫、尋三音、蛃魚郭璞、壁魚圖經、蠹魚。【宗奭曰】衣魚生久藏衣帛中及書紙中。其形稍似魚，其尾又分二岐，故得魚名。【時珍曰】白，其色也。壁，其居也。蟫，其狀態也。丙，其尾形也。

【集解】【别録曰】衣魚生咸陽平澤。【頌曰】今處處有之，衣中乃少，而書卷中甚多。身白有厚粉，以手觸之則落。段成式云：補闕張周封〔二〕見壁上瓜子化爲壁魚，因知列子「朽瓜化魚」之言不虚也。俗傳壁魚入道經中，食神仙字，則身有五色。人得吞之，可致神仙。唐張裼〔三〕之少〔四〕子，乃多書神仙字，碎剪置瓶中，取壁〔五〕魚投之，冀其蠹食而不能得，遂致心疾。書此以解俗説之惑。【時珍曰】衣魚甚蠹衣帛書畫，始則黄色，老則有白粉，碎之如銀，可打紙箋。按段成式言：何諷於書中得一髮長四寸，捲之無端，用力絶之，兩端滴水。一方士云：此名脉望，乃衣魚三食神仙字則化爲此。夜持向天，可以墜星，求丹。又異於吞魚致仙之説。大抵謬妄，宜辯正之。

〔一〕二：原缺首筆。今從江西本補正。
〔二〕封：原脱。今據酉陽雜俎卷十七壁魚補。
〔三〕裼：原作「湯」。證類卷二十二衣魚同誤。今據改同上。
〔四〕少：原作「之」。今據證類卷二十二衣魚改。
〔五〕壁：原脱。今據補同上。

【氣味】鹹，溫，無毒。甄權曰：有毒。○【大明曰】畏芸草、莽草、萵苣。【主治】婦人疝瘕，小便不利，小兒中風，項強背起，摩之。本經 療淋，塗瘡癜瘢，墮胎。別錄 小兒淋閉，以摩臍及小腹，即通。陶弘景 合鷹屎、白殭蠶，同傅瘡瘢，即滅。蘇頌 主小兒臍風撮口，客忤天弔，風癇口喎，重舌目翳，目眯尿血，轉胞，小便不通。時珍

【發明】時珍曰：衣魚乃太陽經藥，故所主中風項強，驚癇天弔，目翳口喎，淋閉，皆手足太陽經病也。范汪方治小便不利，取二七枚搗，分作數丸，頓服即通。齊書云：明帝病篤，敕臺省求白魚為藥，此乃神農藥，古方盛用，而今人罕知矣。

【附方】舊五，新七。小兒胎寒，腹痛汗出，用衣中白魚二七枚，絹包，于兒腹上回轉摩之，以愈為度。聖惠方 小兒撮口，壁魚兒研末，每以少許塗乳，令兒吮之。聖惠 小兒客忤，項強欲死，衣魚十枚研傅乳上，吮之入咽，立愈。或以二枚塗母手中，掩兒臍，得吐下愈。外仍以摩項強處。小兒天弔，目睛上視，用壁魚兒乾者十箇，濕者五箇，用乳汁和研灌之。聖惠方 小兒癇疾，白魚酒：用衣中白魚七枚，竹茹一握，酒一升，煎一合，溫服之。外臺 偏風口喎，取白魚摩耳，左喎摩右，右喎摩左，正乃已。外臺秘要 小兒重舌，衣

【氣味】鹹，温，無毒。【甄權曰】有毒。○【大明曰】畏芸草、莽草、萵苣。【主治】婦人疝瘕，小便不利，小兒中風項强，背起[一]摩之。本經。療淋塗瘡，滅瘢墮胎。别録。小兒淋閉，以摩臍及小腹即通。陶弘景。合鷹屎、僵蠶，同傅瘡瘢即滅。蘇頌。主小兒臍風撮口，客忤天弔，風癇口喎，重舌，目翳目眯，尿血，轉胞小便不通。時珍。

【發明】【時珍曰】衣魚乃太陽經藥，故所主中風項强，驚癇天弔，目翳口喎，淋閉，皆手足太陽經病也。范汪方治小便不利，取二七枚搗，分作數丸，頓服即通。齊書云：明帝病篤，敕臺省求白魚爲藥。此乃神農藥，古方盛用而今人罕知也。

【附方】舊五，新七。小兒胎寒，腹痛汗出。用衣中白魚二七枚，絹包，于兒腹上回轉摩之，以愈爲度。聖惠方。小兒撮口。壁魚兒研末。每以少許塗乳，令兒吮之。聖惠。小兒客忤，項强欲死。衣魚十枚，研傅乳上，吮之入咽，立愈。或以二枚塗母手中，掩兒臍，得吐下愈。外仍以摩項强處。小兒天弔，目睛上視。用壁魚兒乾者十箇，濕者五箇，用乳汁和研，灌之。聖惠方。小兒癇疾。白魚酒：用衣中白魚七枚，竹茹一握，酒一升，煎二[二]合，温服之。外臺。偏風口喎。取白魚摩耳[三]，左喎摩右，右喎摩左，正乃已。外臺秘要。小兒重舌。衣魚

〔一〕背起：證類卷二十二衣魚同。御覽卷九百四十六白魚引本草經作「皆宜」。

〔二〕二：原缺首筆。今從江西本補正。

〔三〕耳：證類卷二十二衣魚引孫真人此後有「下」字。

[illegible]千金翼　目中浮翳書中白魚末注少許於翳上日二外臺　沙塵入目不出杵衣魚以乳汁和滴目中即出或爲末點之千金　小便不通白魚散用白魚滑石亂髮等分爲散飲服半錢匕日三千金　小便轉胞不出納衣魚一枚於莖中千金方　婦人尿血衣中白魚二十枚納入陰中子母秘錄

鼠婦 本經下品

【釋名】鼠負弘景　負蟠爾雅　鼠姑弘景　鼠粘蜀本　蛜蝛別錄　伊威本經　濕生蟲圖經　地雞綱目　地蝨　弘景曰鼠婦爾雅作鼠負言鼠多在坎中背粘負之故曰鼠負今作婦字如似乎謬韓保昇曰多在甕器底及土坎中常惹着鼠背故名俗亦謂之鼠粘猶蒼耳名羊負來也時珍曰按陸佃埤雅云鼠負食之令人善淫故有婦名又名鼠姑猶鼠婦也鼠粘猶鼠負也然則婦負二義俱通矣因濕化生故俗名濕生蟲曰地雞地蝨者象形也

【集解】別錄曰鼠婦生魏郡平谷及人家地上五月五日采頌曰今處處有之多在下濕處甕器底及土坎中詩云蛜蝛在室鄭玄言家無人則生故也宗奭曰濕生蟲多足大者長三四分其色如蚓背有橫紋蹙起用處絕少時珍曰形似

燒灰，傅舌上。千金翼。**目中浮翳**。書中白魚末，注少許於翳上，日二。外臺。**沙塵入目**不出者。杵白魚，以乳汁和，滴目中即出。或爲末點之。千金。**小便不通**。白〔一〕魚散：用白魚、滑石、亂髮等分，爲散。飲服半錢匕，日三。金匱要略。**小便轉胞**不出。納衣魚一枚於莖中。千金方。**婦人尿血**。衣中白魚二十枚，納入陰中。子母秘録。

鼠婦本經下品

【釋名】鼠負弘景、負蟠煩○爾雅、鼠姑弘景、鼠粘蜀本、蟠蟠別録、蛜蝛伊威○本經、濕生蟲圖經、地雞綱目、地虱。【弘景曰】鼠婦，爾雅作鼠負，言鼠多在坎中，背粘負之，故曰鼠負。今作婦字，如似乖理。【韓保昇曰】多在甕器底及土坎中，常惹着鼠背，故名。俗亦謂之鼠粘，猶枲耳名羊負來也。【時珍曰】按陸佃埤雅云：鼠負，食之令人善淫，故有婦名。又名鼠姑，猶鼠婦也。鼠粘，猶鼠負也。然則婦、負二義俱通矣。因濕化生，故俗名濕生蟲。曰地雞、地虱者，象形也。

【集解】【別録曰】鼠婦生魏郡平谷，及人家地上。五月五日采。【頌曰】今處處有之，多在下濕處、甕器底及土坎中。詩云：蛜蝛在室。鄭玄言，家無人則生故也。【宗奭曰】濕生蟲多足，大者長三四分，其色如蚓，背有横紋蹙起，用處絶少。【時珍曰】形似

〔一〕白：金匱卷中消渴小便利淋病脉證并治此前有「滑石」二字。

衣魚稍大灰色

【氣味】酸，温，無毒。大明曰：無毒。【主治】氣癃不得小便，婦人月閉血瘕，癇痓寒熱，利水道，墮胎。日華。治久瘧寒熱，風蟲牙齒疼痛，小兒撮口驚風，鵝口瘡，痘瘡倒靨，解射工毒、蜘蛛毒，蚰蜒入耳。時珍

【發明】頌曰：張仲景治久瘧大鱉甲丸中用之，以其主寒熱也。時珍曰：古方治驚癇血病多用之，蓋厥陰經藥也。太平御覽載葛洪瘧方：用鼠負蟲十四枚，各以糟釀之，丸十四丸，發時水吞下便愈。而葛洪肘后方治瘧疾寒熱，用鼠婦四枚，糖裹為丸，水下便斷。又用鼠負、豆豉各十四枚，搗丸芡子大，未發前日湯服二丸，將發時再服二丸，便止也。又蜘蛛毒人成瘡，取此蟲食其絲即愈。詳蜘蛛下。

【附方】舊一，新八。

產婦尿秘：鼠婦七枚，熬研末，酒服。千金

撮口臍風：聖惠用鼠負蟲杵絞汁，少許灌之。○陳氏生杵鼠負及雀甕汁服之。

鵝口白瘡：地雞研水塗之即愈。壽域方

風蟲牙痛：濕生蟲一枚，綿裹咬之，勿令人知。聖惠

風牙疼痛：濕生蟲、巴豆仁、胡椒各一枚，研勻，飯丸綠豆大，綿裹一丸咬之，良久涎出吐去，效不可言。經驗方

痘瘡倒靨：濕生蟲為末，酒服一字即起。痘疹論

蚰蜒入

衣魚稍大，灰色。

【氣味】酸，温，無毒。【大明曰】有[一]毒。【主治】氣癃不得小便，婦人月閉血瘕，癎痓寒熱，利水道，墮胎。日華。治久瘧寒熱，風蟲牙齒疼痛，小兒撮口驚風，鵝口瘡，痘瘡倒靨，解射工毒、蜘蛛毒，蚰蜒入耳。時珍。

【發明】【頌曰】張仲景治久瘧，大鼈甲丸中用之，以其主寒熱也。【時珍曰】古方治驚、瘧、血病多用之，蓋厥陰經藥也。太平御覽載葛洪瘧[二]方：用鼠負蟲十四枚，各以糟釀之，丸十四丸，發時水吞下便愈。而葛洪肘後方治瘧疾寒熱，用鼠婦四枚，糖裹爲丸，水下便斷。又用鼠負、豆豉各十四枚，搗丸芡子大。未發前日，湯服二丸，將發時，再服二丸，便止也。又蜘蛛毒人成瘡，取此蟲食其絲即愈。詳「蜘蛛」下。

【附方】舊一，新八。產婦尿秘。鼠婦七枚熬，研末，酒服。千金。撮口臍風。聖惠用鼠負蟲杵，絞汁少許，灌之。○陳氏：生杵鼠負及雀甕汁服之。鵝口白瘡。地雞研水塗之，即愈。壽域方。風蟲牙痛。濕生蟲一枚，綿裹咬之。勿令人知。聖惠。風牙疼痛。濕生蟲、巴豆仁、胡椒各一枚，研勻，飯丸綠豆大。綿裹一丸咬之，良久涎出吐去，效不可言。經效濟世方。痘瘡倒靨。濕生蟲爲末，酒服一字，即起。痘疹論。蚰蜒入

[一] 有：原作「無」。今據證類卷二十二鼠婦改。
[二] 瘧：此前御覽卷九百四十九鼠負有「治」字。

耳膿生蟲研爛塗耳蟲自出或擣紙上作撚安入耳中亦出衛生寶鑑 射工溪毒鼠婦豆豉巴豆各三枚脂和塗之肘后

附錄丹戩 別錄有名未用曰味辛有毒主心腹積血生蜀郡狀如鼠負青股赤頭七月七日采一名飛龍

䗪蟲 音蔗 本經中品

釋名地鱉 本經 土鱉 別錄 地蜱蟲 綱目 簸箕蟲 衍義 蚵蚾蟲 綱目 過街 綱目 弘景曰形扁扁如鱉故名土鱉宗奭曰今人呼為簸箕蟲亦形象也時珍曰按陸農師云䗪逢申日則過街故名過街袖珍方名蚵蚾蟲蘇氏方名地蜱蟲

集解 別錄曰生河東川澤及沙中人家牆壁下土中濕處十月采暴乾弘景曰形扁扁如鱉有甲不能飛小有臭氣恭曰此物好生鼠壤土中及屋壁下狀似鼠婦而大者寸餘形小似鱉無甲而有鱗小兒多捕以負物為戲時珍曰處處有之與燈蛾相牝牡

氣味鹹寒有毒 甄權曰鹹苦○之才曰畏皂莢菖蒲屋遊 主治心腹寒熱洗洗 音洗 血積癥瘕破堅下血閉生子大良 本經 月水不通破留血積聚

耳。濕生蟲研爛，塗耳邊，自出。或攤紙上作撚，安入耳中，亦出。衛生寶鑑。射工溪毒。鼠婦、豆豉、巴豆各三枚，脂和，塗之。肘後。

【附録】丹戩。【别録有名未用曰】味辛，有毒。主心腹積血。生蜀郡。狀如鼠負，青股赤頭。七月七日采。一名飛龍。

䗪蟲 音蔗○本經中品

【釋名】地鼈本經、土鼈别録、地蜱蟲綱目、簸箕蟲衍義、蚵蚾蟲綱目、過街。【弘景曰】形扁扁如鼈，故名土鼈。【宗奭曰】今人呼爲簸箕蟲，亦象形[一]也。【時珍曰】按陸農師云：䗪逢申日則過街，故名過街。袖珍方名蚵蚾蟲。鮑氏方名地蜱蟲。

【集解】【别録曰】生河東川澤及沙中，人家牆壁下土中濕處。十月采，暴乾。【弘景曰】形扁如鼈，有甲不能飛，小有臭氣。【恭曰】此物好生鼠壤土中，及屋壁下。狀似鼠婦，而大者寸餘，形小似鼈，無甲而有鱗。小兒多捕以負物爲戲。【時珍曰】處處有之，與燈[二]蛾相牝牡。

【氣味】鹹，寒，有毒。【甄權曰】鹹、苦。○【之才曰】畏皂莢、菖蒲、屋遊。【主治】心腹寒熱洗洗音忖[三]，血積癥瘕，破堅，下血閉，生子大良。本經。月水不通，破留血積聚。

〔一〕象形：原作「形象」。今據證類卷二十一䗪蟲乙正。

〔二〕燈：原作「蹬」。字書未見此字。今從江西本改。

〔三〕忖：字拙類「忖」。「洗洗」形容惡寒貌，多見醫藥書中。證類卷八當歸注「洗」音爲「癬」。録之備參。

藥性通乳脉，用一枚擂水半合濾服，勿令知之。宗奭 行產後血積，折傷瘀血，治重舌木舌口瘡，小兒腹痛夜啼。時珍

【發明】頌曰：張仲景治雜病方及久病積結，有大黃䗪蟲丸，又有大鱉甲丸，及婦人藥並用之，以其有破堅下血之功也。

【附方】新七

大黃䗪蟲丸 治產婦腹痛有乾血。用䗪蟲二十枚去足，桃仁二十枚，大黃二兩，為末，煉蜜杵和，分為四丸。每以一丸，酒一升，煮取二合，溫服，當下血也。張仲景方

木舌腫強 塞口，不治殺人。䗪蟲炙五枚，食鹽半兩，為末。水二盞，煎十沸，時時熱含吐涎，瘥乃止。聖惠方

重舌塞痛 地鱉蟲和生薄荷研汁，帛包捻舌下腫處。一名地蜱蟲也。鄭氏方

腹痛夜啼 䗪蟲炙、芍藥、芎藭各二錢，為末。每用一字，乳汁調下。聖惠方

折傷接骨 楊拱摘要方用土鱉焙存性，為末。每服二三錢，接骨神效。一方生者擂汁酒服。○袖珍方用蚵蚾即土鱉六錢，隔紙沙鍋內焙乾，自然銅二兩，用火煅醋淬七次，為末。每服二錢，溫酒調下。病在上食後，病在下食前，神效。○董炳集驗方用土鱉陰乾一個，臨時旋研入藥，乳香、沒藥、龍骨、自然銅火煅醋淬各等分，麝香少許，為末。每服三分，入土鱉末，以酒調下。須先整定骨，乃服藥，否則接挫也。此乃家傳秘方，慎之。又可代杖。

蜚蠊 本經中品

藥性。通乳脉，用一枚，擂水半合，濾服。勿令知之。宗奭。行産後血積，折傷瘀血，治重舌木舌，口瘡，小兒腹痛夜啼。時珍。

【發明】【頌曰】張仲景治雜病方及久病積結，有大黄䗪蟲丸，又有大鼈甲丸，及婦人藥並用之，以其有破堅下血之功也。

【附方】新七。大黄䗪蟲丸。治産婦腹痛有乾血。用䗪蟲二十枚，去足，桃仁二十枚，大黄二兩，爲末，煉蜜杵和，分爲四丸。每以一丸，酒一升，煮取二合，温服，當下血也。張仲景方。木舌腫强塞口，不治殺人。䗪蟲炙五枚，食鹽半兩，爲末。水二盞，煎十沸，時時熱含吐涎。瘥乃止。聖惠方。重舌塞痛。地鼈蟲和生薄荷研汁，帛包捻舌下腫處。一名地蜱蟲也。鮑氏方。腹痛夜啼。䗪蟲炙、芍藥、芎藭各二錢，爲末。每用一字，乳汁調下。聖惠方。折傷接骨。楊拱摘要方用土鼈焙存性，爲末。每服二三錢，接骨神效。一方：生者擂汁酒服。袖珍方用蚵蚾即土鼈六錢，隔紙沙鍋内焙乾，自然銅二兩，用火煅醋淬七次，爲末。每服二錢，温酒調下。病在上，食後；病在下，食前。神效。○董炳集驗方用土鼈陰乾一箇，臨時旋研入藥。乳香、没藥、龍骨、自然銅火煅醋淬各等分，麝香少許，爲末。每服三分，入土鼈末，以酒調下。須先整定骨，乃服藥，否則接挫也。此乃家傳秘方，慎之。又可代杖。

蜚蠊費廉○本經中品

【釋名】石薑唐本　盧蜰音肥　負盤唐本　滑蟲唐本　茶婆蟲日華　香娘子綱目　弘景曰此
有兩三種以作廉薑氣者爲真南人啖之故名恭曰此蟲辛
臭漢中人食之名石薑亦名盧蜰一名負盤蜀人謂之滑蟲
時珍曰蜚蠊行夜䗶螽三種西南夷皆食之混
呼爲負盤俗又訛盤爲婆而諱稱爲香娘子也

【集解】別録曰生晉陽山澤及人家屋間形似蚕蛾腹下赤二
月八月及立秋采弘景曰形似䗪蟲而輕小能飛本生
草中八九月知寒多入人家屋裏逃爾保昇曰金州房州等
處有之多在林樹間百十爲聚山人啖之謂之石薑郭璞注
爾雅所謂蜰即負盤臭蟲也藏器曰狀如蝗蜀人食之左傳
蜚不能災者即此時珍曰今人家壁間竈下極多甚者聚至
千百身似蚕蛾腹背俱赤兩翅能飛喜燈火光其氣甚臭其
屎尤甚羅願云此物好以清旦食稻花日出則散也水中一
種酷
似之

【氣味】鹹寒有毒恭曰辛辣而臭【主治】瘀血癥堅寒熱破積聚喉咽閉
内寒無子本經　通利血脉別録　食之下氣蘇恭

【發明】時珍曰按徐之才藥對云立夏之先蜚蠊先生爲人參
茯苓使主腹中七節保神守中則西南夷食之亦有謂
也又吳普本草載神農云主婦人癥堅
寒熱尤爲有理此物乃血藥故宜於婦人

【釋名】石蟗唐本、盧蜰音肥、負盤唐本、滑蟲唐本、茶婆蟲綱目、香娘子。【弘景曰】此有兩三種，以作廉薑氣者爲真，南人啖之，故名。【恭曰】此蟲辛臭，漢中人食之。名石蟗，亦名盧蜰，一名負盤。南人謂之滑蟲。【時珍曰】蜚蠊、行夜、蟲螽三種，西南夷皆食之，混呼爲負盤。俗又訛盤爲婆，而諱稱爲香娘子也。

【集解】【别録曰】生晉陽山澤，及人家屋間。形似蠶蛾，腹下赤。二月、八月及立秋采。【弘景曰】形似䗪蟲，而輕小能飛。本生草中，八九月知寒，多入人家屋裏逃爾。【保昇曰】金州、房州等處有之。多在林樹間，百十爲聚。山人啖之，謂之石蟗。郭璞註爾雅所謂蜰即負盤、臭蟲也。【藏器曰】狀如蝗，蜀人食之。左傳蜚不能灾者，即此。【時珍曰】今人家壁間、竈下極多，甚者聚至千百。身似蠶蛾，腹背俱赤，兩翅能飛，喜燈火光，其氣甚臭，其屎尤甚。羅願云：此物好以清旦食稻花，日出則散也。水中一種酷似之。

【氣味】鹹，寒，有毒。【恭曰】辛辣而臭。【主治】瘀血癥堅寒熱，破積聚，喉咽閉，内寒無子。本經。通利血脉。别録。食之下氣。蘇恭。

【發明】【時珍曰】按徐之才藥對云：立夏之日〔一〕，蜚蠊先生，爲人參、茯苓使，主腹中七節，保神守中。則西南夷食之，亦有謂也。又吳普本草載神農云：主婦人癥堅寒熱，尤爲有理。此物乃血藥，故宜於婦人。

〔一〕日：原作「先」。今據卷二藥對歲物藥品改。

行夜 別錄

校正 併入拾遺負盤

釋名 負盤 別錄 氣盤蟲 弘景 氣蠜 弘景曰行夜今小兒呼氣盤蟲或曰氣蠜即此也藏器曰氣蠜有短翅飛不遠好夜中行人觸之即氣出雖與蜚蠊同名相似終非一物戎人食之味極辛辣蔣恭所謂巴人重負蠜是也時珍曰負盤有三行夜蜚蠊蠜螽皆同名而異類夷人俱食之故致混稱也行夜與蜚蠊形狀相類但以有廉氣味者爲蜚蠊觸之氣出者爲氣盤作分別爾張杲醫說載鮮于叔明好食負盤臭蟲每散人采取三五升浮溫水上泄盡臭氣用酥及五味熬作餅食云味甚佳即此物也

氣味 辛溫有小毒 主治 腹痛寒熱利血 別錄

竈馬 綱目

釋名 竈雞 俗

集解 時珍曰竈馬處處有之穴竈而居按酉陽雜俎云竈馬狀如促織稍大脚長好穴竈旁俗言竈有馬足食之兆

附錄 促織 時珍曰促織蟋蟀也一名蛬一名蜻蛚陸璣詩義疏云似蝗而小正黑有光澤如漆有角翅及鳥善跳好鬬立秋後則夜鳴豳風云七月在野八月在宇九月在戶十月蟋蟀入我牀下是矣古方未用附此以俟

行夜別録

【校正】併入拾遺負盤[一]。

【釋名】負盤別録、𧏚[二]盤蟲弘景、氣𧓍。【弘景曰】行夜，今小兒呼𧏚盤蟲，或曰氣𧓍，即此也。【藏器曰】氣盤有短翅，飛不遠，好夜中行，人觸之即氣出。雖與蜚蠊同名相似，終非一物。戎人食之，味極辛辣。蘇恭所謂巴人重負𧓍是也。【時珍曰】負盤有三：行夜、蜚蠊、蟲螽。皆同名而異類。夷人俱食之，故致混稱也。行夜與蜚蠊形狀相類，但以有廉薑氣味者爲蜚蠊，觸之氣出者爲氣盤，作分別爾。張杲醫説載鮮于叔明好食負盤臭蟲，每散人采取三五升，浮温水上，洩盡臭氣，用酥及五味熬作餅食，云味甚佳，即此物也。

【氣味】辛，温，有小毒。【主治】腹痛寒熱，利血。別録。

竈馬綱目

【釋名】竈雞俗。

【集解】【時珍曰】竈馬處處有之，穴竈而居。按酉陽雜俎云：竈馬狀如促織稍大，脚長，好穴竈旁。俗言竈有馬，足食之兆。

【附録】促織。【時珍曰】促織，蟋蟀也。一名蛬，一名蜻蛚。陸機詩義疏云：以蝗而小，正黑有光澤如漆，有翅及角，善跳好鬭，立秋後則夜鳴。豳風云「七月在野，八月在宇，九月在户，十月蟋蟀，入我牀下」，是矣。古方未用，附此以俟。

〔一〕盤：證類卷二十一負𧓍作「𧓍」。
〔二〕𧏚：原作「𧏚」字書未检到。今據證類卷二十一負𧓍引藏器改。本藥下同此字徑改。

【氣味】缺。【主治】竹刺入肉，取一枚搗傅。時珍

𧒂螽（音負終。拾遺）【校正】併入拾遺蚱蜢。

【釋名】負蠜（音煩）、蚱蜢。時珍曰：此有數種，𧒂螽總名也。江東呼為蚱蜢，謂其瘦長善跳，窄而猛也。螽亦作螺。

【集解】藏器曰：𧒂螽狀如蝗蟲，有異斑者，與蚯蚓異類同穴為雌雄，得之可入媚藥。時珍曰：𧒂螽在草上者曰草螽，在土中者曰土螽，似草螽而大者曰螽斯，似螽斯而細長者曰蟿螽。爾雅云：𧒂螽，蠜也。草螽，負蠜也。斯螽，蜙蝑也。蟿螽，螇蚸也。土螽，蠰谿也。數種皆類蝗，而大小不一。長角修股，善跳，有青、黑、斑數色，亦能害稼。五月動股作聲，至冬入土穴中。芊部夷人食之。蔡邕月令云：其類乳于土中，深埋其卵，至夏始出。陸佃云：草蟲鳴于上風，蚯蚓鳴于下風，因風而化。性不忌而一母百子。故詩云：喓喓草蟲，趯趯阜螽。蝗亦螽類，大而方首，首有王字。沴氣所生，蔽天而飛，性畏金聲。北人炒食之。一生八十一子。冬有大雪則入土而死。

【氣味】辛，有毒。【主治】五月五日候交時收取，夫婦佩之，令相愛，媚藥。藏器

【附錄】吉丁蟲（拾遺）藏器曰：甲蟲也。背正綠，有翅在甲下。出嶺南賓、澄諸州。人取帶之，令人喜好相愛，媚藥也。

【氣味】缺。【主治】竹刺入肉，取一枚搗傅。時珍。

蟲[一]螽音負終○拾遺

【校正】併入拾遺蚱蜢。

【釋名】負蠜音煩、蚱蜢。【時珍曰】此有數種，蟲螽，總名也。江東呼爲蚱蜢，謂其瘦長善跳，窄而猛也。螽亦作蝝。

【集解】【藏器曰】蟲螽狀如蝗蟲。有黑[二]斑者，與蚯蚓異類同穴爲雌雄，得之可入媚藥。【時珍曰】蟲螽，在草上者曰草螽，在土中者曰土螽，似草螽而大者曰螽斯，似螽斯而細長者曰蟹螽。爾雅云：蟲螽，蠜也。草螽，負蠜也。斯螽，蜙蝑也。蟹螽，螇蚸也。土螽，蠰螇也。數種皆類蝗，而大小不一。長角修股，善跳，有青、黑、斑數色，亦能害稼。五月動股作聲，至冬入土穴中。芒部夷人食之。蔡邕月令云：其類乳于土中，深埋其卵，至夏始出。陸佃云：草蟲鳴于上風，蚯蚓鳴于下風，因風而化。性不忌而一母百子。故詩云：喓喓草蟲，趯趯蟲螽。蝗亦螽類，大而方首，首有王字。沴氣所生，蔽天而飛，性畏金聲。北人炒食之。一生八十一子。冬有大雪，則入土而死。

【氣味】辛，有毒。【主治】五月五日候交時收取，夫婦佩之，令相愛媚。藏器。

【附録】吉丁蟲拾遺。【藏器曰】甲蟲也。背正緑，有翅在甲下。出嶺南賓、澄諸州。人取帶之，令人喜好相愛，媚藥也。

〔一〕蟲：原作「蟲」。今據證類卷二十一蟲螽改。本藥下同此字者徑改。
〔二〕黑：原作「異」。今據改同上。

金龜子 時珍曰此亦吉丁之類媚藥也大如刀豆頭面似鬼其甲黑硬如龜狀四足二角身首皆如泥金裝成蓋亦蠹蟲所化者段公路北戶錄云金龜子甲蟲也出嶺南五六月生草蔓上大如榆莢背如金貼行則成雙死則金色隨滅故以養粉令人有媚也竺法真羅浮山䟽云山有金花蟲大如斑蝥文采如金形似龜可養玩數日宋祁益部記云利州山中有金蟲其體如蜂綠色光若泥金俚人取作婦女釵鐶之飾鄭樵通志云爾雅蛂蟥蛢也甲蟲大如虎豆綠色似金四書所載皆一物也南土諸山中亦時有之

腆顆蟲 拾遺 藏器曰出嶺南狀似屭贔褐色身扁帶之令人相愛也彼人重之

叩頭蟲 時珍曰蟲大如斑蝥而黑色按其後則叩頭有聲能入人耳灌以生油則出按劉敬叔異苑云叩頭蟲形色如大豆呪令叩頭又令吐血皆從所教殺之不祥佩之令人媚愛晉傅咸有賦

媚蝶 時珍曰比戶錄云嶺表有鶴子草蔓花也當夏開形如飛鶴翅羽觜距皆全云是媚草采曝以代面靨蔓上春生雙蟲食葉收入粉奩以葉飼之老則蛻而爲蝶赤黃色女子收而佩之如細鳥皮令人媚悅號爲媚蝶 洞冥記云漢武時勒畢國獻細鳥大如蠅狀如鸚鵡可候日影後皆自死宮人佩其皮者輒蒙愛幸也

木䖟 音萌 本經中品

金龜子。【時珍曰】此亦吉丁之類，媚藥也。大如刀豆，頭面似鬼，其甲黑硬如龜狀，四足二角，身首皆如泥金裝成，蓋亦蠹蟲所化者。段公路北户録云：金龜子，甲蟲也，出嶺南。五六月生草蔓上，大如榆莢，背如金貼，行則成雙，死則金色隨滅，故以養粉，令人有媚也。竺法真羅浮山疏云：山有金花蟲，大如斑蝥，文采如金，形似龜，可養玩數日。宋祁益部記云：利州山中有金蟲，其體如蜂，緑色，光若泥金，俚人取作婦女釵鐶之飾。鄭樵通志云：爾雅「蛂，蟥蛢也」，甲蟲，大如虎豆，緑色似金。四書所載皆一物也。南土諸山中亦時有之。

腆顆蟲拾遺。【藏器曰】出嶺南。狀似屭盤，褐色身扁。帶之令人相愛也，彼人重之。

叩頭蟲。【時珍曰】蟲大如斑蝥而黑色，按其後則叩頭有聲。能入人耳，灌以生油則出。按劉敬叔異苑云：叩頭蟲，形色如大豆，咒令叩頭，又令吐血，皆從所教。殺之不祥，佩之令人媚愛。晉傅咸有賦。

媚蝶。【時珍曰】北户録云：嶺表有鶴子草，蔓花也。當夏開，形如飛鶴，翅、羽、觜、距皆全。云是媚草，采曝以代面靨。蔓上春生雙蟲，食葉。收入粉奩，以葉飼之，老則蜕而爲蝶，赤黄色。女子收而佩之，如細鳥皮，令人媚悦，號爲媚蝶。洞冥記云：漢武時勒畢國獻細鳥，大如蠅，狀如鸚鵡，可候日晷，後皆自死。宫人佩其皮者，輒蒙愛幸也。

木虻音萌○本經中品

【釋名】魂常（本經）〔時珍曰〕虻以翼鳴，其聲虻虻，故名。陸佃云：蟁害民，故曰蟁；虻害甿，故曰虻。亦通。

【集解】〔別録曰〕蜚虻生漢中川澤。五月取之。〔頌曰〕今處處有之，而襄漢近地尤多。〔弘景曰〕此虻狀似虻而小，不噉血。近道草中不見有之，市人亦少賣者，方家惟用蜚虻耳。〔恭曰〕有數種，並能噉血。揚浙以南江嶺間，大有木虻，長大綠色，殆如蜩蟬，咂牛馬或至顛仆。蜚虻狀如蜜蜂，黄黑色，今俗多用之。又一種小者名鹿虻，亦名牛虻，大如蠅，嚙牛馬亦猛，市人采賣之。三種同體，以療血爲本，雖小有異，同用之不爲嫌。虻倍大，而陶云似虻而小，不噉血，蓋未之識耳。〔藏器曰〕木虻從木葉中出，卷葉如子形，圓著葉上，破之初出如白蛆，漸大子化，折破便飛，即能齧物。塞北亦有，嶺南極多，如古度化蟻耳。木虻是葉內者，蜚虻是已飛者，正如蠶蛹與蛾，總是一物，不合重出，應功用不同，後人異註耳。〔時珍曰〕金幼孜北征録云：北虜長樂鎮草間有虻，大者如蜻蜓，拂人面嘬噆。元稹長慶集云：巴蜀山谷間，春秋常雨，五六月至八九月則多虻，道路羣飛，咂牛馬血流，齧人毒劇，而毒不留肌，故無治術。據此則藏器之説以亦近是。又段成式云：南方溪澗中多水蛆，長寸餘，色黑，夏末變爲虻，螫人甚毒。觀此則虻之變化，有木有水，非一端也。

【氣味】苦，平，有毒。

【主治】目赤痛，眥傷淚出，瘀血血閉，寒熱酸燍，無子。（本經）

【釋名】魂常本經。【時珍曰】蝱以翼鳴，其聲蝱蝱，故名。陸佃云：蝨害民，故曰蝨；蝱害甿，故曰蝱。亦通。

【集解】【别録曰】木蝱生漢中川澤，五月取之。【頌曰】今處處有之，而襄、漢近地尤多。【弘景曰】此蝱，狀似蝱而小，不噉〔一〕血。近道草中不見有之，市人亦少賣者，方家惟用蜚蝱耳。【恭曰】蝱有數種，並能噉血，揚〔二〕、浙以南江嶺間大有。木蝱，長大緑色，殆如蜩蟬，咂牛馬或至顛仆。蜚蝱，狀如蜜蜂，黄黑色，今俗多用之。又一種小者名鹿蝱，亦名牛蝱，大如蠅，嚙牛馬亦猛。市人采賣之，三種同體，以療血爲本。雖小有異同，用之不爲嫌。木蝱倍大，而陶云似蝱而小，不噉血，蓋未之識耳。【藏器曰】木蝱從木葉中出，卷葉如子，形圓，著葉上。破之初出如白蛆，漸大羽〔三〕化，拆破便飛，即能嚙物。塞北亦有，嶺南極多，如古度化蟻耳。木蝱是葉内者，蜚蝱是已飛者，正如蠶蛹與蛾，總是一物，不合重出，應功用不同。後人異註耳。【時珍曰】金幼孜北征録云：北虜長樂鎮草間有蝱，大者如蜻蜓，拂人面嘬嚼。元稹長慶集云：巴蜀山谷間，春秋常雨，五六月至八九月則多蝱，道路群飛，咂牛馬血流，嚙人毒劇。而毒不留肌，故無治術。據此，則藏器之説似〔四〕亦近是。又段成式云：南方溪澗中多水蛆，長寸餘，色黑。夏末變爲蝱，螫人甚毒。觀此，則蝱之變化，有木有水，非一端也。

【氣味】苦，平，有毒。【主治】目赤痛，眦傷淚出，瘀血血閉，寒熱酸㑲，無子。本經。

〔一〕噉：原字缺損似「敢」。今據證類卷二十二木蝱補正。

〔二〕揚：同上作「商」。

〔三〕羽：原作「子」。今據改同上。

〔四〕似：原作「以」。今從張本改。

蜚虻本經中品

【釋名】蜚蝱蜚與飛同

【集解】別錄曰：蜚虻生江夏川谷。五月取，腹有血者良。弘景曰：此即方家所用虻蟲，噉牛馬血者。伺其腹滿，掩取乾之。恭曰：木虻、蜚虻、鹿虻俱食牛馬血，非獨此也，但得即堪用之。何假血充，應如養鷹，飢即為用；若伺其飽，何能除疾？宗奭曰：蜚虻今人多用之，大如蜜蜂，腹凹褊，微黃綠色。雄霸州、順安軍、沿塘濼界河甚多。以其惟食牛馬等血，故治瘀血血閉也。時珍曰：采用須從陶說，蘇恭以飢鷹為喻，比擬殊乖。

【修治】入丸散，去翅足，炒熟用。

【氣味】苦，微寒，有毒。之才曰：惡麻黃。

【主治】逐瘀血，破血積，堅痞癥瘕，寒熱，通利血脈及九竅。本經 女子月水不通，積聚，除賊血在胸腹五臟者，及喉痺結塞。別錄 破癥結，消積膿，墮胎。日華

【發明】頌曰：淮南子云：虻破積血，斲木愈齲，此以類推也。時珍曰：按劉河間云：虻食血而治血，因其性而為用也。成無己云：苦走血，血結不行者，以苦攻之。故治蓄血用虻蟲，乃肝經血分藥也。古方多用，今人稀使。

蜚蝱本經中品

【釋名】蝱蟲蜚與飛同。

【集解】【别録曰】蜚蝱生江夏川谷。五月取。腹有血者良。【弘景曰】此即方家所用蝱蟲，噉牛馬血者。伺其腹滿，掩取乾之。【恭曰】木蝱、蜚蝱、鹿蝱，俱食牛馬血，非獨此也。但得即堪用之，何假血充。應如養鷹，飢即爲用。若伺其飽，何能除疾？【宗奭曰】蜚蝱今人多用之。大如蜜蜂，腹凹褊，微黄緑色。雄、霸州、順安軍、沿塘濼界河甚多。以其惟食牛馬等血，故治瘀血血閉也。【時珍曰】采用須從陶説。蘇恭以飢鷹爲喻，比擬殊乖。

【修治】入丸散，去翅足，炒熟用。

【氣味】苦，微寒，有毒。【之才曰】惡麻黄。【主治】逐瘀血，破血積，堅痞癥瘕，寒熱，通利血脉及九竅。本經。女子月水不通，積聚，除賊血在胸腹五臟者，及喉痺結塞。别録。破癥結，消積膿，墮胎。日華。

【發明】【頌曰】淮南子云：蝱破積血，斲〔一〕木愈齲〔二〕。此以類推也。【時珍曰】按劉河間云：蝱食血而治血，因其性而爲用也。成無己云：苦走血。血結不行者，以苦攻之。故治畜血用蝱蟲，乃肝經血分藥也。古方多用，今人稀使。

〔一〕斲：原作「斵」。乃「斲」之異體，今統作「斲」。

〔二〕齲：原字右側漫漶。今據證類卷二十一木蝱補正。

附方舊二新一

蛇螫血出九竅皆有者。取蝱蟲初食牛馬血腹滿者三七枚，燒研，湯服。肘後方

病篤去胎蝱蟲十枚，炙搗為末，酒服，胎即下。產乳

撲墜瘀血蝱蟲二十枚，牡丹皮一兩，為末，酒服方寸匕，血化為水也。若久宿血在骨節中者，二味等分。備急方

附錄

扁前別錄有名未用曰：味甘，有毒。主鼠瘻癃閉，利水道。生山陵中，狀如牛蝱，赤翼，五月、八月采之。

蚊子時珍曰：蚊處處有之。冬蟄夏出，晝伏夜飛，細身利喙，咂人膚血，大為人害。一名白鳥，一名暑蟁。或作黍民，謬矣。化生於木葉及爛灰中，產子於水中，為孑孓蟲，仍變為蚊也。龜、鼈畏之，熒火、蝙蝠食之，故煮鼈入數枚即易爛也。藏器曰：嶺南有蚊子木，葉如冬青，實如枇杷，熟則蚊出。塞北有蚊母草，葉中有血蟲，化而為蚊。江東有蚊母鳥，一名鷏，每吐蚊一二升也。

蚋子時珍曰：按元稹長慶集云：蜀中小蚊名蚋子。又小而黑者為蟆子，微不可見，與塵相浮上下者為浮塵子，皆巢於巴蛇鱗中，能透衣入人肌膚，嚙成瘡毒，人極苦之。惟搗楸葉傅之則瘥。又祝穆方輿勝覽云：雲南烏蒙峽中多毒蛇，鱗中有蟲名黃蠅，有毒，嚙人成瘡。但勿搔，以冷水沃之，擦鹽少許即愈。此亦蚋、蟆之類也。

竹蝨綱目

【附方】舊二，新一。蛇螫血出，九竅皆有者。取虻蟲初食牛馬血腹滿者三七枚，燒研，湯服。肘後。病篤去胎。虻蟲十枚炙，擣爲末。酒服，胎即下。産乳。撲墜瘀血。虻蟲二十枚，牡丹皮一兩，爲末。酒服方寸匕，血化爲水也。若久宿血在骨節中者，二味等分。備急方。

【附録】扁前。【別録有名未用曰】味甘，有毒。主鼠瘻、癃閉，利水道。生山陵中。狀如牛虻，赤翼。五月、八月采之。

蚊子。【時珍曰】蚊處處有之。冬蟄夏出，晝伏夜飛，細身利喙，咂人膚血，大爲人害。一名白鳥，一名暑蟁。或作黍民，謬矣。化生于木葉及爛灰中。産子于水中，爲孑孓蟲，仍變爲蚊也。龜、鼈畏之。螢火、蝙蝠食之。故煮鼈入數枚，即易爛也。【藏器曰】嶺南有蚊子木，葉如冬青，實如枇杷，熟則蚊出。塞北有蚊母草〔一〕，葉中有血蟲，化而爲蚊〔二〕。江東有蚊母鳥，一名鷏，每吐蚊一二升也。

蚋子。【時珍曰】按元稹長慶集云：蜀中小蚊名蚋子，又小而黑者爲蟆子，微不可見與塵相浮上下者爲浮塵子，皆巢于巴蛇鱗中，能透衣入人肌膚，嚙成瘡毒，人極苦之。惟擣楸葉傅之則瘥。又祝穆方輿勝覽云：雲南烏蒙峽中多毒蛇，鱗中有蟲名黄蠅，有毒，嚙人成瘡。但勿搔，以冷水沃之，擦鹽少許，即愈。此亦蚋、蟆之類也。

竹蝨綱目

〔一〕蚊母草：證類卷十二十五種陳藏器餘作「虻母草」。
〔二〕蚊：同上亦作「虻」。

釋名竹佛子綱目　天厭子

集解時珍曰：竹蝨生諸竹及草木上皆有之。初生如粉點，久便能動，百十成簇，形大如蝨，蒼灰色。或云濕熱氣化，或云蟲卵所化。古方未有用者，惟南宮從峋嶁神書云：江南巴邛吳越荊楚之間，春秋竹內有蟲似蝨而蒼，取之陰乾，可治中風，即此也。

氣味有毒。主治中風，半身不遂，能透經絡，追涎時珍。

附方新一。中風偏痺半身不遂者，用麻黃以湯熬成糊，攤紙上，貼不病一邊，上下令遍，但除七孔，其病處不攤。以竹蝨焙爲末三錢，老人加麝香一錢，研勻，熱酒調服，就臥。須臾藥行如風聲，口生出惡水，身出臭汗如膠，乃急去糊紙，別溫麻黃湯浴之，暖臥將息，淡食十日，手足如故也。峋嶁神書

蟲部卷之十九終

【釋名】竹佛子綱目、天厭子。

【集解】【時珍曰】竹蝨生諸竹，及草木上皆有之。初生如粉點，久便能動，百十成簇。形大如蝨，蒼灰色。或云濕熱氣化，或云蟲卵所化。古方未有用者。惟南宫從岣嶁神書云：江南、巴、邛、吴、越、荆、楚之間，春秋竹内有蟲似蝨而蒼，取之陰乾，可治中風。即此也。

【氣味】有毒。【主治】中風，半身不遂，能透經絡，追涎。時珍。

【附方】新一。中風偏痺，半身不遂者。用麻黄以湯熬成糊，攤紙上，貼不病一邊，上下令遍，但除七孔，其病處不糊。以竹蝨焙爲末三錢，老人加麝香一錢，研匀，熱酒調服，就卧。須臾藥行如風聲，口吐出惡水，身出臭汗如膠。乃急去糊紙，别温麻黄湯浴之。暖卧將息，淡食十日，手足如故也。岣嶁神書。

蟲之四　濕生類二十三種　附録七種

蟾蜍（下品 別録）

【釋名】鼁𪓿（音蹙秋）𪔀𪓾（音施）蝫䶂（音蹴）苦蠪（音可）蚵蚾（音何皮）癩蝦蟇（時珍曰：蟾蜍，說文作詹諸，云其聲詹諸，其皮鼁鼁，其行𪓿𪓿。詩云：得此𪔀𪓾，韓詩注云：戚施，蟾蜍也。戚音蹴。後世名苦蠪，其聲也。蚵蚾，其皮癗呵也。）

【集解】【別録】曰：蟾蜍生江湖池澤。五月五日取東行者，陰乾用。【弘景】曰：此是腹大皮上多痱磊者，其皮汁甚有毒，犬齧之，口皆腫。五月五日取東行者五枚，反縛着密室中閉之，明旦視自解者，取爲術用，能使人縛亦自解。【蕭炳】曰：腹下有丹書八字，以足畫地者，真蟾蜍也。【頌】曰：今處處有之。【別録】謂蝦蟇一名蟾蜍，以爲一物，非也。按【爾雅】：鼁𪓿，蟾蠩也。【郭璞】云似蝦蟇居陸地，則非一物明矣。蟾蜍多在人家下濕處，形大背上多痱磊，行極遲緩，不能跳躍，亦不解鳴。蝦蟇多在陂澤間，形小皮上多黑斑點，能跳接百蟲，舉動極急。二物雖一類，而功用小別，亦當分而用之。蟾蜍屎謂之土檳榔，下濕處往往有之，亦能主疾。【宗奭】曰：世傳三足者爲蟾，人遂爲三足枯蟾以罔衆，但以水沃半日，其僞自見。蓋無三足者也。【時珍】曰：蟾

本草綱目蟲部第四十二卷

蟲之四　濕生類二十三種　附録七種

蟾蜍別録下品

【釋名】鼁鼀音蹙秋、鼀𪔀音施、蝌鼁踘蹴、苦蠪音籠、蚵蚾何皮、癩蝦蟆。【時珍曰】蟾蜍，説文作詹諸。云其聲詹諸，其皮鼁鼁，其行𪓰𪓰。詩云：得此鼀𪔀。韓詩註云：戚施，蟾蜍也。戚，音蹴。後世名苦蠪，其聲也。蚵蚾，其皮礌砢也。

【集解】【別録曰】蟾蜍生江湖池澤。五月五日取東行者，陰乾用。【弘景曰】此是腹大、皮上多痱〔一〕磊者。其皮汁甚有毒，犬齧之，口皆腫。五月五日取東行者五枚，反縛着密室中閉之。明旦〔二〕視自解者，取爲術用，能使人縛亦自解。【蕭炳曰】腹下有丹書八字，以足畫地者，真蟾蜍也。【頌曰】今處處有之。別録謂：蝦蟆，一名蟾蜍。以爲一物，非也。按爾雅：鼁鼀，蟾蠩也。郭璞云：似蝦蟆居陸地。則非一物明矣。蟾蜍多在人家下濕處，形大，背上多痱磊，行極遲緩，不能跳躍，亦不解鳴。蝦蟆多在陂澤間，形小，皮上多黑斑點，能跳接百蟲，舉動極急。二物雖一類，而功用小別，亦當分而用之。蟾蜍屎，謂之土檳榔，下濕處往往有之，亦能主疾〔三〕。【宗奭曰】世傳三足者爲蟾，人遂爲三足枯蟾以罔衆。但以水沃半日，其僞自見，蓋無三足者也。【時珍曰】蟾

〔一〕痱：原作「庳」，字書未检到。今據證類卷二十二蝦蟆改。本藥後同此字徑改。

〔二〕旦：原作「且」。今據改同上。

〔三〕疾：同上作「惡瘡」。

蟾蜍銛頭皤腹促眉濁聲土形有大如盤者自然論云蟾蜍吐生擲糞自其口出也抱朴子云蟾蜍千歲頭上有角腹下丹書名曰肉芝能食山精人得食之可仙術家取用以起霧祈雨辟兵解縛今有技者聚蟾爲戲能聽指使物性有靈於此可推許氏說文謂三足者爲蟾而寇氏非之固是但龜鱉皆有三足則蟾之三足非怪也若謂入藥必用三足則謬矣岣嶁神書載蟾寶之法用大蟾一枚以長尺鐵釘四箇釘腳四下以炭火自早炙至午去火放水一盞於前當吐物如皂莢子大有金光人吞之可越江湖也愚謂縱有此術誰敢吞之方技誑說未足深信漫記於此以備祛疑

【修治】（【頌】圖經曰五月五日取得日乾或烘乾用一法去皮爪酒浸一宿又用黃精自然汁浸一宿塗酥炙乾用【時珍】曰今人皆於端午日捕取風乾黃泥固濟煅性存用之永類鈐方云蟾目赤腹無八字者不可用崔寔四民月令云五月五日取蟾蜍可治惡瘡即此也亦有酒浸取肉者錢仲陽治小兒冷熱疳瀉如聖丸用乾者酒煮成膏丸藥亦一法也）

【氣味】辛涼微毒【主治】陰蝕疽癘惡瘡猘犬傷瘡能合玉石（別錄）燒灰傅瘡立驗又治溫病發斑困篤者去腸生搗食一二枚無不差者（弘景【藏器曰】搗爛絞汁飲或燒末服）殺疳蟲治鼠漏惡瘡燒灰傅一切有蟲惡癢滋胤瘡（藥性）治疳氣小兒面黃癖氣破癥結燒

蜍銳頭皤腹，促眉濁聲，土形，有大如盤者。自然論云：蟾蜍吐生，擲糞自其口出也。抱朴子云〔一〕：蟾蜍千歲，頭上有角，腹下丹書，名曰肉芝，能食山精。人得食之可仙。術家取用，以起霧祈雨，辟兵解縛。今有技者，聚蟾爲戲，能聽指使。物性有靈，於此可推。許氏說文謂三足者爲蟾，而寇氏非之，固是。但龜、鼈皆有三足，則蟾之三足，非怪也。若謂入藥必用三足則謬矣。岣嶁神書載蟾寶之法：用大蟾一枚，以長尺鐵釘四箇釘脚，四下以炭火自早炙至午，去火，放水一盞於前，當吐物如皂莢子大，有金光。人吞之，可越江湖也。愚〔二〕謂縱有此術，誰敢吞之？方技誑說，未足深信。漫記於此，以備祛疑。

【修治】【蜀圖經曰】五月五日取得，日乾或烘乾用。一法：去皮、爪，酒浸一宿，又用黄精自然汁浸一宿，塗酥，炙乾用。【時珍曰】今人皆於端午日捕取，風乾，黄泥固〔三〕濟，煅性存用之。永類鈐方云：蟾目赤，腹無八字者不可用。崔寔四民月令云：五月五日取蟾蜍，可治惡瘡。即此也。亦有酒浸取肉者。錢仲陽治小兒冷熱疳瀉如聖丸，用乾者，酒煮成膏丸藥，亦一法也。

【氣味】辛，涼，微毒。【主治】陰蝕，疽癘惡瘡，猘犬傷瘡。能合玉石。别録。燒灰傅瘡，立驗。又治温病發斑困篤者，去腸，生搗食一二枚，無不差者。弘景。【藏器曰】搗爛絞汁飲，或燒末服。殺疳蟲，治鼠漏惡瘡。燒灰，傅一切有蟲惡癢滋胤瘡。藥性。治疳氣，小兒面〔四〕黄癖氣，破癥結。燒

〔一〕云：原闕一字。今從江西本補。
〔二〕愚：原作「蛊」。今從錢本改。
〔三〕固：原作「故」。江西本同。今從錢本改。
〔四〕面：原字缺損似「而」。今據證類卷二十二蝦蟆引日華子改。

灰油調傅惡瘡華日主小兒勞瘦疳疾最良蘇頌治一切五疳八痢腫毒破傷風病脫肛時珍

發明時珍曰蟾蜍土之精也上應月魄而性靈異穴土食蟲又伏山精制蜈蚣故能入陽明經退虛熱行濕氣殺蟲䘌而為疳病癰疽諸瘡要藥也別錄云治猘犬傷肘後亦有方法按沈約宋書云張收為猘犬所傷人云宜啖蝦蟇膾食之遂愈此亦治癰疽疔腫之意大抵是物能攻毒拔毒耳古今諸方所用蝦蟇不甚分別多是蟾蜍讀者當審用之不可因名迷實也

附方舊七新十七

腹中冷癖水穀癃結心下停痰兩脇痞滿按之鳴轉逆害飲食大蟾蜍一枚去皮腸支解之芒硝強人一升中人七合弱人五合水七升煑四升頓服得下爲度肘後方

小兒疳積治小兒疳積腹大黃瘦骨立頭生瘡結如麥穗用立秋後大蝦蟇去首足腸以清油塗之陰陽瓦炙熟食之積穢自下連服五六枚一月之後形容改變妙不可言

五疳八痢面黃肌瘦好食泥土不思乳食用大乾蟾蜍一枚燒存性皂角去皮弦一錢燒存性蛤粉水飛三錢麝香一錢爲末糊丸粟米大每空心米飲下三四十丸日二服名五疳保童丸全嬰方

小兒疳泄下痢用蝦蟇燒存性研飲服方寸匕子母秘錄

走馬牙疳侵蝕口鼻乾蚵蚾黃泥裹

灰油調，傅惡瘡。日華。主小兒勞瘦疳疾，最良。蘇頌。治一切五疳八痢，腫毒，破傷風病，脱肛。時珍。

【發明】【時珍曰】蟾蜍，土之精也。上應月魄而性靈異，穴土食蟲，又伏山精，制蜈蚣，故能入陽明經，退虚熱，行濕氣，殺蟲䘌，而爲疳病癰疽諸瘡要藥也。别録云治猘犬傷，肘後亦有方法。按沈約宋書云：張牧〔一〕爲猘犬所傷，人云宜噉蝦蟆膾，食之遂愈。此亦治癰疽疔腫之意，大抵是物能攻毒拔毒耳。古今諸方所用蝦蟆，不甚分别，多是蟾蜍。讀者當審用之，不可因名迷實也。

【附方】舊七，新十七。腹中冷癖。水穀癊結，心下停痰，兩脇痞滿，按之鳴轉，逆害飲食。大蟾蜍一枚，去皮、腸，支解之，芒硝强人一升，中人七合，弱人五合，水七升，煮四升，頓服，得下爲度。肘後方。小兒疳積。治小兒疳積腹大，黄瘦骨立，頭生瘡結如麥穗。用立秋後大蝦蟆，去首、足、腸，以清油塗之，陰陽瓦炙熟食之，積穢自下。連服五六枚，一月之後，形容改變，妙不可言。五疳八痢。面黄肌瘦，好食泥土，不思乳食。用大乾蟾蜍一枚，燒存性，皂角去皮弦一錢，燒存性，蛤粉水飛三錢，麝香一錢，爲末，糊丸粟米大。每空心米飲下三四十丸，日二服。名五疳保童丸。全嬰方。小兒疳泄下痢。用蝦蟆燒存性研，飲服方寸匕。子母秘録。走馬牙疳，侵蝕口鼻。乾蚵蚾黄泥裹

〔一〕牧：原作「收」。今據宋書卷五十九張暢傳改。

固煆過黃連各二錢半青黛一錢為末入麝香少許和研傅之　鄭氏小兒方
疳蝕顋穿金鞭散治疳瘡顋穿牙落以抱退雞子殼白皮包活土狗一箇放入大蝦蟇口內草鞋泥固煆過取出研末貼之以愈為度　普濟方
小兒口瘡五月五日蝦蟇炙研末傅之即差　秘錄
一切疳䘌無問去處皆能治之蝦蟇燒灰醋和傅一日三五度　梅師方
陰蝕欲盡蝦蟇灰兎屎等分為末傅之　肘後
月蝕耳瘡五月五日蝦蟇燒末猪膏和傅　外臺方
小兒蓐瘡五月五日取蟾蜍炙研末傅之即差　秘錄
小兒臍瘡出汁久不瘥蝦蟇燒末傅之日三甚驗　一加牡蠣等分　外臺
一切濕瘡蟾蜍燒灰猪脂和傅　千金方
小兒癬瘡蟾蜍燒灰猪脂和傅　外臺方
癩風蟲瘡乾蝦蟇一兩炙長肥皂一條炙去皮子蘸酒再炙為末以竹管引入羊腸內繫定以麩鋪甑內置藥於上蒸熟入麝香半錢去麩同搗為丸如梧子大每溫酒服二十一丸　直指
附骨壞瘡久不瘥膿汁不已或骨從瘡孔中出用大蝦蟇一箇亂頭髮一雞子大猪油四兩煎枯去滓待凝如膏先以桑根皮烏頭煎湯洗拭乾煆龍骨末糝四邊以前膏貼之　錦囊秘覽
發背腫毒未成者用活蟾一箇繫放瘡上半日蟾必昏憒置水中救其命再易一箇如前法其蟾必踉躁而易一箇其蟾如舊則毒散矣果驗極效若勢重者以活蟾一箇或二三箇破開連肚乘熱合瘡上不久必臭不可聞再易二三次即愈慎勿以物微見輕也　醫林集要

固煅過、黄連各二錢半，青黛一錢，爲末，入麝香少許和研，傅之。鄭氏小兒方。**疳蝕顋穿**。金鞭散：治疳瘡，顋穿牙落。以抱退雞子軟白皮，包活土狗一箇，放入大蝦蟆口内，草縛泥固煅過，取出研末，貼之。以愈爲度。普濟方。**小兒口瘡**。五月五日蝦蟆炙，研末，傅之即瘥。秘録。**一切疳䘌**。無問去處，皆能治之。蝦蟆燒灰，醋和傅，一日三五度。梅師方。**陰蝕欲盡**。蝦蟆灰、兔屎等分，爲末，傅之。肘後。**月蝕耳瘡**。五月五日蝦蟆燒末，猪膏和傅。外臺方。**小兒蓐瘡**。五月五日取蟾蜍炙，研末，傅之即瘥。秘録。**小兒臍瘡**出汁，久不瘥。蝦蟆燒末傅之，日三，甚驗。一加牡蠣等分。外臺。**一切濕瘡**。蟾蜍燒灰，猪脂和傅。千金方。**小兒癬瘡**。蟾蜍燒灰，猪脂和傅。外臺方。**癩風蟲瘡**。乾蝦蟆一兩炙，長肥皂一條，炙，去皮子，蘸酒再炙，爲末。以竹管引入羊腸内，繫定，以麩鋪甑内，置藥麩上，蒸熟，入麝香半錢，去麩同搗，爲丸如梧子大。每温酒服二十一丸。直指。**附骨壞瘡**久不瘥，膿汁不已，或骨從瘡孔中出。用大蝦蟆一箇，亂頭髮一雞子大，猪油四兩，煎枯去滓，待凝如膏。先以桑根皮、烏頭煎湯洗，拭乾，煅龍骨末糁四邊，以前膏貼之。錦囊秘覽。**發背腫毒**未成者。用活蟾一箇，繫放瘡上，半日蟾必昏憒，置水中救其命。再易一箇，如前法，其蟾必踉蹌。再易一箇，其蟾如舊，則毒散矣。累驗極效。若勢重者，以活蟾一箇或二三箇，破開，連肚乘熱合瘡上，不久必臭不可聞，再易二三次即愈。慎勿以物微見輕也。醫林集要。

腫毒初起 大蝦蟆一個剁碎同炒石灰研如泥傅之頻易余居士方 破傷風病 蝦蟆二兩半切剁如泥入花椒一兩同酒炒熟再入酒二盞半溫熱服之少頃通身汗出神效 猘犬咬傷 肘後治驗犬傷每七日一發生食蝦蟆膾絕良亦可燒炙食之勿令本人知之自後再不發也 袖珍治瘋犬傷即用蝦蟆後足搗爛水調服之先於頂心拔去血髮三兩根則小便內見沫也 腸頭挺出 蟾蜍皮一片瓶內燒烟熏之并傅之孫真人 佩禳瘧疾 五月五日收大蝦蟆晒乾紙封絳囊貯之男左女右繫臂上勿令知之楊氏家藏方 折傷接骨 大蝦蟆生研如泥劈竹裹縛其骨自痊奚囊備急方 大腸痔疾 蟾蜍一箇以磚砌四方安於內泥住火煨存性爲末以豬廣腸一截扎定兩頭煮熟切碎蘸蟾末食之如此三四次其痔自落也

頭 主治功同蟾蜍

蟾酥 采治 宗奭曰眉間白汁謂之蟾酥以油單紙裹眉裂之酥出紙上陰乾用 時珍曰取蟾酥不一或以手捏眉稜取白汁於油紙上及桑葉上插背陰處一宿即自乾白安置竹筒內盛之真者輕浮入口味甜也或以蒜及胡椒等辣物納口中則蟾身白汁出以竹篦刮下麪和成塊乾之其汁不可入人目令人赤腫盲或以紫草汁洗點即消

氣味 甘辛溫有毒 主治 小兒疳疾腦疳 甄權曰端午日取眉脂以朱砂麝香爲丸

腫毒初起。大蝦蟆一箇剁碎，同炒石灰研如泥，傅之。頻易。余居士方。破傷風病。用蟾二兩半，切〔一〕剁如泥，入花椒一兩，同酒炒熟，再入酒二盞半，温熱服之。少頃通身汗出，神效。猘犬咬傷。肘後治猘犬傷，每七日一發。生食蝦蟆膾，絶良。亦可燒炙食之。勿令本人知之。自後再不發也。袖珍治風犬傷。即用蝦蟆後足搗爛，水調服之。先於頂心拔去血髮三兩根，則小便内見沫也。腸頭挺出。蟾蜍皮一片，瓶内燒烟熏之，并傅之。孫真人。佩禳瘧疾。五月五日收大蝦蟆晒乾，紙封，絳囊貯之，男左女右繫臂上，勿令知之。楊氏家藏方。折傷接骨。大蝦蟆生研如泥，劈竹，裹縛其骨，自痊。奚囊備急方。大腸痔疾。蟾蜍一箇，以磚砌四方，安於内，泥住，火煅存性，爲末。以豬廣腸一截，扎定兩頭，煮熟切碎，蘸蟾末食之。如此三四次，其痔自落也。

頭。【主治】功同蟾蜍。

蟾酥。【采治】【宗奭曰】眉間白汁，謂之蟾酥。以油單紙裹眉裂之，酥出紙上，陰乾用。【時珍曰】取蟾酥不一，或以手捏眉棱，取白汁於油紙上及桑葉上，插背陰處，一宿即自乾白，安置竹筒内盛之，真者輕浮，入口味甜也。或以蒜及胡椒等辣物納口中，則蟾身白汁出，以竹篦刮下，麪和成塊，乾之。其汁不可入人目，令人赤腫、盲，或以紫草汁洗點即消。

【氣味】甘、辛，温，有毒。【主治】小兒疳疾、腦疳。【甄〔二〕權曰】端午日取眉脂，以朱砂、麝香爲丸，

〔一〕用蟾二兩半切：六字漫漶。今從江西本補正。

〔二〕甄：原闕一字。此下引文見證類卷二十二蝦蟆引藥性論，今據補。

如麻子大治小孩子疳瘦空心服一丸如腦疳以奶汁調滴鼻中甚妙酥同牛酥或吳茱萸苗汁調摩腰眼陰囊治腰腎冷并助陽氣又療蟲牙日華治齒縫出血及牙疼以紙紝少許按之立止宗奭發背疔瘡一切惡腫時珍

附方新七

拔取疔黃蟾酥以麪丸梧子大每用一丸安舌下即黃出也青囊雜纂

拔取疔毒蟾酥以白麪黃丹搜作劑每丸麥粒大以指爬動瘡上插入重者挑破納之仍以水澄膏貼之危氏方

疔瘡惡腫蟾酥一錢巴豆四箇搗爛飯丸錠子如綠豆大每服一丸薑湯下良久以萹蓄根黃荆子研酒半碗服取行四五次以粥補之乾坤秘韞

○諸瘡腫硬針頭散用蟾酥麝香各一錢研勻乳汁調和入罐中待乾每用少許津調傅之外以膏護住毒氣自出不能爲害也保命集

一切瘡毒蟾酥一錢白麪二錢朱砂少許井花水調成小錠子如麥大每用一錠井花水服如瘡勢緊急五七錠葱湯亦可汗出即愈

喉痺乳蛾等證用癩蝦蟆眉酥和草烏尖末豬牙皂角末等分丸小豆大每研一丸點患處神效活人心統

一切齒痛疳蝕諸齒疼痛用蚵蚾一枚鞭其頭背以竹篦刮眉間即有汁出取少許點之即止也類編

風蟲牙痛不可忍[illegible]

如麻子大。治小孩子疳瘦，空心服一丸。如腦疳〔一〕，以嬭汁調，滴鼻中，甚妙。酥同牛酥，或吴茱萸苗汁調，摩腰眼、陰囊，治腰腎冷，并助陽氣。又療蟲牙。日華。治齒縫出血及牙疼，以紙絍少許按之，立止。宗奭。發背、疔瘡，一切惡腫。時珍。

【附方】新九。拔取疔黄。蟾酥，以麪丸梧子大。每用一丸安舌下，即黄出也。青囊雜纂。拔取疔毒。蟾酥，以白麪、黄丹搜作劑，每丸麥粒大。以指爬動瘡上插入。重者挑破納之。仍以水澄膏貼之。危氏方。疔瘡惡腫。蟾酥一錢，巴豆四箇，搗爛，飯丸錠子如緑豆大。每服一丸，薑湯下。良久，以萹蓄根、黄荆子研酒半椀服，取行四五次，以粥補之。○乾坤秘韞。諸瘡腫硬。針頭散：用蟾酥、麝香各一錢，研勻，乳汁調和，入罐中待乾。每用少許，津調傅之。外以膏〔二〕護住，毒氣自出，不能爲害也。保命集。一切瘡毒。蟾酥一錢，白麪二錢，朱砂少許，井花水調成小錠子如麥大。每用一錠，井花水服。如瘡勢緊急，五七錠。葱湯亦可，汗出即愈。喉痺乳蛾等證。用癩蝦蟆眉酥，和草烏尖末、猪牙皂角末等分，丸小豆大。每研一丸，點患處，神效。活人心統。一切齒痛、疳蝕、齲齒、瘀腫。用蚵蚾一枚，鞭其頭背，以竹篦刮眉間，即有汁出。取少許點之，即止也。類編。風蟲牙痛不可忍。聖惠用蟾酥一片〔三〕，

〔一〕疳：原字漫漶。今據證類卷二十二蝦蟆引藥性論補正。

〔二〕膏：保命集卷下瘡瘍論此後有「藥」字。

〔三〕蟾酥一片：底本四字漫漶。内閣本作「蟾酥一片」，今據補正。江西本同。聖惠方卷三十四治牙疼諸方作「蟾酥一字」。

水浸軟入麝香少許研勻以粟米大綿裹炙定吐涎愈一方用胡椒代麝香一方用蟾酥染絲綿上剪一分納入齒縫根裹忌熱物半日効乾者以熱湯化開

破傷風病蟾酥二錢湯化為糊乾蝎酒炒天麻各半兩為末合搗丸綠豆大每服一丸至二丸豆淋酒下〔聖惠方〕

蝦蟇〔本經下品〕

〔釋名〕蟼〔音驚又音加〕〔時珍曰〕按王荊公字說云俗言蝦蟇懷土取置遠處一夕復還其所雖或遐之常慕而返故名蝦蟇或作蝦䗫蝦言其聲蟇言其跳也爾雅作蟼蟇

〔集解〕〔藏器曰〕別録蝦蟇一名蟾蜍誤矣蝦蟇蟾蜍二物各別陶氏以蟾蜍注蝦蟇遂致混然無別今藥家亦以蟾蜍當蝦蟇矣蝦蟇在陂澤中背有黑點身小能跳接百蟲解作呷呷聲舉動極急蟾蜍在人家濕處身大青黑無點多痱磊不能跳不解作聲行動遲緩又有鼃蛤螻蟈長肱石榜蠼子之類或在水田中或在溝渠間未見別功周禮蟈氏掌去鼃黽焚牡菊以灰灑之則死牡菊乃無花菊也〔斅曰〕蝦蟇有多般勿誤用有黑虎身小黑觜臍小斑有蚼黃前腳大後腿小斑色有尾子一條有黃𧌒遍身黃色腹下有臍帶長五七分住立處帶下有自然汁出有螻蟈即夜鳴腰細口大皮蒼黑色者有蟾即黃斑頭上有肉角其蝦蟇皮上腹下有斑點腳短亦不鳴叫者是也〔時珍曰〕蝦蟇亦能化鶉出淮南子蝦蟇

水浸軟，入麝香少許研勻。以粟米大，綿裹咬〔一〕定，吐涎愈。一方用胡椒代麝香。一方用蟾酥染絲綿上，剪一分，紝入齒縫根裏。忌熱物，半日效。乾者，以熱湯化開。**破傷風病**。蟾酥二錢，湯化爲糊，乾蠍酒炒、天麻各半兩，爲末，合搗，丸緑豆大。每服一丸至二丸，豆淋酒下。聖惠方。

蝦蟆 本經下品

【釋名】**蟼蟆** 蟼音驚，又音加。【時珍曰】按王荊公字説云：俗言蝦蟆懷土，取置遠處，一夕還其所。雖或遐之，常慕而返，故名蝦蟆。或作蝦蟇，蝦言其聲，蟇言其斑也。爾雅作蟼蟆。

【集解】【藏器曰】别録蝦蟆一名蟾蜍，誤矣。蝦蟆、蟾蜍，二物各别。陶氏以蟾蜍註蝦蟆，遂致混然無别，今藥家亦以蟾蜍當蝦蟆矣。蝦蟆在陂澤中，背有黑點，身小能跳接百蟲，解作呷呷聲，舉動極急。蟾蜍在人家濕處，身大，背〔二〕黑無點，多痱癗，不能跳，不解作聲，行動遲緩。又有鼃蛤、螻蟈、長肱、石榜、蠼子之類，或在水田中，或在溝渠側，未見别功。周禮蟈氏掌去鼃黽，焚牡菊，以灰洒之則死。牡菊乃無花菊也。【斆曰】蝦蟆有多般，勿誤用。有黑虎，身小黑，觜脚小斑。有蚼黃，前脚大，後腿小，斑色，有尾子一條。有黃蚖，遍身黃色，腹下有臍帶長五七分，住立處，帶下有自然汁出。有螻蟈，即夜鳴，腰細口大，皮蒼黑色者。有蟾，即黃斑，頭上有肉角。其蝦蟆，皮上腹下有斑點，脚短，即不鳴叫者是也。【時珍曰】蝦蟆亦能化鴽，出淮南子。蝦蟆、

〔一〕咬：原作「皎」。今據聖惠方卷三十四治牙疼諸方改。
〔二〕背：原作「青」。今據證類卷二十二蝦蟆改。

青蠹畏蛇而制蜈蚣，三物相值，彼此皆不能動。故關尹子云：蝍蛆食蛇，蛇食蝦蟆，蝦蟆食蝍蛆。或云月令螻蟈鳴，反舌無聲，皆謂蝦蟆也。吳瑞曰：長股，石雞也，一名蟈。蟈子六七月山谷間有之，性味同水雞。

修治 斅曰：凡使蝦蟆，先去皮并腸及爪子，陰乾，每個用真牛酥一分塗炙乾。若使黑虎，即連頭尾皮爪並陰乾，酒浸三日，漉出焙用。

附一

氣味 辛，寒，有毒。大明曰：溫，無毒。**主治** 邪氣，破癥堅血，癰腫陰瘡。服之不患熱病。本經 主百邪鬼魅，塗癰腫及熱結腫。藥性 治熱狂，貼惡瘡，解煩熱，治犬咬。日華

發明 頌曰：蝦蟆、蟾蜍二物，雖同一類，而功用小別，亦當分而用之。時珍曰：古方多用蝦蟆，近方多用蟾蜍，蓋古人通稱蟾為蝦蟆耳。今考二物功用亦不甚遠，則古人所用多是蟾蜍，且今人亦只用蟾蜍有效，而蝦蟆不復入藥矣。按張杲醫說載摭青雜說云：有人患脚瘡，冬月頓然無事，夏月臭爛，痛不可言。遇一道人云：爾因行草上，惹蛇交遺瀝，瘡中有蛇兒，冬伏夏出故也。以生蝦蟆搗傅之，日三即換。凡三日，一小蛇自瘡中出，以鐵鉗取之，其病遂愈。○震亨曰：蝦蟆屬土與水，味甘性寒，南人喜食之。本草言服之不患熱病，由是病人亦煩食之。本草之意，或炙或乾或燒，入藥用之，非若世人

青鼃畏蛇，而制蜈蚣。三物相值，彼此皆不能動。故關尹子云：蝍蛆食蛇，蛇食鼃，鼃食蝍蛆。或云：月令螻蟈鳴，反舌無聲，皆謂蝦蟇也。

【吴瑞曰】長肱，石雞也，一名錦襖子，六七月山谷間有之，性味同水雞。

【修治】【斅曰】凡使蝦蟇，先去皮并腸及爪子，陰乾。每箇用真牛酥一分塗，炙乾。若使黑虎，即連頭、尾皮、爪並陰乾，酒浸三日，漉出焙用。

【氣味】辛，寒，有毒。【大明曰】温[一]，無毒。【主治】邪氣，破癥堅血，癰腫陰瘡。服之不患熱病。本經。主百邪鬼魅，塗癰腫及熱結腫。藥性。治熱狂，貼惡瘡，解煩熱，治犬咬。日華。

【發明】【頌曰】蝦蟇、蟾蜍，二物雖同一類，而功用小别，亦當分而用之。【時珍曰】古方多用蝦蟇，近方多用蟾蜍，蓋古人通稱蟾爲蝦蟇耳。今攷二物功用亦不甚遠，則古人所用多是蟾蜍，且今人亦只用蟾蜍有效，而蝦蟇不復入藥矣。按張杲醫説載摭青雜説云：有人患脚瘡，冬月頓然無事，夏月臭爛，痛不可言。遇一道人云：爾因行草上，惹蛇交遺瀝，瘡中有蛇兒，冬伏夏出故也。以生蝦蟇擣傅之，日三四[二]换。凡三日，一小蛇自瘡中出，以鐵鉗取之。其病遂愈。【朱震亨曰】蝦蟇屬土與水，味甘性寒，南人喜食之。本草言服之不患熱病，由是病人亦煮食之。本草之意，或炙、或乾、或燒，入藥用之，非若世人

〔一〕温：證類卷二十二蝦蟇作「冷」。

〔二〕四：原作「即」。今據醫説卷十瘡改。

熱羨入椒鹽而啜其湯也此物本濕化大能發濕久則濕化熱此乃土氣厚自然生火也

【附方】舊三新三

風熱邪疥蝦蟇燒灰朱砂等分爲末每服一錢酒服日三甚有神驗外臺秘要狂言鬼語卒死用蝦蟆燒灰末酒服方寸匕日三外臺秘要噎膈吐食用蛇含蝦蟆泥包燒存性研末每服一錢酒下壽域方瘰癧潰爛用黑色蝦蟆一枚去腸焙研油調傅之忌鐵器頭上軟癤蝦蟆剝皮貼之收毒即愈活幼全書蝮蛇螫傷生蝦蟆一枚搗爛傅之外臺

肝【主治】蛇螫人牙入肉中痛不可堪搗傅之立出時珍○出肘后

膽【主治】小兒失音不語取汁點舌上立愈時珍出孫氏集效方

腦【主治】青盲明目別錄

鼃 別錄下品

【釋名】長股別錄田雞綱目青雞同上坐魚同上蛤魚宗奭曰鼃後腳長故善躍大其聲則曰鼃小其聲則曰蛤時珍曰鼃好鳴其聲自呼南人食之呼爲田雞云肉味如雞也又曰坐魚其性好坐也按爾雅蟾黽俱列魚類而東方朔傳云長安水多蛙魚得以家給人足則古昔關中已常食之如魚不獨南人也鼃亦作蛙字

煮羹入椒鹽而啜其湯也。此物本濕化，大能發濕，久則濕化熱。此乃土氣厚，自然生火也。

【附方】舊三，新三。風熱邪病。蝦蟆燒灰、朱砂等分，爲末。每服一錢，酒服，日三，甚有神驗。外臺秘要。狂言鬼語，卒死。用蝦蟆燒末，酒服方寸匕，日三[一]。外臺秘要。噎膈吐食。用蛇含蝦蟆，泥包，煅存性，研末。每服一錢，酒下。壽域方。瘰癧潰爛。用黑色蝦蟆一枚，去腸焙研，油調傅之。忌鐵器。頭上軟癤。蝦蟆剥皮貼之，收毒即愈。活幼全書。蝮蛇螫傷。生蝦蟆一枚，搗爛傅之。外臺。

肝。【主治】蛇螫人，牙入肉中，痛不可堪，搗傅之，立出。時珍。○出肘後。

膽。【主治】小兒失音不語，取汁點舌上，立愈。時珍。出孫氏集效方。

腦。【主治】青盲，明目。別録。

鼃 別録下品

【釋名】長股別録、田雞綱目、青雞同上、坐魚同上、蛤魚。【宗奭曰】鼃後脚長，故善躍。大其聲則曰鼃，小其聲則曰蛤。

【時珍曰】鼃好鳴，其聲自呼。南人食之，呼爲田雞，云肉味如雞也。又曰坐魚，其性好坐也。按爾雅蟾、鼃[二]俱列魚類，而東方朔傳云：長安水多蛙魚，得以家給人足。則古昔關中已常食之如魚，不獨南人也。鼃亦作蛙字。

〔一〕三：此後原有一墨丁。今從江西本删。
〔二〕鼃：原作「黽」。今從改同上。

【集解】別錄曰：鼃生水中，取無時。弘景曰：凡蜂、蟻、鼃、蟬，其類最多。大而青脊者，俗名土鴨，其鳴甚壯。一種黑色者，南人名蛤子，食之至美。一種小形善鳴者，名鼃子，即此也。保昇曰：鼃，蝦蟇之屬，居陸地，青脊善鳴，聲作蛙者是也。頌曰：今處處有之。似蝦蟇而背青綠色，尖觜細腹，俗謂之青蛙。亦有背作黃路者，謂之金線鼃。陶氏所謂土鴨，即爾雅所謂在水曰黽者是也，俗名石鴨。所謂蛤子，即今水雞是也。閩、蜀、浙東人以為佳饌。時珍曰：田雞、水雞、土鴨，形稱雖異，功用則一也。四月食之最美，五月漸老，可采入藥。考工記云：以脰鳴者，鼃黽之屬。農人占其聲之早晚大小，以卜豐歉。故唐人章孝標詩云：

田家無五行，水旱卜蛙聲。

蛙亦能化為鴽，見列子。

【氣味】甘，寒，無毒。宗奭曰：平。時珍曰：按延壽書云：蛙骨熱，食之小便苦淋。妊娠食蛙，令子壽夭。小蛙食多，令人尿閉，臍下酸痛，有至死者。擂車前水飲可解。吳瑞曰：正月出者名黃蛤，不可食。

【主治】小兒赤氣，肌瘡臍傷，止痛，氣不足。別錄。小兒熱瘡，殺尸疰病蟲，去勞劣，解熱毒。日華。食之解勞熱。宗奭。利水消腫。燒灰，塗月蝕瘡。時珍。饌食，調疰瘦，補虛損，尤宜產婦。搗汁服，治蝦蟇瘟病。嘉謨。

【發明】頌曰：南人食鼃蛤，云補虛損，尤宜產婦。時珍曰：鼃產於水，與螺、蚌同性，故能解熱毒，利水氣。但係濕化之物，其

【集解】【别録曰】鼃生水中，取無時。【弘景曰】凡蜂、蟻、鼃、蟬，其類最多。大而青脊者，俗名土鴨，其鳴甚壯。一種黑色者，南人名蛤子，食之至美。一種小形善鳴者，名鼃子，即此也。【保昇曰】鼃，蝦蟆之屬，居陸地，青脊善鳴，聲作蛙者是也。【頌曰】今處處有之。似蝦蟆而背青緑色，尖觜細腹，俗謂之青蛙。亦有背作黄路者，謂之金線鼃。陶氏所謂土鴨，即爾雅所謂在水曰黽者是也，俗名石鴨。所謂蛤子，即今水雞是也，閩、蜀、浙東人以爲佳饌。【時珍曰】田雞、水雞、土鴨，形稱雖異，功用則一也。四月食之最美，五月漸老，可采入藥。考工記云：以脰鳴者，鼃黽之屬。農人占其聲之早晚大小，以卜豐歉。故唐人章孝標詩云：「田家無五行，水旱卜蛙聲。」蛙亦能化爲鴽，見列子。

【氣味】甘，寒，無毒。【宗奭曰】平。【時珍曰】按延壽書云：蛙骨熱，食之小便苦淋。妊娠食蛙，令子壽夭。小蛙食多，令人尿閉，臍下酸痛，有至死者。擂車前水飲可解。【吴瑞曰】正月出者名黄蛤，不可食。【主治】小兒赤氣，肌瘡臍傷，止痛，氣不足。别録。小兒熱瘡，殺尸疰病蟲，去勞劣，解熱毒。日華。食之解勞熱。宗奭。利水消腫。燒灰，塗月蝕瘡。時珍。饌食，調疳瘦，補虚損，尤宜産婦。擣汁服，治蝦蟆瘟病。嘉謨。

【發明】【頌曰】南人食鼃蛤，云補虚損，尤宜産婦。【時珍曰】鼃産於水，與螺、蚌同性，故能解熱毒，利水氣。但係濕化之物，其骨性復熱而今人食者俱同辛辣及脂油煎炸是抱薪救火矣安能求其益哉按戴原禮證治要訣云凡渾身水腫或單腹脹者以青蛙一二枚去皮炙食之則自消也嘉謨曰時行面赤項腫名蝦蟆瘟以金線蛙搗汁水調空腹頓飲極效曾活數人

附方新六

蛤饌 治水腫用活蛙三箇每箇口內安銅錢一箇上著胡黃連末少許以雄豬肚一箇茶油洗淨包蛙扎定煮一宿取出去皮腸食肉并豬肚以酒送下忌酸鹹魚麪雞鵝羊肉宜食豬鴨壽域神方

水蠱腹大 動搖有水聲皮膚黑色用乾青蛙二枚以酥炒乾螻蛄七枚炒苦壺盧半兩炒右為末每空心溫酒服二錢不過三服聖惠方

毒痢禁口 水蛙一箇并腸肚搗碎瓦烘熱入麝香五分作餅貼臍上氣通即能進食也

諸痔疼痛 青蛙丸用青色蛙長腳者一箇燒存性為末雪糕和丸如梧子大每空心先喫飯二匙次以枳殼湯下十五丸直指方

蟲蝕肛門 蟲蝕腎府肛盡腸穿用青蛙一枚雞骨一分燒灰吹入數用大效外臺

癌瘡如眼 上高下深顆顆累垂如瞽眼其中帶青頭上各露一舌毒孔透裏者是也用生井蛙皮燒存性為末蜜水調傅之直指方

蝌斗 拾遺

骨性復熱，而今人食者，每同辛辣及脂油煎煠，是抱薪救火矣，安能求其益哉？按戴原禮證治要訣云：凡渾〔一〕身水腫，或單腹脹者，以青鼃一二枚，去皮炙食之，則自消也。【嘉謨曰】時行面赤項腫，名蝦蟆瘟。以金線鼃搗汁，水調，空腹頓飲，極效。曾活數人。

【附方】新六。**蛤饌**。治水腫，用活蛙三箇，每箇口內安銅錢一箇，上着胡黃連末少許。以雄猪肚一箇，茶油洗净，包蛙札定，煮一宿。取出，去皮腸，食肉并猪肚，以酒送下。忌酸、鹹、魚、麪、雞、鵝、羊肉，宜食猪、鴨。壽域神方。**水蠱腹大**。動摇有水聲，皮膚黑色。用乾青蛙二枚，以酥炒，乾螻蛄七枚炒，苦壺蘆半兩炒，右爲末。每空心温酒服二錢，不過三服。聖惠方。**毒痢禁口**。水蛙一箇，并腸肚搗碎，瓦烘熱，入麝香五分，作餅，貼臍上，氣通即能進食也。**諸痔疼痛**。青蛙丸：用青色蛙長脚者一箇，燒存性，爲末，雪糕和丸如梧子大。每空心先喫飯二匙，次以枳殼湯下十五丸。直指方。**蟲蝕肛門**。蟲蝕腎府，肛盡腸穿。用青蛙一枚，雞骨一分，燒灰吹入，數用大效。外臺。**癌瘡如眼**。上高下深，顆顆纍垂，裂〔二〕如瞽眼，其中帶青，頭上各露一舌，毒孔透裏者是也。用生井蛙皮，燒存性爲末，蜜水調傅之。直指方。

蝌斗 拾遺

〔一〕渾：原作「軍」。今據證治要訣卷三諸氣門腫改。
〔二〕裂：原脱。今據直指方卷二十二發癌方論補。

【釋名】活師（山海經） 活東（爾雅） 玄魚（古今注） 懸針（同上） 水仙子（俗名蝦蟇臺）

時珍曰：蝌斗一作蛞斗，音闊。按羅願爾雅翼云：其狀如魚，其尾如針，又并其頭尾觀之，有似斗形，故有諸名。玄魚言其色，懸針狀其尾也。

【集解】藏器曰：活師即蝦蟇兒，生水中，有尾如鮧魚，漸大則腳生尾脫。時珍曰：蝌斗生水中，蝦蟇青鼃之子也。二三月鼃蟇曳腸於水際草上，纏繳如索，日見黑點漸至春水時，鳴以聒之，則蝌斗皆出，謂之聒子，所謂蝦蟇聲抱是矣。蝌斗狀如河豚，頭圓身上青黑色，始出有尾無足，稍大則足生尾脫。崔豹云聞雷尾脫，亦未必然。陸農師云：月大盡則先生前兩足，小盡則先生後兩足。

【主治】火飈熱瘡及疥瘡，並搗碎傅之。又染髭髮，取青胡桃子上皮和搗為泥染之，一染不變也。藏器

【發明】時珍曰：俚俗三月三日皆取小蝌斗以水吞之，云不生瘡，亦解毒治瘡之意也。按危氏得效方染髭髮，用蝌斗、黑桑椹各半斤，瓶盛封，懸屋東百日化泥，取塗髭髮，永黑如漆也。又岣嶁神書云：三月三日取蝌斗一合陰乾，候椹熟時取汁一升浸，埋東壁下，百日取出，其色如漆，以塗髭髮，永不白也。

【釋名】活師山海經、活東爾雅、玄魚古今注、懸針同上、水仙子俗名、蝦蟆臺。【時珍曰】蝌斗，一作蛞斗，音闊。按羅願爾雅翼云：其狀如魚，其尾如針，又并其頭、尾觀之，有似斗形。故有諸名。玄魚言其色，懸針狀其尾也。

【集解】【藏器曰】活師即蝦蟆兒，生水中，有尾如鯈魚，漸大則脚生尾脱。【時珍曰】蝌斗生水中，蝦蟆、青鼃之子也。二三月鼃、蟆曳腸於水際草上，纏繳如索，日見黑點漸深〔一〕，至春水時，鳴以聒之，則蝌斗皆出，謂之聒子，所謂蝦蟆聲抱是矣。蝌斗狀如河豚，頭圓，身上青黑色，始出有尾無足，稍大則足生尾脱。崔豹云：聞雷尾脱。亦未必然。陸農師云：月大盡則先生前兩足，小盡則先生後兩足。

【主治】火飈熱瘡及疥瘡，並擣碎傅之。又染髭髮，取青胡桃子上皮，和擣爲泥，染之。一染不變也。藏器。

【發明】【時珍曰】俚俗三月三日，皆取小蝌斗以水吞之，云不生瘡，亦解毒治瘡之意也。按危氏得效方：染髭髮，用蝌斗、黑桑椹各半斤，瓶密封，懸屋東百日化泥，取塗鬚髮，永〔二〕黑如漆也。又峋嶁神書云：三〔三〕月三日，取蝌斗一合陰乾，候椹熟時取汁一升浸，埋東壁下，百日取出，其色如漆。以塗髭髮，永不白也。

〔一〕深：原脱。今據爾雅翼卷三十科斗補。
〔二〕永：原作「未」。今從江西本改。
〔三〕三：原作「二」。今從改同上。

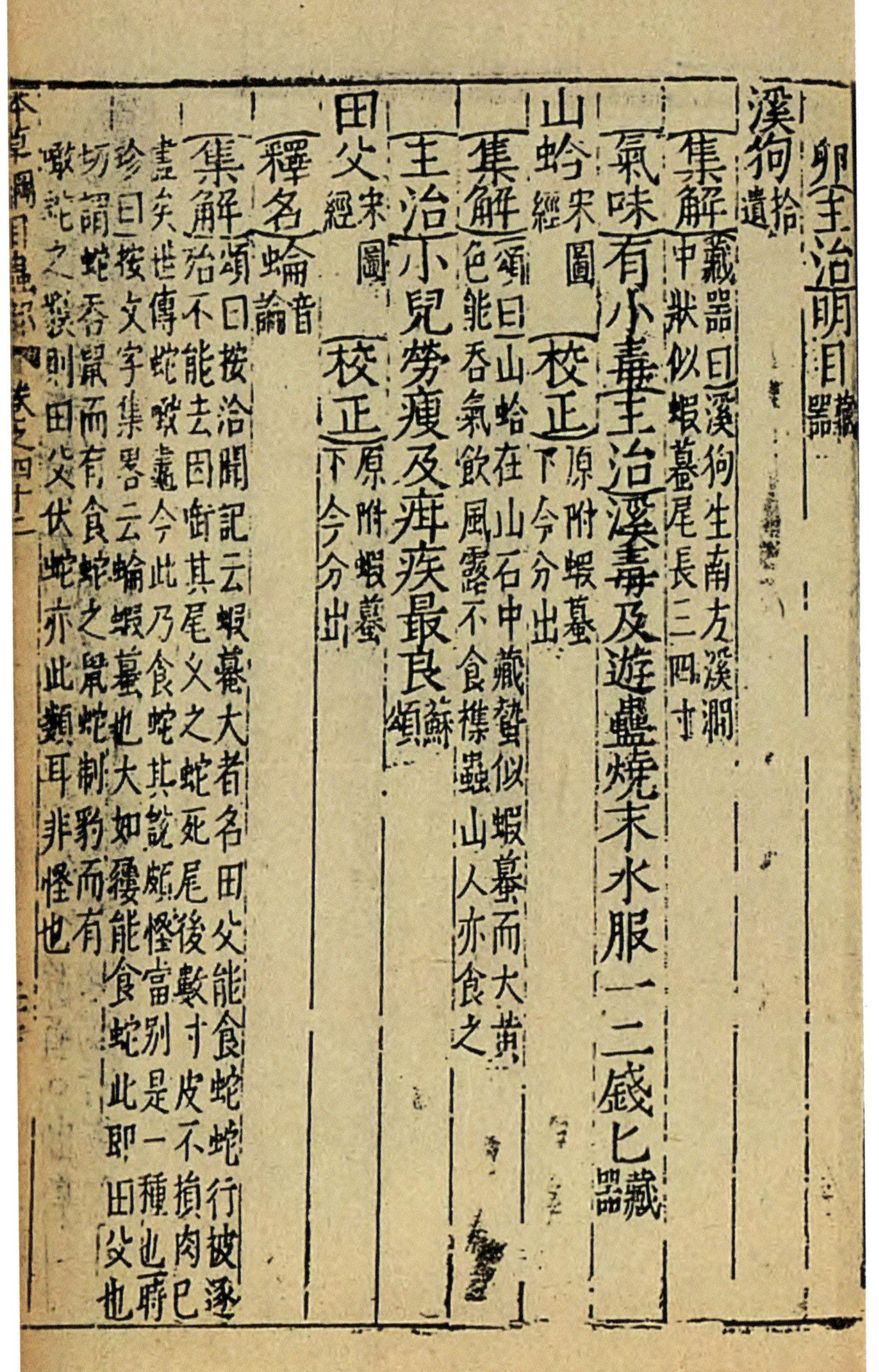

卵【主治】明目。藏器

溪狗（拾遺）

【集解】藏器曰：溪狗生南方溪澗中，狀似蝦蟇，尾長三四寸。

【氣味】有小毒。【主治】溪毒及遊蠱，燒末水服一二錢匕。藏器

山蛤（宋圖經）【校正】原附蝦蟇下，今分出。

【集解】頌曰：山蛤在山石中藏蟄，似蝦蟇而大，黃色。能吞氣，飲風露，不食雜蟲。山人亦食之。

【主治】小兒勞瘦及疳疾，最良。蘇頌

田父（宋圖經）【校正】原附蝦蟇下，今分出。

【釋名】蜦（音論）

【集解】頌曰：按洽聞記云：蝦蟇大者名田父，能食蛇。蛇行被逐，殆不能去，因銜其尾。久之蛇死，尾後數寸皮不損，肉已盡矣。世傳蛇噉鼃，今此乃食蛇，其說頗怪，當別是一種也。時珍曰：按文字集略云：蜦，蝦蟇也，大如屨，能食蛇。此即田父也。物謂蛇吞鼠而有食蛇之鼠，蛇制豹而有噉蛇之獸，則田父伏蛇亦此類耳，非怪也。

卵。【主治】明目。藏器。

溪狗拾遺

【集解】【藏器曰】溪狗生南方溪澗中。狀似蝦蟆，尾長三四寸。

【氣味】有小毒。【主治】溪毒及遊蠱，燒末，水服一二錢匕。藏器。

山蛤宋圖經

【校正】原附「蝦蟆」下，今分出。

【集解】【頌曰】山蛤在山石中藏蟄，似蝦蟆而大，黄色。能吞氣，飲風露，不食雜蟲。山人亦食之。

【主治】小兒勞瘦及疳疾，最良。蘇頌。

田父宋圖經

【校正】原附「蝦蟆」下，今分出。

【釋名】蛤音論。

【集解】【頌曰】按洽聞記云：蝦蟆大者名田父，能食蛇。蛇行被逐，殆不能去。因啣其尾，久之蛇死，尾後數寸皮不損，肉已盡矣。世傳蛇噉鼃，今此乃食蛇。其説頗怪，當别是一種也。【時珍曰】按文字集略云：蛤，蝦蟆也，大如屨，能食蛇。此即田父也。切〔一〕謂蛇吞鼠，而有食蛇之鼠；蛇制豹，而有噉蛇之貘。則田父伏蛇，亦此類耳，非怪也。

〔一〕切：張本作「竊」。義長。

【主治】蠱咬，取脊背上白汁和蟻子灰塗之。蘇頌。○出韋宙獨行方

蜈蚣 本經下品

【釋名】螏蟍爾雅 蝍蛆爾雅 天龍 弘景曰莊子蝍蛆甘帶淮南子云騰蛇遊霧而殆於蝍蛆蝍蛆蜈蚣也性能制蛇見大蛇便緣上啖其腦恭曰山東人呼蜘蛛一名蝍蛆亦能制蛇而蜘蛛條無制蛇之說莊子淮南並謂蜈蚣也頌曰按爾雅蒺藜蝍蛆也郭註云似蝗而大腹角能食蛇腦乃別似一物時珍曰按張揖廣雅及淮南子註皆謂蝍蛆為蜈蚣與郭說異許慎以蝍蛆為蟋蟀能制蛇又以蝍蛆為馬蚿因馬蚿有蛆蟍之名並誤矣

【集解】別錄曰蜈蚣生大吳川谷及江南頭足赤者良弘景曰今赤足者多出京口長山高麗山茅山於腐爛積草處得之勿令傷暴乾黃足者甚多而不堪用人以火炙令赤當之非真也蜈蚣齧人以桑汁白鹽塗之即愈蜀圖曰生山南川谷及出襄鄧隨唐等州土石間人家屋壁中亦有形似馬陸身扁而長黑頭赤足者良七八月取之宗奭曰蜈蚣背光黑綠色足赤腹黃有被毒者以烏鷄屎或大蒜塗之效性畏蛞蝓不敢過所行之路觸其身即死故蛞蝓能治蜈蚣毒時珍曰蜈蚣西南處處有之春出冬蟄節節有足雙鬚岐尾性畏蜘蛛以溺射之即斷爛也南方有極大者而本草失載按段成式酉陽雜俎云綏定縣蜈蚣大者能以氣吸蛇及蜴蜥相去三四尺骨肉自消沈懷遠南越志云南方晉安有山出

【主治】蠶咬，取脊背上白汁，和蟻子灰，塗之。蘇頌。○出韋宙獨行方

蜈蚣本經下品

【釋名】螏蟍[一]爾雅、蝍蛆爾雅、天龍。【弘景曰】莊子：蝍蛆甘帶。淮南子云：螣蛇遊霧而殆於蝍蛆。蝍蛆，蜈蚣也，性能制蛇。見大蛇，便緣上噉其腦。【恭曰】山東人呼蜘蛛一名蝍蛆，亦能制蛇，而「蜘蛛」條無制蛇之説。莊子、淮南並謂蜈蚣也。【頌曰】按爾雅：蒺藜，蝍蛆也。郭註云：似蝗而大腹長[二]角，能食蛇腦。乃別似一物。【時珍曰】按張揖廣雅及淮南子註皆謂蝍蛆爲蜈蚣，與郭説異。許慎以蝍蛆爲蟋蟀，能制蛇，又以蝍蛆爲馬蚿，因馬蚿有蛆蟝之名，並誤矣。

【集解】【別録曰】蜈蚣生大吴川谷及江南。頭足赤者良。【弘景曰】今赤足者，多出京口、長山、高麗山、茅山，於腐爛積草處得之，勿令傷，暴乾。黄足者甚多而不堪用，人以火炙令赤當之，非真也。蜈蚣嚙人，以桑汁、白鹽塗之即愈。【蜀圖曰】生山南川谷，及出[三]襄、鄧、隨、唐等州土石間，人家屋壁中亦有。形似馬陸，身扁而長。黑頭赤足者良。七八月采之。【宗奭曰】蜈蚣背光，黑緑色，足赤腹黄。有被毒者，以烏鷄屎，或大蒜塗之，效。性畏蛞蝓，不敢過所行之路，觸其身即死，故蛞蝓能治蜈蚣毒。【時珍曰】蜈蚣西南處處有之。春出冬蟄，節節有足，雙鬚岐尾。性畏蜘蛛，以溺射之，即斷爛也。南方有極大者，而本草失載。按段成式酉陽雜俎云：綏定縣蜈蚣，大者能以氣吸蛇及蜴蜥，相去三四尺，骨肉自消。沈懷遠南越志云：南方晉安有山出

〔一〕螏蟍：尔雅释蟲作「蒺藜」。

〔二〕長：原脱。今據證類卷二十二蜈蚣補。

〔三〕出：證類卷二十二蜈蚣引蜀本圖經此字後有「安」字，即安州。治所在今湖北安陸市。

蜈蚣大者長丈餘能啖牛俚人燃炬遂得以皮鞔鼓肉曝為脯美於牛肉葛洪遐觀賦云南方蜈蚣大者長百步頭如車箱肉白如瓠越人爭買為羹炙張耒明道雜志云黃州岐亭有拘羅山出大蜈蚣袤丈尺土人捕得熏乾商人販入北方貨之有致富者蔡絛叢話云嶠南蜈蚣大者二三尺螫人至死惟見托胎蟲則局縮不敢行蟲乃登首陷其腦而食之故被蜈蚣傷者搗蟲塗之痛立止也珍按托胎蟲即蛞蝓也蜈蚣能制龍蛇蜴蜥而畏蝦蟆蛞蝓蜘蛛亦莊子所謂物畏其天陰符經所謂禽之制在氣也

【修治】斅曰凡使勿用千足蟲真相似只是頭上有白肉面并觜尖若誤用并把着腥臭氣入頂能致死也凡治蜈蚣先以蜈蚣木末或柳蛀末於土器中炒令木末焦黑去木末以竹刀刮去足甲用時珍曰蜈蚣木不知是何木也今人惟以火炙去頭足用或去尾足以薄荷葉火煨用之

【氣味】辛溫有毒【時珍曰】畏蛞蝓蜘蛛雞屎桑皮白鹽【主治】鬼疰蠱毒噉諸蛇蟲魚毒殺鬼物老精溫瘧去三蟲本經療心腹寒熱積聚墮胎去惡血別錄治癥癖日華小兒驚癇風搐臍風口噤丹毒禿瘡瘰癧便毒痔漏蛇瘕蛇瘴蛇傷時珍

蜈蚣。大者長丈餘，能啖牛。俚人然炬逐得，以皮輓鼓，肉曝爲脯，美於牛肉。葛洪遐觀賦云：南方蜈蚣大者長百步，頭如車箱，肉白如瓠，越人爭買爲羹炙。張耒[一]明道雜志云：黄州岐亭有拘羅山，出大蜈蚣，袤丈尺。土人捕得熏乾，商人販入北方貨之，有致富者。蔡絛叢話云：嶠南蜈蚣大者二三尺，螫人至死。惟見托胎蟲則局縮不敢行。蟲乃登首，陷其腦而食之。故被蜈蚣傷者，搗蟲塗之，痛立止也。珍按：托胎蟲即蛞蝓也。蜈蚣能制龍、蛇、蜴蜥，而畏蝦蟆、蛞蝓、蜘蛛，亦莊子所謂物畏其天，陰符經所謂禽之制在氣也。

【修治】【斆曰】凡使勿用千足蟲，真相似，只是頭上有白肉，面并嘴尖。若誤用，并把着，腥臭氣入頂，能致死也。凡治蜈蚣，先以蜈蚣木末或柳蛀末，於土器中炒，令木末焦黑，去木末，以竹刀刮去足甲用。【時珍曰】蜈蚣木不知是何木也。今人惟以火炙去頭足用，或去尾、足，以薄荷葉火煨用之。

【氣味】辛，温，有毒。【時珍曰】畏蛞蝓、蜘蛛、雞屎、桑皮、白鹽。【主治】鬼疰蠱毒，噉諸蛇、蟲、魚毒，殺鬼物老精温瘧，去三蟲。本經。療心腹寒熱積聚，墮胎，去惡血。别録。治癥癖。日華。小兒驚癇風搐，臍風口噤，丹毒，秃瘡，瘰癧，便毒，痔漏，蛇瘕蛇瘴蛇傷。時珍。

〔一〕耒：原作「采」。今據卷一引據古今經史百家書目改。

【發明】頌曰：本經云療鬼疰，故胡洽方治尸疰惡氣痰嗽諸方多用之。今醫家治小兒口噤不開不能乳者，以東走蜈蚣去足，炙，研，用豬乳二合調半錢，分三四服，溫灌之，有效。時珍曰：蓋行而疾者，惟風與蛇。蜈蚣能制蛇，故亦能截風，蓋厥陰經藥也。故所主諸證，多屬厥陰。按楊士瀛直指方云：蜈蚣有毒，惟風氣暴烈者可以當之。風氣暴烈，非蜈蚣能截能擒，亦不易止。但貴藥病相當耳。設或過劑，以蚯蚓、桑皮解之。又云：瘭瘡一名蛇瘴，蠻煙瘴雨之鄉，多毒蛇氣，人有不伏水上風氣而感觸之者，數月以還必發蛇瘴，惟赤足蜈蚣最能伏蛇為上藥，白芷次之。又聖濟總錄云：嶺南朴蛇瘴，一名鎖喉瘴，項大腫痛連喉，用赤足蜈蚣一二節研細，水下即愈。據此則蜈蚣之治蛇蠱、蛇毒、蛇瘕、蛇傷諸病，皆此意也。然蜈蚣又治痔漏、便毒、丹毒等病，并陸羽茶經載枕中方治瘰癧一法，則蜈蚣自能除風攻毒，不獨治蛇毒而已也。

【附方】舊五，新十三。

小兒撮口　但看舌上有瘡如粟米大是也。以蜈蚣汁刮破指甲，研傅兩頭肉，即愈。如無生者，乾者亦可。子母秘錄

小兒急驚　萬金散：蜈蚣一條全者，去足，炙為末，丹砂、輕粉等分研勻，陰陽乳汁和丸菉豆大。每歲一丸，乳汁下。聖惠方

天吊驚風　目久不下，眼見白睛，及角弓反張，聲不出者，雙金散主之。用大蜈蚣一條去頭足，酥炙，用竹刀批開，記定左右。又以麝香一錢，亦分左右各記明，研末包定。每用左邊者吹左鼻，右邊者吹右鼻，各少許，方可過多。若眼未下，再吹些須，眼下乃止。直指

破傷中風　欲死[illegible]

【發明】【頌曰】本經云療鬼疰，故胡洽方治尸疰、惡氣、痰嗽諸方多用之。今醫家治小兒口噤不開、不能乳者，以赤足〔一〕蜈蚣去足炙研，用豬乳二合調半錢，分三四服，温灌之，有效。【時珍曰】蓋行而疾者，惟風與蛇。蜈蚣能制蛇，故亦能截風，蓋厥陰經藥也。故所主諸證，多屬厥陰。按楊士瀛直指方云：蜈蚣有毒，惟風氣暴烈者可以當之。風氣暴烈，非蜈蚣能截能擒，亦不易止，但貴藥病相當耳。設或過劑，以蚯蚓、桑皮解之。又云：瘭瘡，一名蛇瘴，蠻烟瘴雨之鄉，多毒蛇氣。人有不伏水土風氣而感觸之者，數月以還，必發蛇瘴。惟赤足蜈蚣最能伏蛇爲上藥，白芷次之。又聖濟總録云：嶺南朴蛇瘴，一名鎖喉瘴，項大，腫痛連喉。用赤足蜈蚣一二節研細，水下即愈。據此，則蜈蚣之治蛇蠱、蛇毒、蛇瘕、蛇傷諸病，皆此意也。然蜈蚣又治痔漏、便毒、丹毒等病，并陸羽茶經載枕中方治瘰癧一法，則蜈蚣自能除風攻毒，不獨治蛇毒而已也。

【附方】舊五，新十三。**小兒撮口**，但看舌上有瘡如粟米大是也。以蜈蚣汁，刮破指甲，研傅兩頭肉，即愈。如無生者，乾者亦可。子母秘録。**小兒急驚**。萬金散：蜈蚣一條全者，去足，炙，爲末，丹砂、輕粉等分研勻，陰陽乳汁和丸菉豆大。每歲一丸，乳汁下。聖惠方。**天弔驚風**。目久不下，眼見白睛，及角弓反張，聲不出者，雙金散主之。用大蜈蚣一條去頭、足，酥炙，用竹刀批開，記定左右。又以麝香一錢，亦分左右各記明，研末，包定。每用左邊者吹左鼻，右邊者吹右鼻，各少許，不〔二〕可過多。若眼未下，再吹些須，眼下乃止。直指。**破傷中風**欲死。聖惠用蜈蚣研末擦

〔一〕赤足：原作「東走」。今據證類卷二十二蜈蚣改。
〔二〕不：原作「方」。今從江西本改。

牙追去涎沫立瘥。○儒門事親用蜈蚣頭、烏頭尖、附子底、蠍梢等分，爲末。每用一字或半字，熟酒醺之，仍貼齊上，取汗愈。

口眼喎斜口內麻木者。用蜈蚣三條，一蜜炙，一酒浸，一紙裹煨，並去頭足；天南星一个，切作四片，一蜜炙，一酒浸，一紙裹煨，一生用；半夏、白芷各五錢，通爲末，入麝少許。每服一錢，熱調下，日一服。通變要法

腹內蛇瘕誤食菜中蛇精，成蛇瘕；或食蛇肉成瘕，腹內常飢，食物即消。以赤足蜈蚣一條，炙研末，酒服。衛生易簡方

蝮蛇螫傷蜈蚣燒末傅之。

射工毒瘡大蜈蚣一枚，炙研，和醋傅之。千金方

天蛇頭瘡生手指頭上。用蜈蚣一條，燒煙熏一二次即愈。或爲末，猪膽汁調塗之。奇効

丹毒瘤腫用蜈蚣一條，白礬一皂子大，雷丸一个，百部二錢，研末，醋調傅之。本草衍義

瘰癧潰瘡茶、蜈蚣二味，炙至香熟，搗篩爲末。先以甘草湯洗淨，傅之。枕中方

聤耳出膿蜈蚣末吹之。鮑氏

小兒禿瘡大蜈蚣一條，鹽一分，入油內浸七日。取油搽之，極效。海上方

便毒初起黄脚蜈蚣一條，瓦焙存性，爲末，酒調服，取汗即散。濟生祕覽

痔瘡疼痛直指用赤足蜈蚣焙爲末，入片腦少許，唾調傅之。○孫氏集效用蜈蚣三四條，香油煮一二沸，浸之，再入五倍子末二三錢，瓶收密封。如遇痛不可忍，點上油，即時痛止，大效。

腹大如箕用蜈蚣三五條，酒炙研末。每服一錢，以雞子二个打開，入末在內，攪勻紙糊，沸湯煮熟食之。日一服，連進三服瘳。活人心統

脚肚轉筋蜈蚣燒，猪脂和

牙，追去涎沫，立瘥。○儒門事親用蜈蚣頭、烏頭尖、附子底、蠍梢〔一〕等分，爲末。每用一字或半字，熱酒灌之，仍貼瘡上，取汗愈。**口眼喎斜**，口内麻木者。用蜈蚣三條，一蜜炙，一酒浸，一紙裹煨，並去頭、足；大南星一個，切作四片，一蜜炙，一酒浸，一紙裹煨，一生用；半夏、白芷各五錢，通爲末，入麝少許。每服一錢，熱調下，日一服。通變要法。**腹内蛇癥**。誤食菜中蛇精，成蛇瘕，或食蛇肉成瘕，腹内常飢，食物即吐。以赤足蜈蚣一條炙，研末，酒服。衛生易簡方。**蝮蛇螫傷**。蜈蚣燒末傅之。**射工毒瘡**。大蜈蚣一枚，炙研，和酢傅之。千金方。**天蛇頭瘡**，生手指頭上。用蜈蚣一條，燒煙熏一二次即愈。或爲末，猪膽汁調，塗之。奇效。**丹毒瘤腫**。用蜈蚣一條，白礬一皂子大，雷丸一個，百部二錢，研末，醋調傅之。本草衍義。**瘰癧潰瘡**。茶、蜈蚣二味，炙至香熟，等分〔二〕，擣篩爲末。先以甘草湯洗淨，傅之。枕中方。**聤耳出膿**。蜈蚣末，吹之。鮑氏。**小兒禿瘡**。大蜈蚣一條，鹽一分，入油内浸七日。取油搽之，極效。海上方。**便毒初起**。黄脚蜈蚣一條，瓦焙存性，爲末。酒調服，取汗即散。濟生秘覽。**痔瘡疼痛**。直指用赤足蜈蚣焙，爲末，入片腦少許，唾調傅之。○孫氏集效用蜈蚣三四條，香油煮一二沸，浸之，再入五倍子末二三錢，瓶收密封。如遇痛不可忍，點上油，即時痛止，大效。**腹大如箕**。用蜈蚣三五條，酒炙研末。每服一錢，以雞子二個，打開，入末在内，攪勻紙糊，沸湯煮熟食之。日一服，連進三服瘳。活人心統。**脚肚轉筋**。蜈蚣燒，猪脂和

〔一〕梢：原作「肖」。今據儒門事親卷十五破傷風邪改。
〔二〕等分：原脱。今據茶經卷下七之事引枕中方補。

傅之肘后

女人趾瘡 甲內惡肉突出不愈，蜈蚣一條焙研傅之，外以南星末醋和傅四圍。醫方摘要

馬陸 本經下品

【釋名】百足本經 百節衍義 千足炮炙論 馬蚿音弦 馬蠸音拳 馬蠲郭璞 馬軸別錄 馬蟻爾雅 飛蚿蟲李當之 刀環蟲蘇恭 蛩 弘景曰：此虫甚多，寸寸斷之，亦便寸行。故魯連子云：百足之虫，死而不僵，以其扶之者衆是矣。

【集解】別錄曰：馬陸生玄菟川谷。弘景曰：李當之云此虫長五六寸，狀如大蛩，夏月登樹鳴，冬則入蟄，今人呼為飛蚿虫。今有一種細黃虫，狀如蜈蚣而甚長，俗名土虫，雞食之輒悶至死。方家既不復用，市人亦無取者，未詳何者的是。恭曰：此虫大如細筆管，長三四寸，斑色亦如蚰蜒，襄陽人名為馬蚿，亦呼馬軸，又名刀環虫，以其死側臥狀如刀環也。有人自毒，服一枚便死也。斅曰：千足虫頭上有白肉，面並嘴尖，把著腥臭氣入人頂，能致死也。宗奭曰：百節身如槎，節節有細蹙文起，紫黑色，光潤，百足，死則側臥如環，長二三寸，大者如小指，古寄牆壁中甚多，入藥至鮮。時珍曰：馬蚿處處有之，形大如蚯蚓，紫黑色，其足比比至百，而皮極硬，節節有橫文如金線，首尾一般大，觸之即側臥局縮如環，不必死也。能毒雞犬。陶氏所謂土虫，乃蚰蜒也，死亦側踡如

[illegible]

傳。肘後。女人趾瘡。甲内惡肉突出不愈。蜈蚣一條，焙研傳之。外以南星末，醋和傳四圍。醫方摘要。

馬陸本經下品

【釋名】百足本經、百節衍義、千足炮炙論、馬蚿音弦、馬蠸音拳、馬蠲郭璞、馬軸別録、馬蝬爾雅、飛蚿蟲李當之、刀環蟲蘇恭、蛩。【弘景曰】此蟲足〔一〕甚多，寸寸斷之，亦便寸行。故魯連子云百足之蟲，死而不僵，莊子蚿憐蛇是矣。

【集解】【別録曰】馬陸生玄菟川谷。【弘景曰】李當之云：此蟲長五六寸，狀如大蛩，夏月登樹鳴，冬則入蟄，今人呼爲飛蚿蟲。今有一種細黄蟲，狀如蜈蚣而甚長，俗名土蟲。雞食之，醉悶至死。方家既不復用，市人亦無取者，未詳何者的是。【恭曰】此蟲大如細筆管，長三四寸，斑色，亦如蚰蜒。襄陽人名爲馬蚿，亦呼馬軸，又名刀環蟲，以其死側卧，狀如刀環也。有人自毒，服一枚便死也。【斅曰】千足蟲頭上有白肉，面並〔二〕觜尖。把着，腥臭氣入人頂，能致死也。【宗奭曰】百節，身如槎，節節有細蹙文起，紫黑色，光潤，百足死則側卧如環，長二三寸，大者如小指。古牆壁中甚多，入藥至鮮。【時珍曰】馬蚿處處有之。形大如蚯蚓，紫黑色，其足比比至百，而皮極硬，節節有横文如金線，首尾一般大。觸之即側卧局縮如環，不必死也。能毒雞犬。陶氏所謂土蟲，乃蚰〔三〕蜒也，死亦側踡如環，雞喜食之。當以李當之之説爲準。

〔一〕足：原脱。今據證類卷二十二馬陸補。
〔二〕並：原作「而」。今據證類卷二十二蜈蚣改。
〔三〕蚰：原字右側缺損。今據下文「正誤」補正。

【正誤】（藏器曰）土蟲无足，如一條衣帶，長四五寸，身扁似韭葉，背上有黃黑襇，頭如鏟子，行處有白涎，生濕地，雞喫即死。陶云土蟲似蜈蚣者，乃蚰蜒，非土蟲，亦非馬陸也。蘇云馬陸如蛆蜒，亦誤矣。案蚰蜒色黃不斑，其足无數。（時珍曰）案段成式酉陽雜俎云：度古俗呼土蠱，身形似衣帶，色類蚯蚓，長一尺餘，首如鏟，背上有黃黑襇，稍觸即斷，常趁蚓掩之，則蚓化為水，有毒，雞食之輒死。據此則陳藏器所謂土蟲者，蓋土蠱也。陶氏誤以蚰蜒為馬陸，陳氏亦誤以土蠱為土蟲矣。

【修治】（斅曰）凡收得馬陸，以糠頭炒，至糠焦黑取出，去糠，竹刀刮去頭足，研末用。

【氣味】辛，溫，有毒。【主治】腹中大堅癥，破積聚，息肉，惡瘡，白禿。本經

療寒熱痞結，脇下滿。別錄　辟邪瘧。時珍

【發明】（時珍曰）馬陸係神農藥，雷氏備載炮炙之法，而古方鮮見用者，惟聖惠逐邪丸用之。其方治久瘧發歇无時，用百節蟲四十九枚，濕生蟲四十九枚，砒霜二錢，粽子角七枚，五月五日日未出時，于東南上尋取兩般蟲，至午時向南研勻，丸小豆大。每發日早，男左女右手把一丸，嗅之七遍，立效。修時忌孝子、婦人、師尼、雞犬見之。亦合別錄療寒熱之說。大抵毒物止可外用，不敢輕入丸散中也。

山蛩蟲（拾遺）

【正誤】【藏器曰】案土蟲無足，如一條衣帶，長四五寸，身扁似韭葉，背上有黄黑襇，頭如鏟子，行處有白涎，生濕地，雞喫即死。陶云土蟲似蜈蚣者，乃蚰蜒，非土蟲，亦非馬陸也。蘇云馬陸如蚰蜒，亦誤矣。案蚰蜒色黄不斑，其足無數。【時珍曰】案段成式酉陽雜俎云：度古俗呼土蟲，身形似衣帶，色類蚯蚓，長一尺餘，首如鏟，背上有黄黑襇，梢觸即斷。常趁蚓掩之，則蚓化爲水。有毒，雞食之輒死。據此，則陳藏器所謂土蟲者，蓋土蟲也。陶氏誤以蚰蜒爲馬陸，陳氏亦誤以土蟲爲土蟲矣。

【修治】【雷曰】凡收得馬陸，以糠頭炒，至糠焦黑，取出去糠，竹刀刮去頭、足，研末用。

【氣味】辛，温，有毒。【主治】腹中大堅癥，破積聚息肉，惡瘡白秃。本經。療寒熱痞結，脇下滿。别録。辟邪瘧。時珍。

【發明】【時珍曰】馬陸係神農藥，雷氏備載炮炙之法，而古方鮮見用者，惟聖惠逐邪丸用之。其方治久瘧發歇無時。用百節蟲四十九枚，濕生蟲四十九枚，砒霜三錢，粽子角七枚。五月五日日未出時，于東南上尋取兩般蟲，至午時向南〔一〕研勻，丸小豆大。每發日早，男左女右，手把一丸，嗅之七徧，立效。修時忌孝子、婦人、師尼、雞犬見之。亦合别録療寒熱之説。大抵毒物，止可外用，不敢輕入丸、散中也。

山蛩蟲拾遺

〔一〕向南：原字左側缺損。今從江西本補正。

集解〔藏器曰〕生山林間狀如百足而大烏斑色長二三寸更有枕如指者名馬陸能登木群吟也見本經〔時珍曰〕案本經馬陸一名百足狀如大蛩而此云狀如百足而大更大者名馬陸則似又指百足為一物矣蓋此即馬陸之在山而大者耳故曰山蛩

雞犬皆不敢食之

氣味有大毒〔主治〕人嗜酒不已取一節燒灰水服便不喜聞酒氣過一節則毒人至死又燒黑傳惡瘡亦治蠶病白僵燒灰粉之〔藏器〕

〔附錄〕蚰蜒〔拾遺〕〔藏器曰〕狀如蜈蚣而甚長色正黃不斑大者如釵股其足無數好脂油香故入人耳及諸竅中以驢乳灌之即化為水〔時珍曰〕處處有之墻屋爛草中尤多狀如小蜈蚣而身圓不扁尾後禿而無岐多足大者長寸餘死亦踡屈如環故陶弘景誤以為馬陸也其入人耳用龍腦地龍硇砂單吹之皆効或以香物引之諸葛子云菖蒲犬蚤蝨而來蛉蛩即此虫也揚雄方言云一名入耳一名蚨虹一名蚰蜓一名蠐螋又一種草鞋虫形亦相似而身扁亦能入人耳中

蠼螋〔拾遺〕音瞿搜〔藏器曰〕狀如小蜈蚣色青黑長足能溺人影令人發瘡如熱沸而大若遶腰匝不可療山中者

雞、犬皆不敢食之。

【集解】【藏器曰】生山林間。狀如百足而大，烏斑色，長二三寸。更有大如指者，名馬陸，能登木群吟，已見本經。【時珍曰】案本經馬陸一名百足，狀如大蚿，而此云狀如百足而大，更大者爲馬陸，則似又指百足爲一物矣。蓋此即馬陸之在山而大者耳，故曰山蚿。

【氣味】有大毒。【主治】人嗜酒不已，取一節燒灰，水服，便不喜聞酒氣。過一節則毒人至死。又燒黑傅惡瘡，亦治蠶病白僵，燒灰粉之。藏器。

【附録】蚰蜒拾遺。【藏器曰】狀如蜈蚣而甚長，色正黃不斑，大者如釵股，其足無數，好脂油香，故入人耳及諸竅中。以驢乳灌之，即化爲水。【時珍曰】處處有之，牆屋爛草中尤多。狀如小蜈蚣，而身圓不扁，尾後禿而無岐，多足，大者長寸餘，死亦踡屈如環，故陶弘景誤以爲馬陸也。其入人耳，用龍腦、地龍、硇砂，單吹之皆效。或以香物引之。淮南子云菖蒲去蚤虱而來蚙蚿，即此蟲也。揚雄方言云：一名入耳，一名蛈蚭，一名蚰蜒，一名蛸蚳。又一種草鞋蟲，形亦相似而身扁，亦能入人耳中。

蠼螋拾遺。音瞿搜。【藏器曰】狀如小蜈蚣，色青黑，長足。能溺人影，令人發瘡，如熱痱而大，若遶腰匝不可療，山中者溺〔一〕

〔一〕溺：底本原字漫漶。今據美國國會本補正。

毒更猛。惟扁豆葉傅之即瘥。諸方大有治法。時珍曰：蠼螋喜伏氍毹之下，故得此名。或作蛷螋。按周禮赤犮氏凡隙屋除其貍蟲蛷螋之屬，乃求而搜之也。其蟲隱居牆壁及器物下，長不及寸，狀如小蜈蚣，青黑色，二鬚六足，足在腹前，尾有叉岐，能夾人物，俗名搜夾子。其溺射人影，令人生瘡，身作寒熱。古方用犀角汁、雞腸草汁、馬鞭草汁、梨葉汁、茶葉末、紫草末、羊鬚灰、鹿角末、燕窠土，但得一品塗之皆效。孫真人千金方云：予曾六月中得此瘡，經五六日治不愈。有人教畫地作蠼螋形，以刀細取腹中土，以唾和塗之，再塗即愈。方知萬物相感，莫曉其由。

蚯蚓（本經下品）

【釋名】螼螾（音頃引）　朐䏰（音蠢閏）　堅蠶（音遣忝）　䖤蟺（音阮善）　曲蟺　土蟺（綱目）　土龍（別錄）　地龍子（藥性）　寒螀　寒蚓　附蚓（吳普）　歌女。時珍曰：蚓之行也，引而後申，其塿如丘，故名蚯蚓。爾雅謂之螼螾，巴人謂之朐䏰，皆方音之轉也。䖤蟺、曲蟺，象其狀也。東方虬賦云：乍逶迤而鱓曲，或宛轉而蛇行。任性行止，擊物便曲。是矣。術家言蚓可興雲，又知陰晴，故有土龍、龍子之名。其鳴長吟，故曰歌女。大明曰：路上踏殺者，名千人踏，入藥更良。

【集解】別錄曰：白頸蚯蚓生平土，三月取，暴乾。弘景曰：入藥用白頸，是其老者。取得去土鹽之，日暴須臾成水，道術多毒更猛。惟扁豆葉傅之即瘥，諸方大有治法。【時珍曰】蠼螋喜伏氍毹之下，故得此名。或作蛷螋。按周禮赤犮氏，凡隙屋，除其貍蟲、蛷螋之屬，乃求而搜之也。其蟲隱居牆壁及器物下，長不及寸，狀如小蜈蚣，青黑色，二鬚六足，足在腹前，尾有叉岐，能夾人物，俗名搜夾子。其溺射人影，令人生瘡，身作寒熱。古方用犀角汁、雞腸草汁、馬鞭草汁、梨葉汁、茶葉末、紫草末、羊髭灰、鹿角末、燕窠土，但得一品塗之皆效。孫真人千金方云：予曾六月中得此瘡，經五六日治不愈。有人教畫地作蠼螋形，以刀細取腹中土，以唾和塗之，再塗即愈。方知萬物相感，莫曉其由。

蚯蚓本經下品

【釋名】螼螾音頃引、朐䏰音蠢閏、蜸〔一〕蚕音遣忝、蜿蟺音阮善、曲蟺、土蟺綱目、土龍別録、地龍子藥性、寒蠦、寒蚓、附蚓吴普、歌女。【時珍曰】蚓之行也，引而後申，其塿如丘，故名蚯蚓。爾雅謂之螼螾，巴人謂之朐䏰，皆方音之轉也。蜿蟺、曲蟺，象其狀也。東方虬賦云：乍逶迤而鱔曲，或宛轉而蛇行。任性行止，物擊〔二〕便曲。是矣。術家言蚓可興雲，又知陰晴，故有土龍、龍子之名。其鳴長吟，故曰歌女。【大明曰】路上踏殺者，名千人踏，入藥更良。

【集解】【別録曰】白頸蚯蚓，生平土。三月取，暴乾。【弘景曰】入藥用白頸，是其老者。取得去土，鹽之，日暴須臾成水，道術多

〔一〕蜸：原作「堅」。今據爾雅注疏卷九釋蟲改。
〔二〕物擊：原作「擊物」。今據文苑英華卷一百四十二蟲魚乙正。

用其屎呼為蚓螻亦曰六一泥以其食細泥無沙石入合丹泥釜用。時珍曰今處處平澤膏壤地中有之孟夏始出仲冬蟄結雨則先出晴則夜鳴或云結時能化為百合也與蟲螽同穴為雌雄故郭璞贊云蚯蚓土精無心之蟲交不以分婬于蟲螽是矣今小兒陰腫多以為此物所吹經驗方云蚯蚓咬人形如大風眉鬚皆落惟以石灰水浸之良昔浙江將軍張韶病此每夕蚯蚓鳴於体中有僧教以鹽湯浸之數遍遂瘥宗奭曰此物有毒崇寧末年隴州兵士暑月跣足為蚯蚓所中遂不救後數日又有人被其毒或教以鹽湯浸之并飲一盃乃愈也

修治　弘景曰若服乾蚓須熬作屑斅曰凡收得用糯米泔浸一夜漉出以無灰酒浸一日焙乾切每一兩以蜀椒糯米各二錢半同熬至米熟揀出用時珍曰入藥有為末或化水或燒灰者各隨方法

白頸蚯蚓

氣味　鹹寒無毒權曰有小毒之才曰畏葱鹽

主治　蛇瘕去三蟲伏尸鬼疰蠱毒殺長蟲本經化為水療傷寒伏熱狂謬大腹黃疸別錄溫病大熱狂言飲汁皆瘥炒作屑去蚘蟲去泥鹽化為水主天行諸熱小兒熱病癲癇塗丹毒傅漆瘡藏器葱化為汁療耳聾藏器

用。其屎呼爲蚓塿，亦曰六一泥，以其食細泥，無沙石，入合丹泥釜用。【時珍曰】今處處平澤膏壤地中有之。孟夏始出，仲冬蟄結。雨則先出，晴則夜鳴。或云結時能化爲百合也。與蠱螽同穴爲雌雄。故郭璞贊云：蚯蚓土精，無心之蟲。交不以分，淫〔一〕于蠱螽。是矣。今小兒陰腫，多以爲此物所吹。經驗方云：蚯蚓咬人，形如大風，眉鬚皆落，惟以石灰水浸之良。昔浙江將軍張韶病此，每夕蚯蚓鳴於體中。有僧教以鹽湯浸之，數遍遂瘥。【宗奭曰】此物有毒。崇寧末年，隴州兵士暑月跣足，爲蚯蚓所中，遂不救。後數日，又有人被其毒。或教以鹽湯浸之，并飲一盃，乃愈也。

【修治】【弘景曰】若服乾蚓，須熬作屑。【斅曰】凡收得，用糯米泔浸一夜，漉出，以無灰酒浸一日，焙乾切。每一兩，以蜀椒、糯米各二錢半同熬，至米熟，揀出用。【時珍曰】入藥有爲末，或化水，或燒灰者，各隨方法。

白頸蚯蚓。

【氣味】鹹，寒，無毒。【權曰】有小毒。【之才曰】畏葱、鹽。【主治】蛇瘕，去三蟲伏尸，鬼疰蠱毒，殺長蟲。本經。化爲水，療傷寒，伏熱狂謬，大腹黄疸。別録。温病，大熱狂言，飲汁皆瘥。炒作屑，去蚘蟲。去泥，鹽化爲水，主〔二〕天行諸熱，小兒熱病癲癇，塗丹毒，傅漆瘡。藏器。葱化〔三〕爲汁，療耳聾。蘇恭。

〔一〕淫：原作「睡」。今據御覽卷九百四十七蟲豸部改。
〔二〕主：原作「王」。今從江西本改。
〔三〕葱化：證類卷二十二白頸蚯蚓作「鹽霑」。

治中風癇疾喉痺（日華）解射罔毒（蜀本）炒為末主蛇傷毒（藏器）治腳風（蘇頌）主傷寒瘧疾大熱狂煩及大人小兒小便不通急慢驚風歷節風痛腎臟風注頭風齒痛風熱赤眼木舌喉痺鼻瘜聤耳禿瘡瘰癧卵腫脫肛解蜘蛛毒療蚰蜒入耳（時珍）

【發明】（弘景曰）乾蚓熬作屑去蚘蟲甚有效（宗奭曰）腎臟風下注病不可闕也（頌曰）腳風藥必須此物為使然亦有毒有人因腳病藥中用此果得奇效病愈服之不輟至二十餘日覺躁憒但欲飲水不已遂致委頓大抵攻病用毒藥中病即當止也（震亨曰）蚯蚓屬土有水與木性寒大解熱毒行濕病（時珍曰）蚓在物應土德在星禽為軫水上食槁壤下飲黃泉故其性寒而下行性寒故能解諸熱疾下行故能利小便治足疾而通經絡也術家云蚓血能柔弓弩恐亦誑言爾諸家言服之多毒而郭義恭廣志云閩越山蠻啖蚓為羞豈地與人有不同與

【附方】舊九新三十四

傷寒熱結六七日狂亂見鬼欲走以大蚓半斤去泥用人溺煮汁飲或生絞汁亦可（肘後方）○陽毒結胸按之極痛或通而復結喘促大躁狂亂取生地龍四條洗淨研如泥入生薑汁少許蜜一匙薄荷汁少許新汲水調服若熱熾者加片腦少許即與揉心下片時自然汗出而解不應再服一次神效（傷寒蘊要）

治中風、癇疾、喉痺。日華。解射罔毒。蜀本。炒爲末，主蛇傷毒。藥性。治脚風。蘇頌。主傷寒瘧疾，大熱狂煩，及大人、小兒小便不通，急慢驚風，歷節風痛，腎臟風注，頭風齒痛，風熱赤眼，木舌喉痺，鼻瘜聤耳，秃瘡瘰癧，卵腫脱肛，解蜘蛛毒，療蚰蜒入耳。時珍。

【發明】【弘景曰】乾蚓熬作屑，去蚘蟲甚有效。【宗奭曰】腎臟風下注病，不可闕也。【頌曰】脚風藥必須此物爲使，然亦有毒。有人因脚病藥中用此，果得奇效。病愈，服之不輟，至二十餘日，覺躁憒，但欲飲水不已，遂致委頓。大抵攻病用毒藥，中病即當止也。【震亨曰】蚯蚓屬土，有水與木，性寒，大解熱毒，行濕病。【時珍曰】蚓在物應土德，在星禽爲軫水。上食槁壤，下飲黄泉，故其性寒而下行。性寒故能解諸熱疾，下行故能利小便、治足疾而通經絡也。術家云蚓血能柔弓弩，恐亦誑言爾。諸家言服之多毒，而郭義恭廣志云，閩、越山蠻啖蚯蚓爲羞，豈地與人有不同與?

【附方】舊九，新三十四。傷寒熱結六七日，狂亂，見鬼欲走。以大蚓半斤去泥，用人溺煮汁飲。或生絞汁亦可。○肘後方。

陽毒結胸，按之極痛，或通而復結，喘促，大躁狂亂。取生地龍四條洗净，研如泥，入生薑汁少許，蜜一匙，薄荷汁少許，新汲水調服。若熱熾者，加片腦少許。即與揉心下，片時自然汗出而解。不應，再服一次，神效。傷寒藴要。

諸瘡煩熱大燥用上方服之甚效亦治瘴瘡　直指小便不通蚯蚓搗爛浸水濾取濃汁半碗服立

通。斗門老人尿閉白頸蚯蚓茴香等分杵汁飲之即愈　朱氏集驗方小兒尿閉乃熱結也用大

地龍數条去泥入蜜少許研傅莖卵仍燒蠶退紙朱砂龍腦麝香同研少許以麥門冬燈心煎湯調服　全幼小兒

急驚五福丸用生蚯蚓一条研爛入五福化毒丹一丸同研以薄荷湯少許化下。普濟方云梁國材言洋州進士

李彥直家專貨此藥一服千金以糊十口梁傳其方親試嬰驗不可不筆於冊以救嬰兒驚風悶亂乳香丸治

小兒慢驚風心神悶亂煩懊筋脉拘急胃虛蟲動反折啼叫用乳香半錢胡粉一錢研勻以白頸蚯蚓生捏去土傷爛和

丸麻子大每服七丸至十五丸蔥白煎湯下　普濟方慢驚虛風用平正附子去皮臍生研為末以白頸蚯

蚓於末內滾之候定刮蚓上附末丸黃米大每服十丸米飲下　百一方急慢驚風五月五日取蚯蚓竹刀截

作兩段急跳者作一處慢跳者作一處各研爛入朱砂末和作丸記明急驚用急跳者慢驚用慢跳者每服五七丸薄荷

湯下。應驗方小兒卵腫用地龍連土為末津調傅之　錢氏方勞復卵腫或縮入腹中絞痛身

体重頭不能舉小腹急熱拘急欲死用蚯蚓二十四枚水一斗煑取三升頓服取汗或以蚯蚓數升絞汁服之並良　肘

後方手足腫痛欲斷取蚓三升以水五升絞汁二升半服之　肘后代指疼痛蚯蚓杵傅之　聖惠

諸瘧煩熱大燥。用上方服之甚效。亦治瘴瘧。直指。小便不通。蚯蚓搗爛浸水，濾取濃汁半碗服，立通。○斗門。老人尿閉。白頸蚯蚓、茴香等分，杵汁飲之，即愈。朱氏集驗方。小兒尿閉。乃熱結也，用大地龍數條去泥，入蜜少許，研，傅莖卵。仍燒蠶退紙，朱砂、龍腦、麝香同研少許，以麥門冬、燈心煎湯調服。全幼。小兒急驚。五福丸：用生蚯蚓一條研爛，入五福化毒丹一丸同研，以薄荷湯少許化下。○普濟方云：梁國材言洋〔一〕州進士李彦直家，專貨此藥，一服千金，以糊十口。梁傳其方，親試屢驗，不可不筆於册，以救嬰兒。驚風悶亂。乳香丸：治小兒慢驚風，心神悶亂煩懊，筋脉拘急，胃虚蟲動，反折啼叫。用乳香半錢，胡粉一錢，研勻，以白頸蚯蚓生捏去土，搗爛和丸麻子大。每服七丸至十五丸，葱白煎湯下。普濟方。慢驚虚風。用半正附子去皮臍，生研爲末，以白頸蚯蚓於末内衮之，候定，刮蚓上附末，丸黄米大。每服十丸，米飲下。百一方〔二〕。急慢驚風。五月五日取蚯蚓，竹刀截作兩段，急跳者作一處，慢跳者作一處，各研爛。入朱砂末和作丸，記明急驚用急跳者，慢驚用慢跳者。每服五七丸，薄荷湯下。○應驗方。小兒卵腫。用地龍連土爲末，津調傅之。錢氏方。勞復卵腫。或縮入腹中絞痛，身體重，頭不能舉，小腹急熱，拘急欲死。用蚯蚓二十四枚，水一斗，煮取三升，頓服取汗。或以蚯蚓數升，絞汁服之，並良。肘後方。手足腫痛欲斷。取蚓三升，以水五升，絞汁二升半，服之。肘後。代指疼痛。蚯蚓杵，傅之。聖惠。

〔一〕洋：四庫本普濟方卷三百七十急驚風同，現代人民衛生出版社排印本作「揚」。

〔二〕百一方：經核原方，出百一選方卷十九第二十七門。

風熱頭痛地龍炒研，薑汁半夏餅，赤茯苓等分為末，一字至半錢，生薑荊芥湯下。普濟

頭風疼痛龍珠丸：用五月五日取蚯蚓和腦麝杵丸梧子大，每以一丸納鼻中，隨左右，先塗薑汁在鼻，立愈。總錄

偏正頭痛不可忍者。聖惠龍香散：用地龍去土焙，乳香等分為末，每以一字作紙撚，燈上燒烟，以鼻嗅之。○澹寮方加人指甲等分，云徐介翁方也。每服一撚，香爐上慢火燒之，以紙筒引烟入鼻熏之，口噙冷水，有涎吐去，乃以好茶一盞點呷即愈。

風赤眼痛地龍十條炙為末，茶服三錢。聖惠

風蟲牙痛鹽化地龍水和麪，納齒上，又以皂莢去皮研末塗上，蟲即出。又同玄胡索、蓽茇末塞耳。普濟

牙齒裂痛死曲鱔為末傅之即止。千金翼

齒縫出血不止，用地龍末、枯礬各一錢，麝香少許，研勻擦之。聖惠方

牙齒動搖及外物傷動欲落，諸藥不效者，乾地龍炒、五倍子炒等分為末，先以生薑揩牙，後傅擦之。御藥院方

木舌腫滿不治殺人。蚯蚓一條，以鹽化水塗之，良久漸消。聖惠

咽喉卒腫不下食，地龍十四條搗塗喉外，又以一條著鹽化水，入蜜少許服之。聖惠方○

喉痺塞口普濟用韭地紅小蚯蚓數條，醋擂取食之，即吐出痰血二三椀，神效。○聖惠用地龍一條研爛，以雞子白攪和，灌入即通。

鼻中瘜肉地龍炒一分，牙皂一挺，為末，蜜調塗之，清水滴盡即除。聖惠

耳卒聾閉蚯蚓入鹽，安葱內，化水點之，立效。勝金

聽耳出膿生地龍、釜上墨、生豬脂等分研

風熱頭痛。地龍炒研、薑汁半夏餅、赤茯苓等分，爲末。一字至半錢，生薑、荆芥湯下。普濟。頭風疼痛。龍珠丸：用五月五日取蚯蚓，和腦、麝杵，丸梧子大。每以一丸納鼻中，隨左右。先塗薑汁在鼻，立愈。總録。偏正頭痛不可忍者。聖惠龍香散用地龍去土焙、乳香等分，爲末。每以一字作紙撚，燈上燒烟，以鼻嗅之。○澹寮方：加人指甲等分，云徐介翁方也。每服一捻，香爐上慢火燒之，以紙筒引烟入鼻熏之。口噙冷水，有涎吐去。仍以好茶一盞點呷，即愈。風赤眼痛。地龍十條，炙爲末，茶服三錢。聖惠。風蟲牙痛。鹽化地龍水，和麪納齒上，又以皂莢去皮，研末塗上，蟲即出。又同玄胡索、蓽茇末塞耳。普濟。牙齒裂痛。死曲蟺〔一〕爲末，傅之即止。千金翼。齒縫出血不止。用地龍末、枯礬各一錢，麝香少許，研勻，擦之。聖惠方。牙齒動摇，及外物傷動欲落，諸藥不效者。乾地龍炒、五倍子炒等分，爲末。先以生薑揩牙，後傅擦之。御藥院方。木舌腫滿，不治殺人。蚯蚓一條，以鹽化水塗之。良久漸消。聖惠。咽喉卒腫不下食。地龍十四條，搗塗喉外。又以一條，着鹽化水，入蜜少許，服之。○聖惠方。喉痺塞口。普濟用韭地紅小蚯蚓數條，醋擂，取汁〔二〕食之，即吐出痰血二三椀，神效。○聖惠用地龍一〔三〕條研爛，以雞子白攪〔四〕和，灌入即通。鼻中瘜肉。地龍炒一分，牙皂一挺，爲末。蜜調塗之，清水滴盡即除。聖惠。耳卒聾閉。蚯蚓入鹽，安葱内，化水點之，立效。勝金。聤耳出膿。生地龍、釜下〔五〕墨、生豬脂等分，研

〔一〕蟺：原作「鱣」。今據千金翼卷十一齒痛第七改。
〔二〕汁：原脱。今據普濟方卷六十一喉痺補。
〔三〕一：原闕一字。今據聖惠方卷三十五治咽喉閉塞不通諸方補。
〔四〕攪：原作「覺」。今據改同上。
〔五〕下：原作「上」。今據直指方卷二十一耳病證治改。

勺葱汁和捻作挺子綿裹塞之○聖惠方用地龍為末吹之

耳中聤聹 乾結不出用白蚯蚓入葱葉中化為水滴耳令滿不過數度即易挑出

蚰蜒入耳 地龍為末入葱內化水點入則蚰蜒亦化為水聖惠方

白禿頭瘡 乾地龍為末入輕粉麻油調搽普濟方

瘰癧潰爛 流串者用荊芥根下段煎湯溫洗良久著瘡破紫黑處以針刺去血再洗三四次用韭菜地上蚯蚓一把五更時收取炭火上燒紅為末每一匙入乳香沒藥輕粉各半錢穿山甲九片炙為末油調傅之如神此武進朱守仁所傳有驗方保命集

龍纏瘡毒 水缸底蚯蚓一條連泥搗傅即愈

蜘蛛咬瘡 徧身皆有以葱一枚去尖頭將蚯蚓入葉中緊捏兩頭勿令洩氣頻搖動即化為水以點咬處甚效譚氏小兒方

陽證脫肛 以荊芥生薑煎湯洗之用地龍蟠如錢蒜背去上一兩朴硝二錢為末油調傅之全幼心鑑

中蠱下血 如爛肝者以蚯蚓十四枚苦酒三升漬至蚓死服水已死者皆可活肘后方

癘風痛癢 白頸蚯蚓去土以棗肉同搗丸梧子大每美酒下六十丸忌薑蒜活人心統

對口毒瘡 已潰出膿取韭地蚯蚓搗細涼水調傅日換三四次扶壽精方

耳聾氣閉 蚯蚓川芎䓖各兩半為末每服二錢麥門冬湯下服後低頭伏睡一夜一服三夜立效聖濟總錄

口舌糜瘡 地龍吳茱萸研末醋調生麪和塗足心立效摘玄方

匀，葱汁和，捻作挺子，綿裹塞之。○聖惠方用地龍爲末，吹之。**耳中耵聹**，乾結不出。用白蚯蚓入葱葉中化爲水，滴耳令滿。不過數度，即易挑出。**蚰蜒入耳**。地龍爲末，入葱葉[一]内，化水點入，則蚰蜒亦化爲水。聖惠方。**白禿頭瘡**。乾地龍爲末，入輕粉，麻油調搽。普濟方。**瘰癧潰爛**流串者。用荆芥根下段，煎湯温洗，良久着瘡破紫黑處，以針刺去血，再洗三四次。用韭菜地上蚯蚓一把，五更時收取，炭火上燒紅爲末。每一匙，入乳香、没藥、輕粉各半錢，穿山甲九片，炙爲末，油調傅之，如神。此武進朱守仁所傳有驗方。保命集。**龍纏瘡毒**。水缸底蚯蚓一條，連泥搗傅，即愈。**蜘蛛咬瘡**，遍身皆有。以葱一枚去尖頭，將蚯蚓入葉中，緊捏兩頭，勿令洩氣，頻摇動，即化爲水，以點咬處，甚效。譚氏小兒方。**陽證脱肛**。以荆芥、生薑煎湯洗之，用地龍蟠如錢樣者去土一兩，朴硝二錢，爲末，油調傅之。全幼心鑑。**中蠱下血**如爛肝者。以蚯蚓十四枚，苦酒三升，漬至蚓死，服水。已死者皆可活。○肘後方。**癘風痛痒**。白頸蚯蚓去土，以棗肉同搗，丸梧子大。每美酒下六十丸。忌薑、蒜。活人心統。**對口毒瘡**，已潰出膿。取韭地蚯蚓擣細，凉水調傅，日换三四次。扶壽精方。**耳聾氣閉**。蚯蚓、川芎藭各兩半，爲末。每服二錢，麥門冬湯下。服後低頭伏睡。一夜一服，三夜立效。聖濟總録。**口舌糜瘡**。地龍、吴茱萸，研末，醋調生麪和，塗足心，立效。摘玄方。

[一] 葉：原脱。今據聖惠方卷三十六治百蟲入耳諸方補。

蚯蚓泥見土部

蝸牛瓜蝸渦三音○別錄中品

【釋名】蠡牛蠡音螺○藥性蚹蠃爾雅附螺音螔蝓爾雅移俞音山蝸弘景蝸拾遺山經作螺纍蜒蚰蠃俗名土牛兒弘景曰蝸牛山蝸也形似瓜字有角如牛故名莊子所謂戰於蝸角是矣時珍曰其頭偏戾如咼其形盤旋如渦故有蝸渦二音不獨如瓜字而已其行延引故曰蜒蚰爾雅謂之蚹蠃孫炎註云以其負蠃殼而行故名蚹蠃

【集解】弘景曰蝸牛生山中及人家頭形如蛞蝓但背負殼耳大明曰此即負殼蜒蚰也【保昇曰】蝸牛生池澤草樹間形似小螺白色頭有四黑角行則頭出驚則首尾俱縮入殼中頌曰凡用蝸牛以形圓而大者為勝久雨乍晴竹林池沼間多有之其城墻陰處一種扁而小者無力不堪用時珍曰蝸身有涎能制蜈蝎夏熱則自懸葉下往往升高涎枯則自死也

蝸牛

【氣味】鹹寒有小毒畏鹽【主治】賊風喎僻踠跌大腸脫肛筋急

蚯蚓泥見土部。

蝸牛瓜、媧、渦三音○別録中品

【釋名】蠡牛蠡音螺○藥性、蚹蠃爾雅，音附螺、螔蝓爾雅，音移俞、山蝸弘景、蝸蠃山海經作倮纍、蜒蚰蠃俗名、土牛兒。【弘景曰】蝸牛，山蝸也。形似瓜字，有角如牛，故名。莊子所謂戰於蝸角是矣。【時珍曰】其頭偏戾如喎，其形盤旋如渦，故有媧、渦二者，不獨如瓜字而已。其行延引，故曰蜒蚰。爾雅謂之蚹蠃。孫炎註云：以其負蠃殼而行，故名蚹蠃。

【集解】【弘景曰】蝸牛生山中及人家。頭形如蛞蝓，但背負殼耳。【大明曰】此即負殼蜒蚰也。【保昇曰】蝸牛生池澤草樹間。形似小螺，白色。頭有四黑角，行則頭出。驚則首尾俱縮入殼中。【頌曰】凡用蝸牛，以形圓而大者爲勝。久雨乍晴，竹林池沼間多有之。其城牆陰處，一種扁而小者，無力，不堪用。【時珍曰】蝸身有涎，能制蜈、蝎。夏熱則自懸葉下，往往升高，涎枯則自死也。

蝸牛。

【氣味】鹹，寒，有小毒。畏鹽。【主治】賊風喎僻，踠跌，大腸脱肛，筋急

及驚癇別錄生研汁飲止消渴藏器治小兒臍風撮口利小便消喉痺止鼻衄通耳聾治諸腫毒痔漏制蜈蚣蠍蠆毒研爛塗之時珍

發明 頌曰入嬰孩藥最勝時珍曰蝸牛所主諸病大抵取其解熱消毒之功耳

附方 舊三新十九

小便不通 蝸牛搗貼臍下以手摩之加麝香少許更妙○簡易

大腸脫肛 聖惠治大腸久積虛冷每因大便脫肛用蝸牛一兩燒灰猪脂和傅立縮○又治上證及痢後脫肛用乾蝸牛一百枚炒研每用一錢以飛過赤汁磁石末五錢水一盞煎半盞調服日三

痔瘡腫痛 丹溪用蝸牛浸油塗之或燒研傅之○濟生用蝸牛一枚入麝香少許在內碗盛次日取水塗之

發背初起 活蝸牛二百个以新汲水一盞湯瓶中封一夜取涎水入真蛤粉旋調掃傅瘡上日十餘度熱痛止則瘡便愈集驗方

瘰癧未潰 連殼蝸牛七個丁香七粒同燒研紙花貼之危氏

瘰癧已潰 蝸牛燒研輕粉少許用猪脊髓調傅一危氏方

喉痺腫塞 用蝸牛綿裹水浸含嚥須臾立通○又用蝸牛七枚白梅肉三枚研爛綿裹含嚥立效

喉風腫痛 端午日午時取蜒蚰十餘條同鹽三四個小瓶內封固俟化成水收水點之唐氏

喉塞口噤 蜒蚰炙[illegible]

及驚癇。別録。生研汁飲，止消渴。甄權。治小兒臍風撮口，利小便，消喉痺，止鼻衄，通耳聾，治諸腫毒痔漏，制蜈蚣、蝎蠆毒，研爛塗之。時珍。

【發明】【頌曰】入嬰孩藥最勝。【時珍曰】蝸牛所主諸病，大抵取其解熱消毒之功耳。

【附方】舊三，新十九。小便不通。蝸牛搗貼臍下，以手摩之。加麝香少許更妙。○簡易。大腸脱肛。聖惠治大腸久積虚冷，每因大便脱肛。用蝸牛一兩燒灰，豬脂和傅，立縮。○又治上證及痢後脱肛，用乾蝸牛一百枚，炒研。每用一錢，以飛過[一]赤汁磁石末五錢，水一盞，煎半盞調服。日三。痔瘡腫痛。丹溪用蝸牛浸油塗之，或燒研傅之。○濟生用蝸牛一枚，入麝香少許在内，碗盛，次日取水塗之。發背初起。活蝸牛二百個，以新汲水一盞，湯瓶中封一夜，取涎水，入真蛤粉旋調，掃傅瘡上。日十餘度，熱痛止則瘡便愈。集驗方。瘰癧未潰。連殼蝸牛七個，丁香七粒，同燒研，紙花貼之。危氏。瘰癧已潰。蝸牛燒研，輕粉少許，用豬脊髓調，傅之[二]。危氏方。喉痺腫塞。用蝸牛綿裹，水浸含嚥，須臾立通。○又用蝸牛七枚，白梅肉三枚，研爛，綿裹含嚥，立效。喉風腫痛。端午日午時，取蜒蚰十餘條，同鹽三四個，小瓶内封固，俟化成水，收水點之。唐氏。喉塞口噤。蜒蚰炙二七枚，

〔一〕飛過：聖惠方卷六十治脱肛諸方作「搗碎淘去」。

〔二〕之：原作「一」。今從江西本改。

一白梅肉炒二七枚白礬半生半燒二錢研爲末每水調半錢服得吐爲通 聖惠方 耳腮痄腫及喉下諸腫用蝸牛同麪研傅之 面上毒瘡初起者急尋水蜒蚰一二條用醬少許共擣塗紙上貼之即退紙上留一小孔出氣此乃凌漢章秘傳極效方也 談埜翁試驗方 赤白翳膜生蝸牛一枚擣丹砂末於內火上炙沸以綿染汁傅眥中日二 聖惠方 鼻血不止蝸牛焙乾一枚烏賊骨半錢研末吹之 聖濟總錄 撮口臍風乃胎熱也用蝸牛五枚去殼研汁塗口取效乃止○又方用蝸牛十枚去殼研爛入蒔蘿末半分研勻塗之取效甚良 滴耳聾閉蝸牛膏用蝸牛一兩石膽鍾乳粉各二錢半爲末瓷盒盛之火煅赤研末入片腦一字每以油調一字滴入耳中無不愈 聖惠方 蚰蜒入耳蝸牛椎爛置于耳邊即出也 瑞竹堂方 染鬚髮方用蜒蚰四十條以京墨水養之三日埋馬矢中一月取出以白絲頭試之如即黑剉尾再入馬矢中埋七日再取試之淺乃以撚鬚髮不致黑皮膚也 普濟方 消渴引飲不止崔元亮海上方用蝸牛十四枚形圓而大者以水三合密器浸一宿取水飲之不過一劑愈○聖惠用蝸牛焙半兩蛤粉龍膽草桑根白皮炒各二錢半研末每服一錢楮葉湯下

蝸殼【主治】一切疳疾頌 牙䘌面上赤瘡鼻上酒齄久利下脫肛時珍

白梅肉炒二七枚，白礬半生半燒二錢，研爲末。每水調半錢服，得吐立通。聖惠方。**耳腮痄腫**，及喉下諸腫。用蝸牛同麪研，傅之。**面上毒瘡**初起者。急尋水蜒蚰一二條，用醬少許共擣，塗紙上貼之，即退。紙上留一小孔出氣。此乃凌漢章秘傳極效方也。談埜翁試驗方。**赤白翳膜**。生蝸牛一枚，擣丹砂末于內。火上炙沸，以綿染汁傅眦中，日二。聖惠方。**鼻血不止**。蝸牛焙乾一枚，烏賊骨半錢，研末吹之。聖濟總録。**撮口臍風**。乃胎熱也，用蝸牛五枚去殼，研汁塗口，取效乃止。○又方：用蝸牛十枚，去殼研爛，入蒔蘿末半分研勻，塗之，取效甚良。**滴耳聾閉**。蝸牛膏：用蝸牛一兩，石膽、鍾乳粉各二錢半，爲末，瓷盒盛之，火煅赤，研末，入片腦一字。每以油調一字，滴入耳中。無不愈者。並聖惠方。**蚰蜒入耳**。蝸牛椎爛，置于耳邊，即出也。瑞竹堂方。**染鬚方**。用蜒蚰四十條〔一〕，以京墨水養之三日，埋馬矢中一月取出，以白絲頭試之，如即黑到尾，再入馬矢中埋七日，再取試之，性緩乃以撚鬚。庶不致黑皮膚也。普濟方。**消渴引飲**不止。崔元亮海上方用蝸牛十四枚形圓而大者，以水三合，密器浸一宿。取水飲之，不過一劑愈。○聖惠用蝸牛焙半兩，蛤粉、龍膽草、桑根白皮炒各二錢半，研末。每服一錢，楮葉湯下。

蝸殼。【主治】一切疳疾。頌。牙䘌，面上赤瘡，鼻上酒齇，久利下脱肛。時珍。

〔一〕條：普濟方卷四十九烏髭髮此字下有「入磁器内」四字。

ナメクジリ

附方（旧二新一）一切疳疾，用自死蝸殼七枚，皮薄色黄白者，洗淨，不得少有塵滓，用乾肉酥蜜于殼中，以瓷盞盛之，係綫面置炊飯上蒸之，下饋時即坐甑中，仍裝飯又蒸，飯熟取出，研如泥，漸漸與喫，一日令盡，取効止。奔丹方

牙䘌作痛　蝸牛殼三十枚燒研，日日揩之良。聖惠

大腸脱肛　蝸牛殼去土研末，羊脂溶化調塗，送入即愈。李延壽方

蛞蝓（音闊俞○本經中品）

釋名　陵蠡（音螺○本經）蚹蝸（別録）土蝸（同）托胎蟲（俗）鼻涕蟲（俗）蜒蚰螺（詳下文）

集解　别録曰：蛞蝓生太山池澤及陰地沙石垣下，八月取之。弘景曰：蛞蝓无殻，不應有蝸名，附蝸即蝸牛也，豈以其頭形似蝸牛，故亦名蝸與。保昇曰：蛞蝓即蝸牛也，而别録復有蝸牛一條，雖數字不同而主療不殊，是後人誤出，正知草部有雞腸而復出繁縷也。案爾雅云：蚹蠃螔蝓，郭璞注云：蝸牛虵正為作六蛞蝓蝸牛也，此則一物明矣。形似小螺，白色，生池澤草樹間，頭有四角，行則角出，驚之則縮，首尾俱能藏入殻中。蘇恭以蛞蝓為无殻蝸牛，非矣。今本經一名陵蠡，别録又有土蝸名，蝸蠡皆贏殻之屬，不應无殻也。今下溼處有一種虫大，蝸牛无殻而有角者，云是蝸牛之老者也。宗奭

【附方】舊二，新一。一切疳疾。用自死蝸殻七枚，皮薄色黄白者，洗浄，不得少有塵滓，日乾，内酥蜜于殻中。以瓷琖盛之，紙糊琖面，置炊飯上蒸之。下饋時，即坐甑中，仍裝飯又蒸，飯熟取出，研如水淀。漸漸[一]與喫，一日令盡，取效止。韋丹方[二]。牙䘌作痛。蝸牛殻三十枚，燒研。日日揩之。良。聖惠。大腸脱肛。蝸牛殻去土研末，羊脂溶化調塗，送入即愈。李延壽方。

蛞蝓音闊俞○本經中品

【釋名】陵蠡音螺○本經、附蝸別録、土蝸同、托胎蟲俗、鼻涕蟲俗、蜒蚰螺詳下文。

【集解】【別録曰】蛞蝓生太山池澤及陰地沙石垣下。八月取之。【弘景曰】蛞蝓無殻，不應有蝸名。附蝸即蝸牛也。豈以其頭形似蝸牛，故亦名蝸與？【保昇曰】蛞蝓即蝸牛也，而別録復有蝸牛一條。雖數字不同，而主療無別，是後人誤出。正如草部有「雞腸」，而復出「蘩蔞」也。案爾雅云：蚹蠃，螔蝓。郭註云：蝸牛也。玉篇亦云：螔蝓，蝸牛也。此則一物明矣。形似小螺，白色，生池澤草樹間。頭有四角，行則角出，驚之則縮，首尾俱能藏入殻中。蘇恭以蛞蝓爲無殻蝸牛，非矣。今本經一名陵蠡，別録又有土蝸之[三]名。蝸、蠡皆蠃殻之屬，不應無殻也。今下濕處有一種蟲，大於[四]蝸牛，無殻而有角者，云是蝸牛之老者也。【宗奭

[一] 漸漸：原作「螹螹」。今據證類卷二十一蝸牛改。
[二] 韋丹方：據證類卷二十一蝸牛，此方引自小兒宫氣方。
[三] 之：原闕一字。今據證類卷二十一蝸牛引蜀本注補。
[四] 於：原闕一字。今據補同上。

曰蛞蝓㘉亦有肉㘉
蛞蝓二角身肉止一段蝸牛四角背上為一物經中焉得分為二條蜀本又謂
蛞蝓為蝸蚹嬴螔蝓其无殼謂也時珍曰案爾雅无蛞蝓止云蚹嬴螔蝓牛也別録无蝸牛止云蛞蝓一名附蝸
據此則蛞蝓是附蝸蠡一類二種但蝸蠡與蠹故其主治功用相似而皆制蜈蚣名謂稍呼相通而且曰蠲
與蛞蝓螺也或以為一物或以為二物者皆失深致惟許慎說文云蚹蠃背負殼者曰蝸牛无殼者曰蛞蝓一言決矣
(正誤)弘景曰蛞蝓入三十六禽限又是四種角虫之類熒室星之精汚家无復用者(恭曰)陶說誤矣三十六禽亥上
有壁水貐乃豪豬毛如蝟簪山海經云貐舍身人面音如嬰兒爾雅云貙貐類貙迅走食人三者並非蛞蝓蛞蝓乃无殼
蝸蠡也
(氣味)鹹寒無毒(主治)賊風喎僻軼筋及脫肛驚癇攣縮本經○蝸
苦乖切口吳並吳公歙毒紅義腫毒焮熱熱瘡腫痛時珍
(發明)宗奭曰蜈蚣畏蛞蝓不敢過所行之路觸其身即死故人取以治蜈蚣毒時珍曰案蔡絛鐵圍叢話云嶠南地多
蜈蚣大者二三尺螫人至死惟見托胎虫則局促不行虫乃登其首陷其腦而死故人以此虫生擣塗蜈蚣傷立時疼痛
止也又大全良方云嘗熱腫痛者用大蛞蝓一个研泥入龍腦一字燕脂坯子半錢同傅之先以石薜煮水熏洗尤妙五

曰】蛞蝓〔一〕、蝸牛，二物也。蛞蝓二角，身肉止一段。蝸牛四角，背上别有肉，以負殼行。若爲一物，經中焉得分爲二條。蜀本又謂蛞蝓爲蝸牛之老者，甚無謂也。【時珍曰】案爾雅無蛞蝓，止云：蚹蠃，螔蝓。郭注云：蝸牛也。别録無螔蝓，止云蛞蝓一名附蝸，據此，則螔蝓是蚹蠃，蛞蝓是附蝸。蓋一類二種，如蝦蟆與鼃。故其主治功用相似，而皆制蜈、蠍。名謂稱呼相通，而俱曰蝸與蜒蚰螺也。或以爲一物，或以爲二物者，皆失深考。惟許慎説文云：蚹蠃，背負殼者曰蝸牛，無殼者曰蛞蝓。一言决矣。

【正誤】【弘景曰】蛞蝓入三十六禽限，又是四種角蟲之類，營室星之精。方家無復用者。【恭曰】陶説誤矣。三十六禽亥上有壁水貐，乃豪猪，毛如蝟簪。山海經云：貐，彘身人面，音如嬰兒。爾雅云：猰貐類貙，迅走食人。三者並非蛞蝓。蛞蝓乃無殼蝸蠡也。

【氣味】鹹，寒，無毒。【主治】賊風喎僻，軼筋及脱肛，驚癇攣縮。本經。○喎，苦乖切，口戾也。軼，音跌，車轉也。蜈蚣、蠍毒。衍義。腫毒焮熱，熱瘡腫痛。時珍。

【發明】【宗奭曰】蜈蚣畏蛞蝓，不敢〔二〕過所行之路，觸其身即死，故人取以治蜈蚣毒。【時珍曰】案蔡絛鐵圍山〔三〕叢談〔四〕云：嶠南地多蜈蚣，大者二三尺，螫人覓死〔五〕。惟見托胎蟲則局促不行。蟲乃登其首，陷其腦而死。故人以此蟲生擣塗蜈蚣傷，立時疼痛止也。又大全良方云：痔熱腫痛者，用大蛞蝓一個研泥，入龍腦一字，燕脂坯子半錢，同傅之。先以石薜煮水熏洗尤妙。五

〔一〕蛞蝓：此下及左下原爲方形白版，長寬均爲五字。今據江西本補齊所缺二十五字，不另出注。
〔二〕敢：原脱。今據衍義卷十七蜈蚣補。
〔三〕山：原脱。今據鐵圍山叢談原書補。
〔四〕談：原作「話」。今據改同上。
〔五〕死：鐵圍山叢談卷六此後有「不得」二字。

羊大帥趙尚書夫人病此止以蜻蛉

京墨研塗之亦妙大紙包蝸牛同功

【附方】新一

脚脛爛瘡臭穢不可近用蜒蚰十條瓦焙研末油調傅之立效救急方

緣桑蠃證類

【釋名】桑牛 天螺綱目

【集解】慎微曰此蠃全似蝸牛黃色而小雨後好緣桑葉時珍曰此蠃諸木上皆有獨取桑上者正如桑螵蛸之意

【氣味】缺

【主治】大腸脫肛燒研和猪脂塗之立縮慎微○出范汪方 治小兒驚風用七枚焙研米飲服時珍○出宮氣方

【發明】震亨曰小兒驚風以蜜丸過聖散服之仍以桑樹上牛兒陰乾焙研為末服之以平其風時珍曰桑牛蝸牛蛞蝓三物皆一類而形略殊故其性味功用皆相彷彿而桑牛治驚又與僵蠶螵蛸同功皆食桑者其氣能入肝平風也

溪鬼蟲拾遺

【釋名】射工拾遺 射影詩疏 水弩周禮 抱槍拾遺 含沙詩註 短狐詩 水狐廣雅玄中記

蜮音或○時珍曰此蟲足角如弩以氣為矢因水勢含沙以射人影成病故有射弩諸名酉陽雜俎謂之抱槍云大如

羊大帥趙尚書夫人〔一〕病此，止以蛞蝓、京墨研塗，亦妙。大抵與蝸牛同功。

【附方】新一。脚脛爛瘡，臭穢不可近。用蜒蚰十條，瓦焙研末，油調傅之，立效。救急方。

緣桑蠃證類

【釋名】桑牛、天螺綱目。

【集解】【慎微曰】此蠃全似蝸牛，黄色而小，雨後好緣桑葉。【時珍曰】此蠃諸木上皆有，獨取桑上者，正如桑螵蛸之意。

【氣味】缺。【主治】大腸脱肛，燒研和猪脂塗之，立縮。慎微。○出范汪方。治小兒驚風，用七枚焙研，米飲服。時珍。○出宫氣方。

【發明】【震亨曰】小兒驚風，以蜜丸通聖散服之，間以桑樹上牛兒陰乾，焙研爲末服之，以平其風。【時珍曰】桑牛、蝸牛、蛞蝓三物，皆一類而形略殊，故其性味功用皆相仿佛。而桑牛治驚，又與僵蠶，螵蛸同功。皆食桑者，其氣能入肝平風也。

溪鬼蟲拾遺

【釋名】射工拾遺、射影詩疏、水弩同、抱槍雜俎、含沙詩註、短狐廣雅、水狐玄中〔二〕記、蜮音或。【時珍曰】此蟲足角如弩，以氣爲矢，因水勢含沙以射人影或病，故有射、弩諸名。酉陽雜俎謂之抱槍。云：大〔三〕如

〔一〕夫人：婦人良方卷八婦人痔方論作「母夫人」。

〔二〕中：原脱。今據卷一引據古今經史百家書目補。

〔三〕大：酉陽雜俎卷十七蟲篇「抱槍」作「形」。

蛣蜣腹下足刺似槍螫人有毒也玄中記云視其形蟲也見其氣鬼也其頭喙如狐也五行傳云南方淫惑之氣所生故謂之蜮詩云如鬼如蜮則不可得即此物也

集解藏器曰射工出南方有溪毒處山林間人如雞子形似蛣蜣頭有一角長寸餘角上有四岐黑甲下有翅能飛六七月取之沙氣多短狐則生鸊鳴鸂鶒之鶩治之慎微曰玄中記云水狐蟲長三四寸其色黑廣寸許背上有甲厚三分其口有角向前如弩以氣射人去二三步即中人十死六七也博物志云射工江南山溪水中甲蟲也長一二寸口有弩形以氣射人影令人發瘡不治殺人周禮壺涿氏掌除水蟲以炮土之鼓驅之以焚石投之即此物也時珍曰射工長二三寸廣寸許形扁前濶後狹頰似蟬狀故抱朴子言其狀如鳴蜩也腹軟背硬如鼈負甲黑色故陸機言其形如鼈也六七月甲下有翅能飛作鉍鉍声濶頭尖喙有二骨眼其頭目醜黑如狐如鬼喙頭有尖角如爪長一二分有六足如蟹足二足在喙下大而一爪四足在腹下小而岐爪或時双屈前足抱拱其喙正如橫弩上矢之狀冬則蟄於谷間所居之處大雪不積氣起如蒸掘下一尺可得陰乾留用蟾蜍鴛鴦能食之鵝鴨能辟之故禽經云鶖飛則蜮沉又有水虎亦水狐之類有鬼彈乃溪毒之類葛洪所謂溪毒似射工而無物者皆此屬也並附之

附錄水虎時珍曰襄沔記云中廬縣有涑水注沔中有物如三四歲小兒甲如鯪鯉射不能入秋曝沙上膝頭

蛣蜣，腹下足刺似槍，螫人有毒也。玄中記云：視其形，蟲也；見其氣，鬼也。其頭喙如狐也。五行傳云：南方淫惑之氣所生，故謂之蜮。詩云：如鬼如蜮，則不可得。即此物也。

【集解】【藏器曰】射工出南方有溪毒處山林間。大如雞子，形似蛣蜣，頭有一角長寸餘，角上有四岐，黑甲下有翅能飛。六七月取之。沙氣多，短狐則生。鸀鳿、鸂鶒之屬治之。【慎微曰】玄中記云：水狐蟲長三四寸，其色黑，廣寸許，背上有甲，厚三分。其口有角，向前如弩，以氣射人，去二三步即中人，十死六七也。博物志云：射工，江南山溪水中甲蟲也。長一二寸，口有弩形，以氣射人影，令人發瘡，不治殺人。周禮壺涿氏掌除水蟲，以炮〔一〕土之鼓驅之，以焚〔二〕石投之。即此物也。【時珍曰】射工長二三寸，廣寸許，形扁，前闊後狹，頗似蟬狀，故抱朴子言其狀如鳴蜩也。腹軟背硬，如鼈負甲，黑色，故陸機言其形如鼈也。六七月甲下有翅能飛，作鉍鉍聲。闊頭尖喙，有二骨眼。其頭目醜黑，如狐如鬼，喙頭有尖角如爪，長一二分。有六足如蟹足，二足在喙下，大而一爪，四足在腹下，小而岐爪。或時雙屈前足，抱拱其喙，正如橫弩上矢之狀。冬則蟄於谷間，所居之處，大雪不積，氣起如蒸。掘下一尺可得，陰乾留用。蟾蜍、鴛鴦能食之，鵝、鴨能辟之。故禽經云：鵝飛則蜮沉。又有水虎，亦水狐之類。有鬼彈，乃溪毒之類。葛洪所謂溪毒似射工而無物者，皆此屬也。並附之。

【附録】水虎。【時珍曰】襄沔記云：中廬縣有涑水，注沔。中有物，如三四歲小兒，甲如鯪鯉，射不能入。秋曝沙上，膝頭

〔一〕炮：原作「抱」。今據證類卷二十一溪鬼蟲改。

〔二〕焚：原作「禁」，證類卷二十一溪鬼蟲同。今據周禮注疏卷三十六秋官司寇改。

似虎掌爪，常沒水出膝示人，小兒弄之便咬人，人生得者，摘其鼻，可小小使之，名曰水虎。

鬼彈又按南中志云：永昌郡有禁水，惟十一二月可渡，餘月則殺人。其氣有惡物作声，不見其形，中人則青爛，名曰

鬼彈

【主治】帶之，辟溪毒。藏器 陰乾為末，佩之，亦辟射工毒。時珍○出抱朴子

【發明】時珍曰：按葛洪肘後方云：溪毒中人，一名中水，一名中溪，一名水病，似射工而無物。春月多病之，頭痛惡寒，狀如傷寒，二三日則腹中生蟲，食人下部，漸蝕五臟，注下不禁，雖良醫不能療也。初得則下部若有瘡，正赤如截肉，為陽毒最急；若瘡如蟲囓，為陰毒小緩。皆殺人，不過二十日。方家用藥典傷寒溫病相似，或以小蒜煮湯浴之，及諸藥方。又云：江南射工毒蟲，在山間水中，人行或浴，則此蟲含沙射人形影則病。有四種，初得皆如傷寒，或似中惡。一種偏身有黑黶子，四邊悉赤，犯之如刺。一種作瘡，久即穿陷。一種突起如石。一種如火灼熛瘡也。療之並有方法。王充論衡云：短狐含太陽毒氣而生，故有弓矢，射人中人，如火灼也。

沙蝨綱目

【釋名】蝖蟥音便旋○廣雅 蓬活衡乃界 地牌

似虎，掌爪常没水，出膝示人。小兒弄之，便咬人。人生得者，摘其鼻，可小小使之。名曰水虎。

鬼彈。又按南中志云：永昌郡有禁水，惟十一二月可渡，餘月則殺人。其氣有惡物作聲，不見其形，中人則青爛，名曰鬼彈。

角。【主治】帶之辟溪毒。藏器。陰乾爲末佩之，亦辟射工毒。時珍。○出抱朴子。

【發明】【時珍曰】按葛洪肘後方云：溪毒中人，一名中水，一名中溪，一名水病，似射工而無物。春月多病之，頭痛惡寒，狀如傷寒。二三日則腹中生蟲，食人下部，漸蝕五臟，注下不禁，雖良醫不能療也。初得則下部若有瘡，正赤如截肉，爲陽毒，最急。若瘡如蟲嚙，爲陰毒，小緩。皆殺人，不過二十日。方家用藥，與傷寒、温病相似，或以小蒜煮湯浴之，及諸藥方。又云：江南射工毒蟲，在山間水中。人行或浴，則此蟲含沙射人形影則病。有四種，初得皆如傷寒，或似中惡。一種遍〔一〕身有黑黶子，四邊悉赤，犯之如刺。一種作瘡，久即穿陷。一種突起如石。一種如火灼熛瘡也。療之並有方法。王充論衡云：短狐含太陽毒氣而生，故有弓矢射人，中人如火灼也。

沙蝨綱目

【釋名】蝘蜒音榎旋○廣雅、蓬活萬畢術、地脾〔二〕。

〔一〕遍：原作「偏」。今據肘後方卷七治卒中射工水弩毒方改。

〔二〕脾：原作「牌」。今據御覽卷九百五十蟲豸部七引淮南萬畢術改。

【集解】時珍曰按郭義恭廣志云沙蝨在水中色赤大不過蟣入人皮中殺人葛洪抱朴子云蝨水陸皆有之雨後人晨暮跋涉必着人如毛髮刺人便入皮裹可以針挑取之正赤如丹不挑入肉能殺人凡遇有此蟲處行還以火灸身則蟲隨火去也又肘後方云山水間多沙蝨甚細略不可見人入水中及陰行草中此蟲多着人鑽入皮裹令人皮上如芒針刺赤如黍豆刺三日之後寒熱發瘡蟲漸入骨則殺人嶺南人初有此以茅葉或竹葉挑刮去之仍塗苦苣汁已深者針挑取蟲子正如疥蟲也愚按溪毒射工毒沙蝨毒三者相近俱似傷寒故有挑沙刮沙之法今俗病風寒者皆以麻及桃柳枝刮其遍身亦曰刮沙蓋始於刮沙病也沙病亦曰水沙水傷寒初起如傷寒頭痛壯熱嘔惡手足指末微厥或腹痛悶乱須臾殺人者謂之攪腸沙也

【附錄】沙蟲　時珍曰按錄異記云潭袁處吉等州有沙蟲即毒蛇鱗甲中蟲蛇被苦毒入急水中碾出人中其毒三日即死此亦沙蝨之類也

水黽　拾遺

【釋名】水馬　拾遺

【集解】藏器曰水黽群遊水上水涸即飛長寸許四脚非海馬之水馬也　時珍曰水蟲甚多此類亦有數種今有一種

【集解】【時珍曰】按郭義恭廣志云：沙蝨在水中，色赤，大不過蟣，入人皮中殺人。葛洪抱朴子云：沙〔一〕蝨，水陸皆有之。雨後及〔二〕晨暮踐沙，必着人，如毛髮刺人，便入皮裏。可以針挑取之，正赤如丹。不挑，入肉能殺人。凡遇有此蟲處，行還，以火炙身，則蟲隨火去也。又肘後方云：山水間多沙蝨，甚細，略不可見。人入水中，及陰〔三〕行草中，此蟲多着人，鑽入皮裏，令人皮上如芒針刺，赤如黍豆。刺三日之後，寒熱發瘡。蟲漸入骨，則殺人。嶺南人初有此，以茅葉或竹葉挑刮去之，仍塗苦苣汁。已深者，針挑取蟲子，正如疥蟲也。愚按：溪毒、射工毒、沙蝨毒，三者相近，俱似傷寒，故有挑沙、刮沙之法。今俗病風寒者，皆以麻及桃柳枝刮其遍身，亦曰刮沙，蓋始於刮沙病也。沙病亦曰水沙、水傷寒，初起如傷寒，頭痛、壯熱、嘔惡，手足指末微厥，或腹痛悶亂，須臾殺人者，謂之攪腸沙也。

【附録】沙蟲。【時珍曰】按録異記云：潭、袁、處、吉等州有沙蟲，即毒蛇鱗甲中蟲。蛇被苦，每入急水中碾出。人中其毒，三日即死。此亦沙蝨之類也。

水黽 拾遺

【釋名】水馬拾遺。

【集解】【藏器曰】水黽群游水上，水涸即飛。長寸許，四脚，非海馬之水馬也。【時珍曰】水蟲甚多，此類亦有數種。今有一種

〔一〕沙：原脱。今據抱朴子内篇卷四登涉補。
〔二〕及：原作「人」。今據改同上。
〔三〕陰：肘後方卷七治卒中沙虱毒方此後有「天雨」二字。

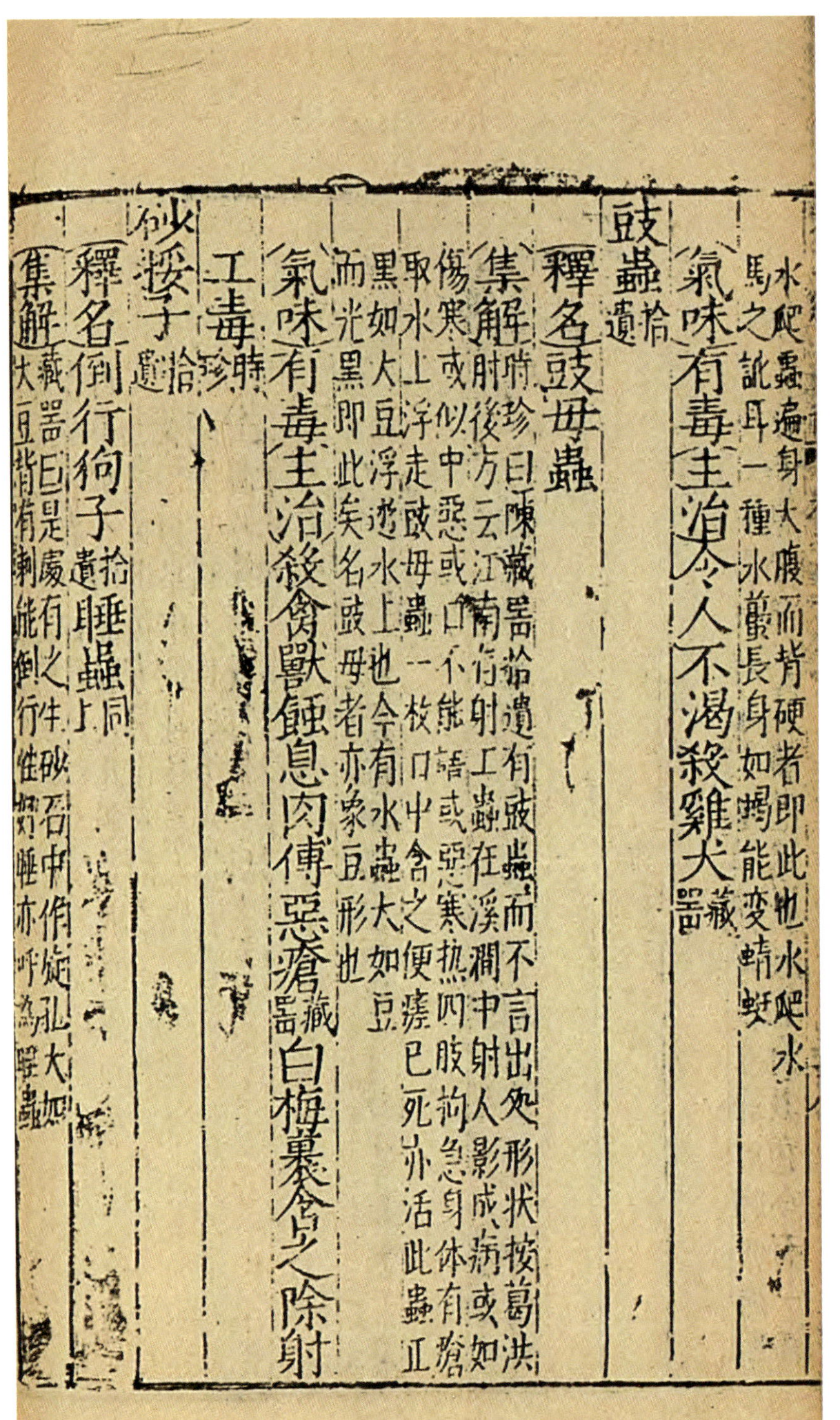

水爬蟲遍身大腹而背硬者即此也水爬水馬之訛耳一種水黽長身如蝎能變蜻蜓

【氣味】有毒【主治】令人不渴殺雞犬藏器

豉蟲 拾遺

【釋名】豉母蟲

【集解】時珍曰陳藏器拾遺有豉蟲而不言出處形狀按葛洪肘後方云江南有射工毒蟲在溪澗中射人影成病或如傷寒或中惡或口不能語或惡寒熱四肢拘急身體有瘡取水上浮走豉母蟲一枚口中含之便瘥已死亦活此蟲正黑如大豆浮遊水上也今有水蟲大如豆而光黑即此矣名豉母者亦象豆形也

【氣味】有毒【主治】殺禽獸餌息肉傅惡瘡藏器 白梅裹含之除射工毒時珍

砂挼子 拾遺

【釋名】倒行狗子 拾遺 睡蟲 同上

【集解】藏器曰是處有之生砂石中作旋孔大如大豆背有刺能倒行性好睡亦呼為睡蟲

水爬蟲，扁〔一〕身大腹而背硬者，即此也。水爬，水馬之訛耳。一種水蠆，長身如蝎，能變蜻蜓。

【氣味】有毒。【主治】令人不渴，殺雞犬。藏器。

豉蟲拾遺

【釋名】豉母蟲。

【集解】【時珍曰】陳藏器拾遺有豉蟲，而不言出處形狀。按葛洪肘後方云：江南有射工蟲，在溪澗中射人影成病，或如傷寒，或似中惡，或口不能語，或惡寒熱，四肢拘急，身體有瘡。取水上浮走豉母蟲一枚，口中含之便瘥，已死亦活。此蟲正黑，如大豆，浮遊水上也。今有水蟲，大如豆而光黑，即此矣。名豉母者，亦象豆形也。

【氣味】有毒。【主治】殺禽獸，蝕息肉，傅惡瘡。藏器。白梅裹含之，除射工毒。時珍。

砂挼子拾遺

【釋名】倒行狗子拾遺、睡蟲同上。

【集解】【藏器曰】是處有之。生砂石中，作旋孔。大如大豆，背有刺，能倒行。性好睡，亦呼爲睡蟲。

〔一〕扁：原作「遍」。今從錢本改。

氣味有毒主治生取置枕中令夫婦相好合射罔用能殺飛禽走獸藏器

蚘蟲拾遺

釋名 蛕音回俗作蛔並與蚘同 人龍綱目

集解 時珍曰蚘人腹中長蟲也按巢元方病源云人腹有九蟲伏蟲長四分羣蟲之主也蚘蟲長五六寸至一尺繞則心腹作痛上下口喜吐涎及清水貫傷心則死白蟲長一寸色白頭小生育轉多令人精氣損弱腰脚疼長一尺亦能殺人肉蟲狀如爛杏令人煩悶肺蟲狀如蚕令人咳嗽成勞殺人胃蟲狀如蝦蟇令人嘔逆喜噦弱蟲又名鬲蟲狀如瓜瓣令人多唾赤蟲狀如生肉動作腹鳴蟯蟲至微形如菜蟲居胴腸中令人生癰疽疥癬瘑癘痔瘻疳䘌齲齒諸病諸蟲皆依腸胃之間若人藏腑氣實則不為害虛則侵蝕變生諸疾也又有尸蟲與人俱生為人大害其狀如大馬尾或如薄筋依脾而若三寸許有頭尾凡服補藥必須先去此蟲否則不得藥力凡一切癆瘵久皆成蟲紫庭真人云九蟲之中六蟲傳變為勞瘵而胃蚘寸白三蟲不傳其蟲傳變或如嬰如兒形如蝦蟇如守宮如蜈蚣如螻蟻如蛇如鼈如蝟如鼠如蝠如蝦如豬肝如血汁如亂髮亂絲等狀凡蟲在腹上旬頭向上中旬向中下旬向下服藥須於月初四五日五更時

【氣味】有毒。【主治】生取置枕中，令夫婦相好。合射罔用，能殺飛禽走獸。藏器。

蚘蟲拾遺

【釋名】蛕音回，俗作蛔，並與蚘同、人龍綱目。

【集解】【時珍曰】蚘，人腹中長蟲也。按巢元方病源云：人腹有九蟲。伏蟲，長四分，群蟲之主也。蚘蟲，長五六寸至一尺，發則心腹作痛，去來〔一〕上下，口喜吐涎及清水，貫傷心則死。白蟲，長一寸，色白頭小，生育轉多，令人精氣損弱，腰脚疼，長一尺，亦能殺人。肉蟲，狀如爛杏，令人煩悶。肺蟲，狀如蠶，令人咳嗽，成勞殺人。胃蟲，狀如蝦蟆，令人嘔逆喜噦。弱蟲，又名鬲蟲，狀如瓜瓣，令人多唾。赤蟲，狀如生肉，動作腹鳴。蟯蟲，至微，形如菜蟲，居胴腸中，令人生癰疽、疥癬、瘑癘、痔瘻、疳䘌、齲齒諸病。諸蟲皆依腸胃之間，若人臟腑氣實，則不爲害。虛則侵蝕，變生諸疾也。又有尸蟲，與人俱生，爲人大害。其狀如犬、馬尾，或如薄筋，依脾而居，三寸許，有頭尾。凡服補藥，必須先去此蟲，否則不得藥力。凡一切癥瘕，久皆成蟲。紫庭真人云：九蟲之中，六蟲傳變爲勞瘵，而胃、蚘、寸白三蟲不傳。其蟲傳變，或如嬰兒，如鬼形，如蝦蟆，如守宮，如蜈蚣，如螻蟻，如蛇如鱉，如蝟如鼠，如蝠如蝦，如猪肝，如血汁，如亂髮亂絲等狀。凡蟲在腹，上旬頭向上，中旬向中，下旬向下。服藥須於月初四五日五更時，

〔一〕去來：原脱。今據諸病源候論卷十八九日蟲病諸候蛔蟲候補。

則易效也張子和云巢氏之衍九蟲詳矣然蟲之變不可勝窮要之皆以濕熱爲主蟲得木氣乃生得雨氣乃化豈非風木主熱雨澤主濕耶故五行之中皆有蟲諸木有蠹諸果有螬諸菽有蚄五穀有螟螣蝥蠈麥朽蛾飛栗破蟲出草腐螢化皆木之蟲也烈火有鼠爛灰生蠅皆火之蟲也穴蟻墻蝎田螻石蜴皆土之蟲也科斗馬蛭魚鱉蛟龍皆水之蟲也昔有冶工破一釜見其斷處臼中有一蟲如米蟲色正赤此則金中亦有蟲也

〔氣味〕大寒〔主治〕目中膚赤熱痛取大者洗净断之令汁滴目中三十年膚赤亦差藏器治一切眼疾及生膚翳赤白膜小兒胎赤風赤眼燒末傅之或以小兒吐出者陰乾爲末入汞粉少許唾津調塗之又治一切冷瘻時珍

〔附方〕新三玉筯煎治小兒胎赤眼風赤眼用小兒吐出蚘蟲二條磁盒盛之紙封埋濕地五日取出化爲水磁瓶收每日以銅筯點之普濟方遠年風眼赤瞎用蚘蟲五條日乾爲末膩粉一錢石膽半錢爲末點之日二三度普濟方○一切冷瘻人吐蚘蟲燒灰先以甘草湯洗淨塗之無不差者慎口味千金方

風驢肚內蟲綱目

則易效也。張子和云：巢氏之衍九蟲詳矣，然蟲之變不可勝窮，要之皆以濕熱爲主。蟲得木氣乃生，得雨氣乃化，豈非風木主熱，雨澤主濕耶？故五行之中皆有蟲。諸木有蠹，諸果有螬，諸菽有蚄，五穀有螟、螣、蝥、蠈，麥朽蛾飛，栗破蟲出，草腐螢化，皆木之蟲也。烈火有鼠，爛灰生蠅，皆火之蟲也。穴蟻、牆蝎、田螻、石蜴，皆土之蟲也。科斗、馬蛭，魚、鱉、蛟、龍，皆水之蟲也。昔有治工破一釜，見其斷處臼中，有一蟲如米蟲，色正赤，此則金中亦有蟲也。

【氣味】大寒。【主治】目中膚赤熱痛，取大者洗净斷之，令汁滴目中，三十年膚赤亦瘥。藏器。治一切眼疾，及生膚翳赤白膜，小兒胎赤、風赤眼，燒末傅之。或以小兒叶出者，陰乾爲末，入汞粉少許，唾津調塗之。又治一切冷瘻。時珍。

【附方】新三。玉筯煎。治小兒胎赤眼、風赤眼。用小兒吐出蚘蟲二條，磁盒盛之，紙封埋濕地，五日取出，化爲水，磁瓶收。每日以銅筯點之。普濟方。遠年風眼赤暗。用蚘蟲五條，日乾爲末，膩粉一錢，石膽半錢，爲末。點之，日二三度。○普濟方。一切冷瘻。人吐蚘蟲燒灰，先以甘草湯洗净，塗之，無不瘥者。慎口味。千金方。

風驢肚内蟲綱目

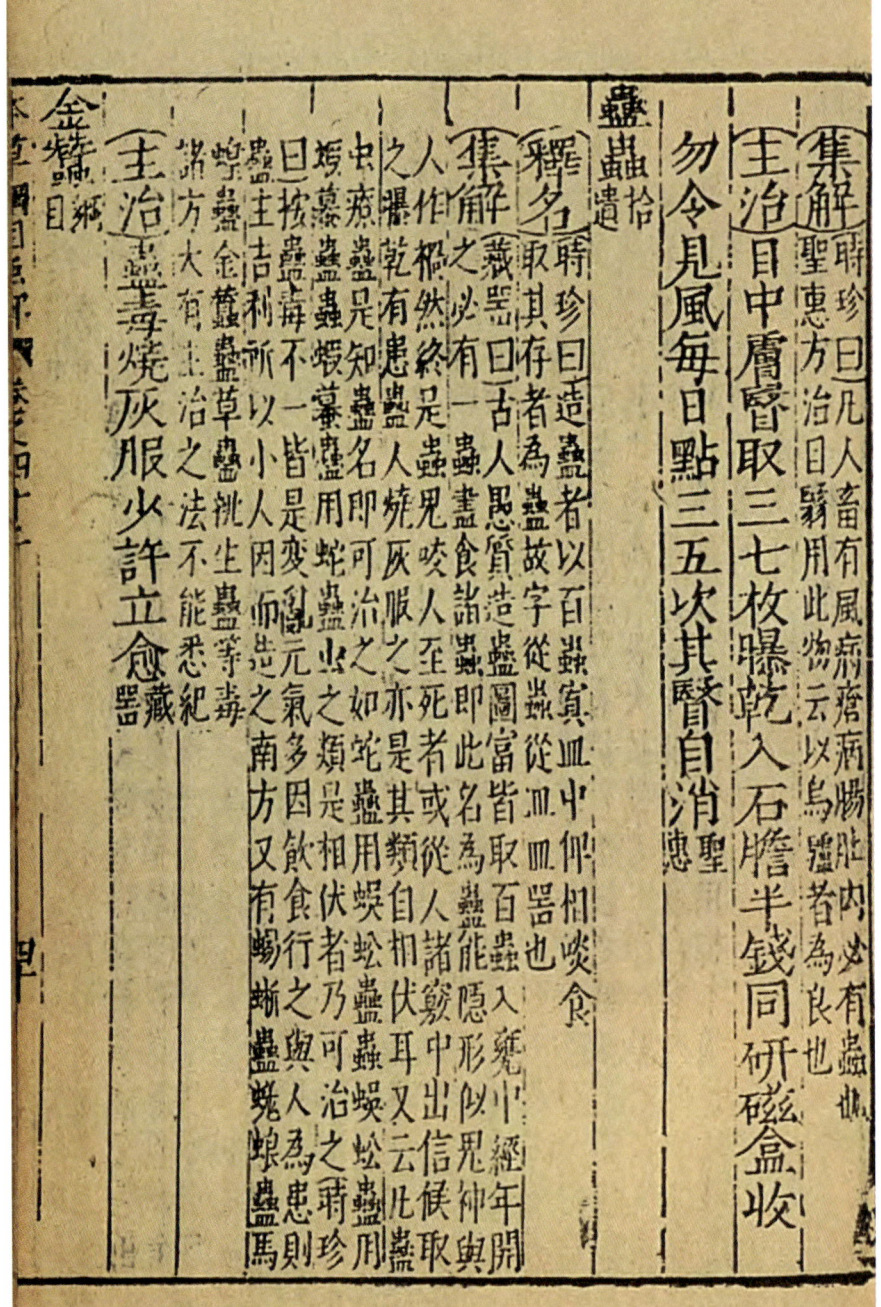

【集解】時珍曰凡人畜有風病瘡病腸肚內必有蟲也聖惠方治目翳用此物云以烏驢者為良也

【主治】目中膚瞖取三七枚曝乾入石膽半錢同研磁盒收勿令見風每日點三五次其瞖自消聖惠

蠱蟲 拾遺

【釋名】時珍曰造蠱者以百蟲寘皿中俾相啖食取其存者為蠱故字從蟲從皿皿器也

【集解】藏器曰古人愚質造蠱圖富皆取百蟲入甕中經年開之必有一蟲盡食諸蟲即此名為蠱能隱形似鬼神與人作禍然終是蟲鬼咬人至死者或從人諸竅中出信候取之曝乾有患蠱人燒灰服之亦是其類自相伏耳又云凡蠱虫療蠱是知蠱名即可治之如蛇蠱用蜈蚣蠱蜈蚣蠱用蝦蟆蠱蝦蟆蠱用蛇蠱之類是相伏者乃可治之時珍曰按蠱毒不一皆是變亂元氣多因飲食行之與人為患則蠱主吉利所以小人因而造之南方又有蝎蜥蠱蜣蜋蠱馬蝗蠱金蠶蠱草蠱挑生蠱等毒諸方大有主治之法不能悉紀

【主治】蠱毒燒灰服少許立愈藏器

金蠶 綱目

【集解】【時珍曰】凡人、畜有風病、瘡病，腸肚内必有蟲也。聖惠方治目翳用此物，云以烏驢者爲良也。

【主治】目中膚翳。取三七枚曝乾，入石膽半錢同研，磁盒收盛[一]，勿令見風。每日點三五次，其翳自消。聖惠。

蠱蟲 拾遺

【釋名】【時珍曰】造蠱者，以百蟲寘皿中，俾相啖食，取其存者爲蠱，故字從蟲從皿。皿，器也。

【集解】【藏器曰】古人愚質，造蠱圖富，皆取百蟲入甕中，經年開之，必有一蟲盡食諸蟲，即此名爲蠱，能隱形似鬼神，與人作禍，然終是蟲鬼。咬人至死者，或從人諸竅中出，信候取之，曝乾。有患蠱人，燒灰服之，亦是其類自相伏耳。又云：凡蠱蟲療蠱，是知蠱名即可治之。如蛇蠱用蜈蚣蠱蟲，蜈蚣蠱用蝦蟆蠱蟲，蝦蟆蠱用蛇蠱蟲之類，是相伏者，乃可治之。【時珍曰】按蠱毒不一，皆是變亂元氣，多因飲食行之。與人爲患，則蠱主吉利，所以小人因而造之。南方又有蜴蜥蠱、蜣蜋蠱、馬蝗蠱、金蠶蠱、草蠱、挑生蠱等毒，諸方大有主治之法，不能悉紀。

【主治】蠱毒，燒灰服少許，立愈。藏器。

金蠶 綱目

〔一〕盛：原闕一字。今據聖惠方卷三十三治眼生膚翳諸方補。

【釋名】食錦蟲

【集解】時珍曰：按陳藏器云故錦灰療食錦蟲蠱毒，註云蟲屈如指環，食故緋帛錦，如蠶之食葉也。今攷之，此蟲即金蠶也。蔡絛叢話云：金蠶始於蜀中，近及湖廣閩粵浸多。狀如蠶，金色，日食蜀錦四寸。南人畜之，取其糞置飲食中以毒人，人即死也。蠶得所欲，日置他財，使人暴富，然遣之極難，水火兵刃所不能害。必倍其所致金銀錦物，置蠶於中，投之路傍，人偶收之，蠶隨以往，謂之嫁金蠶。不然，能入人腹，殘囓腸胃，完然而出，如尸蟲也。有人守福清，民訟金蠶毒，治求不得，或令取刺蝟入其家捕之，必獲。蝟果於榻下嗇隙擒出。夫金蠶甚毒，若有鬼神，而蝟能制之，何耶？又慕府燕閑錄云：池州進士鄒閬家貧，一日啟戶，獲一小籠，內有銀器，持歸，覺股上有物，蠕々如蚕，金色爛然。遂撥去之，仍復在舊處。踐之斫之，投之水火，皆即如故。閬以問友人，友人曰：此金蠶也。備告其故。閬歸告妻云：吾事之不可，送之家貧，何以生為？遂吞之。家人謂其必死，寂無所苦，竟以壽終。豈至誠之盛，妖不勝正耶？時珍竊謂金蠶之蠱為害甚大，故備書二事，一見此蟲畏蝟，一見至誠勝邪也。夷堅志言中此蠱者，吮白礬味甘，嚼黑豆不腥，以石榴根皮煎汁飲之。醫李正傳用樟木屑煎汁吐之，亦一法也。愚意不若以蝟皮治之為勝，其次[illegible]

附錄諸蟲　綱目一種　拾遺一種　別錄五種

【釋名】食錦蟲。

【集解】【時珍曰】按陳藏器云：故錦灰療食錦蟲蠱毒。註云：蟲屈如指環，食故緋帛錦，如蠶之食葉也。今考之，此蟲即金蠶也。蔡[一]絛叢話云：金蠶始於蜀中，近及湖、廣、閩、粤浸多。狀如蠶，金色[二]，日食蜀錦四寸。南人畜之，取其糞置飲食中以毒人，人即死也。蠶得所欲，日置他財，使人暴富，然遣之極難，水火兵刃所不能害。必倍其所致金銀錦物，置蠶於中，投之路傍。人偶收之，蠶隨以往，謂之嫁金蠶。不然能入人腹，殘嚙腸胃，完然而出，如尸蟲也。有人守福清，民訟金蠶毒，治求不得。或令取兩刺蝟，入其家捕之必獲，蝟果於榻下牆隙擒出。夫金蠶甚毒，若有鬼神，而蝟能制之，何耶？又幕府燕閑録云：池州進士鄒閬家貧，一日啓户，獲一小籠，内有銀器，持歸。覺股上有物，蠕蠕如蠶，金色爛然，遂撥去之，仍復在舊處。踐之斫之，投之水火，皆即如故。閬以問友人。友人曰：此金蠶也。備告其故。閬歸告妻云：吾事之不可，送之家貧，何以生爲？遂吞之。家人謂其必死。寂無所苦，竟以壽終。豈至誠之盛，妖不勝正耶？時珍竊謂金蠶之蠱，爲害甚大。故備書二事，一見此蟲畏蝟，一見至誠勝邪也。夷堅志言：中此蠱者，吮白礬味甘，嚼黑豆不腥，以石榴根皮煎汁吐之。醫學正傳用樟木屑煎汁吐之，亦一法也。愚意不若以蝟皮治之，爲勝其天。

附録諸蟲綱目一種，拾遺一種，别録五種。

[一] 蔡：原字上部缺損。今據卷一引據古今經史百家書目補正。

[二] 色：原字上部缺損。今據類説卷十九幕府燕閑録所引「嫁金蠶」補正。

唼臘蟲（時珍曰）按裴淵廣州記云林任縣有甲蟲者嗅肉人死食之鄰盡紛紛滿屋不可驅張華博物志云廣州西南數郡人將死便有飛蟲狀如麥集入舍中人死便食不可斷盡惟殘骨在乃去惟以梓板作器則不來於邑國記云廣西南界有唼臘蟲食死人惟豹皮覆尸則不來此三說皆一物也其蟲雖不入藥而為人害不可不知也

灰藥（拾遺）藏器云出嶺南陶家狀如青灰以竹筒盛之云是蜺所作凡以此物令人喜好相愛置家中損小兒雞犬

黃蟲（別錄有名未用）曰味苦主寒熱生地上赤頭長足有角群居七月七日采之

地防（又）曰令人不飢不渴生黃陵狀如蠕居土中

梗雞（又）曰味甘無毒主治痺

益符（又）曰主閉一名無舌

蜚厲（又）曰主婦人寒熱

本草綱目蟲部卷之四十二終

唼臘蟲。【時珍曰】按裴淵廣州記云：林任縣有甲蟲，嗜臭肉。人死，食之都盡，紛紛滿屋，不可驅殺〔一〕。張華博物志云：廣州西南數郡，人將死，便有飛蟲，狀如麥，集入舍中，人死便食，不可斷遣，惟殘骨在乃去。惟以梓板作器則不來。林邑國記云：廣西南界有唼臘蟲，食死人。惟豹皮覆尸則不來。此三説皆一物也。其蟲雖不入藥，而爲人害，不可不知。

灰藥拾遺。【藏器云】出嶺南陶家。狀如青灰，以竹筒盛之，云是蚘所作。凡以拭物，令人喜好相愛。置家中，損小兒、雞、犬也。

黄蟲。【别録有名未用曰】味苦。主寒熱。生地上。赤頭長足有角，群居。七月七日采之。

地防。【又曰】令人不飢不渴。生黄陵。狀如蠕，居土中。

梗雞。【又曰】味甘，無毒。主治痺。

益符。【又曰】主閉。一名無舌。

蜚厲。【又曰】主婦人寒熱。

〔一〕殺：原脱。今據御覽卷九百五十一蟲豸部八引廣州記補。

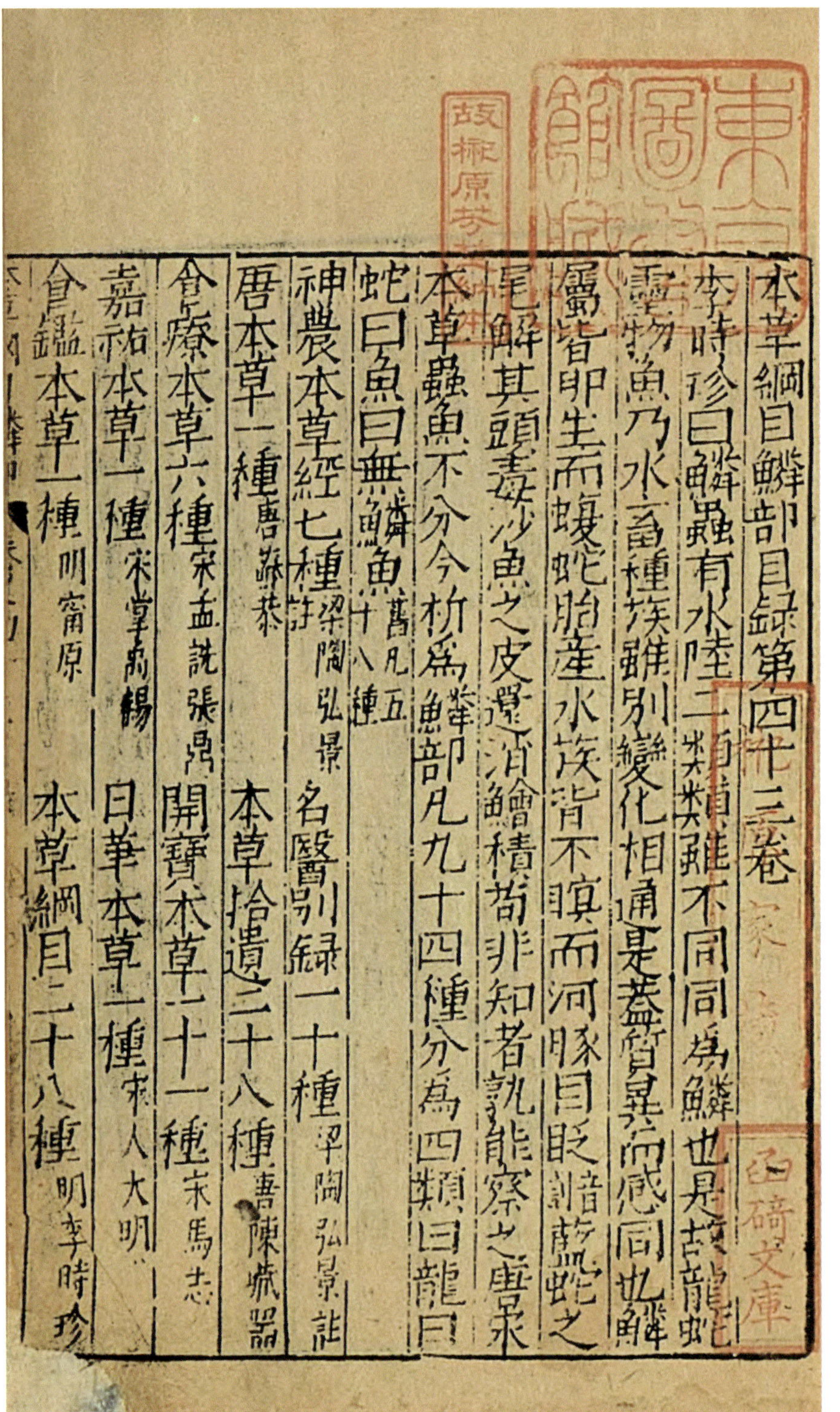

本草綱目鱗部目録第四十三卷

李時珍曰鱗蟲有水陸二類類雖不同同爲鱗也是故龍蛇靈物魚乃水畜種族雖別變化相通是蓋質異而感同也鱗屬皆卵生而蝮蛇胎産水族皆不暝而河豚目眨藍蛇之尾解其頭毒沙魚之皮還消鱠積苟非知者孰能察之唐宋本草蟲魚不分今析爲鱗部凡九十四種分爲四類曰龍曰蛇曰魚曰無鱗魚舊凡五十八種

神農本草經七種梁陶弘景註　名醫別録一十種梁陶弘景註

唐本草一種唐蘇恭　本草拾遺二十八種唐陳藏器

食療本草六種唐孟詵張鼎　開寶本草二十一種宋馬志

嘉祐本草一種宋掌禹錫　日華本草一種宋人大明

食鑑本草一種明甯原　本草綱目二十八種明李時珍

本草綱目鱗部目録第四十三卷

李時珍曰：鱗蟲有水、陸二類，類雖不同，同爲鱗也。是故龍蛇靈物，魚乃水畜，種族雖別，變化相通，是蓋質異而感同也。鱗屬皆卵生，而蝮蛇胎産；水族皆不瞑，而河豚目眨。音剳〔一〕。藍蛇之尾，解其頭毒；沙魚之皮，還消鱠積。苟非知者，孰能察之？唐宋本草，蟲魚不分。今析爲鱗部，凡九十四種。分爲四類：曰龍，曰蛇，曰魚，曰無鱗魚。舊凡五十八種。

神農本草經七種梁陶弘景註　名醫別録一十種梁陶弘景註

唐本草一種唐蘇恭　本草拾遺二十八種唐陳藏器

食療本草六種唐〔二〕孟詵、張鼎　開寶本草一十一種宋馬志

嘉祐本草一種宋掌禹錫　日華本草一種宋人大明

食鑑本草一種明寗原　本草綱目二十八種明李時珍

〔一〕剳：原字左上缺損。江西本等作「眨」，張本作「𠯗」。均與原字右偏旁不符，姑從「剳」。

〔二〕唐：原作「宋」。今據卷一歷代諸家本草食療本草改。

付註魏吳普本草　李當之藥録　宋雷斆炮炙論
附註齊徐之才藥對　唐甄權藥性　孫思邈千金食治
唐李珣海藥　楊損之刪繁　南唐陳士良食性
蜀韓保昇重注　宋蘇頌圖經　唐慎微證類
宋寇宗奭衍義　陳承別說　金張元素珍珠囊
元李杲法象　王好古湯液　吳瑞日用
元朱震亨補遺　明汪穎食物　汪機會編
明陳嘉謨蒙筌

鱗之一　龍類九種

龍本經　弔拾遺即紫梢花　蛟龍綱目　鼉龍本經
鯪鯉別録即穿山甲　石龍子本經即蜥蜴
守宮綱目十二時蟲附　蛤蚧開寶　鹽龍綱目

右附方舊十九新四十五

鱗之二　蛇類一十七種

蛇蛻本經　蚺蛇別録　鱗蛇綱目　白花蛇開寶
烏蛇開寶　金蛇開寶銀蛇附　水蛇綱目　蛇婆拾遺

【附註】魏吴普本草　李當之藥録　宋雷斅炮炙論
齊徐之才藥對　唐甄權藥性　孫思邈千金食治
唐李珣海藥　楊損之删繁　南唐陳士良食性
蜀韓保昇重註　宋蘇頌圖經　唐慎微證類[一]
宋寇宗奭衍義　陳承别説　金張元素珍珠囊
元李杲法象　王好古湯液　吴瑞日用
元朱震亨補遺　明汪頴食物　汪機會編
明陳嘉謨蒙筌

鱗之一　龍類九種

龍本經　弔拾遺○即紫梢花　蛟龍綱目○蜃附　鼉龍本經
鯪鯉别録○即穿山甲　石龍子本經○即蜥蜴
守宫綱目○十二時蟲附　蛤蚧開寶　鹽龍綱目

右附方舊十九，新四十五。

鱗之二　蛇類一十七種

蛇蜕本經　蚺蛇别録　鱗蛇綱目　白花蛇開寶
烏蛇開寶　金蛇開寶○銀蛇附[二]　水蛇綱目　蛇婆拾遺

〔一〕證類：原作「類證」。今據卷一歷代諸家本草乙正。
〔二〕銀蛇附：正文銀蛇之名列於金蛇後，内容糅合，非附録藥。

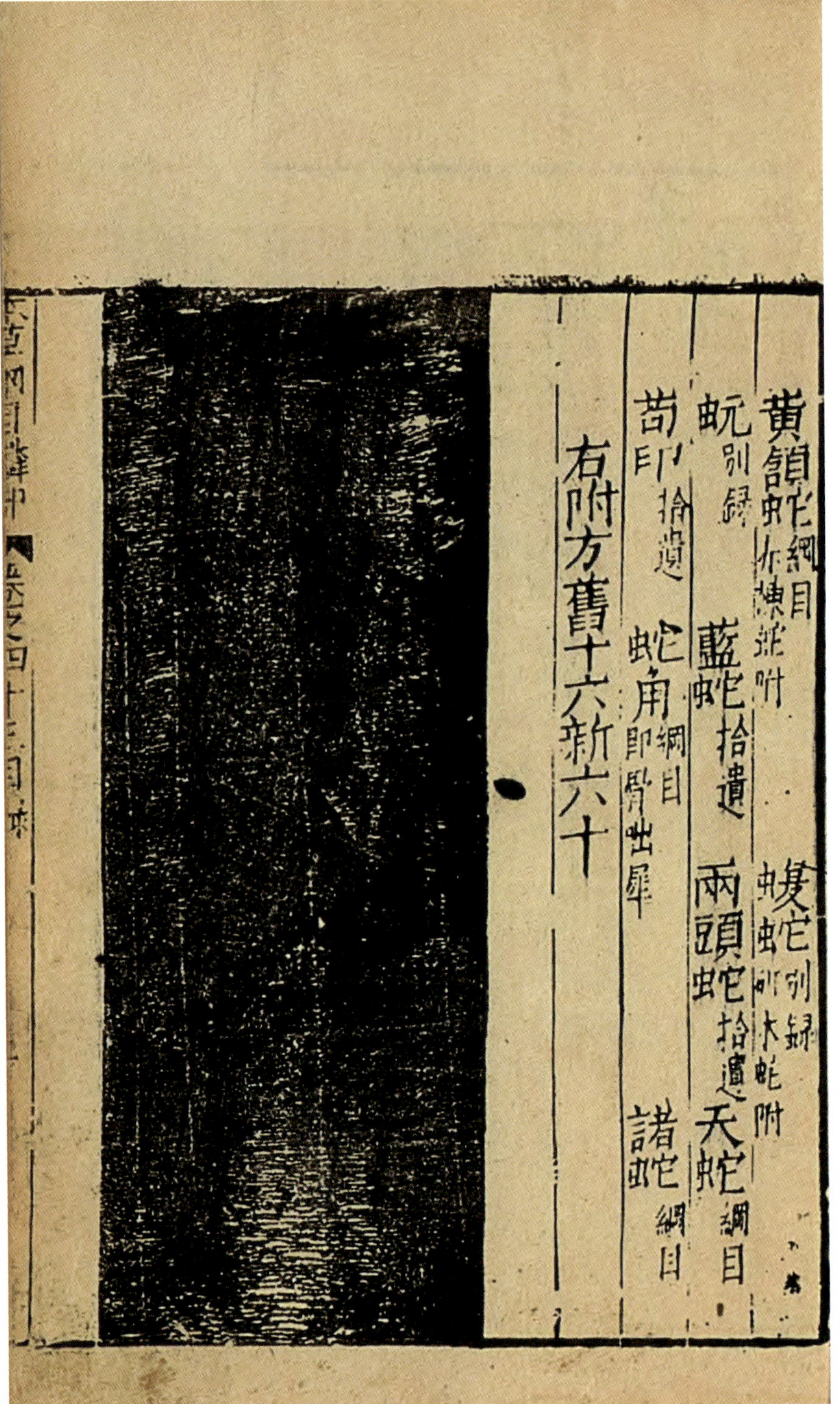

右附方舊十六新六十

黃頷蛇綱目○赤楝蛇附〔一〕

蝮蛇別録○斫木蛇〔二〕附

蚖別録

藍蛇拾遺

兩頭蛇拾遺

天蛇綱目

苟印拾遺

蛇角綱目○即骨咄犀

諸蛇綱目

右附方舊十六，新六十。

〔一〕赤楝蛇附：正文赤楝蛇之名列於黃頷蛇後，内容糅合，非附録藥。

〔二〕斫木蛇：正文蝮蛇「附録」標題作「千歲蝮」。

本草綱目第四十三卷　鱗部一

鱗之一　龍類九種

龍（本經上品）

【釋名】時珍曰按許慎說文龍字篆文象形生肖論云龍耳虧聰故謂之龍梵書名那伽

【集解】時珍曰按羅願爾雅翼云龍者鱗蟲之長王符言其形有九似頭似駝角似鹿眼似鬼耳似牛項似蛇腹似蜃鱗似鯉爪似鷹掌似虎是也其背有八十一鱗具九九陽數其聲如戛銅盤口旁有鬚髯頷下有明珠喉下有逆鱗頭上有博山又名尺木龍無尺木不能升天呵氣成雲既能變水又能變火陸佃埤雅云龍火得濕則焰得水則燔以人火逐之即息故人之相火似之龍卵生思抱雄鳴上風雌鳴下風因風而化釋典云龍交則變爲二小蛇又小說載龍性粗猛而愛美玉空青喜嗜燕肉畏鐵及菵草蜈蚣楝葉五色絲故食燕者忌渡水祈雨者用燕鎮水患者用鐵激龍者用菵草祭屈原者用楝葉色絲裹糭投江醫家用龍骨者亦當知其性之愛惡如此

龍骨（別錄）

【別錄曰】生晉地川谷及太山巖水岸土穴中死龍處采無時【弘景曰】今多出梁益巴中骨欲得脊腦作白地錦文舐之著舌者良齒小強猶有齒形角強而實皆是龍蛻非實死也【斆曰】剡州滄州太原者爲上其骨細文廣者是雌骨

本草綱目鱗部第四十三卷

鱗之一　龍類九種

龍本經上品

【釋名】【時珍曰】按許慎説文龍字篆文象形。生肖論云：龍耳虧聰，故謂之龍。梵書名那伽。

【集解】【時珍曰】按羅願爾雅翼云：龍者，鱗蟲之長。王符言其形有九似：頭似駝，角似鹿，眼似鬼，耳似牛，項似蛇，腹似蜃，鱗似鯉，爪似鷹，掌似虎，是也。其背有八十一鱗，具九九陽數，其聲如戛銅盤。口旁有鬚髯，頷下有明珠，喉下有逆鱗。頭上有博山，又名尺木，龍無尺木不能升天。呵氣成雲，既能變水，又能變火。陸佃埤雅云：龍火得濕則焰，得水則燔，以人火逐之即息。故人之相火似之。龍，卵生思抱，雄鳴上風，雌鳴下風，因風而化。釋典云：龍交則變爲二小蛇。又小説載龍性粗猛，而愛美玉、空青，喜嗜燕肉，畏鐵及菵草、蜈蚣、楝葉、五色絲。故食燕者忌渡水，祈雨者用燕，鎮水患者用鐵，激龍者用菵草，祭屈原者用楝葉、色絲裹糉投江。醫家用龍骨者，亦當知其性之愛惡如此。

龍骨。【别録曰】生晉地川谷，及太山巖水岸土穴中死龍處。采無時。【弘景曰】今多出梁、益、巴中。骨欲得脊腦，作白地錦文，舐之着舌者良。齒小强，猶有齒形。角强而實。皆是龍蜕，非實死也。【斆曰】剡州、滄州、太原者爲上。其骨細文廣者是雌，骨粗文狹者是雌，五色具者上，白色、黃色者中，黑色者下。凡經落不淨及婦人采者不用。【普曰】色青白者良。【恭曰】今並出晉地。生硬者不好，五色具者良。其青黃赤白黑，亦應隨色與臟腑相合，如五芝、五石英、五石脂，而本經不論及。【頌曰】今河東州郡多有之。李肇國史補云：春水至時，魚登龍門，蛻骨甚多，人采為藥，有五色者。龍門是晉地，與本經合，豈龍骨即此魚之骨乎？又孫光憲北夢瑣言云：五代時鎮州鬬殺一龍，鄉豪曹寬取其雙角。角前一物如藍色，文如亂錦，人莫之識。則龍亦有死者矣。【宗奭曰】諸說不一，終是臆度。曾有崖中崩出一副，皮體頭角皆備，不知蛻耶斃耶？謂之蛻斃，則有形之物，不得生見，死方可見；謂之化，則其形獨不可化與？【機曰】經文言死龍之骨，若以為蛻，終是臆說。【時珍曰】龍骨，本經以為死龍，陶氏以為蛻骨，蘇、寇諸說，皆兩疑之。竊謂龍，神物也，似無自死之理。然觀蘇氏所引鬬死之龍，及左傳云豢龍氏醢龍以食，述異記云漢和帝時大雨，龍墮宮中，帝命作羹賜羣臣，博物志云張華得龍肉鮓，言得醋則生五色等說，是龍固有自死者矣，當以本經為正。

【修治】【斅曰】凡用龍骨，先煎香草湯浴兩度，擣粉，絹袋盛之。用燕子一隻，去腸肚，安袋于內，懸井面上一宿，取出研粉。入補腎藥中，其效如神。【時珍曰】近世方法，但煅赤為粉。亦有生用者。事林廣記云：用酒浸一宿，焙乾研粉，水飛三度用。如急用，以酒煮焙乾。或云：凡入藥，須水飛過晒乾。每斤用黑豆一斗，蒸一伏時，晒乾用。否則着人腸胃，晚年作熱也。

粗文狹者是雄。五色具者上，白色、黄色者中，黑色者下。凡經落不浄，及婦人采者，不用。【普曰】色青白者良。【恭曰】今並出晉地。生硬者不好，五色具者良。其青、黄、赤、白、黑，亦應隨色與臟腑相合，如五芝、五石英、五石脂，而本經不論及。【頌曰】今河東州郡多有之。李肇國史補云：春水至時〔一〕，魚登龍門，蜕骨甚多。人采爲藥，有五色者。龍門是晉地，與本經合，豈龍骨即此魚之骨乎？又孫光憲北夢瑣言云：五代時，镇州鬭殺一龍，鄉豪曹寬取其雙角。角前一物如藍色，文如亂錦，人莫之識。則龍亦有死者矣。【宗奭曰】諸説不一，終是臆度。曾有崖中崩出一副，支〔二〕體頭角皆備，不知蜕耶斃耶？謂之蜕斃，則有形之物，不得生見，死方可見。謂之化，則其形獨不可化與？【機曰】經文言死龍之骨，若以爲蜕，終是臆説。【時珍曰】龍骨，本經以爲死龍，陶氏以爲蜕骨，蘇、寇諸説皆兩疑之。竊謂龍，神物也，似無自死之理。然觀蘇氏所引鬭死之龍，及左傳云，豢龍氏醢龍以食。述異記云：漢和帝時大雨，龍墮宫中，帝命作羹賜群臣。博物志云，張華得龍肉鮓，言得醋則生五色〔三〕等説，是龍固有自死者矣，當以本經爲正。

【修治】【斅曰】凡用龍骨，先煎香草湯浴兩度，擣粉，絹袋盛之。用燕子一隻，去腸肚，安袋于内，懸井面上，一宿取出，研粉。入補腎藥中，其效如神。【時珍曰】近世方法，但煅赤爲粉。亦有生用者。事林廣記云：用酒浸一宿，焙乾研粉，水飛三度用。如急用，以酒煮焙乾。或云：凡入藥，須水飛過晒乾。每斤用黑豆一斗，蒸一伏時，晒乾用。否則着人腸胃，晚年作熱也。

〔一〕至時：證類卷十六龍骨作「時至」。
〔二〕支：原作「皮」。今據改同上。
〔三〕色：晉書卷三十六張華傳此後有「光」字。

【氣味】甘平無毒別錄曰微寒權曰有小毒忌魚及鐵器之才曰得人參牛黃良畏石膏時珍曰許洪云牛黃惡龍骨而龍骨得牛黃更良有以制伏也其氣收陽中之陰入手足少陰厥陰經【主治】心腹鬼疰精物老魅欬逆泄痢膿血女子漏下癥瘕堅結小兒熱氣驚癇本經心腹煩滿恚怒氣伏在心下不得喘息腸癰內疽陰蝕四肢痿枯夜卧自驚汗出止汗縮小便溺血養精神定魂魄安五臟白龍骨主多寐泄精小便泄精別錄逐邪氣安心神止夜夢鬼交虛而多夢紛紜止冷痢下膿血女子崩中帶下甄權懷孕漏胎止腸風下血鼻洪吐血止瀉痢渴疾健脾澀腸胃日華益腎鎮驚止陰瘧收濕氣脫肛生肌斂瘡時珍

【發明】斅曰氣入丈夫腎臟中故益腎藥宜用之【時珍曰】澀可去脫故成氏云龍骨能收斂浮越之正氣固大腸而鎮驚又主帶脉爲病

【附方】舊十一新七健忘久服聰明益智慧用白龍骨遠志等分爲末食後酒服方寸匕日三千金方勞

【氣味】甘，平，無毒。【別録曰】微寒。【權曰】有小毒。忌魚及鐵器。【之才曰】得人參、牛黄良，畏石膏。【時珍曰】許洪云：牛黄惡龍骨，而龍骨得牛黄更良，有以制伏也。其氣收陽中之陰，入手足少陰、厥陰經。

【主治】心腹鬼疰，精物老魅，欬逆，洩痢膿血，女子漏下，癥瘕堅結，小兒熱氣驚癇。本經。心腹煩滿，恚怒氣伏在心下，不得喘息，腸癰内疽陰蝕，四肢痿枯，夜卧自驚汗出，止汗，縮小便溺血，養精神，定魂魄，安五臟。白龍骨：主多寐洩精，小便洩精。別録。逐邪氣，安心神，止夜夢鬼交，虚而多夢紛紜，止冷痢，下膿血，女子崩中帶下。甄權。懷孕漏胎，止腸風下血，鼻洪吐血，止瀉痢渴疾，健脾，澀腸胃。日華。益腎鎮驚，止陰瘧，收濕氣脱肛，生肌斂瘡。時珍。

【發明】【斆曰】氣入丈夫腎臟中，故益腎藥宜用之。【時珍曰】澀可去脱。故成氏云：龍骨能收斂浮越之正氣，固大腸而鎮驚。又主帶脉爲病。

【附方】舊十一，新七。健忘。久服聰明，益智慧。用白龍骨、遠志等分，爲末。食後酒服方寸匕。日三。千金方。勞

心夢洩龍骨遠志等分爲末煉蜜丸如梧子大朱砂爲衣每服三十丸蓮子湯下心統暖精益陽
前方去朱砂每冷水空心下三十丸經驗睡即洩精白龍骨四分韭子五合爲散空心酒服方寸匕梅
師方遺尿淋瀝白龍骨桑螵蛸等分爲末每鹽湯服二錢梅師方老瘧不止龍骨末方寸匕先發
一時酒一升半煑三沸及熱服盡溫覆取汗即効肘後泄瀉不止白龍骨白石脂等分爲末水丸梧子大紫
蘇木瓜湯下量大人小兒用心鑑傷寒毒痢傷寒八九日至十餘日大煩渴作熱三焦有瘡䘌下痢或張口
吐舌目爛口舌生瘡不識人用此除熱毒止痢龍骨半斤水一斗煑四升沉之井底冷服五合漸漸進之外臺方熱
病下痢欲死者龍骨半斤研水一斗煑取五升候極冷稍飲得汗即愈効肘後方久痢休息不止
者龍骨四兩打碎水丸升煑取二升半分五服冷飲仍以米飲和丸每服十丸肘後方久痢脫肛白龍骨粉
撲之姚和衆方鼻衄眩冒欲死者龍骨末吹之梅師方吐血衄血九竅出血並用
龍骨末吹入鼻中昔有人衄血一斛衆方不止用此即斷三因方耳中出血龍骨末吹入之三因方男
婦溺血龍骨末水服方寸匕日三千金方小兒臍瘡龍骨煅研傅之聖惠方陰囊汗癢
龍骨牡蠣粉撲之醫宗三法

心夢洩。龍骨、遠志等分，爲末。煉蜜丸如梧子大，朱砂爲衣。每服三十丸，蓮子湯下。心統。**暖精益陽**。前方去朱砂。每冷水空心下三十丸。經驗。**睡即洩精**。白龍骨四分，韭子五合，爲散。空心酒服方寸匕。梅師方。**遺尿淋瀝**。白龍骨、桑螵蛸等分，爲末。每鹽湯服二錢。梅師方。**老瘧不止**。龍骨末方寸匕。先發一時，酒一升半，煮三沸，及熱服盡。温覆取汗，即效。肘後。**泄瀉不止**。白龍骨、白石脂等分，爲末，水丸梧子大。紫蘇、木瓜湯下，量大人、小兒用。心鑑。**傷寒毒痢**。傷寒八九日至十餘日，大煩渴作熱，三焦有瘡䘌，下痢，或張口吐舌，目爛，口鼻〔一〕生瘡，不識人，用此除熱毒止痢。龍骨半斤，水一斗，煮四升，沉之井底。冷服五合，漸漸進之。外臺方。**熱病下痢**欲死者。龍骨半斤研，水一斗，煮取五升，候極冷，稍飲，得汗即愈，效。肘後方。**久痢休息**不止者。龍骨四兩打碎，水五升，煮取二升半，分五服，冷飲。仍以米飲和丸，每服十丸。肘後方。**久痢脱肛**。白龍骨粉撲之。姚和衆方。**鼻衄眩冒**欲死者。龍骨末吹之。梅師方。**吐血衄血，九竅出血**。並用龍骨末吹入鼻中。昔有人衄血一斛，衆方不止，用此即斷。三因方。**耳中出血**。龍骨末吹之。三因方。**男婦溺血**。龍骨末水服方寸匕，日三。千金方。**小兒臍瘡**。龍骨煅研，傅之。聖惠方。**陰囊汗癢**。龍骨、牡蠣粉，撲之。醫宗三法。

〔一〕鼻：原作「舌」。今據證類卷十六龍骨引外臺秘要改。

龍齒【修治】同龍骨或云以酥炙

【氣味】澀涼無毒當之曰大寒之才曰平得人參牛黃良畏石膏鐵器【主治】殺精物大人驚癇諸痙癲疾狂走心下結氣不能喘息小兒五驚十二癇本經小兒身熱不可近大人骨間寒熱殺蠱毒別錄鎮心安魂魄甄權治煩悶熱狂鬼魅日華

【發明】時珍曰龍者東方之神故其骨與角齒皆主肝病許叔微云肝藏魂能變化故魂遊不定者治之以龍齒即此義也

龍角【修治】同骨

【氣味】甘平無毒之才曰畏乾漆蜀椒理石【主治】驚癇瘈瘲身熱如火腹中堅及熱泄久服輕身通神明延年別錄小兒大熱甄權心熱風癇以爛角磨濃汁二合食上服日二次蘇頌○出韋丹方

【發明】頌曰骨齒醫家常用角則稀使惟深師五邪丸用之云無角用齒而千金治心病有角齒同用者

龍齒。【修治】同龍骨。或云以酥炙。

【氣味】澀，凉，無毒。【當之曰】大寒。【之才曰】平。得人參、牛黄良。畏石膏、鐵器。【主治】殺精物。大人驚癇諸痓，癲疾狂走，心下結氣，不能喘息。小兒五驚、十二癇。本經。小兒身熱不可近，大人骨間寒熱，殺蠱毒。别録。鎮心，安魂魄。甄權。治煩悶、熱狂、鬼魅。日華。

【發明】【時珍曰】龍者，東方之神，故其骨與角、齒皆主肝病。許叔微云：肝藏魂，能變化，故魂遊不定者，治之以龍齒。即此義也。

龍角。【修治】同骨。

【氣味】甘，平，無毒。【子才曰】畏乾漆、蜀椒、理石。【主治】驚癇瘈瘲，身熱如火，腹中堅及熱洩。久服輕身，通神明，延年。别録。小兒大熱。甄權。心熱風癇，以爛角磨濃汁二合，食上服，日二次。蘇頌。○出韋丹方。

【發明】【頌曰】骨、齒醫家常用，角則稀使，惟深師五邪丸用之，云無角用齒，而千金治心病有角、齒同用者。

奈波良古毛里、
多奈恵那

多豆乃品伊古、

龍腦 主治其形肥軟，能斷痢。陶弘景

龍胎 主治產後餘疾，女人經閉。弘景曰：比來巴中數得龍胞，形體具存，云治產後餘疾，正當末服。頌曰：許孝宗篋中方言龍胎出蜀中山澗，大類乾魚鱗，煎熟甚腥臊。治女經積年不通，同瓦松、景天各少許，以水兩盞，煎一盞，去滓，分二服，少頃腹中轉動便下。按此物方家罕知，而昔人曾用，世當有識者。時珍曰：胞胎俱出巴蜀，皆主血疾，蓋物也。

龍涎 機曰：龍吐涎沫可制香。時珍曰：龍涎方藥鮮用，惟入諸香，云能收腦麝數十年不散。又言焚之則翠煙浮空。出西南海洋中，云是春間群龍所吐涎沫浮出，番人采得貨之，每兩千錢。亦有大魚腹中剖得者。其狀初若脂膠，黃白色；乾則成塊，黃黑色，如百藥煎而膩理；久則紫黑，如五靈脂而光澤。其體輕飄，似浮石而腥臊。

弔 拾遺

釋名 吉弔。時珍曰：弔，舊無正條，惟蘇頌圖經載吉弔脂，云龍所生也。陳藏器拾遺有予脂一條，引廣州記云：予，蛇頭鼉身，膏主蛭刺云云。今攷廣州記及太平御覽，止云弔，蛇頭鼉身，膏至輕利等語，並無所謂蛇頭鼉身予膏主蛭刺之說。蓋弔字似予，龜字似鼉，至輕利三字似主蛭刺，傳寫訛誤，陳氏遂承其誤耳。弔既龍種，豈有鼉身？病中亦無蛭刺之

龍腦。【主治】其形肥軟，能斷痢。陶弘景。

龍胎。【主治】産後餘疾，女人經閉。【弘景曰】比來巴中數得龍胞，形體具存。云治産後餘疾，正當末服。【頌曰】許孝宗篋中方言：龍胎出蜀中山澗，大類乾魚鱗，煎時甚腥臊。治女經積年不通，同瓦松、景天各少許，以水兩盞，煎一盞，去滓，分二服。少頃，腹中轉動便下。按此物方家罕知，而昔人曾用，世當有識者。【時珍曰】胞、胎俱出巴蜀，皆主血疾，蓋一物也。

龍涎。【機曰】龍吐涎沫，可制香。【時珍曰】龍涎，方藥鮮用，惟入諸香，云能收腦、麝數十年不散。又言焚之則翠煙浮空。出西南海洋中。云是春間群龍所吐涎沫浮出。番人采得貨之，每兩千錢。亦有大魚腹中剖得者。其狀初若脂膠，黄白色。乾則成塊，黄黑色，如百藥煎而膩理。久則紫黑，如五靈脂而光澤。其體輕飄，似浮石而腥臊。

弔拾遺

【釋名】吉弔。【時珍曰】弔，舊無正條。惟蘇頌圖經載「吉弔脂」，云龍所生也。陳藏器拾遺有「予脂」一條，引廣州記云「予，蛇頭鼈身，膏主蛭刺」云云。今攷廣州記及太平御覽止云「弔，蛇頭鼉身，膏至輕利」等語，並無所謂「蛇頭鼈身、予膏主蛭刺」之説。蓋「弔」字似「予」，「鼉」字似「鼈」，「至輕利」三字似「主蛭刺」，傳寫訛誤，陳氏遂承其誤耳。弔既龍種，豈有鼈身？病中亦無「蛭刺」之

遂其誤可知今改正之精名紫稍花

〔集解〕藏器曰裴淵廣州記云弔生嶺南蛇頭鼉身水宿亦木棲其膏至輕利以銅及瓦器盛之浸出惟雞卵殼盛之不漏其透物甚于醍醐摩理毒腫大驗〔頌〕曰姚和衆延齡至寶方云吉弔脂出福建州甚難得須以琉璃瓶盛之更以樟木盒重貯之不爾則透氣失去也孫光憲北夢瑣言云海上人言龍每生二卵一爲吉弔多與鹿游或于水邊遺瀝直流槎則粘着木枝如蒲槌狀其色微青黃復似灰色號紫稍花坐湯多用之〔時珍曰〕按裴姚二説相同則弔脂即吉弔脂無疑矣又陳自明婦人良方云紫稍花生湖澤中乃魚蝦生卵于竹木之上狀如餹撒去木用之此説與孫説不同近時房中諸術多用紫稍花皆得于湖澤其色灰白而輕鬆恐非真者當以孫説爲正或云紫稍花與龍涎相類未知是否

弔脂一名弔膏〔氣味〕有毒〔主治〕風腫癰毒癮疹赤瘙瘑疥痔瘻皮膚頑痺踠跌折傷內損瘀血以脂塗上炙手熱摩之即透藏器治聾耳不問年月每日點入半杏仁許便差蘇頌○出延齡方

紫稍花〔氣味〕甘溫無毒〔主治〕益陽秘精療真元虛憊陰痿遺精餘瀝白濁如脂小便不禁囊下濕癢女人陰寒冷帶入丸

證，其誤可知，今改正之。精名紫稍花。

【集解】【藏器曰】裴淵廣州記云：弔生嶺南，蛇頭鼉身，水宿，亦木棲。其膏至輕利，以銅及瓦器盛之浸出，惟雞卵殼盛之不漏，其透物甚于醍醐。摩理毒腫大驗。【頌曰】姚和衆延齡至寶方云：吉弔脂出福建州，甚難得。須以琉璃瓶盛之，更以樟木盒重貯之，不爾則透氣失去也。孫光憲北夢瑣言云：海上人言龍每生二卵，一爲吉弔。多與鹿游，或于水邊遺瀝，值流槎則粘〔一〕着木枝，如蒲槌狀。其色微青黄，復似灰色，號紫稍花，坐湯多用之。【時珍曰】按裴、姚二説相同，則弔脂即吉弔脂無疑矣。又陳自明婦人良方云：紫稍花生湖澤中，乃魚蝦生卵于竹木之上，狀如糖潵〔二〕，去木用之。此説與孫説不同。近時房中諸術多用紫稍花，皆得于湖澤，其色灰白而輕鬆，恐非真者。當以孫説爲正。或云紫稍花與龍涎相類，未知是否。

弔脂一名弔膏。【氣味】有毒。【主治】風腫癰毒，癮疹赤瘙，瘑疥痔瘻，皮膚頑痹，踠跌折傷，内損瘀血。以脂塗上，炙手熱摩之，即透。藏器。治聾耳，不問年月。每日點入半杏仁許，便差。蘇頌。

○出延齡方。

紫稍花。【氣味】甘，温，無毒。【主治】益陽秘精，療真元虚憊，陰痿遺精，餘瀝白濁如脂，小便不禁，囊下濕癢，女人陰寒冷帶，入丸

〔一〕粘：原作「枯」。今據證類卷十六龍骨改。

〔二〕潵：婦人良方卷首辯識修制藥物法度同此。義同「撒」，或水散開。「糖潵」疑爲「糖饊」之誤。紫梢花外形若油炸饊子而内輕虚。

背及坐湯用。時珍。○又和劑王霜丸注云：如無紫稍花，以木賊代之。

【附方】新二。

陽事痿弱：紫稍花、生龍骨各二錢，麝香少許，爲末，蜜丸梧子大。每服二十丸，燒酒下。欲解，飲生甘草湯。集簡方。

陰囊生瘡：紫稍花一兩，胡椒半兩，煎湯溫洗，數次即愈。總微論。

蛟龍 綱目

【釋名】時珍曰：按任昉述異記云：蛟乃龍屬，其眉交生，故謂之蛟。有鱗曰蛟龍，有翼曰應龍，有角曰虬龍，無角曰螭龍也。梵書名宮毗羅。

【集解】時珍曰：按裴淵廣州記云：蛟長丈餘，似蛇而四足，形廣如楯，小頭細頸，頸有白嬰，胸前赭色，背上青斑，脅邊若錦，尾有肉環，大者數圍。其卵亦大，能率魚飛，得鱉可免。王子年拾遺錄云：漢昭帝釣於渭水，得白蛟若蛇，無鱗甲，頭有軟角，牙出唇外。命大官作鮓食，甚美，骨青而肉紫。據此則蛟亦可食也。

【附錄】蜃 時珍曰：蛟之屬有蜃，其狀亦似蛇而大，有角如龍狀，紅鬣，腰以下鱗盡逆，食燕子，能吁氣成樓臺城郭之狀，將雨即見，名蜃樓，亦曰海市。其脂和蠟作燭，香聞百步，烟中亦有樓閣之形。月令云：雉入大水爲蜃。陸佃云：蛇交龜則生龜，交雉則生蜃，物異而感同也。類書云：蛇與雉交而生子曰蟂，似蛇四足，能害人。陸佃云：蟂音梟，即蛟也。或曰散及坐湯用。時珍。○又和劑玉霜丸注云：如無紫稍花，以木賊代之。

【附方】新二。陽事痿弱。紫稍花、生龍骨各二錢，麝香少許，爲末，蜜丸梧子大。每服二十丸，燒酒下。欲解，飲生薑、甘草湯。集簡方。陰癢生瘡。紫稍花一兩，胡椒半兩，煎湯温洗，數次即愈。總微論。

蛟龍 綱目

【釋名】【時珍曰】按任昉述異記云：蛟乃龍屬，其眉交生，故謂之蛟。有鱗曰蛟龍，有翼曰應龍，有角曰虬龍，無角曰螭龍也。梵書名宫毗羅。

【集解】【時珍曰】按裴淵廣州記云：蛟長丈餘，似蛇而四足，形廣如楯。小頭細頸，頸有白嬰。胸[一]前赭色，背上青斑，脇邊若錦，尾有肉環。大者數圍，其卵亦大。能率魚飛，得鼈可免。王子年拾遺録[二]云：漢昭帝釣於渭水，得白蛟若蛇，無鱗甲，頭有軟角，牙出唇外。命大官作鮓食甚美，骨青而肉紫。據此，則蛟亦可食也。

【附録】蜃之刃切。【時珍曰】蛟之屬有蜃，其狀亦似蛇而大，有角如龍狀，紅鬣，腰以下鱗盡逆。食燕子。能吁氣成樓臺城郭之狀，將雨即見，名蜃樓，亦曰海市。其脂和蠟作燭，香聞百步，烟中亦有樓閣之形。月令云：雉入大水爲蜃。陸佃云：蛇交龜則生龜，交雉則生蜃，物異而感同也。類書云：蛇與雉交而生子曰蟂，似蛇四足，能害人。陸禋云：蟂，音梟，即蛟也，或曰

〔一〕胸：原作「胃」。今據御覽卷九百三十蛟引廣州記改。

〔二〕録：卷一引據古今經史百家書目作「記」。此同御覽卷九百三十蛟所引王子年拾遺録。

蜃也。又鱟至剛云：正月蛇與雉交生卵，遇雷即入土數丈爲蛇形，經二三百年乃能升騰。卵不入土，但爲雉爾。觀此數說，則蛟蜃皆是一類，有生有化也。一種海蛤與此同名，羅願以爲雉化之蜃，未知然否。詳介部車螯下。

【精】

【氣味】缺。有毒。時珍曰：按張仲景金匱要略云：春夏二時，蛟龍帶精入芹菜中，人食之則病蛟龍瘕，痛不可忍。治以硬餳，日服二三升，當吐出如蜥蜴狀也。唐醫周顧治此，用雄黃、朴硝煮服下之。

【髓】

【主治】傅面，令人好顏色。又主易產。時珍○出東方朔別傳。

鼉龍 本經中品

【釋名】鮀魚 本經　上龍 藏器曰：本經鮀魚合改作鼉，鼉形如龍，聲甚可畏，長一丈者，能吐氣成云致雨，既是龍類，宜去其魚。時珍曰：鼉字象其頭腹足尾之形，故名。博物志謂之土龍。鮀乃魚名，非此物也。今依陳氏改正之。

【集解】別錄曰：鮀魚甲生南海池澤，取無時。弘景曰：即鼉甲也。皮可冒鼓。性至難死，沸湯沃口入腹良久乃剝之。藏器曰：鼉性嗜睡，恒閉目。力至猛，能攻江岸。人于穴中掘之，百人掘，須百人牽之；一人掘，亦一人牽之。不然終不可出。頌曰：今江湖極多，形似守宮、鯪鯉輩，而長一二丈，背尾俱有鱗甲，夜則鳴吼，舟人畏之。時珍曰：鼉穴極深，漁人以篾纜繫餌探之，候其吞鉤，徐徐引出。性能橫飛，不能上騰。其聲如鼓，夜鳴應更，謂之鼉鼓，亦曰鼉更。俚人聽之以占雨。其枕瑩淨，勝于魚蜃也。又魯至剛云：正月蛇與雉交生卵，遇雷即入土數丈爲蛇形，經二三百年，乃能升騰。卵不入土，但爲雉爾。觀此數説，則蛟、蜃皆是一類，有生有化也。一種海蛤與此同名，羅願以爲雉化之蜃，未知然否。詳介部「車螯」下。

精。【氣味】缺。有毒。【時珍曰】按張仲景金匱要略云：春秋〔一〕二時，蛟龍帶精入芹菜中。人食之，則病蛟龍病〔二〕，痛不可忍。治以硬糖，日服二三升，當吐出如蜥蜴狀也。唐醫周顧治此，用雄黄、朴硝煮服下之。

髓。【主治】傅面，令人好顏色。又主易産。時珍。○出東方朔別傳。

鼉龍本經中品

【釋名】鮀魚本經、上〔三〕龍。【藏器曰】本經鮀魚，合改作鼉。鼉形如龍，聲甚可畏。長一丈者，能吐氣成云致雨。既是龍類，宜去其魚。【時珍曰】鼉字象其頭、腹、足、尾之形，故名。博物志謂之土龍。鮀乃魚名，非此物也。今依陳氏改正之。

【集解】【別録曰】鮀魚甲生南海池澤，取無時。【弘景曰】即鼉甲也，皮可冒鼓。性至難死，沸湯沃口，入腹良久乃剥之。【藏器曰】鼉性嗜睡，恒閉目。力至猛，能攻江岸。人于穴中掘之，百人掘，須百人牽之；一人掘，亦一人牽之。不然，終不可出。【頌曰】今江湖極多。形似守宫、鯪鯉輩，而長一二丈，背尾俱有鱗甲。夜則鳴吼，舟人畏之。【時珍曰】鼉穴極深，漁人以篾纜繫餌探之，候其吞鉤，徐徐引出。性能横飛，不能上騰。其聲如鼓，夜鳴應更，謂之鼉鼓，亦曰鼉更，俚人聽之以占雨。其枕瑩浄，勝于魚

〔一〕秋：原作「夏」。今據金匱卷下果實菜穀禁忌並治改。

〔二〕病：原作「癥」。今據改同上。

〔三〕上：據下文所引博物志，「上」或爲「土」之誤。

佐生卵甚多至百亦白食之南人珍其肉以為嫁娶之敬陸佃云鼉身具十二生肖肉惟蛇肉在尾最毒也

鼉甲【修治】酥炙或酒炙用

【氣味】酸微溫有毒權曰甘平有小毒日華曰無毒蜀漆為之使畏芫花甘遂狗膽【主治】心腹癥瘕伏堅積聚寒熱女子小腹陰中相引痛崩中下血五色及瘡疥死肌本經五邪涕泣時驚腰中重痛小兒氣癃背潰別錄小腹氣疼及驚恐孟詵除血積婦人帶下百邪魍魎甄權療牙齒疳䘌宣露日華殺蟲治瘰癧瘻瘡風頑瘙疥惡瘡炙燒酒浸服之功同鼈甲藏器治陰瘧時珍

【發明】時珍曰鼉甲所主諸證多屬厥陰其功只在平肝木治血殺蟲也千金方治風癲有鼉甲湯今藥肆多懸之云能辟蠹亦殺蟲之意

【附方】舊一腸風痔疾頌曰用皮及骨燒灰米飲空心服二錢甚者入紅雞冠花白礬為末和之

肉【氣味】甘有小毒頌曰其肉色似雞而發冷氣痼疾藏器曰梁周興嗣嗜此肉後為鼉所噴便生惡瘡此

枕。生卵甚多至百，亦自食之。南人珍其肉，以爲嫁娶之敬。陸佃云：鼉身具十二生肖肉，惟蛇肉在尾，最毒也。

鼉甲。【修治】酥炙，或酒炙用。

【氣味】酸，微温，有毒。【權曰】甘，平，有小毒。【日華曰】無毒。蜀漆爲之使。畏芫花、甘遂、狗膽。【主治】心腹癥瘕，伏堅積聚，寒熱，女子小腹陰中相引痛，崩中下血五色，及瘡疥死肌。本經。五邪涕泣時驚，腰中重痛，小兒氣癃眦潰。別録。小腹氣疼及驚恐。孟詵。除[一]血積，婦人帶下，百邪魍魎。甄權。療牙齒疳䘌宣露。日華。殺蟲，治瘰癧瘻瘡，風頑瘙疥惡瘡。炙燒，酒浸服之，功同鼈甲。藏器。治陰瘧。時珍。

【發明】【時珍曰】鼉甲所主諸證，多屬厥陰，其功只在平肝木，治血殺蟲也。千金方治風癲，有鼉甲湯。今藥肆多懸之，云能辟蠹，亦殺蟲之意。

【附方】舊一。腸風痔疾。頌曰：用皮及骨燒灰，米飲空心服二錢。甚者，入紅雞冠花、白礬，爲末和之。

肉。【氣味】甘，有小毒。【頌曰】肉色似雞，而發冷氣癇疾。【藏器曰】梁周興嗣嗜此肉，後爲鼉所噴，便生惡瘡。此

〔一〕除：證類卷二十一鮀魚甲引藥性論此字下有「腹内」二字。

物有灵不食更佳其涎最毒 [陶]曰肉至補益亦不必食 主治少氣吸吸足不立地別錄濕氣邪氣諸蠱腹內癥瘕惡瘡藏器

脂 主治摩風及惡瘡張鼎

肝 主治五尸病用一具炙熟同蒜齏食肘後

鯪鯉 別錄下品

[釋名] 龍鯉郭璞 穿山甲圖經 石鯪魚時珍曰其形肖鯉穴陵而居故曰鯪鯉而俗稱爲穿山甲郭璞賦謂之龍鯉臨海記云尾刺如三角菱故謂石鯪

[集解] [頌]曰鯪鯉即今穿山甲也生湖廣嶺南及金商均房諸州深山大谷中皆有之[弘景]曰形似鼉而短小又似鯉而有四足黑色能陸能水日中出岸張開鱗甲如死狀誘蟻入甲即閉而入水開甲蟻皆浮出因接而食之[時珍]曰鯪鯉狀如鼉而小背如鯉而闊首如鼠而無牙腹無鱗而有毛長舌尖喙尾與身等尾鱗尖厚有三角腹內臟腑俱全而胃獨大常吐舌誘蟻食之曾剖其胃約蟻升許也

甲 [修治] 時珍曰方用或炮或燒或酥炙醋炙童便炙或油煎土炒蛤粉炒當各隨本方未有生用者仍以尾甲乃

物有靈，不食更佳。其涎最毒。【陶曰】肉至補益，亦不必食。【主治】少氣吸吸，足不立地。別録。濕氣，邪氣，諸蠱[一]，腹内癥瘕，惡瘡。藏器。

脂。【主治】摩風及惡瘡。張鼎。

肝。【主治】五尸病。用一具炙熟，同蒜齏食。肘後。

鯪鯉别録下品

【釋名】龍鯉郭璞、穿山甲圖經、石鯪魚。【時珍曰】其形肖鯉，穴陵而居，故曰鯪鯉，而俗稱爲穿山甲，郭璞賦謂之龍鯉。臨海記云：尾刺如三角菱。故謂石鯪。

【集解】【頌曰】鯪鯉即今穿山甲也。生湖、廣、嶺南，及金、商、均、房諸州，深山大谷中皆有之。【弘景曰】形似鼉而短小，又似鯉而有四足，黑色，能陸能水。日中出岸，張開鱗甲如死狀，誘蟻入甲，即閉而入水，開甲蟻皆浮出，因接而食之。【時珍曰】鯪鯉狀如鼉而小，背如鯉而闊，首如鼠而無牙，腹無鱗而有毛，長舌尖喙，尾與身等。尾鱗尖厚，有三角，腹内臟腑俱全，而胃獨大，常吐舌誘蟻食之。曾剖其胃，約蟻升許也。

甲。【修治】【時珍曰】方用或炮、或燒，或酥炙、醋炙、童便炙，或油煎、土炒、蛤粉炒，當各隨本方，未有生用者。仍以尾甲乃

[一] 蠱：原作「蟲」。今據證類卷二十一鮀魚甲改。

力勝

【氣味】鹹，微寒，有毒。【主治】五邪，驚啼悲傷，燒灰，酒服方寸匕。別錄

小兒驚邪，婦人鬼魅悲泣，及疥癬痔漏。大明 療蟻瘻瘡癩，及諸疰疾。弘景 燒灰傅惡瘡。又治山嵐瘴瘧。甄權 除痰瘧寒熱，風痺強直疼痛，通經脉，下乳汁，消癰腫，排膿血，通竅殺蟲。時珍

【發明】弘景曰：此物食蟻，故治蟻瘻。時珍曰：穿山甲入厥陰陽明經。古方鮮用，近世風瘧瘡科，通經下乳，用為要藥。蓋此物穴山而居，寓水而食，出陰入陽，能竄經絡，達于病所故也。按劉伯溫多能鄙事云：凡油籠滲漏，剝穿山甲裏面肉靨投入，自至漏處補住。又永州記云：此物不可於堤岸上殺之，恐血入土，則堤岸滲漏。觀此二說，是山可使穿，堤可使漏，而又能至滲處，其性之走竄可知矣。諺曰：穿山甲，王不留，婦人食了乳長流。亦言其迅速也。李仲南言：其性專行散，中病即止，不可過服。又按德生堂經驗方云：凡風濕冷痺之證，因水濕所致，渾身上下強直不能屈申，痛不可忍者，于五積散加穿山甲七片，看病在左右手足，或臂脇疼痛處，即于鯪鯉身上取甲炮熟，同全蝎炒十一個，葱白同水煎，入無灰酒一盞，熱服取汗，避風甚良。

力勝。

【氣味】鹹，微寒，有毒。【主治】五邪，驚啼悲傷，燒灰，酒服方寸匕。別録。小兒驚邪，婦人鬼魅悲泣，及疥癬痔漏。大明。療蟻瘻瘡癩，及諸疰疾。弘景。燒灰傅惡瘡。又治山嵐瘴瘧。甄權。除痰瘧寒熱，風痺强直疼痛，通經脉，下乳汁，消癰腫，排膿血，通竅殺蟲。時珍。

【發明】【弘景曰】此物食蟻，故治蟻瘻。【時珍曰】穿山甲入厥陰、陽明經。古方鮮用，近世風瘧、瘡科、通經下乳，用爲要藥。蓋此物穴山而居，寓水而食，出陰入陽，能竄經絡，達于病所故也。按劉伯温多能鄙事云：凡油籠滲漏，剥穿山甲裹面肉靨投入，自至漏處補住。又永州記云：此物不可於隄岸上殺之，恐血入土，則隄岸滲漏。觀此二説，是山可使穿，隄可使漏，而又能至滲處，其性之走竄可知矣。諺曰：穿山甲，王不留，婦人食了乳長流。亦言其迅速也。李仲南言其性專行散，中病即止，不可過服。又按德生堂經驗方云：凡風濕冷痺之證，因水濕所致，渾身上下，强直不能屈申，痛不可忍者。于五積散加穿山甲七片，看病在左右手足，或臂脇疼痛處，即于鮻鯉身上取甲炮熟，同全蠍炒十一個，葱、薑同水煎，入無灰酒一匙，熱服取汗，避風，甚良。

附方舊五新十八

中風癱瘓手足不舉。用穿山甲左癱用右，右瘓用左，炮熟，大川烏頭炮熟，紅海蛤如碁子大者，各二兩，爲末。每用半兩，擣葱白汁和成厚餅，徑寸半，隨左右貼腳心，縛定。密室安坐，以腳浸熱湯盆中，待身麻汗出，急去藥。宜謹避風，自然手足可舉。半月再行一次，除根。忌口遠色，調養。亦治諸風疾。衛生寶鑑

熱瘧不寒穿山甲一兩，乾棗十個，同燒存性，爲末。每服二錢，發日五更井花水服。楊氏家藏

下痢裏急穿山甲、蛤粉等分，同炒研末。每服一錢，空心溫酒下。普濟方

腸痔氣痔出膿血。用穿山甲燒存性一兩，肉豆蔻三枚，爲末。每米飲服二錢。甚者加蝟皮灰一兩，中病即止。衍義

鼠痔成瘡腫痛。用穿山甲尾尖處一兩炙存性，鼈甲酥炙一兩，麝香半錢，爲末。每服一錢，真茶湯服，取效。直指方

蟻瘻不愈鯪鯉甲二七枚，燒灰，豬脂調傅。千金方

婦人陰㿗硬如卵狀。隨病之左右，取穿山甲之左右邊五錢，以沙炒焦黃，爲末。每服二錢，酒下。摘玄方

乳汁不通涌泉散：用穿山甲炮研末，酒服方寸匕，日二服。外以油梳梳乳，即通。單驤方

乳岩乳癰方同上。

吹奶疼痛穿山甲炙焦、木通各一兩，自然銅生用半兩，爲末。每服二錢，酒下取效。圖經

痘瘡變黑穿山甲蛤粉炒，爲末。每服五分，入麝香少許，溫酒服，即發紅色，如神。直指方

腫毒初起穿山甲插入穀芒熱灰中，炮焦爲末二兩，入麝香少許。每服二錢半，溫酒下。仁齋直指方

馬疔腫毒穿山甲燒

【附方】舊五，新十八。中風癱瘓，手足不舉。用穿山甲，左癱用右甲，右瘓用左甲，炮熟、大川烏頭炮熟、紅海蛤如棋子大者各二兩，爲末。每用半兩，擣葱白汁和成厚餅，徑寸半，隨左右貼脚心，縛定。密室安坐，以脚〔一〕浸熱湯盆中，待身麻汗出。急去藥。宜謹避風，自然手足可舉。半月再行一次，除根。忌口，遠色，調養。亦治諸風疾。衛生寶鑑。熱瘧不寒。穿山甲一兩，乾棗十個，同燒存性，爲末。每服二錢，發日五更井花水服。楊氏家藏。下痢裏急。穿山甲、蛤粉等分，同炒研末。每服一錢，空心溫酒下。普濟方。腸痔氣痔，出膿血。用穿山甲燒存性一兩，肉豆蔻三枚，爲末。每米飲服二錢。甚者加蝟皮灰一兩，中病即止。衍義。鼠痔成瘡腫痛。用穿山甲尾尖處一兩，炙存性，鼈甲酥炙〔二〕一兩，麝香半錢，爲末。每服一錢，真茶湯服，取效。直指方。蟻瘻不愈。鯪鯉甲二七枚燒灰，猪脂調傅。千金方。婦人陰癩，硬如卵狀。隨病之左右，取穿山甲之左右邊五錢，以沙炒焦黃，爲末。每服二錢，酒下。摘玄方。乳汁不通。涌泉散：用穿山甲炮研末，酒服方寸匕，日二服。外以油梳梳乳，即通。單驤方。乳嵓乳癧。方同上。吹奶疼痛。穿山甲炙焦、木通各一兩，自然銅生用半兩，爲末。每服二錢，酒下取效。圖經。痘瘡變黑。穿山甲蛤粉炒，爲末。每服五分，入麝香少許，溫酒服。即發紅色，如神。直指方。腫毒初起。穿山甲插入穀芒熱灰中炮焦，爲末二兩，入麝香少許。每服二錢半，溫酒下。仁齋直指方。馬疔腫毒。穿山甲燒

〔一〕脚：衛生寶鑑卷八風中腑諸方之「趁風膏」作「貼藥脚」。
〔二〕酥炙：直指方卷二十三諸痔證治之「穿山甲散」作「酒炙酥」。

存性貝母等分為末酒調服三四次乃用下藥利去惡物即愈　鮑氏方

便毒便癰　穿山甲半兩猪苓二錢並以醋炙研末酒服二錢外穿山甲末和麻油輕粉塗之或只以土塗之　直指

瘰癧潰壞　集驗方用鯪鯉甲二十一片燒研傅之○壽域方用穿山甲土炒斑蝥熟艾等分為末傅之外以烏柏葉貼上灸四壯妙

眉鍊癬瘡　生眉中者穿山甲前膊炙焦為末清油和輕粉調傅　直指方

蟻入耳內　鯪鯉甲燒研水調灌入即出　肘後

聤耳出膿　穿山甲燒存性入麝香少許吹之三日水乾即愈　鮑氏小兒方

耳內疼痛　穿山甲二個夾土狗二個同炒焦黃為末每吹一字入耳內亦治耳聾　普濟方

耳鳴耳聾　卒聾及腎虛耳內如風水鐘鼓聲用穿山甲一大片以蛤粉炒赤蠍稍七個麝香少許為末以麻油化蠟和作挺子綿裹塞之　摘玄方

火眼赤痛　穿山甲一片為末鋪白紙上捲作繩燒烟熏之　壽域方

倒睫拳毛　穿山甲竹刀刮去肉將羊脊骨髓抹甲上炙黃如此七次為末隨左右眼用一字嗃鼻內口中噙水日用三次二月取效　儒門事親

肉氣味甘濇溫有毒　時珍曰按張果醫說云鯪鯉肉最動風風疾人纔食數臠其疾一發四肢頓廢時珍竊謂此物性竄而行血風人多血虛故也然其氣味俱惡亦不中用

石龍子本經中品

存性、貝母等分，爲末。酒調服，三四次。乃用下藥，利去惡物即愈。鮑氏方。**便毒便癰**。穿山甲半兩，猪苓二錢，並以醋炙，研末，酒服二錢。外穿山甲末和麻油、輕粉塗之。或只以土[一]塗之。直指。**瘰癧潰壞**。集驗方用鯪鯉甲二十一片燒研，傅之。○壽域方用穿山甲土炒、斑蝥、熟艾等分，爲末，傅之。外以烏桕葉貼上，灸四壯，效。**眉鍊癬瘡**。生眉中者，穿山甲前膊鱗[二]，炙焦爲末，清油和輕粉調傅。直指方。**蟻入耳内**。鯪鯉甲燒研，水調，灌入即出。肘後。**聤耳出膿**。穿山甲燒存性，入麝香少許，吹之。三日水乾即愈。鮑氏小兒方。**耳内疼痛**。穿山甲二個，夾土狗二個，同炒焦黄，爲末。每吹一字入耳内。亦治耳聾。普濟方。**耳鳴耳聾**。卒聾，及腎虚耳内如風水、鍾鼓聲。用穿山甲一大片，以蛤粉炒赤[三]，蝎稍七個，麝香少許，爲末，以麻油化蠟，和作梃子，綿裹塞之。攝生[四]方。**火眼赤痛**。穿山甲一片爲末，鋪白紙上，捲作繩，燒烟熏之。壽域方。**倒睫拳毛**。穿山甲，竹刀刮去肉，將羊腎脂抹甲上，炙黄，如此七次，爲末。隨左右眼，用一字嗃鼻内，口中噙水。日用三次，二月取效。儒門事親。

肉。【氣味】甘，濇，温，有毒。【時珍曰】按張杲醫説云：鯪鯉肉最動風。風疾人纔食數臠，其疾一發，四肢頓廢。時珍竊謂此物性竄而行血，風人多血虚故也。然其氣味俱惡，亦不中用。

石龍子本經中品

〔一〕土：此見于永類鈐方卷七偏癰單方。張本作「末」乃誤。

〔二〕鱗：原脱。今據仁齋直指小兒方論卷四瘡癬證治補。

〔三〕赤：攝生众妙方卷九耳門「通耳丸」此字下有「去粉」二字。

〔四〕攝生：原作「揖主」。今據此方出攝生众妙方卷九耳門改。

【釋名】山龍子（別錄）泉龍（繁露）石蜴（音易）蜥蜴（別錄）豬婆蛇（綱目）守宮（時珍曰）此物生山石間，能吐雹，可祈雨，故得龍子之名。蜥蜴本作析易。許慎云：易字篆文象形。陸佃云：蜴善變易，吐雹，有陰陽析易之義，周易之名蓋取乎此。今俗呼為豬婆蛇是矣。〔弘景曰〕守宮，蝘蜓也。而此亦名守宮，殊難分別，詳見守宮條。

【集解】〔別錄曰〕石龍子生平陽川谷及荊州山石間，五月取，着石上令乾。〔保昇曰〕山南襄申處處有之，三四八九月采，去腹中物，熏乾。〔弘景曰〕其類有四種：形大純黃者為蛇醫母，亦名蛇舅，不入藥用；似蛇醫而形小尾長，見人不動者，為龍子；形小而五色，尾青碧可愛者，為蜥蜴，並不螫人；一種緣籬壁，形小色黑者，為蝘蜓，言螫人必死，亦未聞中之者。〔恭曰〕龍子即蜥蜴，形細而長，尾與身類，似蛇有四足，去足便是蛇形。以五色者為雄，入藥良；色不備者力劣也。蛇師生山谷，頭大尾小而短，色青黃或白斑也。蝘蜓生人家屋壁間，似蛇師，即守宮也。一名蠑螈，爾雅互言之，並非真說。〔頌曰〕爾雅以蠑螈、蜥蜴、蝘蜓、守宮為一物，方言以在草為蜥蜴、蛇醫，在壁為守宮、蝘蜓，字林以蠑螈為蛇醫。據諸說，當以在草澤者為蠑螈、蜥蜴，在屋壁者為蝘蜓、守宮也。入藥以草澤者為良。〔時珍曰〕諸說不定。大抵是水旱二種，有山石、草澤、屋壁三者之異。本經惟用石龍，後人但稱蜥蜴，實一物也。且生山石間，正與石龍、山龍之名相合，自與草澤之蛇師、屋壁之蝘蜓不同。蘇恭言蛇師生山谷，以守宮為蠑螈；蘇頌以草澤者入藥，皆與本經相戾。術家祈雨以守宮為蜥蜴，謬誤尤甚。參覈三者，攷正

【釋名】山龍子別録、泉龍繁露註、石蜴音易、蜥蜴別録、豬婆蛇綱目、守宮。【時珍曰】此物生山石間，能吐雹，可祈雨，故得龍子之名。蜥蜴本作析易。許慎云：易字篆文象形。陸佃云：蜴，善變易吐雹，有陰陽析易之義。周易之名，蓋取乎此。今俗呼爲豬婆蛇是矣。【弘景曰】守宮，蝘蜓也。而此亦名守宮，殊難分別。詳見「守宮」條。

【集解】【別録曰】石龍子生平陽川谷，及荆州山石間。五月取，着石上令乾。【保昇曰】山南襄、申[一]處處有之。三四、八九月采，去腹中物，熏乾。【弘景曰】其類有四種。形大純黄者爲蛇醫母，亦名蛇舅母[二]，不入藥用。似蛇醫而形小尾長，見人不動者，爲龍子。形小而五色，尾青碧可愛者，爲蜥蜴，並不螫人。一種緣籬壁，形小色黑者，爲蝘蜓，言螫人必死，亦未聞中之者。【恭曰】龍子即蜥蜴，形細而長，尾與身類，似蛇有四足，去足便是蛇形。以五色者爲雄，入藥良；色不備者爲雌[三]，力劣也。蛇師生山谷，頭大尾小而短，色青黄或白斑也。蝘蜓生人家屋壁間，似蛇師，即守宮也，一名蠑螈。爾雅互言之，並非真説。【頌曰】爾雅以蠑螈、蜥蜴、蝘蜓、守宮爲一物。方言以在草爲蜥蜴、蛇醫，在壁爲守宮、蝘蜓。字林以蠑螈爲蛇醫。據諸説，當以在草澤者爲蠑螈、蜥蜴，在屋壁者爲蝘蜓、守宮也。入藥以草澤者爲良。【時珍曰】諸説不定。大抵是水、旱二種，有山石、草澤、屋壁三者之異。本經惟用石龍，後人但稱蜥蜴，實一物也。且生山石間，正與石龍、山龍之名相合，自與草澤之蛇師、屋壁之蝘蜓不同。蘇恭言蛇師生山谷，以守宮爲蠑螈，蘇頌以草澤者入藥，皆與本經相戾。術家祈雨以守宮爲蜥蜴，謬誤尤甚。今將[四]三者攷正

〔一〕申：證類卷二十一石龍子此前尚有「安州」。
〔二〕母：原脱。今據補同上。
〔三〕爲雌：原脱。今據補同上。
〔四〕今將：原二字漫漶。今從江西本補正。

于左其義自明矣生山石間者曰石龍即蜥蜴俗呼猪婆蛇似蛇有四足頭扁尾長形細長七八寸大者一二尺有細鱗金碧色其五色全者爲雄入藥尤勝生草澤間者曰蛇醫又名蛇師蛇舅母水蜥蜴蝾螈俗亦呼猪婆蛇蛇有傷則銜草以敷之又能入水與魚合故得諸名狀同石龍而頭大尾短形粗其色青黄亦有白斑者不入藥用生屋壁間者曰蝘蜓即守宫也似蛇醫而短小灰褐色並不螫人詳本條又按夷堅志云劉居中見山中大蜥蜴百枚長三四尺光膩如脂吐雹如彈丸俄頃風雷作而雨雹也宗奭曰有人見蜥蜴從石罅中出飲水數十次石下有水雹一二升行未數里雨雹大作今人用之祈雨蓋取此義

【修治】時珍曰古方用酥炙或酒炙惟治傳尸勞瘵天靈蓋丸以石蜥蜴連腸肚以醋炙四十九遍用之亦一異也

【氣味】鹹寒有小毒之才曰惡硫黄蕪荑斑蝥【主治】五癃邪結氣利小便水道破石淋下血別録消水飲陰㿉滑竅破血娠婦忌用時珍

【發明】宗奭曰蜥蜴能吐雹祈雨故能治癃淋利水道時珍曰其功長於利水故千金治癥結水腫尸疰留飲有蜥蜴丸外臺治陰㿉用之皆取其利水也劉涓子用同蚯蚓地膽治瘰癧亦取其利小便解二物之毒也

【附方】新二小兒陰㿉用蜥蜴一枚燒灰酒服外臺秘要諸瘻不愈用蜥蜴炙三枚地膽炒三

于左，其義自明矣。生山石間者曰石龍，即蜥蜴，俗呼猪婆蛇。似蛇有四足，頭扁尾長，形細，長七八寸，大者一二尺，有細鱗金碧色。其五色全者爲雄，入藥尤勝。生草澤間者曰蛇醫，又名蛇師、蛇舅母、水蜥蜴、蠑螈，俗亦呼猪婆蛇。蛇有傷，則銜草以敷之，又能入水與魚合，故得諸名。狀同石龍而頭大尾短，形粗，其色青黄，亦有白斑者，不入藥用。生屋壁間者曰蝘蜓，即守宫也。似蛇醫而短小，灰褐色，並不螫人，詳本條。又按夷堅志云：劉居中見山中大蜥蜴百枚，長三四尺，光膩如脂，吐雹如彈丸，俄頃風雷作而雨雹也。【宗奭曰】有人見蜥蜴從石罅中出，飲水數十次，石下有水雹一二升。行未數里，雨雹大作。今人用之祈雨，蓋取此義。

【修治】【時珍曰】古方用酥炙或酒炙。惟治傳尸勞瘵天靈蓋丸，以石蜥蜴連腸肚，以醋炙四十九遍用之，亦一異也。

【氣味】鹹，寒，有小毒。【之才曰】惡硫黄、蕪荑、斑蝥。【主治】五癃邪結氣，利小便水道，破石淋下血。別録。消水飲陰㿉，滑竅破血。娠婦忌用。時珍。

【發明】【宗奭曰】蜥蜴能吐雹祈雨，故能治癃淋，利水道。【時珍曰】其功長於利水，故千金治癥結水腫，尸疰留飲，有蜥蜴丸。外臺治陰㿉用之，皆取其利水也。劉涓子用同斑蝥、地膽治瘻疾，取其利小便，解二物之毒也。

【附方】新二。小兒陰㿉。用蜥蜴一枚燒灰，酒服。外臺秘要。諸瘻不愈。用蜥蜴炙三枚，地膽炒三

十枚班蝥炒四十枚爲末蜜丸小豆大每服二丸白湯下治諸法不效者　劉涓子鬼遺方

肝 主治 缺

附方 一新

去生胎 蜥蜴肝蛇脫皮等分以苦酒和勻摩妊婦臍上及左右令温胎即下也 聖惠

守宮 綱目

釋名 壁宮蘇恭 壁虎時珍 蝎虎蘇恭 蝘蜓音偃殄○弘景曰蝘蜓喜緣籬壁間以朱飼之滿三斤殺乾末以塗女人身有交接事便脫不爾如赤誌故名守宮向蜥蜴亦名守宮殊難分別按東方朔云若非守宮則蜥蜴是矣恭曰蝘蜓又名蝎虎以其常在屋壁故名守宮亦名壁宮飼朱點婦人謬說也時珍曰守宮善捕蝎蠅故得虎名春秋考異郵云守宮食蠆土勝水也點臂之說淮南萬畢術張華博物志彭乘墨客揮犀皆有其法大抵不真恐別有術今不傳矣揚雄方言云秦晉西夏謂之守宮亦曰蠦蝘南陽人呼爲蝘蜓在澤中者謂之蜥蜴楚人謂之蠑螈

集解 時珍曰守宮處處人家墻壁有之狀如蛇醫而灰黑色扁首長頸細鱗四足長者六七寸亦不聞螫人南方有十二時蟲即守宮之五色者附見於下

附錄 十二時蟲 時珍曰十二時蟲一名避役出容州交州諸處生人家籬壁樹木間守宮之類也大小如

本草綱目蟲部第四十三卷

十枚，斑蝥炒四十枚，爲末，蜜丸小豆大。每服二丸，白湯下。治諸法不效者。劉涓子鬼遺方。

肝。【主治】缺。

【附方】新一。去生胎。蜥蜴肝、蛇脱皮等分，以苦酒和匀，摩妊婦臍上及左右令温，胎即下也。聖惠。

守宫綱目

【釋名】壁宫蘇恭、壁虎時珍、蝎虎蘇恭、蝘蜓音偃殄。○【弘景曰】蝘蜓喜緣籬壁間，以朱飼之，滿三斤殺，乾末以塗女人身，有交接事便脱，不爾如赤誌，故名守宫。而蜥蜴亦名守宫，殊難分別。按東方朔云，若非守宫則蜥蜴是矣。【恭曰】蝘蜓又名蝎虎，以其常在屋壁，故名守宫，亦名壁宫。飼朱點婦人，謬説也。【時珍曰】守宫善捕蝎、蠅，故得虎名。春秋考異郵云：守宫食蠆，土勝水也。點臂之説，淮南萬畢術、張華博物志、彭乘墨客揮犀皆有其法，大抵不真。恐別有術，今不傳矣。揚雄方言云：秦、晉、西夏謂之守宫，亦曰蠦蝘。南陽人呼爲蝘蜓，在澤中者謂之蜥蜴，楚人謂之蠑螈。

【集解】【時珍曰】守宫，處處人家牆壁有之。狀如蛇醫，而灰黑色，扁首長頸，細鱗四足，長者六七寸，亦不聞噬人。南方有十二時蟲，即守宫之五色者，附見於下。

【附録】十二時蟲。【時珍曰】十二時蟲，一名避役，出容州、交州諸處，生人家籬壁、樹木間，守宫之類也。大小如指狀，同守宮而腦上連背有肉鬣如冠幘，長頸長足，身青色，大者長尺許，尾與身等，齧人不可療。嶺南異物志言其首隨十二時變色，見者主有喜慶。傳物志言其陰多緗緑，日中變易，或青或緑，或丹或紅。北戶録言不能變十二色，但黄、褐、青、赤四色而已。竊按陶弘景言石龍五色者為蜥蜴，陸佃言蜥蜴能十二時變易，故得易名。若然，則此蟲亦蜥蜴矣。而生離壁間，蓋五色守宮爾。陶氏所謂守宮螫人必死，及點臂成誌者，恐是此物。若尋常守宮，既不堪點臂，亦未有螫人至死者也。

【氣味】鹹，寒，有小毒。【主治】中風癱瘓，手足不舉，或歷節風痛，及風痓驚癇，小兒疳痢，血積成痞，癘風瘰癧，療蝎螫。時珍

【發明】時珍曰：守宮舊附見于石龍下，云不入藥用。近時方術多用之。楊仁齋言驚癇皆心血不足，其血與心血相類，故治驚癇，取其血以補心。其說近似而實不然。蓋守宮食蝎蠆，乃治風要藥，故守宮所治風痓驚癇諸病，亦猶蜈蝎之性能透經絡也。且入血分，故又治血病瘡瘍。守宮祛風，石龍利水，功用自別，不可不知。

【附方】新十。小兒臍風：用壁虎後半截焙為末，男用女乳，女用男乳，調勻，入稀雞矢少許，摻舌根及牙關。仍以手蘸摩兒，取汗出，甚妙。筆峰雜興方。久年驚癇：守宮膏：用守宮一個，剪去四足，連血研爛，入珍珠、麝

指，狀同守宫，而腦上連背有肉鬣如冠幘，長頸長足，身青色，大者長尺許，尾與身等，齧人不可療。嶺南異物志言：其首隨十二時變色，見者主有喜慶。博物志言：其〔一〕陰多細緑，日中變易，或青或緑，或丹或紅。北户録言：不能變十二色，但黄、褐、青、赤四色而已。竊按：陶弘景言石龍五色者爲蜥蜴。陸佃言蜥蜴能十二時變易，故得易名。若然，則此蟲亦蜥蜴矣，而生籬壁間，蓋五色守宫爾。陶氏所謂守宫螫人必死，及點臂成誌者，恐是此物。至〔二〕若尋常守宫，既不堪點臂，亦未有螫人至死者也。

【氣味】鹹，寒，有小毒。**【主治】**中風癱瘓，手足不舉，或歷節風痛，及風痓驚癇，小兒疳痢，血積成痞，癘風瘰癧，療蝎螫。時珍。

【發明】【時珍曰】「守宫」舊附見于「石龍」下，云不入藥用。近時方術多用之。楊仁齋言驚癇皆心血不足，其血與心血相類，故治驚癇，取其血以補心。其説近似，而實不然。蓋守宫食蝎蠆，蝎蠆乃治風要藥。故守宫所治風痓驚癇諸病，亦猶蜈、蝎之性能透經絡也。且入血分，故又治血病瘡瘍。守宫祛風，石龍利水，功用自别，不可不知。

【附方】新十四。小兒臍風。用壁虎後半截焙，爲末，男用女乳，女用男乳，調匀，入稀雞矢少許，摻舌根及牙關。仍以手蘸摩兒，取汗出。甚妙。筆峰雜興方。久年驚癇。守宫膏：用守宫一個，剪去四足，連血研爛，入珍珠、麝

〔一〕其：御覽卷九百五十蟲豸部七引博物志作「在」。
〔二〕至：原闕一字。今從錢本補。

香龍腦香各一字研勻以薄荷湯調服仍先或吐或下去痰涎而後用此大有神効奇効方

小兒撮口用朱砂末安小瓶内捕活蝎虎一入瓶中食砂末月餘待體赤陰乾爲末每薄荷湯服三四分方廣附餘

心虛驚癇用褐色壁虎一枚連血研爛入朱砂麝香末少許薄荷湯調服繼服二陳湯神効仁齋直指

癱瘓走痛用蝎虎即蝘蜓一枚炙黄陳皮五分罌粟殼一錢甘草乳香沒藥各二錢半爲末每服三錢水煎服醫學正傳

歷節風痛不可忍者壁虎丸用壁虎三枚生研蠐螬三枚紙包煨研地龍五條生研草烏頭三枚生研木香五錢乳香末二錢半麝香一錢龍腦五分合研成膏入酒糊搗丸如梧桐子大每日空心乳香酒服三十丸取効總錄

破傷中風身如角弓反張筋急口噤者用守宮丸治之守宮炙乾去足七枚天南星酒浸三日曬乾一兩膩粉半錢爲末以薄麪糊丸綠豆大每以七丸酒灌下少頃汗出得解更與一服再汗即差或加白附子一兩以蜜丸聖惠方

癘風成癩祛風散用東行蝎虎一條焙乾大蠶沙五升水淘炒各爲末以小麥麪四升拌作絡索曝乾研末每服一二合煎柏葉湯下日三服取効衛生寶鑑

瘰癧初起用壁虎一枚焙研每日服半分酒服青囊

血積成塊用壁虎一枚白麪和一鴨子大包裹研爛作餅烙熟食之當下血塊不過三五次即愈甚驗青囊

小兒疳疾蝎虎丹治一切疳瘦下痢證候全備及無辜疳毒如邪病者用乾雄蝎虎一個微炙蝸牛殼蘭香根

香、龍腦香各一字，研勻，以薄荷湯調服。仍先或吐或下去痰涎，而後用此，大有神效。奇效方。**小兒撮口**。用朱砂末安小瓶內，捕活蝎虎一個入瓶中，食砂末月餘，待體赤，陰乾爲末。每薄荷湯服三四分。方廣附餘。**心虛驚癇**。用褐色壁虎一枚，連血研爛，入朱砂、麝香末少許，薄荷湯調服。繼服二陳湯，神效。仁齋直指。**癱瘓走痛**。用蝎虎即蝘蜓一枚炙黄，陳皮五分，罌粟殼一錢，甘草、乳香、没藥各二錢半，爲末。每服三錢，水煎服。醫學正傳。**歷節風痛**不可忍者。壁虎丸：用壁虎三枚生研，蠐螬三枚，紙〔一〕包煨研，地龍五條生研，草烏頭三枚生研，木香五錢，乳香末二錢半，麝香一錢，龍腦五分，合研成膏，入酒糊搗丸如梧桐子大。每日空心乳香酒服三十丸，取效。總録。**破傷中風**。身如角弓反張，筋急口噤者，用守宫丸治之。守宫炙乾去足七枚，天南星酒浸三日晒乾一兩，膩粉半錢，爲末，以薄麵糊丸綠豆大。每以七丸，酒灌下，少頃汗出得解，更與一服，再汗即差。或加白附子一兩，以蜜丸。聖惠方。**癘風成癩**。祛風散：用東行蝎虎一條焙乾，大蠶沙五升水淘炒〔二〕，各爲末，以小麥麵四升，拌作絡索，曝乾研末。每服一二合，煎柏葉湯下，日三服，取效。衛生寶鑑。**瘰癧初起**。用壁虎一枚，焙研。每日服半分，酒服。青囊。**血積成塊**。用壁虎一枚，白麵和一鴨子大，包裹研爛，作餅烙熟食之，當下血塊。不過三五次即愈，甚驗。青囊。**小兒疳疾**。蝎虎丹：治一切疳瘦、下痢，證候全備，及無辜疳毒如邪病者。用乾雄蝎虎一個微炙，蝸牛殼、蘭香根、

〔一〕濕：原脱。今據聖濟總録卷十歷節風「麝香丸」補。
〔二〕炒：衛生寶鑑卷九諸風門作「二遍曬乾」。

今案於保伊毛利
今又云波世古伊
今云阿年加字

旋花雄黄麝香各一分龍腦半分各研為末米醋煮糊丸黍米大每服麻湯下十丸日二服取効奇効良方

蠆蝎螫傷 端午日午時收壁虎一枚以雞䏢開一竅盛之陰乾每以一星敷上即止神効青囊

反胃膈氣 地塘蟲即壁虎也七個砂鍋炒焦木香人參朱砂各一錢半乳香一錢為末蜜丸梧子大每服七丸木香湯下早晚各一服丹溪摘玄

癧瘡大痛 壁虎焙乾研末油調傳之即止醫方摘要

糞主治爛赤眼時珍

附方新一

胎赤爛眼 昏暗用蝎虎數枚以罐盛黄土按實入蝎虎在内勿令損傷以紙封口穿數孔出氣候有糞數粒去糞上一點黑者只取一頭白者唾津研成膏塗眼睫周回不得揩拭來早以温漿水洗三次甚効聖濟總録

蛤蚧宋開寶

釋名蛤蠏日華僊蟾志曰一雌一雄常自呼其名時珍曰蛤蚧因聲而名僊蟾因形而名嶺南人呼蛙為蛤又因其首如蛙蟾也雷斅以雄為蛤以雌為蚧亦通

集解志曰蛤蚧生嶺南山谷及城牆或大樹間形如大守宫身長四五寸尾與身等最惜其尾見人取之多自齧斷

靛花、雄黄、麝香各一分，龍腦半分，各研爲末，米醋煮糊丸黍米大。每脂麻湯下十丸，日二服，取效。奇效良方。蠆蝎螫傷。端午日午時收壁虎一枚，以雞膽開一竅盛之，陰乾。每以一星敷上即止，神效。青囊。反胃膈氣。地塘蟲即壁虎也，七個，砂鍋炒焦，木香、人參、朱砂各一錢半，乳香一錢，爲末，蜜丸梧子大。每服七丸，木香湯下，早晚各一服。丹溪摘玄。癰瘡大痛。壁虎焙乾研末，油調傅之，即止。醫方摘要。

糞。【主治】爛赤眼。時珍。

【附方】新一。胎赤爛眼，昏暗。用蝎虎數枚，以罐盛黄土按實，入蝎虎在内，勿令損傷。以紙封口，穿數孔出氣。候有糞數粒，去糞上一點黑者，只取一頭白者，唾津研成膏，塗眼睫周回，不得揩拭。來早以温漿水洗三次，甚效。聖濟總録。

蛤蚧宋開寶

【釋[一]名】蛤蟹日華、僊蟾。【志曰】一雌一雄，常自呼其名。【時珍曰】蛤蚧因聲而名，僊蟾因形而名。嶺南人呼蛙爲蛤，又因其首如蛙、蟾也。雷斅以雄爲蛤，以雌爲蚧，亦通。

【集解】【志曰】蛤蚧生嶺南山谷，及城牆或大樹間。形如大守宫，身長四五寸，尾與身等。最惜其尾，見人取之，多自囓斷

〔一〕釋：底本原字左側漫漶。今據内閣本補正。

其尾而去藥力在尾尾不全者不効揚雄方言云桂林之中守宫能鳴者俗謂之蛤蚧盖相似也（禹錫曰）按嶺表錄異云蛤蚧首如蝦蟇背有細鱗如蠶子土黄色身短尾長多巢於榕木及城樓間雌雄相隨旦暮則鳴或云鳴一聲是一年者俚人采鬻云治肺疾（珣曰）生廣南水中夜即居於榕樹上雌雄相隨投一獲二近日西路亦有之其狀雖小滋力一般俚人採之割腹以竹張開曝乾鬻之（頌曰）人欲得首尾全者以兩股長柄鐵叉如黏黐等狀伺於榕木間以叉刺之一股中脳一股着尾故不能齧也入藥須雌雄兩用或云陽人用雄陰人用雌（斅曰）雄為蛤皮粗口大身小尾粗雌為蚧皮細口尖身大尾小（時珍曰）按段公路北戶錄云其首如蟾蜍背綠色上有黄斑點如古錦紋長尺許尾短其聲最大多居木竅間亦守宫蜥蜴之類也又顧玠海槎錄云廣西横州甚多蛤蚧牝牡上下相呼累日情洽乃交兩相抱負自墮於地人往捕之亦不之覺以手分劈雖死不開乃用熟藁草細纏蒸過曝乾售之煉為房中之藥甚効尋常捕者不論牝牡但可為雜藥及獸醫方中之用耳

【修治】（斅曰）其毒在眼須去眼及甲上尾上腹上肉毛以酒浸透隔兩重紙緩焙令乾以磁器盛懸屋東角上一夜用之力可十倍勿傷尾也（日華曰）凡用去頭足洗去鱗鬣內不淨以酥炙用或用蜜炙（李珣曰）凡用須炙令黄色熟擣口含少許奔走不喘息者為真也宜丸散中用

其尾而去。藥力在尾，尾不全者不效。揚雄方言云：桂林之中，守宫能鳴者，俗謂之蛤蚧，蓋相似也。【禹錫曰】按嶺表録異云：蛤蚧首如蝦蟆，背有細鱗，如蠶子，土黄色，身短尾長。多巢於榕木及城樓間，雌雄相隨，旦暮則鳴。或云鳴一聲是一年者。俚人采鬻，云治肺疾。【珣曰】生廣南水中，夜即居於榕樹上。雌雄相隨，投一獲二。近日西路亦有之，其狀雖小，滋力一般。俚人採之割腹，以竹張開，曝乾鬻之。【頌曰】人欲得首尾全者，以兩股長柄鐵叉，如粘黐竿[一]狀，伺於榕木間，以叉刺之，一股中腦，一股着尾，故不能嚙也。入藥須雌雄兩用。或云陽人用雄，陰人用雌[二]。【斅曰】雄爲蛤，皮粗口大，身小尾粗；雌爲蚧，皮細口尖，身大尾小。【時珍曰】按段公路北户録云：其首如蟾蜍，背緑色，上有黄斑點，如古錦紋，長尺許，尾短，其聲最大，多居木竅間，亦守宫、蜥蜴之類也。又顧玠[三]海槎録云：廣西横州甚多蛤蚧，牝牡上下相呼累日，情洽乃交，兩相抱負，自墮于地。人往捕之，亦不之覺，以手分劈，雖死不開。乃用熟稿草細纏，蒸過曝乾售之，煉爲房中之藥甚效。尋常捕者，不論牝牡，但可爲雜藥及獸醫方中之用耳。

【修治】【斅曰】其毒在眼。須去眼及甲上、尾上、腹上肉毛，以酒浸透，隔兩重紙緩焙令乾，以瓷器盛，懸屋東角上一夜用之，力可十倍，勿傷尾也。【日華曰】凡用去頭足，洗去鱗鬣内不净，以酥炙用，或用蜜炙。【李珣曰】凡用須炙令黄色，熟擣。口含少許，奔走不喘息者，爲真也。宜丸散中用。

〔一〕粘黐竿：原作「黏黐等」。今據證類卷二十二蛤蚧引圖經改。

〔二〕陽人用雄陰人用雌：同上引圖經作「陽人用雌陰人用雄」，引雷公作「男服雌，女服雄」，義正相反。

〔三〕玠：明史藝文志及海槎餘録原書序均作「岕」。

【氣味】鹹，平，有小毒。日華曰：無毒。【主治】久咳嗽，肺勞傳尸，殺鬼物邪氣，下淋瀝，通水道。開寶。下石淋，通月經，治肺氣，療欬血。日華。肺痿喀血，欬嗽上氣，治折傷。海藥。補肺氣，益精血，定喘止嗽，療肺癰消渴，助陽道。時珍。

【發明】宗奭曰：補肺虛勞嗽有功。時珍曰：昔人言補可去弱，人參羊肉之屬。蛤蚧補肺氣，定喘止渴，功同人參；益陰血，助精扶羸，功同羊肉。近世治勞損痿弱，許叔微治消渴，皆用之，俱取其滋補也。劉純云：氣液衰，陰血竭者，宜用之。何大英云：定喘止嗽，莫佳於此。

【附方】舊二。久嗽肺癰：宗奭曰：久嗽不愈，肺積虛熱成癰，欬出膿血，曉夕不止，喉中氣塞，胸膈噎痛。用蛤蚧、阿膠、鹿角膠、生犀角、羚羊角各二錢半，用河水三升，銀石器內文火熬至半升，濾汁。時時仰臥細呷。日一服。張刑部子臯病此，田樞密況授方，服之遂愈。喘嗽面浮，并四肢浮者。蛤蚧一雌一雄，頭尾全者，法酒和蜜塗之，炙熟，紫團人參似人形者半兩，為末，化蠟四兩，和，作六餅。每煮糯米薄粥一盞，投入一餅攪化，細細熱呷之。普濟

鹽龍　綱目

【氣味】鹹，平，有小毒。【日華曰】無毒。【主治】久咳嗽，肺勞傳尸，殺鬼物邪氣，下淋瀝，通水道。開寶。下石淋，通月經，治肺氣，療欬血。日華。肺痿咯血，欬嗽上氣，治折傷。海藥。補肺氣，益精血，定喘止嗽，療肺癰消渴，助陽道。時珍。

【發明】【宗奭曰】補肺虛勞嗽有功。【時珍曰】昔人言補可去弱，人參、羊肉之屬。蛤蚧補肺氣，定喘止渴，功同人參；益陰血，助精扶羸，功同羊肉。近世治勞損痿弱，許叔微治消渴，皆用之，俱取其滋補也。劉純云：氣液衰、陰血竭者，宜用之。何大英云：定喘止嗽，莫佳於此。

【附方】舊二。久嗽肺癰。宗奭曰：久嗽不愈，肺積虛熱成癰，欬出膿血，曉夕不止，喉中氣塞，胸膈噎痛。用蛤蚧、阿膠、鹿角膠、生犀角、羚羊角各二錢半，用河水三升，銀石器内文火熬至半升，濾汁。時時仰卧〔一〕細呷，日一服。張刑部子皋病此，田樞密況授方，服之遂愈。喘嗽面浮，并四肢浮者。蛤蚧一雌一雄，頭尾全者，法酒和蜜塗之，炙熟，紫團人參似人形者，半兩爲末，化蠟四兩，和作六餅。每煮糯米薄粥一盞，投入一餅攪化，細細熱呷之。普濟。

鹽龍 綱目

〔一〕時時仰卧：證類卷二十二蛤蚧作「臨卧微温」。

【集解】時珍曰：按何遠春渚紀聞云：宋徽宗時，將軍蕭注破南蠻，得其所養鹽龍，長尺餘，藉以銀盤，中置玉盂，以玉筯摭海鹽飼之。每鱗中出鹽，則收取。云能興陽事，每以溫酒服一錢匕。後歸爲蔡京所得。及死，以鹽封數日，取用亦有力焉。按此物生于殊方，古所不載，而有此功，亦希物也，因附于此以俟。

【集解】【時珍曰】按何薳[一]春渚紀聞云：宋徽宗時，將軍蕭注破南蠻，得其所養鹽龍，長尺餘，藉以銀盤，中置玉盂，以玉筯摭海鹽飼之。每鱗中出鹽則收取，云能興陽事，每以温酒服一錢匕。後龍爲蔡京所得，及死，以鹽封，數日取用亦有力。愚按此物生于殊方，古所不載，而有此功，亦希物也。因附于此以俟。

〔一〕薳：原作「遠」。今據直齋書録解題卷十一改。

鱗之二 蛇類一十七種

蛇蜕 本經下品

【釋名】蛇皮甄權 蛇殼俗名 龍退綱目 龍子衣本經 龍子皮別錄 弓皮本經 蛇符別錄 蛇筋吳普○時珍曰：蛇字古文象其宛轉有盤曲之形。蛻音脫，又音退，退脫之義也。龍弓符筋，並後世瘦隱之名耳。

【集解】別錄曰：生荊州川谷及田野。五月五日、十五日取之良。弘景曰：草中少見虺蝮蛻，惟有長者，多是赤蝰、黃頷輩，其皮不可辨，但取石上完全者為佳。頌曰：南中木石上，及人家牆屋間多有之。蛇蛻無時，但着不爭即脫。或大飽亦脫。○斅曰：凡使勿用青、黃、蒼色者，只用白色如銀者。先于地下掘坑深一尺二寸，安蛻于中一宿，取出醋浸炙乾用。時珍曰：今人用蛇蛻，先以皂莢水洗淨纏竹上，或酒或醋或蜜浸，炙黃用。或燒存性，或鹽泥固煅，各隨方法。

【氣味】鹹、甘，平，無毒。火熬之良。權曰：有毒。○畏磁石及酒。○孕婦忌用。【主治】小兒百二十種驚癇、蛇癇、癲疾、瘈瘲、弄舌搖頭、寒熱、腸痔、蠱毒。本經大人五邪，言語僻越，止嘔逆，明目。燒之療諸惡瘡。別錄喉痹，百

蛇蜕本經下品

【釋名】蛇皮甄權、蛇殼俗名、龍退綱目、龍子衣本經、龍子皮別録、弓皮本經、蛇符別録、蛇筋吴普。○【時珍曰】蛇字，古文象其宛轉有盤曲之形。蜕音脱，又音退，退脱之義也。龍、弓、符、筋，並後世廋〔一〕隱之名耳。

【集解】【別録曰】生荆州川谷及田野。五月五日、十五日取之，良。【弘景曰】草中少見虺蝮蜕，惟有長者，多是赤蜼、黄頷輩，其皮不可辨，但取石上完全者爲佳。【頌曰】南中木石上，及人家牆屋間多有之。蛇蜕無時，但着不净〔二〕即脱。或大飽亦脱。

【修治〔三〕】【斅曰】凡使，勿用青、黄、蒼色者，只用白色如銀者。先于地下掘坑，深一尺二寸，安蜕于中，一宿取出，醋浸炙乾用。【時珍曰】今人用蛇蜕，先以皂莢水洗净纏竹上，或酒，或醋，或蜜浸，炙黄用。或燒存性，或鹽泥固煅，各隨方法。

【氣味】鹹、甘，平，無毒。火熬之良。【權曰】有毒。○畏磁石及酒。○孕婦忌用。【主治】小兒百二十種驚癇，蛇癇，癲疾瘈瘲，弄舌摇頭，寒熱腸痔，蠱毒。本經。大人五邪，言語僻越，止嘔逆，明目。燒之療諸惡瘡。別録。喉痺，百

〔一〕廋：原作「瘦」。不通，當爲「廋」字形訛。玉篇广部：「廋，隐匿也。」今據改。
〔二〕净：原作「争」。今據證類卷二十二蛇蜕改。
〔三〕修治：原作「○」。此下内容爲修治，按例補項名。

鬼魅甄權灸用辟惡止小兒驚悸客熱煎汁傅癧瘍白癜風催生日華安胎孟詵止瘧藏器曰正發日取塞兩耳又以手持少許并服鹽醋汁令吐辟惡去風殺蟲燒末服治婦人吹奶大人喉風退目翳消木舌傅小兒重舌重齶唇緊解顱面瘡月蝕天泡瘡大人丁腫漏瘡腫毒煮湯洗諸惡蟲傷時珍

【發明】宗奭曰蛇蛻從口退出眼睛亦退今眼藥及去翳膜用之取此義也時珍曰入藥有四義一能辟惡取其變化性靈也故治鬼魅蠱瘧諸疾二能去風取其屬巽性竄也故治驚癇癜駮喉舌諸疾三能殺蟲故治惡瘡痔漏疥癬諸疾用其毒也四有蛇義故治翳膜胎產皮膚諸疾會意從類也

【附方】舊十一新二十一

喉痺心鏡治小兒喉痺腫痛燒末以乳汁服一錢

纏喉風疾氣閉者杜壬方用蛇蛻炙當歸等分爲末溫酒服一錢取吐〇一方用蛇皮揉碎燒烟竹筒吸入即破〇一方蛇皮裹白梅一枚噙嚥

大小口瘡蛇蛻皮水浸軟拭口內一二遍即愈仍以藥貼足心嬰孩寶鑑

小兒木舌蛇蛻燒灰乳和服少許千金方

小兒重舌千金

小兒重齶竝用蛇蛻灰醋調傅之聖惠方

小

鬼魅。甄權。炙用辟惡，止小兒驚悸客熱[一]。煎汁，傅癧瘍，白癜風，催生。日華。安胎。孟詵。止瘧。【藏器曰】正發日取塞兩耳，又以手持少許，并服鹽醋汁令吐。辟惡，去風，殺蟲。燒末服，治婦人吹奶，大人喉風，退目翳，消木舌。傅小兒重舌重齶，唇緊解顱，面瘡月蝕，天泡瘡，大人丁腫，漏瘡腫毒。煮湯，洗諸惡蟲傷。時珍。

【發明】【宗奭曰】蛇蜕，從口退出，眼睛亦退。今眼藥及去翳膜用之，取此義也。【時珍曰】入藥有四義。一能辟惡，取其變化性靈也，故治邪僻、鬼魅、蠱瘧諸疾。二能去風，取其屬巽性竄也，故治驚癇、癜駮、喉舌諸疾。三能殺蟲，故治惡瘡、痔漏、疥癬諸疾，用其毒也。四有蜕義，故治翳膜、胎産、皮膚諸疾，會意從類也。

【附方】舊十一，新二十一。喉痺。心鏡治小兒喉痺腫痛，燒末，以乳汁服一錢。纏喉風疾氣閉者。杜壬方用蛇蜕炙、當歸等分，爲末。温酒服一錢，取吐。○一方：用蛇皮揉碎燒烟，竹筒吸入即破。○一方：蛇皮裹白梅一枚，噙嚥。大小口瘡。蛇蜕皮水浸軟，拭口内，一二遍即愈。仍以藥貼足心。嬰孩寶鑑[二]。小兒木舌。蛇蜕燒灰，乳和服少許。千金方。小兒重舌、千金。小兒重齶。並用蛇蜕灰，醋調傅之。聖惠方。小

〔一〕熱：證類卷二十二蛇蜕作「忤」。

〔二〕嬰孩寶鑑：此方出外臺卷三十五小兒鵝口燕口方。幼幼新書引嬰童寶鑒，郑惠卿嬰兒病證幼幼方論引嬰孩寶書均無此方，故嬰孩寶鑑乃誤書名。

兒口緊不能開合飲食不語即死蛇蛻燒灰拭淨傅之千金方小兒解顱蛇蛻熬末以豬頰車髓和
塗之日三四易千金方小兒頭瘡小兒面瘡小兒月蝕並用蛇蛻燒灰臘豬脂和傅之
肘後方小兒吐血蛇蛻灰乳汁調服半錢子母秘錄痘後目瞖周密齊東野語云小兒痘後障
瞖用蛇蛻一條洗焙天花粉五分為末以羊肝破開夾藥縛定米泔水煮食予女及甥皆用此得效真奇方也卒生
瞖膜蛇蛻皮一條洗晒細剪以白麵和作餅炙焦黑色為末食後溫水服一錢日三次聖惠方小便不
通全蛇蛻一條燒存性研溫酒服之胎痛欲產日月未足者以全蛇蛻一條絹袋盛遶腰繫之千金方
橫生逆生胞衣不下千金用蛇蛻炒焦為末向東酒服一刀圭即順○十全博救方用鹽泥固煅研
二錢榆白湯服○濟生秘覽治逆生須臾不救用蛇蛻一具蟬蛻十四個頭髮一握並燒存性分二服酒下仍以小針刺
兒足心三七下擦鹽少許即生婦人產難蛇蛻泡水浴產門自易寶鑑婦人吹乳蛇皮一尺七寸
燒末溫酒一盞服產乳腫毒無頭蛇蛻灰豬脂和塗肘後石癰無膿堅硬如石用蛇蛻皮貼之
經宿便愈總錄諸漏有膿蛇蛻灰水和傅上即蟲出千金方丁腫魚臍外臺用蛇蛻雞子大
水四升煮三四沸服汁立瘥○直指治魚臍瘡出水四畔浮漿用蛇蛻燒存性研雞子清和傅惡瘡似癩十年

兒口緊。不能開合飲食，不語即死。蛇蛻燒灰，拭净傅之。千金方。小兒解顱。蛇蛻熬末，以豬頰車髓和，塗之，日三四易。千金方。

小兒頭瘡、小兒面瘡、小兒月蝕。並用蛇蛻燒灰，臘猪脂和傅之。肘後方。小兒吐血。蛇蛻灰，乳汁調服半錢。子母秘録。

痘後目瞖。周密齊東埜語云：小兒痘後障瞖，用蛇蛻一條，洗，焙，天花粉五分，爲末。以羊肝破開，夾藥縳定，米泔水煮食。予女及甥，皆用此得效，真奇方也。卒生瞖膜。蛇蛻皮一條，洗晒細剪，以白麵和作餅，炙焦黑色，爲末。食後温水服一錢，日二次。聖惠方。

小便不通。全蛇蛻一條，燒存性研，温酒服之。胎痛欲産，日月未足者。以全蛻一條，絹袋盛，遶腰繫之。千金方。横生逆生，

胞衣不下。千金用蛇蛻炒焦爲末，向東酒服一刀圭，即順。〇十全博救方用蛇皮一條，瓶子内〔一〕鹽泥固，煅研二錢，榆白皮〔二〕湯服。

〇濟生秘覽治逆生須臾不救，用蛇蛻一具，蟬蛻十四個，頭髪一握，並燒存性，分二服，酒下。仍以小針刺兒足心三七下，擦鹽少許，即生。婦人産難。蛇蛻泡水，浴産門，自易。寶鑑。婦人吹乳。蛇皮一尺七寸，燒末，温酒一盞服。産乳。腫毒無頭。蛇蛻灰，猪脂和塗。肘後。石癰無膿，堅硬如石。用蛇蛻皮貼之，經宿便愈。總録。諸漏有膿。蛇蛻灰，水和，傅上，即蟲出。千金方。

丁腫魚臍。外臺用蛇蛻雞子大，水四升，煮三四沸，服汁立瘥。〇直指治魚臍瘡出水，四畔浮漿。用蛇蛻燒存性研，雞子清和傅。

惡瘡似癩，十年

〔一〕蛇皮一條瓶子内：原脱。今據證類卷二十二蛇蛻補。

〔二〕皮：原脱。今據補同上。

不瘥者全蛇一條燒灰猪脂和
傅仍燒一條溫酒服千金方
癧風白駮
聖惠用蛇皮灰醋
調塗○外臺用蛻
摩數百遍令熱
棄草中勿回顧
陷甲入肉
痛若用蛇皮一具燒灰雄黃一彈
丸同研末先以溫漿洗瘡針破貼
之初
虞世方
耳忽大痛
如有蟲在內奔走或血水流出或乾痛不
可忍者蛇退皮燒存性研鵞翎吹之立愈
經驗秘方也○
楊洪醫方摘要

蚺蛇蚺音髯○
別録下品

【釋名】**南蛇**綱目**埋頭蛇**時珍曰蛇屬紆行此蛇身大而行更紆
徐冉冉然也故名蚺蛇或云鱗中有毛
如髯也產於嶺南以不舉首者
為真故世稱為南蛇埋頭蛇

【集解】頌曰蚺蛇陶弘景言出晉安蘇恭言出桂廣以南高賀
等州今嶺南諸郡皆有之弘景曰大者二三圍在地行
不舉頭者是真舉頭者非真其膏膽能相亂韓保昇曰大者
徑尺長丈許若蛇而粗短恭曰其形似鱧頭似鼉尾圓無鱗
性難死土人截其肉作膾謂為珍味藏器曰其膽看醋能卷
人筋終不可脫惟以苦草作箭乃可脫段成式酉陽雜俎云蚺
蛇長十丈嘗吞鹿鹿消盡乃遶樹則腹中之骨穿鱗而出養
瘡特肪腴甚美或以婦人衣投之則蟠而不起時珍曰按劉
恂録異記云蚺蛇大者五六丈圍四五尺小者不下三四丈
身有斑紋如故錦纈春夏于山林中伺鹿吞之蛇遂羸瘦待

不瘥者。全蜕一條燒灰，豬脂和傅。仍燒一條，溫酒服。千金方。癜風白駮。聖惠用蛇皮灰，醋調塗。○外臺用蛇〔一〕蜕摩數百遍，令熱，棄草中勿回顧。陷甲入肉痛苦。用蛇皮一具燒灰，雄黃一彈丸，同研末。先以溫漿洗瘡，針破貼之。初虞世方。耳忽大痛。如有蟲在內奔走，或血水流出，或乾痛不可忍者。蛇退皮燒存性研，鵝翎吹之立愈。經驗秘方也。○楊拱醫方摘要。

蚺蛇 蚺音髯○別録下品

【釋名】南蛇綱目、埋頭蛇。【時珍曰】蛇屬紆行，此蛇身大而行更紆徐，冉冉然也，故名蚺蛇。或云鱗中有毛如髯也。產於嶺南，以不舉首者爲真，故世稱爲南蛇、埋頭蛇。

【集解】【頌曰】蚺蛇，陶弘景言出晉安，蘇恭言出桂、廣以南高、賀等州，今嶺南諸郡皆有之。【弘景曰】大者二三圍。在地行不舉頭者是真，舉頭者非真。其膏、膽能相亂。【韓保昇曰】大者徑尺，長丈許，若蛇而粗短。【恭曰】其形似鱧，頭似鼉，尾圓無鱗，性難死。土人截其肉作膾，謂爲珍味。【藏器曰】其膾着醋，能卷人筯，終不可脱，惟以芒草作筯乃可。段成式酉陽雜俎云：蚺蛇長十丈。嘗吞鹿，鹿消盡，乃遶樹，則腹中之骨穿鱗而出，養瘡時肪腴甚美。或以婦人衣投之，則蟠而不起。【時珍曰】按劉恂録異記〔二〕云：蚺蛇，大者五六丈，圍四五尺，小者不下三四丈。身有斑紋，如故錦纈。春夏于山林中伺鹿吞之，蛇遂羸瘦，待

〔一〕蛇：原脱。今據外臺卷十五白駁方補。
〔二〕録異記：此下文字出嶺表録異卷中，故此書名乃不規範之嶺表録異簡稱。

鹿消乃肥也或言一年食一鹿也又顧岕海槎錄云蚺蛇吞鹿及山馬從後脚入毒氣呵及角自解脫其膽以小者爲佳王濟手記云橫州山中多蚺蛇大者十餘丈食麞鹿骨角隨腐土人采葛藤塞入穴中蛇嗅之即靡乃發穴取之肉極腴美皮可冒鼓及飾刀劍樂器范成大虞衡志云寨兵捕蚺蛇滿頭插花蛇即注視不動乃逼而斷其首待其騰擲力竭乃舁歸食之又按山海經云巴蛇食象三年而出其骨君子服之無心腹之疾郭璞注云今蚺蛇即其類也南裔志蚺蛇贊曰蚺惟大蛇既洪且長采色駁映其文錦章食豕吞鹿腴成養瘡賓饗嘉食是豆是觴

膽

段成式曰其膽上旬近頭中旬近心下旬近尾頌曰嶺表錄云雷州有養蛇戶每歲五月五日即舁蛇入官取膽暴乾以充土貢每蛇以軟草藉于盤中盤屈之將取則出于地上用杖拐十數翻轉蛇腹按定約分寸于腹間剖出肝膽狀若鴨子大取訖內肝于腹以線縫合舁歸放之或言蛇被取膽者他日捕之則遠露腹瘡以明無膽又言取後能活三年未知的否時珍曰南人嗜蛇至于發穴搜取能容蚺之再活露腹乎弘景曰真膽狹長通黑皮膜極薄舐之甜苦摩以注水即沉而不散恭曰試法剔取粟許著淨水中浮游水上回旋行走者爲真其徑沉者諸膽血也勿多著亦沉散也陶未得法耳詵曰人多以豬膽虎膽僞之雖水中走但遲耳

【氣味】甘苦寒有小毒【主治】目腫痛心腹䘌痛下部䘌瘡別錄小

鹿消乃肥壯也。或言一年食一鹿也。又顧玠〔一〕海槎録云：蚺蛇吞鹿及山馬，從後脚入，毒氣呵及，角自解脱。其膽以小者爲佳。王濟手鏡〔二〕云：横州山中多蚺蛇，大者十餘丈，食麞鹿，骨角隨腐。土人採葛藤塞入穴中，蛇嗅之即靡，乃發穴取之，肉極腴美，皮可冒鼓，及飾刀劍樂器。范成大虞衡志云：寨兵捕蚺蛇，滿頭插花，蛇即注視不動，乃逼而斷其首，待其騰擲，力竭乃斃，舁歸食之。又按山海經云：「巴蛇食象，三年而出其骨，君子服之，無心腹之疾。」郭璞注云：今蚺蛇即其類也。南裔志蚺蛇贊曰：「蚺惟大蛇，既洪且長。采色駁映，其文錦章。食灰吞鹿，腴成養瘡。賓饗嘉食，是豆是觴。」

膽。【段成式曰】其膽上旬近頭，中旬近心，下旬近尾。【頌曰】嶺表録云：雷州有養蛇户，每歲五月五日即舁蛇入官，取膽暴乾，以充土〔三〕貢。每蛇以軟草藉于籃中，盤屈之。將取，則出于地上，用杈枴十數，翻轉蛇腹，按定，約分寸，于腹間剖出肝膽。膽狀若鴨子大，取訖，内肝于腹，以線縫合，舁歸放之。或言蛇被取膽者，他日捕之，則遠遠露腹瘡，以明無膽。又言取後能活三年，未知的否。【時珍曰】南人嗜蛇，至于發穴搜取，能容蚺之再活露腹乎？【弘景曰】真膽狹長通黑，皮膜極薄，舐之甜苦，摩以泮水，即沉而不散。【恭曰】試法：剔取粟許着净水中，浮游水上回旋行走者爲真。其徑沉者，諸膽血也。勿多着，亦沉散也。陶未得法耳〔四〕。【詵曰】人多以猪膽、虎膽僞之，雖水中走，但遲耳。

【氣味】甘、苦，寒，有小毒。【主治】目腫痛，心腹䘌痛，下部䘌瘡。别録。小

〔一〕玠：明史藝文志及海槎餘録原書序均作「岕」。

〔二〕鏡：原作「記」。今據現存君子堂日詢手鏡原書改。

〔三〕土：原字缺首筆。今從江西本補正。

〔四〕未得法耳：證類卷二十二蚺蛇作「所説真僞正反」。

兒八癇（甄權）殺五疳。水化灌鼻中，除小兒腦熱，疳瘡䘌漏。灌下部，治小兒疳痢。同麝香，傅齒疳宣露（孟詵）。破血止血，痢蟲蠱下血（藏器）。明目，去翳膜，療大風（時珍）。

【發明】時珍曰：蚺禀己土之氣，其膽受甲乙風木，故其味苦中有甘，所主皆厥陰、太陰之病，能明目凉血，除疳殺蟲。○預微曰：顧含養嫂失明，須用蚺蛇膽，含求不得。有一童子以一合授含，含視之，蚺蛇膽也。童子化爲青鳥而去。含用之，嫂目遂明。

【附方】舊二，新二。小兒急疳瘡：水調蚺蛇膽傅之。（聖惠）小兒疳痢：羸瘦多睡，坐則閉目，食不下。用蚺蛇膽豆許二枚，煑通草汁研化，隨意飲之，并塗五心、下部。（楊氏產乳）齒䘌宣露：出膿血。用蚺蛇膽三錢，枯白礬一錢，杏仁四十七枚，研勻，以布揩齦出血盡，日三摻之，愈乃止。（聖惠）痔瘡腫痛：蚺蛇膽研，香油調塗，立效。○（醫方摘要）

肉【氣味】甘，溫，有小毒（四月勿食）。【主治】飛尸游蠱，喉中有物，吞吐不出（藏器）。除疳瘡，辟瘟疫瘴氣（孟詵）。除手足風痛，殺三蟲，去死肌皮兒八癇。甄權〔一〕。殺五疳。水化灌鼻中，除小兒腦熱，疳瘡䘌漏。灌下部，治小兒疳痢。同麝香，傅齒疳宣露。孟詵。破血，止血痢，蟲䘌下血。藏器。明目，去翳膜，療大風。時珍。

【發明】【時珍曰】蚺禀己土之氣，其膽受甲乙風木，故其味苦中有甘，所主皆厥陰、太陰之病，能明目涼血，除疳殺蟲。○【慎微曰】顧含養嫂失明，須用蚺蛇膽，含求不得。有一童子以一合授含。含視之，蚺蛇膽也。童子化爲青鳥而去。含用之，嫂目遂明。

【附方】舊二，新二。小兒急疳瘡。水調蚺蛇膽，傅之。聖惠。小兒疳痢。羸瘦多睡，坐則閉目，食不下。用蚺蛇膽豆許二枚，煮通草汁研化，隨意飲之。并塗五心、下部。楊氏產乳。齒䘌宣露出膿血。用蚺蛇膽三錢，枯白礬一錢，杏仁四十七枚，研勻。以布揩齦，嗍令血盡。日三摻之，愈乃止。聖惠。痔瘡腫痛。蚺蛇膽研，香油調塗，立效。○醫方摘要。

肉。【氣味】甘，溫，有小毒。四月勿食。【主治】飛尸游蠱，喉中有物，吞吐不出。藏器。除疳瘡，辟瘟疫瘴氣。孟詵。除手足風痛，殺三蟲，去死肌，皮

〔一〕甄權：據證類卷二十二蚺蛇膽，此前功效乃出「海藥云」。

膚風毒癘風疥癬惡瘡（時珍）

【發明】頌曰：嶺南人食蚺蛇，蠱毒不侵。時珍曰：按柳子厚捕蛇說云：永州之野產異蛇，黑質白章，觸草木盡死，無禦之者。然得而腊之以為餌，可已大風、攣踠、瘻癘，去死肌，殺三蟲。又張鷟朝野僉載云：泉州盧元欽患癘風，惟鼻未倒。五月五日取蚺蛇進貢，或言肉可治風，遂取食之，三五日頓可，百日平復。

【附方】新三。

蚺蛇酒　治諸風癱緩，筋攣骨痛，痺木瘙痒，殺蟲辟瘴，及癘風疥癬惡瘡。用蚺蛇肉一斤，羌活一兩，絹袋盛之。用糯米二斗蒸熟，安麯於缸底，置蛇於麯上，乃下飯密蓋，待熟取酒。以蛇焙研和藥，其酒每隨量溫飲數盃。忌風及慾事。亦可袋盛浸酒飲。（集簡方）

急痒蝕爛　蚺蛇肉作膾食之。（聖惠方）

狂犬齧人　蛇脯為末，水服五分，日三服。無蚺蛇，他蛇亦可。（外臺秘要）

膏　弘景曰：真膏纍纍如梨豆子相著，他蛇膏皆大小稀李了也。

【氣味】甘，平，有小毒。【主治】皮膚風毒，婦人產後腹痛餘疾（別錄）。多入藥用，亦療伯牛疾（癩也。弘景）。○綿裹塞耳聾（時珍。出外臺）。

牙　長六七寸。【主治】佩之辟不祥，利遠行（時珍。出異物志）。

膚風毒，癘風，疥癬，惡瘡。時珍。

【發明】【權曰】度嶺南，食蚺蛇，瘴毒不侵。【時珍曰】按柳子厚捕蛇者〔一〕說云：永州之野産異蛇，黑質白章，觸草木盡死，無禦之者。然得而腊之以爲餌，可已大風攣踠瘻癘，去死肌，殺三蟲。又張鷟朝野僉載云：泉州盧元欽患癘風，惟鼻根〔二〕未倒。五月五日，取蚺蛇膽〔三〕進貢，或言肉可治風，遂取食之。三五日頓可，百日平復。

【附方】新三。蚺蛇酒。治諸風癱緩，筋攣骨痛，痺木瘙痒，殺蟲辟瘴，及癘風，疥癬，惡瘡。用蚺蛇肉一斤，羌活一兩，絹袋盛之。用糯米二斗蒸熟，安麴於缸底，置蛇於麴上，乃下飯密蓋，待熟取酒，以蛇焙研和藥。其酒每隨量温飲數盃。忌風及慾事。亦可袋盛浸酒飲。集簡方。急疳蝕爛。蚺蛇肉作膾食之。聖惠方。狂犬囓人。蛇脯爲末，水服五分，日三服。無蚺蛇，他蛇亦可。外臺秘要。

膏。【弘景曰】真膏纍纍如梨豆子相着，他蛇膏皆大如梅、李子也。

【氣味】甘，平，有小毒。【主治】皮膚風毒，婦人産後腹痛餘疾。別録。多入藥用，亦療伯牛疾。弘景。○癩也。綿裹塞耳聾。時珍。○出外臺。

牙長六七寸。【主治】佩之，辟不祥，利遠行。時珍。○異物志。

〔一〕者：原脱。今據柳河東集卷十六捕蛇者説補。
〔二〕根：原脱。今據朝野僉載卷一補。
〔三〕膽：原脱。今據補同上。

鱗蛇 綱目

集解 時珍曰按方輿勝覽云鱗蛇出安南雲南鎮康州臨安沅江孟養諸處巨蟒也長丈餘有四足有黄鱗黒鱗二色能食麋鹿春冬居山夏秋居水能傷人土人殺而食之取膽治疾以黄鱗者爲上甚貴重之珍按此亦蚺蛇之類但多足耳陶氏注蚺蛇分真假其亦此類與

膽 氣味 苦寒有小毒 主治 解藥毒治惡瘡及牙疼 時珍○出勝覽及一統志

白花蛇 宋開寶

釋名 蘄蛇 綱目 褰鼻蛇 宗奭曰諸蛇鼻向下獨此鼻向上背有方勝花文以此得名

集解 志曰白花蛇生南地及蜀郡諸山中九月十月採捕火乾白花者良 頌曰今黔中及蘄州鄧州皆有之其文作方勝白花喜螫人足黔人有被螫者立斷之續以木腳此蛇入人室屋中作爛瓜氣者不可嚮之須速辟除之 時珍曰花蛇湖蜀皆有今惟以蘄蛇擅名然蘄地亦不多得市肆所貨官司所取者皆自江南興國州諸山中來其蛇龍頭虎口黒質白花脅有二十四個方勝文腹有念珠斑口有四長牙尾上有一佛指甲長一二分腸形如連珠多在石南藤上食其

鱗蛇綱目

【集解】【時珍曰】按方輿勝覽云：鱗蛇出安南、雲南鎮康州、臨安、沅江、孟養諸處，巨蟒也。長丈餘，有四足，有黃鱗、黑鱗二色，能食麋鹿。春冬居山，夏秋居水，能傷人。土人殺而食之，取膽治疾，以黃鱗者爲上，甚貴重之。珍按：此亦蚺蛇之類，但多足耳。陶氏注蚺蛇分真假，其亦此類與？

膽。【氣味】苦，寒，有小毒。【主治】解藥毒，治惡瘡及牙疼。時珍。○出勝覽及一統志。

白花蛇宋開寶

【釋名】蘄蛇綱目、褰鼻蛇。【宗奭曰】諸蛇鼻向下，獨此鼻向上，背有方勝花文，以此得名。

【集解】【志曰】白花蛇生南地，及蜀郡諸山中。九月、十月採捕，火乾。白花者良。【頌曰】今黔中及蘄州、鄧州皆有之。其文作方勝白花，喜螫人足。黔人有被螫者，立斷之，續以木脚。此蛇入人室屋中作爛瓜氣者，不可嚮之，須速辟除之。【時珍曰】花蛇，湖、蜀皆有，今惟以蘄蛇擅名。然蘄地亦不多得，市肆所貨、官司所取者，皆自江南興國州諸山中來。其蛇龍頭虎口，黑質白花，脇有二十四個方勝文，腹有念珠班，口有四長牙，尾上有一佛指甲，長一二分，腸形如連珠。多在石南藤上食其花葉人以此尋獲先撒沙上一把則蟠而不動以叉取之則纏懸起人劙刀破腹去腸物則反尾洗滌其腹蓋護創爾乃以竹支定屈曲盤起紮縛炕乾出蘄地者雖乾枯而眼光不陷他處者則否矣故羅願爾雅翼云蛇死目皆閉惟蘄州花蛇目開如生舒蘄兩界者則一開一閉故人以此驗之又按元稹長慶集云巴蛇凡百類惟褰鼻白花蛇人宿不見之毒人則毛髮豎立飲於溪澗則泥沙盡沸鶴鳥能食其小者巴人亦用禁術制之熏以雄黃烟則腦裂也此說與蘇頌所說黔蛇相合然今蘄蛇亦不甚毒則黔蜀之蛇雖同有白花而類性不同故入藥獨取蘄產者也

【修治】頌曰頭尾各一尺有大毒不可用只用中段乾者以酒浸去皮骨炙過收之則不蛀其骨刺須遠棄之傷人毒與生者同也【宗奭】曰凡用去頭尾換酒浸三日火炙去盡皮骨此物甚毒不可不防【時珍】曰黔蛇長大故頭尾可去一尺蘄蛇止可頭尾各去三寸亦有單用頭尾者大蛇一條只得淨肉四兩而已久留易蛀惟取肉密封藏之十年亦不壞也按聖濟總錄云凡用花蛇春秋酒浸三宿夏一宿冬五宿取出炭火焙乾如此三次以砂甁盛埋地中一宿出火氣去皮骨取肉用

肉【氣味】甘鹹溫有毒時珍曰得酒良【主治】中風濕痹不仁筋脉拘急口面喎斜半身不遂骨節疼痛脚弱不能久立暴風瘙痒大

花葉，人以此尋獲。先撒沙土〔一〕一把，則蟠而不動。以叉取之，用繩懸起，劙刀破腹去腸物，則反尾洗滌其腹，蓋護創爾。乃以竹支定，屈曲盤起，紮縛炕乾。出蘄地者，雖乾枯而眼光不陷，他處者則否矣。故羅願爾雅翼云：蛇死目皆閉，惟蘄州花蛇目開。如生舒、蘄兩界間〔二〕者，則一開一閉。故人以此驗之。又按元稹長慶集云：巴蛇凡百類，惟褰鼻白花蛇，人常不見之。毒人則毛髮豎立，飲於溪澗則泥沙盡沸。鸛鳥能食其小者。巴人亦用禁術制之，熏以雄黃烟則腦裂也。此説與蘇頌所説黔蛇相合。然今蘄蛇亦不甚毒，則黔、蜀之蛇雖同有白花，而類性不同，故入藥獨取蘄産者也。

【修治】【頌曰】頭尾各一尺，有大毒，不可用，只用中段。乾者，以酒浸，去皮、骨，炙過收之則不蛀。其骨刺須遠棄之，傷人，毒與生者同也。【宗奭曰】凡用去頭、尾，换酒浸三日，火炙，去盡皮骨。此物甚毒，不可不防。【時〔三〕珍曰】黔蛇長大，故頭、尾可去一尺。蘄蛇止可頭、尾各去三寸。亦有單用頭、尾者。大蛇一條，只得净肉四兩而已。久留易蛀，惟取肉密封藏之，十年亦不壞也。按聖濟總録云：凡用花蛇，春秋酒浸三宿，夏一宿，冬五宿，取出炭火焙乾，如此三次。以砂瓶盛，埋地中一宿，出火氣。去皮、骨，取肉用。

肉。【氣味】甘、鹹，温，有毒。【時珍曰】得酒良。【主治】中風濕痺不仁，筋脉拘急，口面喎斜，半身不遂，骨節疼痛，脚弱不能久立，暴風瘙痒，大

〔一〕土：原作「上」。今從江西本改。
〔二〕間：原脱。今據爾雅翼卷三十二釋魚補。
〔三〕防時：底本殘破。今據内閣本補正。

風疥癩〔開寶〕○〔頌曰〕花蛇治風速于諸蛇黔人治疥癩遍體諸藥不効者生取此蛇剤斷以磚燒紅沃醋令氣蒸置蛇于上以盆覆一夜如此三次去骨取肉芼以五味令爛頓食之瞑睡一晝夜乃醒瘡疕隨皮便退其疾便愈 治肺風鼻塞浮風瘾瘮身上白癜風癧瘍斑點〔甄權〕通治諸風破傷風小兒風熱急慢驚風搐搦瘰癧漏疾楊梅瘡痘瘡倒陷〔時珍〕

【發明】〔斅曰〕蛇性竄能引藥至于有風疾處故能治風〔時珍曰〕風善行數變蛇亦善行數蜕而花蛇又食石南所以能透骨搜風截驚定搐爲風痺驚搐癩癬惡瘡要藥取其内走藏府外徹皮膚無處不到也凡服蛇酒藥切忌見風

【附方】新十三

驅風膏 治風癱癘風遍身疥癬用白花蛇肉四兩酒炙天麻七錢半薄荷荊芥各二錢半爲末好酒二升蜜四兩石器熬成膏每服一盞温湯服日三服急於煖處出汗十日効〔醫壘元戎〕

世傳白花蛇酒 治諸風無新久手足緩弱口眼喎斜語言蹇澀或筋脉攣急肌肉頑痺皮膚燥痒骨節疼痛或生惡瘡疥癩等疾用白花蛇一條温水洗净頭尾各去三寸酒浸去骨刺取净肉一兩入全蝎炒當歸防風羌活各一錢獨活白芷天麻赤芍藥甘草升麻各五錢剉碎以絹袋盛貯用糯米二斗蒸熟如常造酒以袋置缸中待成取酒同袋密封煑熟置陰地

風疥癬。開寶。○【頌曰】花蛇治風，速于諸蛇。黔人治疥癩[一]遍體，諸藥不效者。生取此蛇劑斷[二]，以磚燒紅，沃醋令氣蒸，置蛇于上，以盆覆一夜。如此三次，去骨取肉，芼以五味令爛，頓食之。瞑眩[三]一晝夜乃醒，瘡疕隨皮便退，其疾便愈。治肺風鼻塞，浮風癮疹，身上白癜風，癧瘍斑點。甄權。通治諸風，破傷風，小兒風熱，急慢驚風搐搦，瘰癧漏疾，楊梅瘡，痘瘡倒陷。時珍。

【發明】【斅曰】蛇性竄，能引藥至于有風疾處，故能治風。【時珍曰】風善行數變，蛇亦善行數蜕，而花蛇又食石南，所以能透骨搜風，截驚定搐，爲風痺驚搐、癩癬惡瘡要藥。取其内走藏府，外徹皮膚，無處不到也。凡服蛇酒藥，切忌見風。

【附方】新十三。驅風膏。治風癱癘風，遍身疥癬。用白花蛇肉四兩，酒炙，天麻七錢半，薄荷、荆芥各二錢半，爲末。好酒二升，蜜四兩，石器熬成膏。每服一盞，温湯服，日三服。急於暖處出汗，十日效。醫壘元戎。世傳白花蛇酒。治諸風無新久，手足緩弱，口眼喎斜，語言蹇澀，或筋脉攣急，肌肉頑痺，皮膚燥痒，骨節疼痛，或生惡瘡、疥癩等疾。用白花蛇一條，温水洗净，頭尾各去三寸，酒浸，去骨刺，取净肉一兩。入全蝎炒、當歸、防風、羌活各一錢，獨活、白芷、天麻、赤芍藥、甘草、升麻各五錢，剉碎，以絹袋盛貯。用糯米二斗蒸熟，如常造酒，以袋置缸中，待成，取酒同袋密封，煮熟，置陰地

〔一〕癩：原作「癬」。今據證類卷二十二白花蛇改。

〔二〕劑斷：同上作「中劑」。

〔三〕眩：原作「睡」。今據改同上。

七日出毒每溫飲數盃常令相續此方乃蘄人板印以侑蛇饋送者不知所始也瀕湖集簡方

瑞竹白花蛇酒治諸風癘癬用白花蛇一條酒潤去皮骨取肉絹袋盛之蒸糯米一斗安麴於缸底置蛇於麴上以飯安蛇上用物密蓋三七日取酒以蛇晒乾為末每服三五分溫酒下仍以濁酒并糟作餅食之尤佳瑞竹堂經驗方

瀕湖白花蛇酒治中風傷濕半身不遂口目喎斜膚肉瘑痺骨節疼痛及年久疥癬惡瘡風癩諸證用白花蛇一條取龍頭虎口黑質白花尾有佛指甲目光不陷者為真以酒洗潤透去骨刺取肉四兩真羌活二兩當歸身二兩真天麻二兩真秦艽二兩五加皮二兩防風一兩各剉勻以生絹袋盛之入金華酒壜內懸胎安置入糯米生酒醅五壺浸袋箬葉密封安壜於大鍋內水煑一日取起埋陰地七日取出每飲一二盃仍以滓日乾碾末酒糊丸梧子大每服五十丸用煑酒吞下切忌見風犯慾及魚羊鵝麵發風之物

雞峯白花蛇膏治營衛不和陽少陰多手足舉動不快用白花蛇酒煑去皮骨瓦焙取肉一兩天麻狗脊各二兩為細末以銀盂盛無灰酒一升浸之重湯煑稠如膏銀匙攪之入生薑汁半盃同熬勻瓶收每服半匙頭用好酒或白湯化服日二次神効極佳備急方

治癩白花蛇膏白花蛇五寸酒浸去皮骨炙乾雄黃一兩水飛研勻以白沙蜜一斤杏仁一斤去皮研爛同煉為膏每服一錢溫酒化下日三須先服通天再造散下去蟲物乃服此除根三因

總錄白花蛇散治腦風頭痛時作時止及

七日出毒。每温飲數盃，常令相續。此方乃蘄人板印，以侑蛇饋送者，不知所始也。瀕湖集簡方。**瑞竹白花蛇酒**。治諸風癘癬。用白花蛇一條，酒潤，去皮骨，取肉，絹袋盛之。蒸糯米一斗，安麴於缸底，置蛇於麴上，以飯安蛇上，用物密蓋。三七日取酒，以蛇晒乾爲末。每服三五分，温酒下。仍以濁酒并糟[一]作餅食之，尤佳。瑞竹堂經驗方。**瀕湖白花蛇酒**。治中風傷濕，半身不遂，口目喎斜，膚肉瘰痺，骨節疼痛，及年久疥癬、惡瘡、風癩諸證。用白花蛇一條，取龍頭虎口，黑質白花，尾有佛指甲，目光不陷者爲真，以酒洗潤透，去骨刺，取肉四兩，真羌活二兩，當歸身二兩，真天麻二兩，真秦艽二兩，五加皮二兩，防風一兩，各剉匀，以生絹袋盛之，入金華酒罈内，懸胎安置。入糯米生酒醅五壺浸袋，箬葉密封。安罈於大鍋内，水煮一日，取起，埋陰地七日取出。每飲一二盃。仍以滓日乾碾末，酒糊丸梧子大。每服五十丸，用煮酒吞下。切忌見風犯慾，及魚、羊、鵝、麵發風之物。**雞峰白花蛇膏**。治營衛不和，陽少陰多，手足舉動不快。用白花蛇酒煮，去皮骨，瓦焙，取肉一兩，天麻、狗脊各二兩，爲細末。以銀盂盛無灰酒一升浸之，重湯煮稠如膏，銀匙攪之，入生薑汁半盃，同熬匀，瓶收。每服半匙頭，用好酒或白湯化服，日二次，神效極佳。備急方。**治癩白花蛇膏**。白花蛇五寸，酒浸，去皮骨，炙乾，雄黄一兩，水飛研匀，以白沙蜜[二]一斤，杏仁一斤，去皮研爛，同煉爲膏。每服一錢，温酒化下，日三。須先服通天再造散，下去蟲物，乃服此除根。三因。**總録白花蛇散**。治腦風頭痛，時作時止，及

[一] 糟：原作「槽」。今據瑞竹堂經驗方卷一諸風門改。

[二] 蜜：原作「密」。今據十便良方卷九大風疾「雄黄膏」改。

偏頭風用白花蛇酒侵去皮骨天南星漿水煑軟切炒各一
兩石膏荆芥各二兩地骨皮二錢半爲末每服一錢茶下日
三服聖濟總録 **潔古白花蛇散** 治大風病白花蛇烏稍蛇各取淨肉二錢酒炙雄黄二錢大黄五錢
爲末每服二錢白湯下三日一服家珍 **三蛇愈風丹** 治癘風手足麻木眉毛脫落皮膚搔痒及一切風瘡
白花蛇烏稍蛇土蝮蛇各一條並酒浸取肉晒乾苦參頭末
四兩爲末以皂角一斤坊酒浸去酒以水一椀挼取濃汁石
器熬膏和丸梧子大每服七十丸煎通聖散下以粥飯壓之
日三服三日一浴取汗避風○治例無蝮蛇有大楓子肉三
兩 **三因白花蛇散** 治九漏瘰癧發項腋之間痒痛憎寒發熱白花蛇酒浸取肉二兩焙生犀角一兩二
錢伍分鎊研黑牽牛五錢半生半炒青皮五錢爲末每服二
錢入膩粉五分五更時糯米飲調下利下惡毒爲度十日一
服可絶病根忌發物 **俗傳白花蛇丸** 治楊梅瘡先服發散藥後服此用花蛇肉酒炙龜板酥炙穿山甲炙
蜂房炙輕粉朱砂各一錢爲末紅棗肉搗丸梧子大每服七
丸冷茶下日三忌魚肉服盡即愈後服土伏苓藥調之○方
廣心法附餘治楊梅瘡用花蛇肉一錢銀朱二錢鉛二錢汞
一錢爲末作紙撚九條每用一條于燈盞內香油浸點燈安
烘爐裏放被中蓋卧熏之勿透風一日三次 **托痘花蛇散** 治痘瘡黑陷白花蛇連骨炙勿令焦三錢大丁
香七枚爲末每服五分以水和淡酒下神効移時身上發熱其瘡頓出紅活也王氏手集

偏頭風。用白花蛇酒浸[一]，去皮骨，天南星漿水煮軟切，炒，各一兩，石膏、荆芥各二兩，地骨皮二錢半，爲末。每服一錢，茶下，日三服。聖濟總録。潔古白花蛇散。治大風病。白花蛇、烏稍蛇各取净肉二錢，酒炙，雄黄二錢，大黄五錢。爲末。每服二錢，白湯下，三日一服。家珍。三蛇愈風丹。治癘風，手足麻木，眉毛脱落，皮膚瘙痒，及一切風瘡。白花蛇、烏稍蛇、土蝮蛇各一條，並酒浸，取肉晒乾，苦參頭末四兩，爲末，以皂角一斤切，酒浸，去酒，以水一椀，挼取濃汁，石器熬膏和丸梧子大。每服七十丸，煎通聖散下，以粥飯壓之，日三服。三日一浴，取汗避風。○治例無蝮蛇，有大楓子肉三兩。三因白花蛇散。治九漏瘰癧，發項腋之間，痒痛，憎寒發熱。白花蛇酒浸取肉二兩，焙，生犀角一兩二錢伍分，鎊研，黑牽牛五錢，半生半炒，青皮五錢，爲末。每服二錢，入膩粉五分，五更時，糯米飲調下，利下惡毒爲度。十日一服，可絶病根。忌發物。俗傳白花蛇丸。治楊梅瘡。先服發散藥，後服此。用花蛇肉酒炙、龜板酥炙、穿山甲炙、蜂房炙、澒粉、朱砂各一錢，爲末，紅棗肉搗丸梧子大。每服七丸，冷茶下，日三。忌魚肉，服盡即愈，後服土茯苓藥調之。○方廣心法附餘治楊梅瘡。用花蛇肉一錢，銀朱二錢，鉛二錢，汞二錢，爲末，作紙撚九條。每用一條，于燈盞内香油浸，點燈安烘爐裏，放被中，蓋卧熏之，勿透風。一日三次。托痘花蛇散。治痘瘡黑陷。白花蛇連骨炙，勿令焦，三錢，大丁香七枚，爲末。每服五分，以水和淡酒下，神效。移時身上發熱，其瘡頓出紅活也。王氏手集。

[一] 浸：原作「侵」。今據聖濟總録卷十五腦風改。

頭【氣味】有毒。【主治】癜風毒癩。時珍

【附方】新一。紫癜風：除風散，以白花蛇頭二枚酒浸炙，蠍梢一兩，防風一兩，右為末。每服一錢，溫酒下，日一服。聖濟總錄

目睛【主治】小兒夜啼，以一隻為末，竹瀝調少許灌之。普濟

烏蛇 宋開寶

【釋名】烏稍蛇綱目 黑花蛇綱目

【集解】志曰：烏蛇生商洛山，背有三稜，色黑如漆，性善，不噬物。江東有黑稍蛇，能纏物至死，亦此類也。頌曰：蘄州、黃州山中有之。乾寧記云：此蛇不食生命，亦不害人，多在蘆叢中吸南風及其花氣，最難採捕，多於蘆枝上得之。其身烏而光，頭圓尾尖，眼有赤光，至枯死眼不陷如活者，稱之重七錢至一兩者為上，十兩至一鎰者為中，粗大者力彌減也。作偽者用他蛇熏黑，亦能亂真，但眼不光耳。宗奭曰：烏蛇脊高，世稱劍脊烏稍。尾細長，能穿小銅錢一百文者佳。有身長丈餘者。其性畏鼠狼。蛇類中惟此入藥最多。斅曰：凡一切蛇，須辨雌雄、州土。蘄州烏蛇，頭上有逆毛，二寸一路，可長半寸已來，頭尾相對，使之入藥如神。只重一兩以下，彼處得此多留進供。蛇腹下有白帶子一條，長一寸，若雄也，宜入藥用。採得去頭

頭。【氣味】有毒。【主治】癧風毒癩。時珍。

【附方】新一。紫癧風。除風散：以白花蛇頭二枚，酒浸，炙，蝎稍一兩炒，防風一兩。右爲末。每服一錢，温酒下，日一服。聖濟總録。

目睛。【主治】小兒夜啼。以一隻爲末，竹瀝調少許灌之。普濟。

烏蛇宋開寶附

【釋名】烏稍蛇綱目、黑花蛇綱目。

【集解】【志曰】烏蛇生商洛山。背有三稜，色黑如漆。性善，不噬物。江東有黑稍蛇，能纏物至死，亦此類也。【頌曰】蘄州、黄州山中有之。乾寧記云：此蛇不食生命，亦不害人，多在蘆叢中吸南風及其花氣。最難採捕，多于蘆枝上得之。其身烏而光，頭圓尾尖，眼有赤光。至枯死眼不陷如活者，稱之重七錢至一兩者爲上，十兩至一鎰者爲中，粗大者力彌减也。作僞者用他蛇熏黑，亦能亂真，但眼不光耳。【宗奭曰】烏蛇脊高，世稱劍脊烏稍。尾細長，能穿小銅錢一百文者佳。有身長丈餘者。其性畏鼠狼。蛇類中惟此入藥最多。【斅曰】凡一切蛇，須辨雌雄、州土。蘄州烏蛇，頭上有逆毛二寸一路，可長半分已來，頭尾相對，使之入藥如神，只重一兩以下，彼處得此，多留進供。蛇腹下有白帶子一條，長一寸者，雄也，宜入藥用。採得，去頭

及皮鱗帶子剉斷苦酒浸一宿漉出柳木炭火炙乾用以絲
炙於屋下巳地上掘坑埋一夜再炙乾用或以酒煮乾用亦
可時珍曰烏蛇有二種一種劍脊細尾者爲上一種長
大無劍脊而尾稍粗者名風稍蛇亦可治風而力不及

肉氣味甘平無毒 論曰有小毒 主治諸風頑痺皮膚不仁風瘙癮
瘮疥癬 開寶 熱毒風皮肌生癩眉髭脫落瘑疥等瘡 甄權 功與白
花蛇同而性善無毒 時珍

附方 舊二新五 大風 朝野僉載云商州有人患大風家人惡之山
中爲起茅屋有烏蛇墮酒罌中病人不知飲
酒漸瘥罌底見有蛇骨始知其由○治例治大風用烏蛇
蒸熟取肉焙研末蒸餅丸米粒大以喂烏雞待盡殺雞
熟取肉焙研末酒服一錢或蒸餅丸服不過三五雞即愈
祕韞用大烏蛇一條打死盛之待爛以水二椀浸七日去皮
骨入糙米一升浸一日晒乾用白雞一隻餓一日以米飼之
待毛羽脫去殺雞煮熟食以酒下之盡以熱湯一盆浸洗
大半日其病自愈 紫白癜風 烏蛇肉酒炙六兩枳殼麩炒牛膝天麻
各三兩熟地黃四兩白蒺藜炒五加皮
防風桂心各二兩剉片以絹袋盛于無灰酒二斗中浸
之密封七日每溫服一小盞忌雞鵞魚肉發物 聖惠 面瘡
䵟皰 烏蛇肉二兩燒灰臘豬脂調傅 聖惠 嬰兒撮口 不能乳者烏蛇酒浸去皮骨炙取肉一分麝香一字爲末

及皮鱗、帶子，剉斷，苦酒浸一宿，漉出，柳木炭火炙乾，再以酥炙。於屋下巳地上掘坑埋一夜，再炙乾用。或以酒煮乾用亦可。【時珍曰】烏蛇有二種。一種劍脊細尾者爲上。一種長大無劍脊而尾稍粗者，名風稍蛇，亦可治風，而力不及。

肉。【氣味】甘，平，無毒。【藥性[一]論曰】有小毒。**【主治】諸風頑痺，皮膚不仁，風瘙癮疹，疥癬。**開寶。**熱毒風，皮肌生癩，眉髭脱落，㾏疥等瘡。**甄權。**功與白花蛇同，而性善無毒。**時珍。

【附方】舊二，新五。**大風。**朝野僉載云：商州有人患大風，家人惡之，山中爲起茅屋。有烏蛇墮酒罌中，病人不知，飲酒漸瘥。罌底見有蛇骨，始知其由。○治例治大風，用烏蛇三條蒸熟，取肉焙，研末，蒸餅丸米粒大，以喂烏雞。待盡，殺雞烹熟，取肉焙，研末，酒服一錢。或蒸餅丸服。不過三五雞即愈。○秘韞用大烏蛇一條，打死盛之。待爛，以水二椀浸七日，去皮骨，入糙米一升，浸一日，晒乾，用白雞一隻，餓一日，以米飼之。待毛羽脱去，殺雞煮熟食，以酒下之。喫盡，以熱湯一盆，浸洗大半日，其病自愈。**紫白癜風。**烏蛇肉酒炙六兩，枳殼麩炒、牛膝、天麻各三兩，熟地黄四兩，白蒺藜炒、五加皮、防風、桂心各二兩，剉片，以絹袋盛，于無灰酒二斗中浸之，密封七日。每温服一小盞。忌雞、鵝、魚、肉、發物。聖惠。**面瘡䵟皰。**烏蛇肉二兩，燒灰，臘猪脂調傅。聖惠。**嬰兒撮口**不能乳者。烏蛇酒浸去皮骨炙半兩，麝香一分，爲末。

[一] 藥性：原脱。今據證類卷二十二烏蛇引藥性論補。

每服半分荊芥煎湯調灌之聖惠

破傷中風項強身直定命散主之用白花蛇烏蛇並取向後二寸酒洗潤取肉蜈蚣一條全者炙右爲末每服三錢溫酒調服普濟方

膏主治耳聾綿裹豆許塞之神效時珍○出聖惠

膽主治大風癘疾木舌脹塞時珍

附方二新

大風龍膽膏治大風疾神效用冬瓜一個截去一寸長去穰掘地坑深三尺令淨安瓜於內以烏蛇膽一個消梨一個置於瓜上以土隔蓋之至三七日看一度瓜未甚壞候七七日三物俱化爲水在瓜皮內取出每用一茶腳以酒和服之三兩次立愈小可風疾每服一匙頭王氏博濟方

木舌塞脹不治殺人用蛇膽一枚焙乾爲末傅舌上有涎吐去聖惠

皮主治風毒氣眼生翳唇緊唇瘡時珍

附方一新

小兒緊唇脾熱唇瘡並用烏蛇皮燒灰酥和傅之聖惠

卵主治大風癩疾時珍曰聖濟總錄治癩風用烏蛇卵和諸藥爲丸服云與蛇肉同功

金蛇附宋開寶 附銀蛇

每用半分，荆芥煎湯[一]調灌之。聖惠。破傷中風，項强身直，定命散主之。用白花蛇、烏蛇，並取項[二]後二寸，酒洗潤取肉，蜈蚣一條全者炙，右爲末。每服三錢，温酒調服。普濟方。

膏。【主治】耳聾。綿裹豆許塞之，神效。時珍。○出聖惠。

膽。【主治】大風癘疾，木舌脹塞。時珍。

【附方】新二。大風龍膽膏。治大風疾神效。用冬瓜一個，截去五寸長，去穰，掘地坑深三尺，令净，安瓜於内。以烏蛇膽一個，消梨一個，置於瓜上，以土隔蓋之。至三七日，看一度，瓜未甚壞，候七七日，三物俱化爲水，在瓜皮内，取出。每用一茶脚，以酒和服之，三兩次立愈。小可風疾，每服一匙頭。王氏博濟方。木舌塞脹，不治殺人。用蛇膽一枚，焙乾爲末，傅舌上，有涎吐去。聖惠。

皮。【主治】風毒氣，眼生瞖，唇緊唇瘡。時珍。

【附方】新一。小兒緊唇，脾熱唇瘡。並用烏蛇皮燒灰，酥和傅之。聖惠。

卵。【主治】大風癩疾。【時珍曰】聖濟總録治癩風，用烏蛇卵和諸藥爲丸服，云與蛇肉同功。

金蛇宋開寶銀蛇[三]

〔一〕湯：原作「易」。今據聖濟總録卷一百六十七小兒撮口「烏蛇散」改。
〔二〕項：原作「向」。今據普濟方卷一百一十三諸風門改。
〔三〕銀蛇：此前原有兩個「附」字，本卷目録亦將此藥作附藥。然正文實將其與「金蛇」糅合，非附録藥，故删「附」字。

(釋名)金星地鱔(圖經)銀蛇亦名錫蛇(時珍曰金銀錫以色與功名也金星地鱔以形命名也)

(集解)頌曰金蛇生賓州澄州大如中指長尺許常登木飲露體作金色照日有光白者名銀蛇近皆少捕信州上饒縣靈山鄉出一種金星地鱔酷似此蛇冬月收捕亦能解毒時珍曰按劉恂嶺表錄異云金蛇一名地鱔白者名錫蛇出黔州出桂州者次之大如拇指長尺許鱗甲上分金銀解毒之功據此則地鱔即金蛇非二種矣

肉(氣味)鹹平無毒(主治)解中金藥毒令人肉作雞脚裂夜含銀至曉變為金色者是也取蛇四寸炙黃煮汁頻飲以差為度銀蛇解銀藥毒(開寶)解衆毒止洩瀉除邪熱(蘇頌)療久痢(時珍)

(發明)藏器曰嶺南多毒足解毒之藥金蛇白藥是矣時珍曰聖濟總錄治久痢不止有金星地鱔散用金星地鱔醋炙鉛丹白礬燒各五錢為末每服二錢米飲下日二

水蛇(綱目)

(釋名)公蠣蛇

【釋名】金星地鱔圖經。銀蛇，亦名錫蛇。【時珍曰】金、銀、錫，以色與功命名也。金星地鱔，以形命名也。

【集解】【頌曰】金蛇生賓州、澄州。大如中指，長尺許，常登木飲露，體作金色，照日有光。白者名銀蛇。近皆少捕。信州上饒縣靈山鄉，出一種金星地鱔，酷似此蛇。冬月收捕，亦能解毒。【時珍曰】按劉恂嶺表録異云：金蛇一名地鱔，白者名錫蛇，出黔州。出桂州者次之。大如拇指，長尺許，鱗甲上分金銀解毒之功。據此，則地鱔即金蛇，非二種矣。

肉。【氣味】鹹，平，無毒。【主治】解中金藥毒，令人肉作雞脚裂，夜含銀，至曉變爲金色者是也。取蛇四寸炙黃，煮汁頻飲，以差爲度。銀蛇解銀藥毒。開寶。解衆毒，止洩瀉，除邪熱。蘇頌。療久痢。時珍。

【發明】【藏器曰】嶺南多毒，足解毒之藥。金蛇、白藥是矣。【時珍曰】聖濟總録治久痢不止，有金星地鱔散：用金星地鱔醋炙、鉛丹、白礬燒，各五錢，爲末。每服二錢，米飲下，日二。

水蛇綱目

【釋名】公蠣蛇。

【集解】時珍曰：水蛇所在有之，生水中，大如鱔，黃黑色，有纈紋，齧人不甚毒。陶弘景言公蠣蛇能化鱧者，即此也。水中又有一種泥蛇，黑色，穴居成群，齧人有毒，與水蛇不同。張文仲備急方言山中一種蛇，與公蠣相似，亦不齧人也。

肉【氣味】甘，鹹，寒，無毒。【主治】消渴煩熱，毒痢。時珍

【附方】新一。聖惠水蛇丸：治消渴，四肢煩熱，口乾心躁。水蛇一條，活者剝皮炙黃為末，蝸牛五十個，水浸五日，取涎，入天花粉末煎稠，入麝香一分，用粟飯和丸綠豆大。每服十丸，薑湯下。

皮【主治】燒灰油調，傅小兒骨疽膿血不止。又治手指天蛇毒瘡。時珍

【附方】新二。小兒骨瘡：海上方詩云：小兒骨痛不堪言，出血流膿寔可憐。尋取水蛇皮一個，燒灰油抹傅瘡邊。天蛇毒：劉松篁經驗方云：會水灣陳玉田妻病天蛇毒瘡，一老翁用水蛇一條，去頭尾，取中截如手指長，剖去骨肉，勿令病者見，以蛇皮包手指，自然束緊，以紙外裹之，頓覺遍身皆涼，其病即愈。數日後解視，手指有一溝如小繩，蛇皮內宛然有一小蛇，頭目俱全也。

蛇婆 拾遺

【集解】【時珍曰】水蛇所在有之，生水中。大如鱓，黄黑色，有纈紋，嚙人不甚毒。陶弘景言公蠣蛇能化鱧者，即此也。水中又有一種泥蛇，黑色，穴居成群，嚙人有毒，與水蛇不同。張文仲備急方言：山中一種蛇，與公蠣相似，亦不嚙人也。

肉。【氣味】甘、鹹，寒，無毒。【主治】消渴煩熱，毒痢。時珍。

【附方】新一。聖惠水蛇丸。治消渴，四肢煩熱，口乾心躁。水蛇一條活者，剥皮炙黄爲末，蝸牛五十個，水浸五日取涎，入天花粉末〔一〕煎稠，入麝香一分，用粟飯和丸緑豆大。每服十丸，薑湯下。

皮。【主治】燒灰油調，傅小兒骨疽膿血不止。又治手指天蛇毒瘡。時珍。

【附方】新二。小兒骨瘡。海上方詩云：「小兒骨痛不堪言，出血流膿實可憐。尋取水蛇皮一個，燒灰油抹傅疼邊。」天蛇毒。劉松篁經驗方云：會水湾陳玉田妻，病天蛇毒瘡。一老翁用水蛇一條，去頭尾，取中截如手指長，剖去骨肉。勿令病者見，以蛇皮包手指，自然束緊，以紙外裹之。頓覺遍身皆凉，其病即愈。數日後解視，手指有一溝如小繩，蛇皮内宛然有一小蛇，頭目俱全也。

蛇婆拾遺

〔一〕天花粉末：聖惠方卷五十三治痟渴諸方作「膩粉」。

集解藏器曰蛇婆生東海水中一如蛇常自浮游採取無時時珍曰按此所言形狀功用似是水蛇然無考證姑各列條

氣味鹹平無毒主治赤白毒痢蠱毒下血五野雞病惡瘡炙食或燒末米飲服二錢藏器

黃頷蛇綱目 附赤楝蛇

釋名黃喉蛇俗名赤楝蛇一名桑根蛇時珍曰頷喉下也以色名赤楝桑根象形陶氏作赤蝀

集解時珍曰按肘後千金外臺諸方多用自死蛇及蛇吞蛙鼠並不云是某蛇惟本草有蝮蛇腹中鼠陶氏注云術家所用赤蝀黃頷多在人家屋間吞鼠子雀雛見腹中大者破取乾之又蛇蛻注云草間不甚見虺蝮蛻多是赤蝀黃頷輩據此則古方所用自死蛇及蛇吞蛙鼠當是二蛇蛇蚹蛻亦多用之赤楝紅黑節節相間儼如赤楝桑根之狀黃頷黃黑相間喉下色黃大者近丈皆不甚毒丐兒多養為戲弄死則食之又有竹根蛇肘後謂之青蝰蛇不入藥用最毒喜緣竹木與竹同色大者長四五尺其尾三四寸有異點者名熇尾蛇毒尤猛烈中之者急灸三五壯毒即不行仍以藥傅之

【集解】【藏器曰】蛇婆生東海水中。一如蛇，常自浮游。採取無時。【時珍曰】按此所言形狀功用，似是水蛇。然無考證，姑各列條。

【氣味】鹹，平，無毒。【主治】赤白毒痢，蠱毒下血，五野雞病，惡瘡。炙食，或燒末，米飲服二錢。藏器。

黄頷蛇綱目 赤楝蛇〔一〕

【釋名】黄喉蛇俗名。赤楝蛇，一名桑根蛇。【時珍曰】頷，喉下也。以色名赤楝，桑根象形，陶氏作赤蟲連。

【集解】【時珍曰】按肘後、千金、外臺諸方多用自死蛇，及蛇吞蛙鼠，並不云是某蛇。惟本草有蝮蛇腹中鼠。陶氏注云：術家所用赤蟲連、黄頷，多在人家屋間，吞鼠子、雀雛。見腹中大者，破取乾之。又「蛇蜕」注云：草間不甚見虺、蝮蜕，多是赤蟲連、黄頷輩。據此，則古方所用自死蛇，及蛇吞蛙鼠，當是二蛇，雖蛇蜕亦多用之。赤楝紅黑，節節相間，儼如赤楝、桑根之狀。黄頷黄黑相間，喉下色黄，大者近丈。皆不甚毒，丐兒多養爲戲弄，死即食之。又有竹根蛇，肘後謂之青蝰蛇，不入藥用，最毒。喜緣竹木，與竹同色。大者長四五尺，其尾三四寸有異點者，名熇〔二〕尾蛇，毒尤猛烈。中之者，急灸三五壯，毒即不行，仍以藥付之。

〔一〕赤楝蛇：此前有「附」字，本卷目録亦將此藥作附録藥。然正文實將其與「黄頷蛇」糅合，非附録藥，故删「附」字。

〔二〕熇：原作「槁」。今據證類卷二十二蚺蛇膽改。

又有箬花蛇亦長大黃綠色方家亦有用之者

肉氣味甘温有小毒主治釀酒或入丸散主風癩頑癬惡瘡自死蛇漬汁塗大疥煮汁浸臂腕作痛燒灰同豬脂塗風癬漏瘡婦人妬乳猘犬咬傷時珍○出肘後梅師千金諸方

附方三新 猘犬嚙傷自死蛇一枚燒焦爲末納入瘡孔中 千金方 貓鬼野道歌哭不自由五月五日自死赤蛇燒灰井華水服方寸匕日一服 千金方 惡瘡似癩及馬疥大如錢者自死蛇一條水漬至爛去骨取汁塗之隨手瘥 千金

蛇頭主治燒灰主久瘧及小腸癰入丸散用時珍

附方二新 發背腫毒蛇頭燒灰醋和傅之日三易 千金 蟼蟇瘻瘡五月五日蛇頭及野豬脂同水衣封之佳 千金方

骨主治久瘧勞瘧炙入丸散用時珍

附方一新 一切冷漏自死蛇取骨爲末封之大痛以杏仁膏摩之即止 千金方

又有菜花蛇，亦長大，黄緑色，方家亦有用之者。

肉。【氣味】甘，温，有小毒。【主治】釀酒，或入丸散，主風癩頑癬惡瘡。自死蛇漬汁，塗大疥。煮汁，浸臂腕作痛。燒灰，同豬脂，塗風癬漏瘡，婦人妬乳，猘犬咬傷。時珍。○出肘後、梅師、千金諸方。

【附方】新三。猘犬囓傷。自死蛇一枚，燒焦爲末，納入瘡孔中。千金方。惡瘡似癩及馬疥大如錢者。自死蛇一條，水漬至爛，去骨取汁塗之，隨手瘥。千金。五月五日自死赤蛇，燒灰，井華水服方寸匕，日一服。千金方。

蛇頭。【主治】燒灰，主久瘧及小腸癰，入丸散用。時珍。

【附方】新二。發背腫毒。蛇頭燒灰，醋和傅之，日三易。千金。蝦蟆瘻瘡。五月五日蛇頭及野猪脂同水衣封之，佳。千金方。

骨。【主治】久瘧勞瘧，炙，入丸散用。時珍。

【附方】新一。一切冷漏。自死蛇，取骨爲末封之。大痛，以杏仁膏摩之，即止。千金方。

涎【氣味】有大毒【思邈曰】江南山間人一種蠱毒以蛇涎合藥着飲食中使人病瘕積年乃死但以雄黃蜈蚣之藥治之乃佳

蛇吞鼠主治鼠瘻蟻瘻有細孔如鍼者以臘月豬脂煎焦去滓塗之時珍○出千金

蛇吞鼃主治噎膈勞嗽蛇瘻時珍

【附方】新三噎膈用蛇含蝦蟆泥包燒存性研末米飲服久勞咳嗽吐臭痰者尋水邊蛇吞青鼃未嚥者連蛇打死黃泥固濟煅研空心酒服一二錢至效忌生冷五七日永不發也秘韞蛇瘻不愈蛇吞鼃燒灰封之千金

蝮蛇別錄下品

【釋名】反鼻蛇【時珍曰】按王介甫字說云蝮觸之則復其害人也人亦復之故謂之蝮

【集解】【弘景曰】蝮蛇黃黑色如土白斑黃頷尖口毒最烈虺形短而扁毒與虵同蛇類甚衆惟此二種及青蝰爲猛不即療多死【恭曰】蝮蛇作地色鼻反口長身短頭尾相似山南漢沔間多有之一名虺蛇無二種也【頌曰】蝮蛇形不長頭扁

涎。【氣味】有大毒。【思邈曰】江南山間人有〔一〕一種蠱毒，以蛇涎合藥着飲食中，使人病瘕，積年乃死。但以雄黃、蜈蚣之藥治之乃佳。

蛇吞鼠。【主治】鼠瘻、蟻瘻有細孔如鍼者。以臘月猪脂煎焦，去滓塗之。時珍。○出千金。

蛇吞鼃。【主治】噎膈，癆嗽，蛇瘻。時珍。

【附方】新三。噎膈。用蛇含蝦蟆，泥包燒存性，研末。米飲服。久癆咳嗽吐臭痰者。尋水邊蛇吞青鼃未嚥者，連蛇打死，黃泥固濟，煅研。空心酒服一二錢，至效。忌生冷五七日，永不發也。秘韞。蛇〔二〕瘻不愈。蛇腹鼃，燒灰封之。千金。

蝮蛇 別録下品

【釋名】反鼻蛇。【時珍曰】按王介甫字説云：蝮，觸之則復；其害人也，人亦復之。故謂之蝮。

【集解】【弘景曰】蝮蛇，黃黑色如土，白斑，黃頷尖口，毒最烈。虺，形短而扁，毒與蚖〔三〕同。蛇類甚衆，惟此二種及青蝰爲猛，不即療多死。【恭曰】蝮蛇作地色，鼻反口長，身短，頭尾相似，山南漢、沔間多有之。一名蚖〔四〕蛇，無二種也。【頌曰】蝮蛇形不長，頭扁

〔一〕有：原脱。今據千金方卷二十四蠱毒補。

〔二〕蛇：千金方卷二十三九漏作「蛙」。

〔三〕蚖：原作「虮」。今據證類卷二十二蝮蛇膽載陶隱居云改。

〔四〕蚖：原作「虮」。今據證類卷二十二蝮蛇膽載唐本注改。

口尖頭斑身赤文斑亦有青黑色者人犯之頭足貼着東間諸山甚多草行不可不慎藏器曰蝮蛇錦文亦有與地同色者衆蛇之中此獨胎產着足斷足着手斷手不爾合身糜爛七八月毒盛時嚙樹以洩其毒樹便死又吐涎沫于草木上着人成瘡身腫名曰蛇漠瘡卒難治療方與蛇螫同時珍曰蝮與虺陶氏言是二種蘇恭言是一種今按爾雅云蝮虺身博三寸首大如擘是以蝮虺為一種也郭璞云蝮蛇惟南方有之一名反鼻細頸大頭焦尾鼻上有鍼錦文如綬文間有毛如豬鬣犬者長七八尺虺則所在有之俗呼土虺與地同色須師古云以俗名謚之郭說為是又北史高道穆云復用元顆乃養虺成蛇是皆以蝮虺為二種矣蓋蝮長大虺短小自不難辨陶說為是柳子厚蝮蛇文云目兼蜂蠆色混泥塗其頸蹙恧其腹次且褰鼻鈎牙穴出榛居蓄怒而蟠銜毒而趍亦頰盡其狀也抱朴子曰蛇類最多惟蝮中人甚急但即時以刀割去瘡肉投於地其沸如火炙須臾焦盡人乃得活也王充論衡云蝮蛇含太陽火氣而生故利牙有毒

附錄 千歲蝮

頌曰東間一種千歲蝮狀如蝮而短有四脚能跳來嚙人人或中之必死其嚙已即跳上木作声云斫木斫木者不可救也若云博叔博叔者猶可急治之用細辛雄黃等分為末內瘡中日三四易之又以括樓根桂末著管中密塞勿令走氣佩之中毒急數之緩即不救時珍曰按字林云聒聽形如蜥蜴出魏興居樹上見人則跳來嚙之嚙已還樹垂頭聽聞哭声乃去即此也其狀頭尾一般大如搗衣杵俗名合木蛇長一二尺談埜翁方名斫木蛇又名

口尖，頭斑，身赤文斑，亦有青黑色者。人犯之，頭足貼着。東間諸山甚多，草行不可不慎。【藏器曰】蝮蛇錦文，亦有與地同色者。衆蛇之中，此獨胎産。着足斷足，着手斷手，不爾合身糜爛。七八月毒盛時，嚙樹以洩其毒，樹便死。又吐涎沫于草木上，着人成瘡身腫，名曰蛇漠瘡，卒難治療，方與蛇螫同。【時珍曰】蝮與虺，陶氏言是二種，蘇恭言是一種。今按爾雅云：蝮虺[一]身博三寸，首大如擘。是以蝮、虺爲一種也。郭璞云：蝮蛇惟南方有之，一名反鼻。細頸，大頭，焦尾，鼻上有鍼，錦文如綬，文間有毛如猪鬣，大者長七八尺。虺則所在有之，俗呼土虺，與地同色。顔師古云：以俗名證之，郭説爲是。又北史高道穆云：復用元顥，乃養虺成蛇。是皆以蝮、虺[二]爲二種矣。蓋蝮長大，虺短小，自不難辨，陶説爲是。柳子厚有[三]蝮蛇文云：「目兼蜂蠆，色混泥塗。其頸蹙恧，其腹次且。褰鼻鉤牙，穴出榛居。蓄怒而蟠，銜毒而趍。」亦頗盡其狀也。抱朴子曰：蛇類最多，惟蝮中人甚急。但即時以刀割去瘡肉投於地，其肉[四]沸如火炙，須臾焦盡，人乃得活也。王充論衡云：蝮蛇含太陽火氣而生，故利牙有毒。

【附録】千歲蝮。【頌曰】東間一種千歲蝮，狀如蝮而短，有四脚，能跳來嚙人。人或中之，必死。其嚙已，即跳上木作聲。云「斫木、斫木」者，不可救也。若云「博叔、博叔」者，猶可急治之。用細辛、雄黄等分爲末，内瘡中，日三四易之。又以括樓根、桂末着管中，密塞勿令走氣，佩之。中毒急敷之，緩即不救。【時珍曰】按字林云：睩聽，形如蜥蜴，出魏興。居樹上，見人則跳來嚙之。嚙已還樹，垂頭聽，聞哭聲乃去。即此也。其狀頭尾一般，大如擣衣杵，俗名合木蛇，長一二尺。談埜翁方名斫木蛇，又名

〔一〕虺：原作「蚖」。今據爾雅注疏卷十釋魚改。
〔二〕虺：原作「蚖」。此前有「養虺成蛇」語，此後「蚖」條時珍謂「蚖即虺字」，故「蝮蚖爲二種」之「蚖」當爲「虺」。今據改。
〔三〕有：原脱。今據柳河東集卷十八騷一十首補。
〔四〕肉：原脱。今據抱朴子内篇卷四登涉補。

莖枝歸校之用嫩苗荊葉搗爛敷之

膽〔氣味〕苦，微寒，有毒。〔主治〕䘌瘡。別錄 殺下部蟲。甄權 療諸漏，研傅之。若作痛，杵杏仁摩之。時珍○出外臺

肉〔氣味〕甘，温，有毒。〔主治〕釀作酒，療癩疾諸瘻，心腹痛，下結氣，除蠱毒。別錄 五痔，腸風瀉血。甄權 大風諸惡風，惡瘡瘰癧，皮膚頑痺，半身枯死，手足臟腑間重疾。藏器 〔藏器曰〕取活蛇一枚，着器中，投以醇酒一斗，封定，埋馬溺處，周年取開，蛇已消化，酒味猶存。有患諸證者，不過服一升以來，當覺身習習而愈。然有小毒，不可頓服。若服他藥不復得力。又曰：生癩者，取一枚，或他蛇亦可，燒熱坐上，當有赤蟲如馬尾出。仍取蛇肉塞鼻中。

〔發明〕〔時珍曰〕癩疾感天地肅殺之氣而成，惡疾也。蝮蛇禀天地陰陽毒烈之氣而生，惡物也。以毒物而攻毒病，蓋從其類也。

〔附方〕舊一。白癩：大蝮蛇一條，勿令傷，以酒一斗漬之，糠火温令稍熱，取蛇一寸，和臘月猪脂搗傅。○肘後

脂〔藏器曰〕摩着物皆透也。〔主治〕綿裹塞耳聾。亦傅腫毒。時珍

望板歸。救之，用嫩黄荆葉搗爛敷之。

膽。【氣味】苦，微寒，有毒。【主治】䘌瘡。別録。殺下部蟲。甄權。療諸漏，研傅之。若作痛，杵杏仁摩之。時珍。○出外臺。

肉。【氣味】甘，温，有毒。【主治】釀作酒，療癩疾諸瘻，心腹痛，下結氣，除蠱毒。別録。五痔，腸風瀉血。甄權。大風，諸惡風，惡瘡瘰癧，皮膚頑痺，半身枯死，手足臓腑間重疾。【藏器曰】取活蛇一枚着器中，投以醇酒一斗，封定，埋馬溺處。周年取開，蛇已消化，酒味猶存。有患諸證者，不過服一升以來，當覺身習習而愈。然有小毒，不可頓服。若服他藥，不復得力。又曰：生癩者，取一枚，或他蛇亦可，燒熱坐上，當有赤蟲如馬尾出。仍取蛇肉塞鼻中。

【發明】【時珍曰】癩疾感天地肅殺之氣而成，惡疾也。蝮蛇禀天地陰陽毒烈之氣而生，惡物也。以毒物而攻毒病，蓋從其類也。

【附方】舊一。白癩。大蝮蛇一條，勿令傷，以酒一斗漬之，糠火温令稍熱。取蛇一寸，和臘月猪脂搗傅。○肘後。

脂。【藏器曰】摩着物皆透也。【主治】綿裹，塞耳聾。亦傅腫毒。時珍。

皮【主治】燒灰，療丁腫惡瘡，骨疽。蘇恭

蛻【主治】身癢疥癬、瘑瘡。蘇恭

骨【主治】赤痢，燒灰飲服三錢。雜蛇亦可。藏器

屎器中者取之。【主治】痔瘻。蘇恭

腹中死鼠 有小毒。【主治】鼠瘻。別錄。○千金云：燒末酒服方寸匕，日二，不過三日大驗。

蚖 別錄

【集解】別錄曰：蚖類，一名蚖，短身土色而無文。時珍曰：蚖與蝮同類，即虺也。長尺餘，蝮大而虺小，其毒則一。食經所謂虺色如土，小如蝮蛇者是也。詳見蝮下。舊本作蚖類，一名蚖，誤矣。當作蚖，蝮類，一名虺，蚖即虺字。蚖蚖字象相近，傳寫脫誤爾。陶氏注蝮即蚖，亦誤矣。蚖既是蝮，別錄不應兩出，今並改正。

【氣味】缺。

【主治】療痺內漏。別錄。治破傷中風、大風惡疾。時珍

【附方】新一。破傷風：牙關緊急，口噤不開，口面喎斜，肢體弛緩。用土虺蛇一條，去頭、尾、腸、皮、骨，醋炙；地龍五條，去泥，醋炙；天南星八錢重一枚，炮。右為末，醋煮麪糊丸如綠豆大。每服三丸至五丸，生薑酒下，仍食稀葱白粥，取汗即瘥。

皮。【主治】燒灰，療丁腫、惡瘡、骨疽。蘇恭。

蜕。【主治】身癢、疥癬、瘑瘡。蘇恭。

骨。【主治】赤痢。燒灰，飲服三錢。雜蛇亦可。藏器。

屎器中養取之。【主治】痔瘻。蘇恭。

腹中死鼠。有小毒。【主治】鼠瘻別録。○千金云：燒末，酒服方寸匕，日二，不過三日，大驗。

蚖別録

【集解】【別録曰】蚖類，一名蚖，短身土色而無文〔一〕。【時珍曰】蚖與蝮同類，即虺也。長尺餘，蝮大而虺〔二〕小，其毒則一。食經所謂虺色如土，小如蝮蛇者是也。詳見「蝮」下。舊本作「蚖類，一名蚖」，誤矣。當作「蚖，蝮類，一名虮」。蚖，即虺字。蚖、虮字象相近，傳寫脱誤爾。陶氏〔三〕注蝮即蚖，亦誤矣。蚖既是蝮，別録不應兩出。今並改正。

【氣味】缺。【主治】療痺内漏。別録。治破傷中風，大風惡疾。時珍。

【附方】新一。破傷風。牙關緊急，口噤不開，口面喎斜，肢體弛緩。用土虺蛇一條，去頭、尾、腸、皮、骨，醋炙，地龍五條去泥，醋炙，天南星八錢重一枚炮，右爲末，醋煮麵糊丸如緑豆大。每服三丸至五丸，生薑酒下，仍食稀葱白粥，取汗即差。

〔一〕短身土色而無文：證類卷三十蚖類作「短土色而文」。

〔二〕虺：原作「蚖」。據上文「即虺也」改。

〔三〕陶氏：據證類卷二十二蝮蛇膽及本卷蝮蛇，此當爲「蘇恭」之誤。

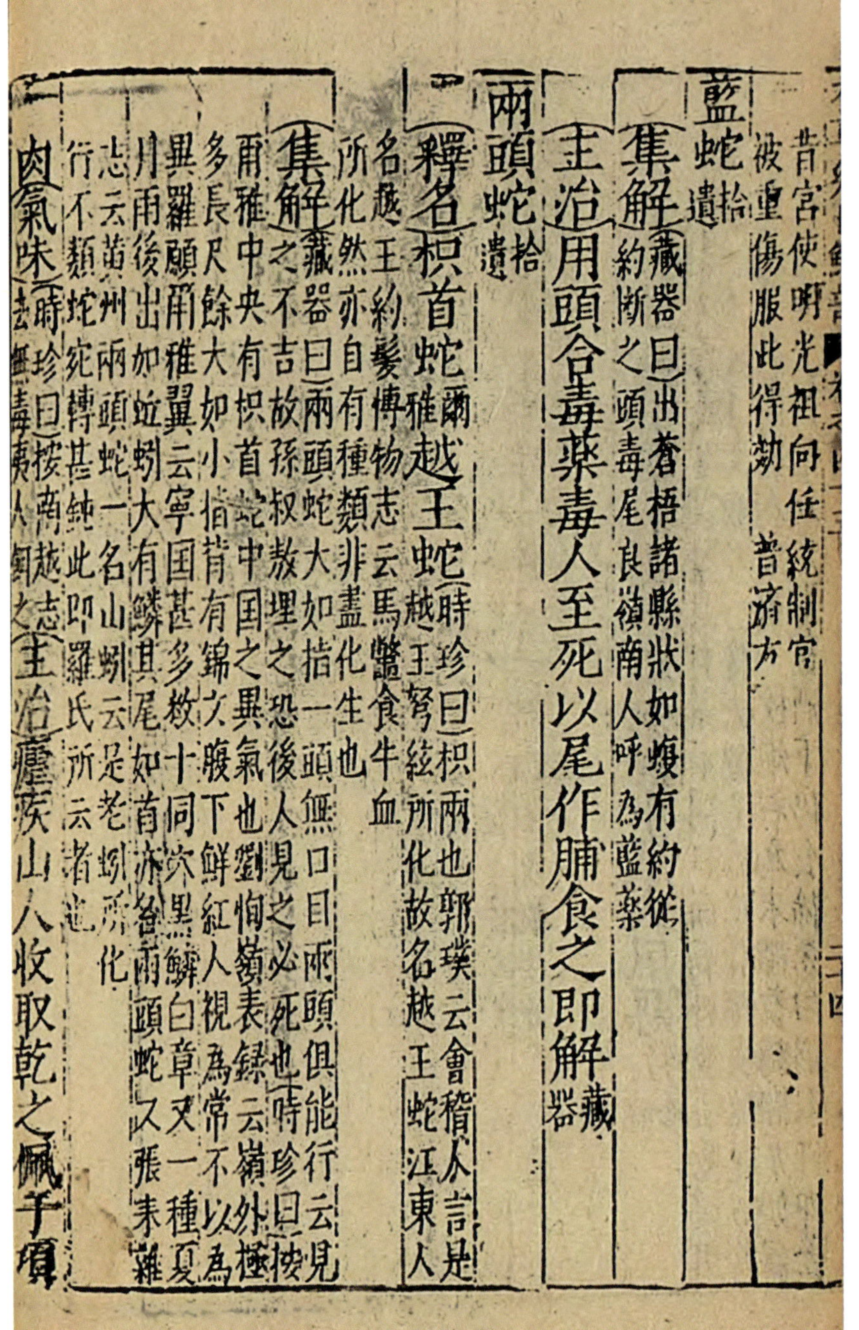

昔宮使明光祖向任統制官被重傷服此得効　普濟方

藍蛇（拾遺）

【集解】藏器曰出蒼梧諸縣狀如蝮有約從約斷之頭毒尾良嶺南人呼為藍藥

【主治】用頭合毒藥毒人至死以尾作脯食之即解（藏器）

兩頭蛇（拾遺）

【釋名】枳首蛇（爾雅）越王蛇（時珍曰枳兩也郭璞云會稽人言是越王弩絃所化故名越王蛇江東人名越王約髮博物志云馬鼈食牛血所化然亦自有種類非盡化生也）

【集解】藏器曰兩頭蛇大如指一頭無口目兩頭俱能行云見之不吉故孫叔敖埋之恐後人見之必死也　時珍曰按爾雅中央有枳首蛇中国之異氣也劉恂嶺表錄云嶺外極多長尺餘大如小指背有錦文腹下鮮紅人視為常不以為異羅願爾雅翼云寧国甚多數十同穴黑鱗白章又一種夏月雨後出如蚯蚓大有鱗其尾如首亦名兩頭蛇又張耒雜志云黄州兩頭蛇一名山蚓云是老蚓所化行不類蛇宛轉甚鈍此即羅氏所云者也

肉【氣味】（時珍曰按南越志云無毒夷人餌之）【主治】瘧疾山人收取乾之佩于項

昔宮使明光祖，向任統制官，被重傷，服此得效。普濟方。

藍蛇拾遺

【集解】【藏器曰】出蒼梧諸縣。狀如蝮有約，從約斷之，頭毒尾良。嶺南人呼爲藍藥。

【主治】用頭合毒藥，毒人至死。以尾作脯，食之即解。藏器。

兩頭蛇拾遺

【釋名】枳首蛇爾雅、越王蛇。【時珍曰】枳，兩也。郭璞云：會稽人言是越王弩絃所化，故名越王蛇。江東人名越王約髮。續〔一〕博物志云：馬鼈食牛血所化。然亦自有種類，非盡化生也。

【集解】【藏器曰】兩頭蛇大如指，一頭無口目，兩頭俱能行。云見之不吉，故孫叔敖埋之，恐後人見之必死也。【時珍曰】按爾雅：中央有枳首蛇，中國之異氣也。劉恂嶺表録云：嶺外極多。長尺餘，大如小指，背有錦文，腹下鮮〔二〕紅。人視爲常，不以爲異。羅願爾雅翼云：寧國甚多，數十同穴，黑鱗白章。又一種夏月雨後出，如蚯蚓大，有鱗，其尾如首，亦名兩頭蛇。又張耒雜志云：黄州兩頭蛇，一名山蚓。云是老蚓所化，行不類蛇，宛轉甚鈍。此即羅氏所云者也。

肉。【氣味】【時珍曰】按南越志云〔三〕：無毒。夷人餌之。【主治】瘧疾。山人收取乾之。佩于項

〔一〕續：原脱。考引文非出博物志。今據續博物志卷九補。
〔二〕鮮：御覽卷九百三十四蛇下引嶺表録異作「鱗」。
〔三〕云：原作「去」。今從錢本改。

上（時珍）

天蛇（綱目）

【集解】（時珍曰）按沈存中筆談云：天蛇生幽陰之地，遇雨後則出，越人深畏之。其大如筋而匾，長三四尺，色黃赤。澆之以醋則消，或以石灰滲之亦死。又云：天蛇不知何物，人遭其螫，仍為露水所濡，則遍身潰爛。或云草間花蜘蛛者，非矣。廣西一吏為蟲所毒，舉身潰爛。一醫視云：天蛇所螫，不可為矣。仍以藥傅其一有腫處，以鉗拔出如蛇十餘，而疾終不起。又錢塘一田夫忽病癩，通身潰爛，號呼欲絕。西溪寺僧視之曰：此天蛇毒，非癩也。以秦皮煮汁一斗，令其恣飲。初日減半，三日頓愈。○又水蛇治天蛇毒，見前。

苟印（拾遺）

【集解】（藏器曰）苟印一名苟斗，出潮州，如蛇有四足。

膏【主治】滴耳中，治聾，令左右耳徹。（藏器）

蛇角（綱目）

【釋名】骨咄犀（亦作骨篤）、碧犀。（時珍曰）按陶九成輟耕錄云：骨咄犀，大蛇之角也。當作蠱毒，謂其解蠱毒上。時珍。

天蛇綱目

【集解】【時珍曰】按沈存中筆談云：天蛇生幽陰之地，遇雨後則出，越人深畏之。其大如筯而匾，長三四尺，色黄赤。澆之以醋則消，或以石灰糝之亦死。又云：天蛇不知何物？人遭其螫，仍爲露水所濡，則遍身潰爛。或云草間[一]花蜘蛛者，非[二]矣。廣西一吏爲蟲所毒，舉身潰爛。一醫視云：天蛇所螫，不可爲矣。仍以藥傅其一有腫處，以鉗拔出如蛇十餘，而疢終不起。又錢塘一田夫忽病癩，通身潰爛，號呼欲絶。西溪寺僧視之，曰：此天蛇毒，非癩也。以秦皮煮汁一斗，令其恣飲。初日減半，三日頓愈。〇又水蛇治天蛇毒，見前。

苟[三]印拾遺

【集解】【藏器曰】苟印，一名苟斗，出潮州。如蛇，有四足。【主治】滴耳中，治聾，令左右耳徹。藏器。

蛇角綱目

【釋名】骨咄犀亦作骨篤、碧犀。【時珍曰】按陶九成輟耕録云：骨咄犀，大蛇之角也，當作蠱毒，謂其解蠱毒

〔一〕間：夢溪筆談卷二十五雜誌此下有「黄」字。

〔二〕非：同上作「是」。

〔三〕苟：原字上部缺損。今據證類卷二十二三十六種陳藏器餘補正。

如犀角也唐書有古都國亦産之則骨咄又似古都之訛也

【集解】時珍曰按大明會典云蛇角出哈密衛劉郁西域記云骨篤犀即大蛇角出西番曹昭格古論云骨篤犀碧犀也色如淡碧玉稍有黄色其文理似角扣之聲清越如玉磨刮嗅之有香燒之不臭最貴重能消腫解毒洪邁松漠紀聞云骨咄犀犀不甚大紋如象牙帶黄色作刀靶者已爲無價之寶也

【氣味】有毒【主治】消腫毒解諸毒蠱毒以毒攻毒也時珍

諸蛇綱目

【釋名】時珍曰蛇字古作它俗作虵有佘移佗三音篆文象其宛轉屈曲之形其行委佗故名嶺南人食之或呼爲訛或呼爲茅鱓按山海經云海外西南人以蟲爲蛇號蛇爲魚則自古已然矣

【集解】時珍曰蛇類璅語不可類從者萃族於左以便考閱蛇在禽爲翼火天文象形居南方在卦爲巽風巳爲蛇在神爲玄武北方之神玄龜纏蛇相合也在物爲毒蟲出說文有水火草木土五種出北戶録青黄赤白黑金翠斑花諸色各見本條毒蟲也而有無毒者金蛇水蛇無毒鱗蟲也而有生毛者蝮蛇文間有毛

如犀角也。唐書有古都國亦産此，則骨咄又似古都之訛也。

【集解】【時珍曰】按大明會典云：蛇角出哈密衛。劉郁西域記〔一〕云：骨篤犀即大蛇角，出西番。曹昭格古論云：骨篤犀，碧犀也。色如淡碧玉，稍有黄色，其文理似角，扣之聲清越如玉，磨刮嗅之有香，燒之不臭，最貴重，能消腫解毒。洪邁松漠紀聞云：骨咄犀，犀不甚大，紋如象牙，帶黄色。作刀靶者，已爲無價之寶也。

【氣味】有毒。【主治】消腫毒，解諸毒蠱毒，以毒攻毒也。時珍。

諸蛇 綱目

【釋名】【時珍曰】蛇字古作它，俗作蛇也，有佘、移、佗三音。篆文象其宛轉屈曲之形。其行委佗，故名。嶺南人食之，或呼爲訛，或呼爲茅鱓。按山海經云：海外西南人以蟲爲蛇，號蛇爲魚。則自古已然矣。

【集解】【時珍曰】蛇類瑣語，不可類從者，萃族於左，以便考閲。蛇在禽爲翼火，天文象形，居南方。在卦爲巽風，巳爲蛇。在神爲玄武，北方之神，玄龜、纏蛇相合也。在物爲毒蟲。出説文。有水、火、草、木、土五種，出北户録。青、黄、赤、白、黑、金、翠、斑、花諸色。見各條。毒蟲也，而有無毒者；金蛇、水蛇無毒。鱗蟲也，而有生毛者；蝮蛇文間有毛。

〔一〕西域記：卷一引據古今經史百家書目同。千頃堂書目卷八及劉郁原書均作西使記。

山海經云長蛇毛如彘毫也卵生也而有胎產者蝮蛇胎生腹行也而有四足
者鱗蛇千歲蝮苟印斯蜴皆有足又有冠者雞冠蛇頭上有冠最毒角者三角蛇有角翼者
西山經云太華山有蛇六足四翼名曰肥蟥飛者山海經云柴桑多飛蛇荀子云螣蛇無足而飛獸首者
大荒經云肅慎國有琴蛇獸首蛇身人面者江湖紀聞云嶺表有人面蛇能呼人姓名害人惟畏蜈蚣兩首
者枳首蛇兩身者北山經云渾夕之山有蛇曰肥遺一首兩身見則大旱管子曰涸水之精名曰蟡状如蛇
一首兩身長八尺呼其名可取魚鼈岐尾者廣志云出雲南鈎尾者張文仲云鈎蛇尾如鈎能鈎人獸入
水食之蝸尾者葛洪云蝸尾蛇似青蝰其尾三四寸有異色最毒柂形者張文仲云柂蛇形似柂長
七八尺中人必死削船柂煑汁浸之杵形者即合木蛇又有青蝰即竹根蛇白蝰蒼虺文
蝮白頸黑甲赤目黃口之類張文仲云惡蛇甚多四五月青蝰蒼虺白頸大蜴六七月白蝰
文蝮黑甲赤目黃口反鈎三角之類皆毒之猛烈者又南方有吻蛇人若傷之不死終身伺其主雖百衆人中亦來取之
惟百里外乃免耳蛇出以春出則食物蛇以春夏為晝秋冬為夜其蟄以冬蟄則
含土至春吐出即蟄黃石其舌雙物理論云舌者心苗火旺于巳巳為蛇故蛇雙舌其耳聾埤雅

山海經云：長蛇毛如彘毫也。卵生也，而有胎産者，蝮蛇胎生。腹行也，而有四足者。鱗蛇、千歲蝮、苟印、蜥蜴皆有足。飛者，山海經云：太華山有蛇，六足四翼，名曰肥𧔥。翼者，西山經云：三角蛇，有角。角者，雞冠蛇，頭上有冠，最毒。又有冠者，柴桑多飛蛇。荀子云：螣蛇無足而飛。獸首者，大荒經云：肅愼國有琴蛇，獸首蛇身。人面者，江湖紀聞云：嶺表有人面蛇，能呼人姓名，害人。惟畏蜈蚣。兩首者，枳首蛇。兩身者，北山經云：渾夕之山，有蛇曰肥遺，一首兩身，見則大旱。管子曰：涸水之精，名曰蝺，狀如蛇，一首兩身，長八尺。呼其名可取魚鼈。岐尾者，廣志云：出雲南。鉤尾者，張文仲云：鉤蛇，尾如鉤，能鉤人獸入水食之。熇尾者，葛洪云：熇尾蛇似青蝰，其尾三四寸有異色，最毒。柂形者，張文仲云：柂蛇，形似柂，長七八尺，中人必死。削船柂，煮汁浸之。杵形者，即合木蛇。又有青蝰、即竹根蛇。白蝰、蒼虺、文蝮、白頸、黑甲、赤目、黄口之類。張文仲云：惡蛇甚多。四五月青蝰、蒼虺、白頸、大蜴；六七月，白蝰、文蝮、黑甲、赤目、黄口、反鉤、三角之類。皆毒之猛烈者。又南方有呴蛇，人若傷之不死，終身伺其主。雖百衆人中，亦來取之。惟百里外乃免耳。蛇出以春，出則食物。蛇以春夏爲晝，秋冬爲夜。其蟄以冬，蟄則含土。至春吐出，即蛇黄石。其舌雙，物理論云：舌者心苗，火旺于巳，巳爲蛇，故蛇雙舌。其耳聾。埤雅

云蛇聾虎鰓其聽以目埤雅其蟠向壬淮南子其毒在涎許蛇洗汙涎則無毒也蛇
涎着人生蛇漢瘡吐涎成絲能害人目段成式云蛇怒時毒在頭尾其珠在口陸佃云龍珠在頷蛇珠在口懷
珠之蛇多喜投暗見人張口吐氣如爐其行也紆淮南子云蛇屬紆行其食也吞有牙無齒皮
數解蛻變化論云龍易骨蛇易皮性曉方藥出稽聖賦又異苑云田父見蛇被傷一蛇銜草傳之遂去
其人采草治瘡名曰蛇銜蛇交蛇則雄入雌腹交已即退出也段成式云人見蛇交三年死李廷飛
云人見蛇交主有喜蛇交雉則生蜃及蟂詳見蛟龍魯至剛云蛇交雉生卵遇雷入土久則成蛟不
入土但為雉耳述異記云江淮中有獸名能乃蛇精所化也冬則為雉春復為蛇蛇以龜鼈為雌埤雅
云大腰純雌以蛇為雄蛇求於龜鼈則生龜鼈蛇求於雉則生蜃蛟物異而感同也又與鱧鱓通氣見本
條入水交石斑魚見本條入山與孔雀匹禽經云鵲見蛇則噪而奔孔見蛇則喜而
躍竹化蛇蛇化雉異苑云大元中汝南人伐木見一竹中央已成蛇形而枝葉如故又桐廬民伐竹見
蛇化雉頭項已就身猶蛇也乃知竹化蛇蛇化雉夔憐蛇蛇憐風出莊子水蛇化鱓名蛇
鱓有毒螣蛇化龍神蛇能乘雲霧而飛游千里螣蛇聽孕出變化論又抱朴子云螣蛇不交

云：蛇聾虎聵。**其聽以目**。埤雅。**其蟠向壬**。淮南子。**其毒在涎**，弄蛇洗浄涎，則無毒也。蛇涎着人，生蛇漠瘡。吐涎成絲，能害人目。段成式云：蛇怒時，毒在頭尾。**其珠在口**。陸佃云：龍珠在頷，蛇珠在口，懷珠之蛇，多喜投暗，見人張口，吐氣如燼。**其行也紆**，淮南子云：蛇屬紆行。**其食也吞**。有牙無齒。**皮數解蛻**。變化論云：龍易骨，蛇易皮。**性曉方藥**。出稽聖賦。又異苑云：田父見蛇被傷，一蛇銜草傅之，遂去。其人采草治瘡，名曰蛇銜。**蛇交蛇，則雄入雌腹**。交已即退出也。段成式云：人見蛇交，三年死。李廷[一]飛云：人見蛇交，主有喜。**蛇交雉，則生蜃及蟂**。詳見「蛟龍」。魯至剛云：蛇交雉生卵，遇雷入土，久則成蛟。不入土，但爲雉耳。述異記云：江淮中有獸名能，乃蛇精所化也。冬則爲雉，春復爲蛇。**蛇以龜、鼈爲雌**；埤雅云：大腰純雌，以蛇爲雄。蛇求於龜鼈，則生龜鼈；蛇求於雉，則生蜃蛟。物異而感同也。**又與鱧、鱓通氣**。見本條。**入水，交石斑魚**；見本條。**入山，與孔雀匹**。禽經云：鵲見蛇則噪而奔，孔見蛇則喜而躍。**竹化蛇，蛇化雉**。異苑云：大元中，汝南人伐木，見一竹，中央已成蛇形，而枝葉如故。又桐廬民伐竹，見蛇化雉，頭項已，身猶蛇也。乃知竹化蛇，蛇化雉。**夔憐蛇，蛇憐風**[二]。出莊子。**水蛇化鱓**，名蛇鱓，有毒。**螣蛇化龍**。神蛇能乘雲霧，而飛游千里。**螣蛇聽孕**，出變化論。又抱朴子云：螣蛇不交。

〔一〕廷：據元史卷一百九十七李鵬飛傳當作「鵬」。

〔二〕夔憐蛇蛇憐風：莊子秋水原作「夔憐蚿蚿憐蛇」。

蟒蛇目圓出述異記大蛇曰蟒巴蛇吞象山海經云巴蛇食象三年而出其骨蚺蛇吞鹿詳本條玄蛇吞麈大鹿也出山海經活褥蛇能捕鼠唐書云貞觀中波斯國獻之狀同鼠色正青能捕鼠食蛇鼠能捕蛇唐書云罽賓國有食蛇鼠尖喙赤尾能食蛇被蛇螫者以鼠嗅而尿之立愈蛇吞鼠而有嚙蛇之鼠狼恣曰嘗見一鳥蛇長丈餘有鼠狼嚙蛇頭曳之而去亦相畏伏耳蛇吞蛙而有制蛇之田父洽聞記云蝦蟇大者名田父見蛇則銜其尾良久蛇死尾後數寸皮不損而肉已盡矣蛇令豹止而有食蛇之貘淮南子云蛇令豹止物相制也貘乃白豹食蛇及鐵龜蛇同氣而有呷蛇之龜龜見攝玄龜食蟒王起云以小制大禽之制在氣也蝍蛆甘帶出莊子蝍蛆蜈蚣也帶蛇也陸佃云蜈蚣見大蛇能以氣禁之啖其腦眼蟾蜍食蝍蛆蝍蛆食蛇蛇食蟾蜍物畏其天也墨客揮犀云蜈蚣逐蛇蛇即張口乃入其腹食之鸛步則蛇出鵙鳴則蛇結出禽經鵙鳥能禹步禁呪使大石自轉取蛇食之蛇入口即糜也鸛亦然鵙伯勞也鸛鶴鷹鶻鶖皆鳥之食蛇者也蛇鷹蛇鵰餘見本條虎猴麂麝牛皆獸之食蛇者也玃猴食蛇牛食蛇則獨肝有毒蛇所食之蟲則蛙鼠燕雀蝙蝠鳥雛所食

蟒蛇目圓。出述異記。大蛇曰蟒。巴蛇吞象，山海經云：巴蛇食象，三年而出其骨。蚺蛇吞鹿，詳本條〔一〕。玄蛇吞麈。大鹿也。出山海經。活褥蛇，能捕鼠；唐書云：貞觀中，波斯國獻之。狀同鼠，色正青，能捕鼠。食蛇鼠，能捕蛇。唐書云：罽賓國有食蛇鼠，尖喙赤尾，能食蛇。被蛇螫者，以鼠嗅而尿之，立愈。蛇吞鼠，而有嚙蛇之鼠狼；寇曰：嘗見一鳥蛇，長丈餘。有鼠狼嚙蛇頭，曳之而去，亦相畏伏耳。蛇吞蛙，而有制蛇之田父。洽聞記云：蝦蟆大者名田父，見蛇則銜其尾。良久蛇死，尾後數寸，皮不損而肉已盡矣。蛇令豹止，而有食蛇之貘；淮南子云：蛇令豹止，物相制也。貘乃白豹，食蛇及鐵。龜蛇同氣，而有呷蛇之龜。見「攝龜」。玄龜食蟒，王起云：以小制大，禽之制在氣也。蝍蛆甘帶。出莊子。蝍蛆，蜈蚣也。帶，蛇也。陸佃云：蜈蚣見大蛇，能以氣禁之，啖其腦、眼。蟾蜍食蝍蛆，蝍蛆食蛇，蛇食蟾蜍，物畏其天也。墨客揮犀云：蜈蚣逐蛇，蛇即張口，乃入其腹食之。鴆步則蛇出，鵙鳴則蛇結。出禽經。鴆鳥能禹步禁咒，使大石自轉，取蛇食之，蛇入口即糜也。鸛亦然。鵙，伯勞也。鸛、鶴、鷹、鶻、鶩，皆鳥之食蛇者也；蛇鷹、蛇鶻。餘見本條。虎、猴、麂、麝、牛，皆獸之食蛇者也。玃猴食蛇。牛食蛇，則獨肝有毒。蛇所食之蟲，則蛙、鼠、燕、雀、蝙蝠、鳥雛；所食

〔一〕本條：原作「□條本」。蚺蛇吞鹿，見于本卷蚺蛇，今據刪改。

之草則芹茄石楠茱萸蛇粟嗔子也所憎之物則蘘荷菴䕡蛇莴草鸛鵞糞所畏之藥則雄黄雌黄羖羊角蜈蚣千金云入山佩武都雄黄雌黄或燒羖羊角烟或筒盛蜈蚣則蛇不敢近誤觸莴苿則目不見物出續墨客揮犀炙以桑薪則足可立出藏器曰蛇有足見之不佳惟桑薪火炙之則見不足怪也陶弘景曰五月五日燒地令熱以酒沃之置蛇於上則足見蛇蟠人足淋以熱尿或沃以熱湯則自解蛇入人竅灸以艾炷或辣以椒末則自出以艾炷灸蛇尾或割破蛇尾塞以椒末即出內解蛇毒之藥則雄黄貝母大蒜薤白蒼耳外治蛇蠚之藥則大青鶴蝨苦苣堇菜射罔薑黄乾薑白礬黑豆葉黄荆葉蛇含草犬糞鵞糞蔡苴机糞

之草，則芹、茄、石南藤〔一〕、茱萸、蛇粟。嚏子也。所憎之物，則蘘荷、菴蕳、蛇芮草、鵝糞；所畏之藥，則雄黃、雌黃、羖羊角、蜈蚣。千金云：入山佩武都雄黃、雌黃，或燒羖羊角烟，或筒盛蜈蚣，則蛇不敢近。誤觸萵菜，則目不見物；出續墨客揮犀。炙以桑薪，則足可立出。【藏器曰】蛇有足，見之不佳。惟〔二〕桑薪火炙之則見，不足怪也。【陶弘景曰】五月五日燒地令熱，以酒沃之。置蛇于上則足見。蛇蟠人足，淋以熱尿，或沃以熱湯，則自解；蛇入人竅，灸以艾炷，或辣以椒末，則自出。以艾炷灸蛇尾，或割破蛇尾，塞以椒末，即出。內解蛇毒之藥，則雄黃、貝母、大蒜、薤白、蒼耳；外治蛇蠚之藥，則大青、鶴蝨、苦苣、堇菜、射罔、薑黃、乾薑、白礬、黑豆葉、黃荊葉、蛇含草、犬糞、鵝糞、蔡苴机糞。

〔一〕南藤：原作「楠」。今據卷十八南藤改。
〔二〕惟：證類卷二十二兩頭蛇作「以」。

本草綱目鱗部目録第四十四卷

鱗之三　魚類三十一種

右附方舊十三新六十

鱗之四　無鱗魚二十八種　附録九種

本草綱目鱗部目録第四十四卷

鱗之三　魚類三十一種

鯉魚本經　鱮魚綱目○即鰱魚　鱅魚拾遺　鱒魚綱目○即赤眼魚

鯇魚拾遺○即草魚　青魚開寶　竹魚綱目　鯮[一]魚開寶

白魚開寶　鯼魚食療　鱤魚綱目　石首魚開寶○墨頭魚附

勒魚綱目　鱭魚食療　鰣魚食療　嘉魚開寶

鯧魚拾遺　鯽魚別録○鰤魚[二]附　魴魚食療○即鯿　鱸魚嘉祐

鱖魚開寶○鰧魚附　鯊魚綱目　杜父魚拾遺　石斑魚綱目

石鮅魚拾遺　黄鯝魚綱目　鰷魚綱目　鱠殘魚食鑑○即銀魚

鱵魚綱目　鱊魚綱目　金魚綱目○丹魚附

右附方舊十三，新六十。

鱗之四　無鱗魚二十八種　附録九種

[一] 鯮：正文本藥正名作「鯔」。

[二] 鰤魚：原字漫漶。今據本卷本條正文補正。

右附方舊九新二十八

鱧魚本經
鰻鱺魚別録
海鰻鱺日華
鱓魚別録

鰌魚綱目
鱣魚拾遺○即黄魚
鱘魚拾遺
牛魚拾遺

鮠魚拾遺○即鮰魚
鮧魚別録○即鮎魚
鯑魚綱目○即孩兒魚

鯢魚拾遺
黄顙魚食療
河豚魚[一]開寶
海豚魚拾遺

比目魚食療
鮹魚拾遺
鮫魚唐本○即沙魚
烏賊魚本經○柔魚附

章魚綱目
海鷂魚拾遺○即少陽魚[二]
文鰩魚拾遺

魚虎拾遺
魚師綱目
海蛇拾遺
鰕別録

海鰕拾遺
海馬拾遺

附録[三]

鮑魚別録○即薧魚
鱁鮧拾遺○即鰾膠
魚鱠拾遺

魚鮓拾遺
魚脂拾遺
魚魫綱目
魚鱗綱目

魚子綱目
諸魚有毒[四]拾遺

右附方舊九，新六十。

〔一〕魚：正文本藥正名無此字。
〔二〕少陽魚：正文僅在「邵陽魚」後注「食鑑作少陽」。
〔三〕附録：正文無此目。其下諸條亦非附録藥體例，然所録之藥皆非不同種類之魚，乃魚身不同部位及不同製法之魚品。
〔四〕諸魚有毒：正文無此名目及内容。

鱗部二

鱗之三 魚類三十二種

鯉魚 本經上品

【釋名】〔時珍曰〕鯉鱗有十字文理，故名。鯉雖困死，鱗不反白。〔頌曰〕崔豹云：兖州人呼赤鯉為玄駒，白鯉為白驥，黄鯉為黄騅。

【集解】〔別録曰〕生九江池澤。取無時。〔頌曰〕處處有之。其脇鱗一道，從頭至尾，無大小，皆三十六鱗，每鱗有小黑點。諸魚惟此最佳，故為食品上味。〔弘景曰〕鯉為諸魚之長，形既可愛，又能神變，乃至飛越江湖，所以仙人琴高乘之也。山上水中有此，不可食。

肉【氣味】甘，平，無毒。〔日華曰〕凉，有小毒。〔宗奭曰〕鯉至陰之物，其鱗三十六，陰極則陽復，故素問言魚熱中。脉訣言熱則生風，食之多能發風熱。日華言凉，非也。風家食之，貽禍無窮。〔時珍曰〕按丹溪朱氏言：諸魚在水，無一息之停，皆能動風動火，不獨鯉也。○〔詵曰〕鯉脊上兩筋及黑血有毒，溪澗中者毒在腦，俱不可食。凡炙鯉魚，不可使烟入目，損目光，三日内必驗也。天行病後、下痢及宿癥，俱不可食。服天門冬、朱砂人不可食。不可合犬肉及葵菜食。

【主治】煮

本草綱目鱗部第四十四卷

鱗之三　魚類三十一[一]種

鯉魚本經上品

【釋名】【時珍曰】鯉鱗有十字文理，故名鯉。雖困死，鱗不反白。【頌曰】崔豹云：兖州人呼赤鯉爲玄駒，白鯉爲白驥，黄鯉爲黄雕。

【集解】【别録曰】生九江池澤。取無時。【頌曰】處處有之。其脊中[二]鱗一道，從頭至尾，無大小，皆三十六鱗，每鱗有小黑點。諸魚惟此最佳，故爲食品上味。【弘景曰】鯉爲諸魚之長，形既可愛，又能神變，乃至飛越江湖，所以仙人琴高乘之也。山上水中有此，不可食。

肉。【氣味】甘，平，無毒。【日華曰】凉，有小毒。【宗奭曰】鯉，至陰之物，其鱗三十六。陰極則陽復，故素問言魚熱中。脉訣言：熱則生風，食之多能發風熱。日華言凉，非也。風家食之，貽禍無窮。【時珍曰】按丹溪朱氏言：諸魚在水，無一息之停，皆能動風動火，不獨鯉也。○【詵曰】鯉脊上兩筋及黑血有毒，溪澗中者毒在腦，俱不可食。凡炙鯉魚，不可使烟入目，損目光，三日内必驗也。天行病後、下痢及宿癥，俱不可食。服天門冬、朱砂人不可食。不可合犬肉及葵菜食。【主治】煮

[一] 一：原作「二」。今據分目録及本類藥物實數改。
[二] 脊中：原作「脇」。今據證類卷二十鯉魚膽改。

食治欬逆上氣黄疸止渴治水腫脚滿下氣（別錄）治懷妊身腫及胎氣不安（日華）煑食下水氣利小便（時珍）作鱠温補去冷氣痃癖氣塊横關伏梁結在心腹（藏器）治上氣欬嗽喘促（心鏡）燒末能發汗定氣喘欬嗽下乳汁消腫米飲調服治大人小兒暴痢用童便浸煨止反胃及惡風入腹（時珍）

【發明】時珍曰鯉乃陰中之陽其功長於利小便故能消腫脹黄疸脚氣喘欬濕熱之病作鱠則性温故能去痃結冷氣之病燒之則從火化故能發散風寒平肺通乳解腸胃及腫毒之邪按劉河間云鯉之治水鶩之利水所謂因其氣相感也

【附方】（舊五新八）水腫（范汪用大鯉魚一頭醋三升煑乾食一日一作○外臺用大鯉一尾赤小豆一升水二斗煑食飲汁一頓服盡當下利盡即差）妊娠水腫（方同上）水腫脹滿（赤尾鯉魚一斤破開不見水及塩以生礬五錢研末入腹內火紙包裹外以黄土泥包放竈內煨熟取出去紙泥送粥食頭者上消食身尾者下消一日用盡屢試經驗○楊拱醫方摘要）妊娠感寒（用鯉魚一頭燒末酒服方寸匕令汗出子母祕錄）胎氣不

食，治欬逆上氣，黄疸，止渴。生者[一]，治水腫脚滿，下氣。別録。治懷妊身腫，及胎氣不安。日華。煮食，下水氣，利小便。時珍。作鱠，温補，去冷氣，痃癖氣塊，横關伏梁，結在心腹。藏器。治上氣，欬嗽喘促。心鏡。燒末，能發汗，定氣喘欬嗽，下乳汁，消腫。米飲調服，治大人小兒暴痢。用童便浸煨，止反胃及惡風入腹。時珍。

【發明】【時珍曰】鯉乃陰中之陽，其功長於利小便，故能消腫脹黄疸，脚氣喘嗽，濕熱之病。作鱠則性温，故能去痃結冷氣之病。燒之則從火化，故能發散風寒，平肺通乳，解腸胃及腫毒之邪。按劉河間云：鯉之治水，鶩之利水，所謂因其氣相感也。

【附方】舊五，新八。水腫。范汪用大鯉魚一頭，醋三升，煮乾食。一日一作。○外臺用大鯉一尾，赤小豆一升，水二斗，煮食飲汁，一頓服盡，當下，利盡即差。妊娠水腫。方同上。水腫脹滿。赤尾鯉魚一斤，破開，不見水及鹽，以生礬五錢研末，入腹内，火紙包裹，外以黄土泥包，放竈内煨[二]熟取出，去紙、泥，送粥。食頭者上消，食身、尾者下消，一日用盡。屢試經驗。○楊拱醫方摘要。妊娠感寒。用鯉魚一頭燒末，酒服方寸匕，令汗出。秘録。胎氣不

[一] 生者：原脱。今據證類卷二十鯉魚膽補。
[二] 煨：原字左側缺損。今據醫方摘要卷五腫脹補正。

長用鯉魚肉同鹽棗煮汁飲之 集驗 胎動不安及婦人數傷胎下血不止鯉魚一斤治淨阿膠炒一兩糯

米二合水二升入葱薑橘皮鹽各少許煮臛食五七日効 聖惠 乳汁不通用鯉魚一頭燒末每服一錢酒

調下 產寶 ○咳嗽氣喘用鯉魚一頭去鱗紙裹炮熟去刺研末同糯米煮粥空心食 心鏡 惡風入

腹久腫惡風入腹及女人新產風入產戶內如馬鞭噓吸短氣咳嗽者用鯉魚長一尺五寸以尿浸一宿平旦以木篦

從頭貫至尾文火炙熟去皮空心頓食勿用鹽醋 外臺 反胃吐食用鯉魚一頭童便浸一夜炮焦研末同米

煮粥食之 ○壽域 一切腫毒已潰未潰者用鯉魚燒灰醋和塗之以愈爲度 外臺 積年骨疽

一捏一汁出者熬飴糖勃瘡上仍破生鯉魚搶之頃持刮視蟲出更洗傅藥蟲盡則愈 肘後 小兒木舌長大

滿口鯉魚肉切片貼之以帛繫定 聖惠

鮓

氣味鹹平無毒弘景曰不可合小豆藿食乃成消渴 主治殺蟲 藏器

附方 新一 聤耳有蟲膿血日夜不止用鯉魚鮓三斤鯉魚腦一枚鯉魚腸一具洗切烏麻子炒研一升同

擣入器中微火炙暖布裹貼耳兩食頃有白蟲出盡則愈慎冷寒 千金

膽

氣味苦寒無毒之才曰蜀漆爲使 主治目熱赤痛青盲明目久服

長。用鯉魚肉同鹽、棗煮汁，飲之。集驗。胎動不安及婦人數傷胎，下血不止。鯉魚一個治浄，阿膠炒一兩，糯米二合，水二升，入葱、薑、橘皮、鹽各少許，煮臛食。五七日效。聖惠。乳汁不通。用鯉魚一頭燒末。每服一錢，酒調下。○產寶。咳嗽氣喘。用鯉魚一頭去鱗，紙裹炮熟，去刺研末，同糯米煮粥，空心食。心鏡。惡風入腹。久腫，惡風入腹，及女人新産，風入産户内，如馬鞭，噓吸短氣咳嗽者。用鯉魚長一尺五寸，以尿浸一宿，平旦以木篦從頭貫至尾，文火炙熟，去皮，空心頓食。勿用鹽、醋。外臺。反胃吐食。用鯉魚一頭，童便浸一夜，炮焦研末，同米煮粥食之。○壽域。一切腫毒，已潰未潰者。用鯉魚燒灰，醋和塗之，以愈爲度。外臺。積年骨疽，一捏一汁出者。熬飴糖[一]勃瘡上，仍破生鯉魚擒之。頃時刮視，蟲出。更洗傅藥，蟲盡則愈。肘後。小兒木舌，長大滿口。鯉魚肉切片貼之，以帛繫定。聖惠。

鮓。【氣味】鹹，平，無毒。【弘景曰】不可合豆藿食，乃成消渴。【主治】殺蟲。藏器。

【附方】新一。聤耳有蟲，膿血日夜不止。用鯉魚鮓三斤，鯉魚腦一枚，鯉魚腸一具洗切，烏麻子炒研一升，同擣，入器中，微火炙暖，布裹貼耳。兩食頃，有白蟲出盡則愈。慎風寒。千金。

膽。【氣味】苦，寒，無毒。【之才[二]曰】蜀漆爲使。【主治】目熱赤痛，青盲，明目。久服

[一] 熬飴糖：肘後方卷五治癧疽妒乳諸毒腫方作「熬末膠粘」，外臺卷二十四附骨疽方引備急作「取膠熬擣末粉」，均未直言「飴糖」。
[二] 之才：證類卷二十鯉魚膽引此句出藥性論。

強悍益志氣本經點眼治赤腫翳痛塗小兒熱腫甄權點雀目燥痛即明後附滴耳治聾藏器

附方舊一新三小兒咽腫痺痛者用鯉魚膽二七枚和竈底土以塗咽外立效千金方大人陰瘻鯉魚膽雄雞肝各一枚為末雀卵和丸小豆大每吞一丸千金方睛上生暈不問久新鯉魚長一尺二寸者取膽滴銅鏡上陰乾竹刀刮下每點少許總錄赤眼腫痛聖濟總錄用鯉魚膽十枚膩粉一錢和勻瓶收日點○十便良方用鯉膽五枚黃連末半兩和勻入蜂蜜少許瓶盛安飯上蒸熟每用貼目眥日五七度亦治飛血赤脉

膽主治食之治小兒驚忤諸癇大明

腦髓主治諸癇蘇恭煮粥食治暴聾大明和膽等分頻點目眥治青盲時珍

附方新二耳卒聾竹筒盛鯉魚腦於飯上蒸過注入耳中千金耳膿有蟲鯉魚腦和桂末搗勻綿裹塞之外臺秘要方

强悍，益志氣。本經。點眼，治赤腫翳痛。塗小兒熱腫。甄權。點雀目燥痛即明。肘後。滴耳，治聾。藏器。

【附方】舊一，新三。小兒咽腫喉痺〔一〕者。用鯉魚膽二七枚，和竈底土，以塗咽外，立效。千金方。大人陰痿。鯉魚膽、雄雞肝各一枚，爲末，雀卵和丸小豆大。每吞一丸。千金方。睛上生暈。不問久新，鯉魚長一尺二寸者，取膽滴銅鏡上，陰乾，竹刀刮下。每點少許。總録。赤眼腫痛。聖濟總録用鯉魚膽十枚，膩粉一錢，和勻瓶收，日點。○十便良方用鯉膽五枚，黄連末半兩，和勻，入蜂蜜少許，瓶盛，安飯上蒸熟。每用貼目眦，日五七度。亦治飛血赤脉。

脂。【主治】食之，治小兒驚忤諸癇。大明。

腦髓。【主治】諸癇。蘇恭。煮粥食，治暴聾。大明。和膽等分，頻點目眦，治青盲。時珍。

【附方】新二。耳卒聾。竹筒盛鯉魚腦，於飯上蒸過，注入耳中。千金。耳膿有蟲。鯉魚腦和桂末擣勻，綿裹塞之。○千金方。

〔一〕喉痺：原作「痺痛」。今據證類卷二十鯉魚膽改。

血主治小兒火瘡丹腫瘡毒塗之立差蘇恭

腸主治小兒肌瘡蘇恭聤耳有蟲同酢擣爛帛裹塞之痔瘻有蟲切斷炙熟帛裹坐之俱以蟲盡爲度時珍

子〔弘景曰〕合猪肝食害人

目主治刺瘡傷風傷水作腫燒灰傅之汁出即愈藏器

齒主治石淋別録〇〔頌曰〕古今録驗治石淋用齒一升研末以三歲醋和分三服一日服盡外臺治卒淋用酒服〔時珍曰〕古方治石淋多用之未詳其義

骨主治女子赤白帶下別録陰瘡魚鯁不出蘇恭

皮主治癮疹蘇恭燒灰水服治魚鯁六七日不出者日二服録驗

鱗主治產婦滯血腹痛燒灰酒服亦治血氣蘇頌燒灰治吐血崩中漏下帶下痔瘻魚鯁時珍

〔發明〕時珍曰古方多以皮鱗燒灰入崩漏痔瘻藥中蓋取其行滯血耳治魚鯁者從其類也

血。【主治】小兒火瘡，丹腫瘡毒，塗之立差。蘇恭。

腸。【主治】小兒肌瘡。蘇恭。聤耳有蟲，同酢擣爛，帛裹塞之。痔瘻有蟲，切斷炙熟，帛裹坐之。俱以蟲盡爲度。時珍。

子。【弘景曰】合猪肝食，害人。

目。【主治】刺瘡傷風、傷水作腫，燒灰傅之，汁出即愈。藏器。

齒。【主治】石淋。別録。○【頌曰】古今録驗治石淋，用齒一升，研末，以三歲醋和，分三服，一日服盡。外臺治卒淋，用酒服。

【時珍曰】古方治石淋多用之，未詳其義。

骨。【主治】女子赤白帶下。別録。陰瘡，魚鯁不出。蘇恭。

皮。【主治】癮疹。蘇恭。燒灰水服，治魚鯁六七日不出者，日二服。録驗。

鱗。【主治】産婦滯血腹痛，燒灰酒服。亦治血氣。蘇頌。燒灰，治吐血，崩中漏下，帶下，痔瘻，魚鯁。時珍。

【發明】【時珍曰】古方多以皮、鱗燒灰，入崩漏、痔瘻藥中，蓋取其行滯血耳。治魚鯁者，從其類也。

【附方】新三

痔漏疼痛（鯽魚鱗二三片，綿裹如棗形，納入坐之，其痛即止。儒門事親）

諸魚骨鯁（鯉脊三十六鱗，焙研，冷水服之，其刺自跳出，神妙。筆峰雜興）

鼻血不止（鯉魚鱗炒成灰，每冷水服二錢。普濟方）

鱮魚（音序。綱目）

【釋名】鰱魚（時珍曰：酒之美者曰醑，魚之美者曰鱮。陸佃云：鱮好羣行，相與也，故曰鱮；相連也，故曰鰱。傳云：魚屬連行，是矣。）

【集解】時珍曰：鱮魚處處有之。狀如鱅，而頭小形扁，細鱗肥腹。其色最白，故西征賦云：華魴躍鱗，素鱮揚鬐。失水易死，蓋弱魚也。

肉【氣味】甘，溫，無毒。【主治】溫中益氣。多食，令人熱中發渴，又發瘡疥。時珍

鱅魚（音庸。拾遺）

【釋名】鱃魚（音秋。山海經。時珍曰：此魚中之下品，蓋魚之庸常以供饈食者，故曰鱅、曰鱃。郭璞作鰫魚。）

【附方】新三。痔漏疼痛。鯉魚鱗二三片，綿裹如棗形，納入坐之，其痛即止〔一〕。儒門事親。諸魚骨鯁。鯉脊三十六鱗，焙研，凉水服之，其刺自跳出，神妙。筆峰雜興。鼻衄不止。鯉魚鱗炒成灰，每冷水服二錢。普濟方。

鱮魚音序○綱目

【釋名】鰱魚。【時珍曰】酒之美者曰醑，魚之美者曰鱮。陸佃云：鱮，好群行相與也，故曰鱮；相連也，故曰鰱。傳云：魚屬連行是矣。

【集解】【時珍曰】鱮魚，處處有之。狀如鱅而頭小形扁，細鱗肥腹。其色最白，故西征賦云：華魴躍鱗，素鱮揚鬐。失水易死，蓋弱魚也。

肉。【氣味】甘，温，無毒。【主治】温中益氣。多食，令人熱中發渴，又發瘡疥。時珍。

鱅魚音庸○拾遺

【釋名】鱃魚。音秋，山海經。【時珍曰】此魚中之下品，蓋魚之庸常以供饈食者，故曰鱅、曰鱃。鄭玄作鰫〔二〕魚。

〔一〕止：原作「土」。今據儒門事親卷十五腸風下血改。
〔二〕鰫：原作「溶」。今據證類卷二十一鱅魚改。

末須 今案〻阿米

〻阿女

【藏器曰】陶注鮑魚云今以鱅魚長尺許者完作淡乾魚都無臭氣其魚目旁有骨名乙禮記云食魚去乙是矣然劉元紹言海上鱅魚其臭如尸海人食之當別一種也【時珍曰】處處江湖有之狀似鰱而色黑其頭最大有至四五十斤者味亞于鰱鰱之美在腹鱅之美在頭或以鱮鰱爲一物誤矣首之大小色之黑白大不相侔山海經云鱃魚似鯉大首食之已疣是也

肉【氣味】甘溫無毒【藏器曰】秪可供食別無功用【主治】暖胃益人汪頴食之已疣多食動風熱發瘡疥時珍

鱒魚綱目

【釋名】鮅魚必 赤眼魚【時珍曰】說文云鱒鮅赤目魚也孫炎云鱒好獨行尊而必者故字從尊從必

【集解】【時珍曰】處處有之狀似鯶而小赤脈貫瞳身圓而長鱗細于鯶青質赤章好食螺蚌善于遁網

肉【氣味】甘溫無毒【主治】暖胃和中多食動風熱發疥癬時珍

鯇魚音患 拾遺 ○

【釋名】鰀魚音緩 草魚【時珍曰】鯇又音混郭璞作鯶其性舒緩故曰鯇曰鰀俗名草魚因其食草也江閩畜

【集解】【藏器曰】陶注「鮑魚」云：今以鱅魚長尺許者，完作淡乾魚，都無臭氣。其魚目旁，有骨名乙，禮記云「食魚去乙」是矣。然劉元紹言：海上鱅魚，其臭如尸，海人食之。當别一種也。【時珍曰】處處江湖有之，狀似鰱而色黑。其頭最大，有至四五十斤者，味亞于鰱。鰱之美在腹，鱅之美在頭。或以鰱、鱅[一]爲一物，誤矣。首之大小，色之黑白，大不相侔。山海經云：鱃魚似鯉，大首，食之已疣，是也。

肉。【氣味】甘，温，無毒。【藏器曰】秖可供食，别無功用。【主治】暖胃益人。汪穎。食之已疣。多食，動風熱，發瘡疥。時珍。

鱒魚綱目

【釋名】鮅魚必、赤眼魚。【時珍曰】説文云：鱒、鮅，赤目魚也。孫炎云：鱒好獨行。尊而必者，故字從尊從必。

【集解】【時珍曰】處處有之。狀似鯶而小，赤脉貫瞳，身圓而長，鱗細于鯶，青質赤章。好食螺、蚌，善于遁網。

肉。【氣味】甘，温，無毒。【主治】暖胃和中。多食，動風熱，發疥癬。時珍。

鯇魚音患○拾遺

【釋名】鰀魚音緩、草魚。【時珍曰】鯇又音混，郭璞作鯶。其性舒緩，故曰鯇，曰鰀。俗名草魚，因其食草也。江、閩畜

[一] 鰱鱅：原作「鱮鰱」。「鱮」即是「鰱」，与文義不合。今從錢本改。

乃波

鰆魚 詩保 乃波

魚者以草飼之焉

【集解】【藏器曰】鯇生江湖中似鯉【時珍曰】郭璞云鯶子似鱒而大是矣其形長身圓肉厚而鬆狀類青魚有青鯇白鯇二色白者味勝商人多䰾之

【肉】【氣味】甘溫無毒【時珍曰】李延飛云能發諸瘡【主治】暖胃和中時珍

膽臘月收取陰乾【氣味】苦寒無毒【主治】喉痺飛尸水和攪服藏器一切骨鯁竹木刺在喉中以酒化二枚溫呷取吐時珍

青魚宋開寶

【釋名】【時珍曰】青亦作鯖以色名也大者名䱹魚

【集解】【頌曰】青魚生江湖間南方多有北地時或有之取無時似鯇而背正青色南人多以作鮓古人所謂五侯鯖即此其頭中枕骨蒸令氣通曝乾狀如琥珀荊楚人煮拍作酒器梳篦甚佳舊注言可代琥珀者非也

【肉】【氣味】甘平無毒【日華曰】微毒服朮人忌之【主治】腳氣濕痺開寶同韭白煮食治腳氣腳弱煩悶益氣力[illegible]

魚者，以草飼之焉。

【集解】【藏器曰】鯇生江湖中，似鯉。【時珍曰】郭璞云：鱓子似鱒而大是矣。其形長身圓，肉厚而鬆，狀類青魚。有青鯇、白鯇二色。白者味勝，商人多鮑之。

肉。【氣味】甘，温，無毒。【時珍曰】李廷[一]飛云：能發諸瘡。【主治】暖胃和中。時珍。

膽臘月收取陰乾。【氣味】苦，寒，無毒。【主治】喉痺，飛尸，水和攪服。藏器。一切骨鯁、竹木刺在喉中，以酒化二枚，温呷取吐。時珍。

青魚宋開寶

【釋名】【時珍曰】青亦作鯖，以色名也。大者名鱁魚。

【集解】【頌曰】青魚生江湖間，南方多有，北地時或有之，取無時。似鯇而背正青色。南人多以作鮓，古人所謂五侯鯖鮓[二]即此。其頭中枕骨蒸令氣通，曝乾，狀如琥珀。荆、楚人煮拍作酒器、梳、篦，甚佳。舊注言可代琥珀者，非也。

肉。【氣味】甘，平，無毒。【日華曰】微毒。服术人忌之。【主治】脚氣濕痺。開寶。同韭白煮食，治脚氣脚弱煩悶，益氣力。張鼎。

〔一〕廷：據元史卷一百九十七李鵬飛傳當作「鵬」。
〔二〕鮓：原脱。今據證類卷二十一青魚補。

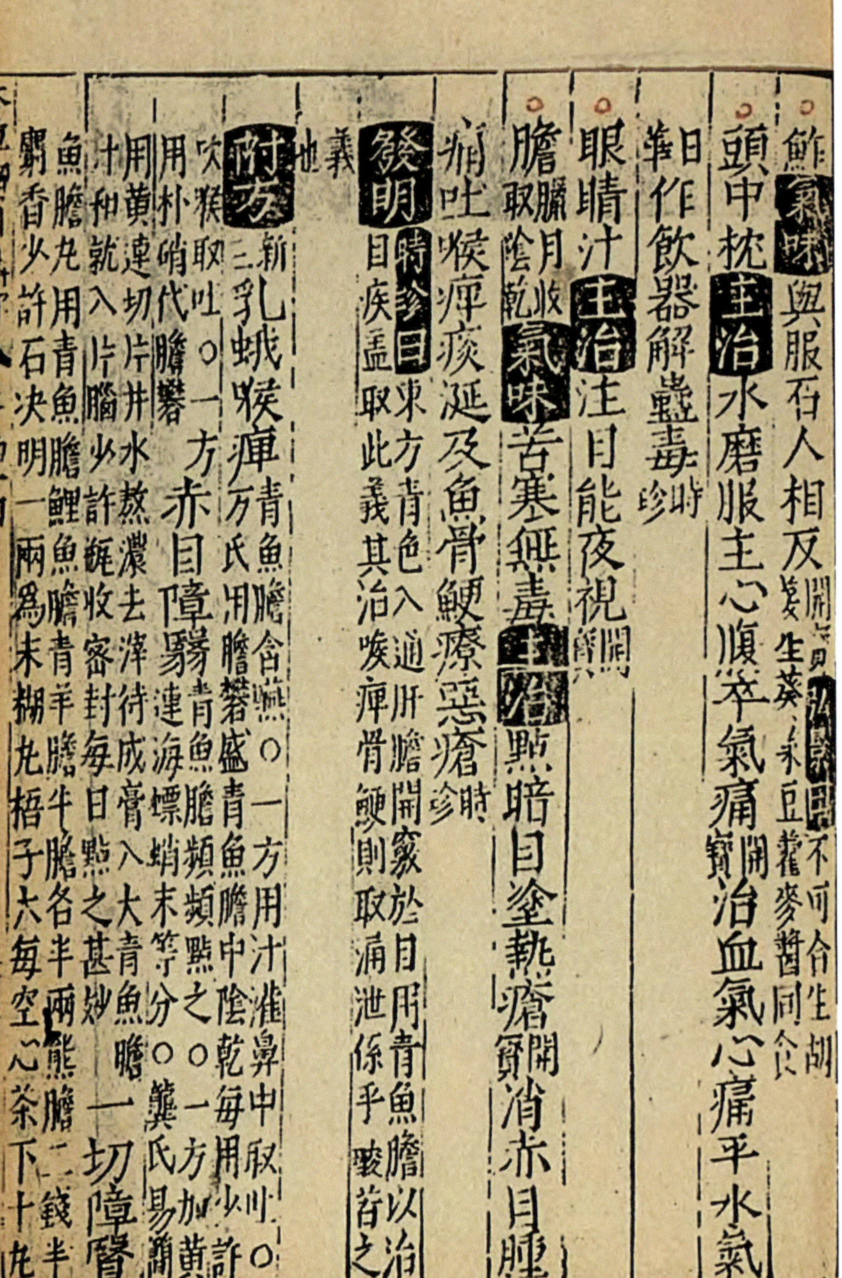

鮓【氣味】與服石人相反（開寶）。【詵曰】不可合生胡荽、葵、豆藿、麥醬同食。

頭中枕【主治】水磨服，主心腹卒氣痛（開寶）。治血氣心痛，平水氣（日華）。作飲器，解蠱毒（時珍）。

眼睛汁【主治】注目能夜視（開寶）。

膽（臘月收取，陰乾）【氣味】苦，寒，無毒。【主治】點暗目，塗熱瘡（開寶）。消赤目腫痛，吐喉痹痰涎及魚骨鯁，療惡瘡（時珍）。

【發明】【時珍曰】東方青色，入通肝膽，開竅於目。用青魚膽以治目疾，蓋取此義。其治喉痹骨鯁，則取涌泄係乎酸苦之義也。

【附方】新三。乳蛾喉痹：青魚膽含嚥。○一方：用汁灌鼻中，取吐。○萬氏方：用膽礬盛青魚膽中，陰乾。每用少許，吹喉取吐。○一方：用朴硝代膽礬。赤目障翳：青魚膽頻頻點之。○一方：加黃連、海螵蛸末等分。○龔氏易簡：用黃連切片，井水熬濃去滓，待成膏，入大青魚膽汁和就，入片腦少許，瓶收密封。每日點之，甚妙。一切障翳：魚膽丸：用青魚膽、鯉魚膽、青羊膽、牛膽各半兩，熊膽二錢半，麝香少許，石決明一兩，為末，糊丸梧子大。每空心茶下十丸。

鮓。【氣味】與服石人相反。開寶。【弘景曰】不可合生胡荽、生葵菜、豆藿、麥醬同食。

頭中枕。【主治】水磨服，主心腹卒氣痛。開寶。治血氣心痛，平水氣。日華。作飲器，解蠱毒。時珍。

眼睛汁。【主治】注目，能夜視。開寶。

膽臘月收取陰乾。【氣味】苦，寒，無毒。【主治】點暗目，塗熱瘡。開寶。消赤目腫痛，吐喉痺痰涎及魚骨鯁，療惡瘡。時珍。

【發明】【時珍曰】東方青色，入通肝膽，開竅於目。用青魚膽以治目疾，蓋取此義。其治喉痺骨鯁，則取漏泄，係乎酸苦之義也。

【附方】新三。乳蛾喉痺。青魚膽含嚥。○一方：用汁灌鼻中，取吐。○萬氏用膽礬盛青魚膽中，陰乾。每用少許，吹喉取吐。○一方：用朴消代膽礬。赤目障翳。青魚膽頻頻點之。○一方：加黄連、海螵蛸末等分。○龔氏易簡用黄連切片，井水熬濃去滓，待〔一〕成膏，入大青魚膽汁和就，入片腦少許，瓶收密封。每日點之，甚妙。一切障瞖。魚膽丸：用青魚膽、鯉魚膽、青羊膽、牛膽各半兩，熊膽二錢半，麝香少許，石決明一兩，爲末，糊丸梧子大。每空心茶下十丸。

〔一〕待：錢本作「煎」，義長。

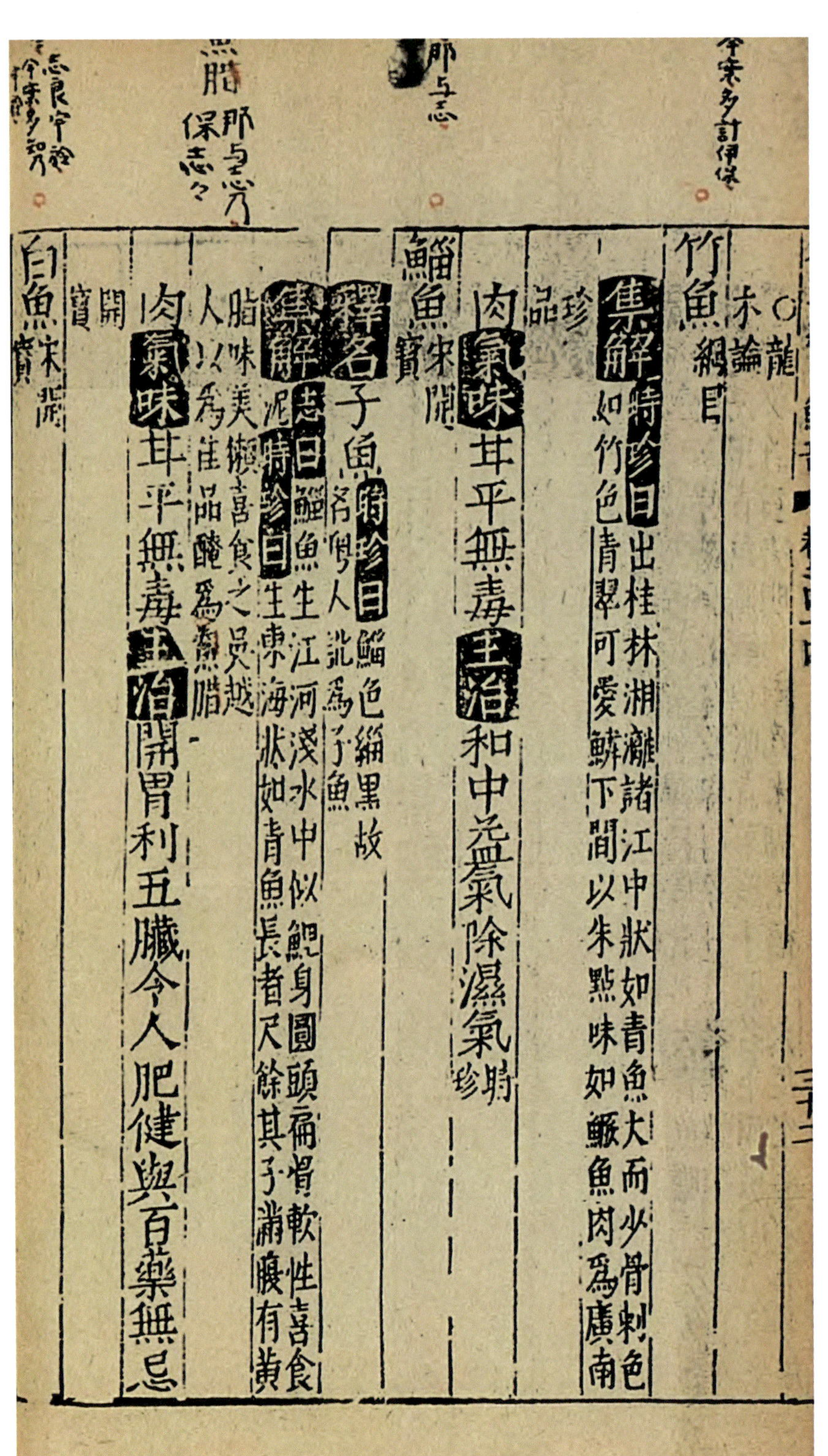

今案多計伊保

那与志

無脂 那与志乃保志々

志良宇袁 今案

○龍 本論

竹魚綱目

集解時珍曰出桂林湘灕諸江中狀如青魚大而少骨刺色如竹色青翠可愛鱗下間以朱點味如鱖魚肉爲廣南珍品

肉氣味甘平無毒主治和中益氣除濕氣時珍

鯔魚宋開寶

釋名子魚時珍曰鯔色緇黑故名粵人訛爲子魚

集解志曰鯔魚生江河淺水中似鯉身圓頭扁骨軟性喜食泥時珍曰生東海狀如青魚長者尺餘其子滿腹有黃脂味美獺喜食之吳越人以爲佳品醃爲鮝臘

肉氣味甘平無毒主治開胃利五臟令人肥健與百藥無忌開寶

白魚宋開寶

○龍木論。

竹魚綱目

【集解】【時珍曰】出桂林湘、灕諸江中。狀如青魚，大而少骨刺。色如竹色，青翠可愛，鱗下間以朱點。味如鱖魚肉，爲廣南珍品。

肉。【氣味】甘，平，無毒。【主治】和中益氣，除濕氣。時珍。

鯔魚宋開寶

【釋名】子魚。【時珍曰】鯔，色緇黑，故名。粵人訛爲子魚。

【集解】【志曰】鯔魚生江河淺水中。似鯉，身圓頭扁，骨軟，性喜食泥。【時珍曰】生東海。狀如青魚，長者尺餘。其子滿腹，有黄脂味美，獺喜食之。吴越人以爲佳品，醃爲鮝腊。

肉。【氣味】甘，平，無毒。【主治】開胃，利五臟，令人肥健。與百藥無忌。開寶。

白魚宋開寶

【釋名】鱎魚音喬去声（時珍曰）白亦作鮊白者色也鱎者頭尾向上也

【集解】（劉翰曰）生江湖中色白頭昂大者長六七尺（時珍曰）鮊形窄腹扁鱗細頭尾俱向上肉中有細刺武王白魚入舟即此

【氣味】甘平無毒（詵曰）鮮者宜和豉作羹雖不發病多食亦泥人經宿者勿食令人腹冷炙食亦少動氣或醃或糟藏皆可食（瑞曰）多食生痰與棗同食患腰痛

【主治】開胃下氣去水氣令人肥健開寶助脾氣調五臟理十二經絡舒展不相及氣食療治肝氣不足補肝明目助血脈灸瘡不發者作鱠食之良患瘡癤人食之發膿日華

【發明】（時珍曰）白魚比他魚似可食亦能熱中發瘡所謂補肝明目調五臟理十二經絡者恐亦溢美之詞未足多信當以開寶注為正

鯼魚食療

【釋名】（時珍曰）鯼性啖魚其目騣視故謂之鯼異物志以為石首魚非也食療作鯮古無此字

【釋名】鱎魚音喬去聲。【時珍曰】白亦作鮊。白者，色也。鱎者，頭尾向上也。

【集解】【劉翰曰】生江湖中。色白頭昂，大者長六七尺。【時珍曰】鮊形窄，腹扁，鱗細，頭尾俱向上，肉中有細刺。武王白魚入舟即此。

肉。【氣味】甘，平，無毒。【詵曰】鮮者宜和豉作羹，雖不發病，多食亦泥人。經宿者勿食，令人腹冷。炙食，亦少動氣。或醃，或糟藏，皆可食。【瑞曰】多食生痰。與棗同食，患腰痛。【主治】開胃下氣〔一〕，去水氣，令人肥健。開寶。助脾氣，調五臟，理十二經絡，舒展不相及氣。食療。治肝氣不足，補肝明目，助血脉。灸瘡不發者，作鱠食之良。患瘡癤人食之發膿。日華。

【發明】【時珍曰】白魚比他魚似可食，亦能熱中發瘡。所謂補肝明目，調五臟，理十二經絡者，恐亦溢美之詞，未足多信。當以開寶注爲正。

鯼魚食療

【釋名】【時珍曰】鯼性啖魚，其目睃視，故謂之鯼。異物志以爲石首魚，非也。食療作鯮，古無此字。

〔一〕氣：證類卷二十一白魚作「食」。

【集解】時珍曰：鯮生江湖中。體圓厚而長，似鳡魚而腹稍起，扁額長喙，口在頷下，細鱗腹白，背微黄色。亦能啖魚。大者二三十斤。

肉【氣味】甘，平，無毒。【主治】補五臟，益筋骨，和脾胃。多食宜人。作鮓尤宜，曝乾香美，亦不發病。孟詵

鱤魚（鱤音感）《綱目》

【釋名】䱜魚（音絣）、鰥魚、黄頰魚。時珍曰：鱤，敢也。䱜，脂也。脂，音陷，食而無厭也。健而難取，吞陷同類，力敢而脂物者也。其性獨行，故曰鰥。《詩》云：其魚魴鰥是矣。

【集解】時珍曰：鱤生江湖中。體似鯮而腹平，頭似鯇而口大，頰似鮎而色黄，鱗似鱒而稍細。大者三四十斤，啖魚最毒，池中有此，不能畜魚。《東山經》云：姑兒之水多鱤魚是也。《異苑》云：諸魚欲産，鱤以頭衝其腹，世謂之衆魚生。然諸魚生子，必雄魚衝其腹，仍以尿白以蓋其子，不必盡是鱤魚也。

肉【氣味】甘，平，無毒。【主治】食之已嘔，暖中益胃。時珍

石首魚《開寶》

【集解】【時珍曰】鯮生江湖中。體圓厚而長，似鱤魚而腹稍起，扁額長喙，口在頷下，細鱗腹白，背微黄色。亦能噉魚。大者二三十斤。

肉。【氣味】甘，平，無毒。【主治】補五臟，益筋骨，和脾胃。多食宜人，作鮓尤宜，曝乾香美，亦不發病。孟詵。

鱤魚音感○綱目

【釋名】䱇魚音紺、鰥魚、黄頰魚。【時珍曰】鱤，敢也。䱇，胎也。胎，音陷，食而無厭也。健而難取，吞啗同類，力敢而胎物者也。其性獨行，故曰鰥。詩云：「其魚魴、鰥」是矣。

【集解】【時珍曰】鱤生江湖中，體似鯮而腹平，頭似鯇而口大，頰似鮎[一]而色黄，鱗似鱒而稍細。大者三四十斤，啖魚最毒，池中有此，不能畜魚。東山經云「姑兒之水多鱤魚」是也。異苑云：諸魚欲産，䱇以頭衝其腹，世謂之衆魚生母。然諸魚生子，必雄魚衝其腹，仍尿白以蓋其子，不必盡是䱇魚也。

肉。【氣味】甘，平，無毒。【主治】食之已嘔，暖中益胃。時珍。

石首魚宋開寶

〔一〕鮎：原作「鮕」。江西本、錢本同此，張本作「鮎」。綱目他處及證類均無「鮕」字，而有「鮎」字。「鮎」爲鮧魚異名。今從張本改。

【釋名】石頭魚嶺表錄 鮸魚音免○拾遺錄 江魚浙志 黃花魚臨海志 乾者名
鯗魚音想亦作鮝○【時珍曰】鯗能養人人恒想之故字從養 羅願云諸魚薨乾皆為鯗其美不及石首故獨得專稱
以白者為佳故呼白鯗若
露風則變紅色失味也

【集解】【志曰】石首魚出水能鳴夜視有光頭中有石如碁子一
種野鴨頭中有石云是此魚所化【時珍曰】生東南海中
其形如白魚扁身弱骨細鱗黃色如金首有白石二枚瑩潔
如玉至秋化為冠鳧即野鴨有冠者也腹中白鰾可作膠臨
海異物志云小者名踏水其次名春來田九成遊覽志云每
歲四月來自海洋綿亘數里其聲如雷海人以竹筒探水底
聞其聲乃下網截流取之潑以淡水皆圉圉無力初
水來者甚佳二水三水來者魚漸小而味漸減矣

【附錄】墨頭魚【時珍曰】四川嘉州出之狀類鱓子長者及尺其
頭黑如墨頭上有白子二枚又名北斗魚常以
二三月出漁人
以火夜照叉之

肉【氣味】甘平無毒【主治】合蓴菜作羹開胃益氣開寶

鯗【主治】炙食能消瓜成水治暴下痢及卒腹脹不消開寶消宿
食主中惡鮮者不及張鼎

【釋名】石頭魚嶺表録、鮸魚音免○拾遺録、江魚浙志、黄花魚臨海志。乾者，名鯗魚。音想，亦作鮝。○【時珍曰】鯗能養人，人恒想之，故字從養。羅願云：諸魚薨乾者皆爲鯗，其美不及石首，故獨得專稱。以白者爲佳，故呼白鯗。若露風則變紅色，失味也。

【集解】【志曰】石首魚，初[一]出水能鳴，夜視有光，頭中有石如棋子。一種野鴨，頭中有石，云是此魚所化。【時珍曰】生東南海中。其形如白魚，扁身弱骨，細鱗黄色如金。首有白石二枚，瑩潔如玉。至秋化爲冠鳧，即野鴨有冠者也。腹中白鰾可作膠。臨海異物志云：小者名䠷[二]水，其次名春來。田九成遊覽志云：每歲四月，來自海洋，綿亘數里，其聲如雷。海人以竹筒探水底，聞其聲乃下網，截流取之。潑以淡水，皆圉圉無力。初水來者甚佳，二水三水來者，魚漸小而味漸減矣。

【附録】墨頭魚。【時珍曰】四川嘉州出之。狀類鱓子，長者及尺。其頭黑如墨，頭上有白子二枚。又名北斗魚。常以二三月出，漁人以火夜照叉之。

肉。【氣味】甘，平，無毒。【主治】合蓴菜作羹，開胃益氣。開寶。

鯗。【主治】炙食，能消瓜成水，治暴下痢，及卒腹脹不消。開寶。消宿食，主中惡。鮮者不及。張鼎。

〔一〕初：原脱。今據證類卷二十一石首魚補。
〔二〕䠷：原作「䟡」。今據御覽卷九百三十八石首魚引臨海異物志改。

【發明】時珍曰：陸菽園雜記云：痢疾最忌油膩生冷，惟白鯗宜食。此説與本草主下痢相合。蓋鯗飲鹹水而性不熱，且無脂不膩，故無熱中之患，而消食理腸胃也。

【附方】新一。蜈蚣咬傷：白鯗皮貼之。集成。

頭中石魫【主治】下石淋，水磨服，亦燒灰飲服，日三。開寶　研末或燒研水服，主淋瀝，小便不通，煮汁服，解砒霜毒、野菌毒、蠱毒。時珍

【附方】新二。石淋諸淋：石首魚頭石十四個，當歸等分，為末，水二升，煮一升，頓服立愈。外臺秘要。耳出膿：石首魚魫研末，或燒存性研，摻耳。集簡方。

勒魚 綱目

【釋名】時珍曰：魚腹有硬刺勒人，故名。

【集解】時珍曰：勒魚出東南海中，以四月至。漁人設網候之，聽水中有聲，則魚至矣。有一次、二次、三次乃止。狀如鰣魚，小首細鱗，腹下有硬刺，如鰣腹之刺。頭上有骨，合之如鶴喙形。乾者謂之勒鯗，吳人嗜之。甜瓜生者，用勒鯗骨插蒂上，一

【發明】【時珍曰】陸文量[一]菽園雜記云：痢疾最忌油膩、生冷，惟白鮝宜食。此説與本草主[二]下痢相合。蓋鮝飲鹹水而性不熱，且無脂不膩。故無熱中之患，而消食理腸胃也。

【附方】新一。蜈蚣咬傷。白鮝皮貼之。集成。

頭中石魫[三]。【主治】下石淋，水磨服，亦燒灰飲服，日三。開寶。研末或燒研水服，主淋瀝，小便不通。煮汁服，解砒霜毒、野菌毒、蠱毒。時珍。

【附方】新二。石淋諸淋。石首魚頭石十四個，當歸等分，爲末。水二升，煮一升，頓服立愈。外臺秘要。聤耳出膿。石首魚魫研末，或燒存性研，摻耳。集簡[四]方。

勒魚 綱目

【釋名】【時珍曰】魚腹有硬刺勒人，故名。

【集解】【時珍曰】勒魚出東南海中，以四月至。漁人設網候之，聽水中有聲，則魚至矣。有一次、二次、三次乃止。狀如鰣魚，小首細鱗。腹下有硬刺，如鰣腹之刺。頭上有骨，合之如鶴喙形。乾者謂之勒鮝，吴人嗜之。甜瓜生者，用勒鮝[五]骨插蒂上，一

〔一〕文量：原脱。今從江西本補。
〔二〕主：原字缺損似「工」，今從補正同上。
〔三〕魫：證類卷二十一石首魚引日華子作「腦中枕」。
〔四〕簡：原作「間」。今據卷一引據古今醫家書目改。
〔五〕勒鮝：原字漫漶。今從江西本補正。

飲便熱石首鮝骨亦然

肉【氣味】甘平無毒【主治】開胃暖中作鮝尤良時珍

鰓【主治】瘧疾以一寸入七寶飲酒水各半煎露一夜服○時珍摘玄方

鱭魚音劑○食療

【釋名】鮆魚音劑鮤魚音列鱴刀音篾魛魚音刀鰽魚廣韻音遒亦作鮂望魚時珍曰魚形如劑物裂篾之刀故有諸名魏武食制謂之望魚

【集解】時珍曰鱭生江湖中常以三月始出狀狹而長薄如削木片亦如長薄尖刀形細鱗白色吻上有二硬鬚腮下有長鬣如麥芒腹下有硬角刺快利若刀腹後近尾有短鬣肉中多細刺煎炙或作鮓鱐食皆美烹煮不如淮南子云鱭魚飲而不食鱣鮪食而不飲又異物志云鰽魚初夏從海中泝流而上長尺餘腹下如刀肉中細骨如毛云是鰽鳥所化故腹內尚有鳥耷二枚其鳥白色如鷖羣飛至夏鳥藏魚出變化無疑然今鱭魚亦自生子未必盡鳥化也

肉【氣味】甘溫無毒詵曰發疥不可多食源曰助火動痰發疾

夜便熟。石首鮝骨亦然。

肉。【氣味】甘，平，無毒。【主治】開胃暖中。作鮝尤良。時珍。

鰓。【主治】瘧疾。以一寸入七寶飲，酒、水各半煎，露一夜，服。時珍。○摘玄方。

鱭魚音劑○食療

【釋名】鮆魚音劑、鮤魚音列、鱴刀音篾、魛魚音刀、鰽魚、廣韻，音遒，亦作鮂。望魚。【時珍曰】魚形如劑物裂篾之刀，故有諸名。魏武食制謂之望魚。

【集解】【時珍曰】鱭生江湖中，常以三月始出。狀狹而長薄，如削木片，亦如長薄尖刀形。細鱗白色。吻上有二硬鬚，腮下有長鬣如麥芒。腹下有硬角刺，快利若刀。腹後近尾有短鬣，肉中多細刺。煎、炙或作鮓、鱐食皆美，烹煮不如。淮南子云：鮆魚飲而不食，鱣鮪食而不飲。又異物志云：鰽魚初[一]夏從海中泝流而上。長尺餘，腹下如刀，肉中細骨如鳥[二]毛。云是鰽鳥所化，故腹内尚有鳥腎二枚。其鳥白色，如鷖群飛。至夏，鳥藏魚出，變化無疑。然今鱭魚亦自生子，未必盡鳥化也。

肉。【氣味】甘，温，無毒。【詵曰】發疥，不可多食。【源曰】助火，動痰，發疾。

[一] 初：御覽卷九百三十七鰽魚引異物志作「仲」。本條下文之「初夏」原亦作「仲夏」。

[二] 鳥：原脱。今據補同上。

鮓【主治】貼痔瘻。時珍

【附方】新一。瘻有數孔：用耕垡土燒赤，以苦酒浸之，合壁土令熱，以大鯊鮓展轉染土貼之，每日一次。千金方

鰣魚 食療

【釋名】寧源曰：初夏時有，餘月則無，故名。

【出產】時珍曰：按孫愐云：鰣出江東。今江中皆有，而江東獨盛，故應天府以充御貢。每四月鰣魚出後即出，云從海中泝上，人甚珍之。惟蜀人呼為瘟魚，畏而不食。

【集解】時珍曰：鰣形秀而扁，微似魴而長，白色如銀，肉中多細刺如毛，其子甚細膩。故何景明稱其銀鱗細骨，彭淵材恨其美而多刺也。大者不過三尺，腹下有三角硬鱗如甲，其肪亦在鱗甲中，自甚惜之。其性浮游，漁人以絲網沉水數寸取之，一絲罣鱗，即不復動。才出水即死，最易餒敗。故袁達禽蟲述云：鰣魚買網而不動，護其鱗也。不宜烹煮，惟以筍、莧、芹荻之屬，連鱗蒸食乃佳。亦可糟藏之。其鱗與他魚不同，石灰水浸過，曬乾層層起之，以作女人花鈿甚良。

肉【氣味】甘，平，無毒。詵曰：發疳痼。【主治】補虛勞。孟詵。蒸下油，以瓶盛埋

鮓。【主治】貼痔瘻。時珍。

【附方】新一。瘻有數孔。用耕垡[一]土燒赤，以苦酒浸之，合壁土令熱，以大鮓展轉染土貼之。每日一次。千金方。

鰣魚食療

【釋名】【寧源曰】初夏時有，餘月則無，故名。

【出産】【時珍曰】按孫愐云：鰣出江東。今江中皆有，而江東獨盛。故應天府以充御貢。每四月鱭魚出後即出，云從海中泝上，人甚珍之。惟蜀人呼爲瘟魚，畏而不食。

【集解】【時珍曰】鰣，形秀而扁，微似魴而長，白色如銀，肉中多細刺如毛，其子甚細膩。故何景明稱其銀鱗細骨，彭淵材恨其美而多刺也。大者不過三尺，腹下有三角硬鱗如甲，其肪亦在鱗甲中，自甚惜之。其性浮游，漁人以絲網沉水數寸取之，一絲罣鱗，即不復動。才出水即死，最易餒敗。故袁達禽蟲述云：鰣魚罥網而不動，護其鱗也。不宜烹煮，惟以筍、莧、芹、荻之屬，連鱗蒸食乃佳，亦可糟藏之。其鱗與他魚不同，石灰水浸過，晒乾層層起之，以作女人花鈿甚良。

肉。【氣味】甘，平，無毒。【詵曰】發疳痼。【主治】補虚勞。孟詵。蒸下油，以瓶盛埋

〔一〕垡：原作「垈」。今據千金方卷二十三痔漏改。

土中取塗湯火傷甚効宗奭

嘉魚宋開寶

【釋名】鮇魚音味拙魚綱目丙穴魚藏器曰左思蜀都賦云嘉魚出於丙穴李善註云魚以丙日出穴或云穴向丙耳魚豈能擇日出入耶按抱朴子云燕避戊巳鵠知夜半魚豈不知丙日乎時珍曰嘉美也杜甫詩云魚知丙穴由來美是美河陽呼為鮇魚言味美也蜀人呼為拙魚言性鈍也丙穴之說不一按文選注云丙穴在漢中沔縣北有二所常以三八月取之丙地名也水經云丙水出丙穴穴口向丙故名嘉魚常以三月出穴十月入穴黃鶴云蜀中丙穴甚多不獨漢中也嘉州雅州梁山大邑順政諸縣皆有丙穴嘉魚常以春末出遊冬月入穴

【集解】志曰嘉魚乃乳穴中小魚常食乳水所以益人時珍曰按任豫益州記云嘉魚蜀郡處處有之狀似鯉而鱗細如鱒肉肥而美大者五六斤食乳泉出丙穴二三月隨水出穴八九月逆水入穴夔州志云嘉魚春社前出秋社後歸首有黑點長身細鱗肉白如玉味頗鹹食鹽泉故也范成大虞衡志云嘉魚狀如鰣而多脂味極美梧州人以為鮓餉遠劉恂嶺表錄云蒼梧戎縣江水口出嘉魚似鱒而肥美衆魚莫及每炙食以芭蕉隔火恐脂滴火中也又可為脡

肉【氣味】甘溫無毒詵曰微有毒而味多珍美【主治】食之令人肥健悅澤開寶

土中，取塗湯火傷，甚效。寧源。

嘉魚宋開寶

【釋名】鮇魚音味、拙魚綱目、丙穴魚。【藏器曰】左思蜀都賦云：嘉魚出於丙穴。李善註云：魚以丙日出穴。或云：穴向丙耳，魚豈能擇日出入耶？按抱朴子〔一〕云：燕避戊己，鶴知夜半。魚豈不知丙日乎。【時珍曰】嘉，美也。杜甫詩云「魚知丙穴由來美」是矣。河陽呼爲鮇魚，言味美也。蜀人呼爲拙魚，言性鈍也。「丙穴」之説不一。按文選注云：丙穴在漢中沔縣北，有二所，常以三、八月取之。丙，地名也。水經云：丙水出丙穴。穴口向丙，故名。嘉魚常以三月出穴，十月入穴。黄鶴云：蜀中丙穴甚多，不獨漢中也。嘉州、雅州、梁山、大邑、順政諸縣，皆有丙穴。嘉魚常以春末出游，冬月入穴。

【集解】【志曰】嘉魚，乃乳穴中小魚也。常食乳水，所以益人。【時珍曰】按任豫益州記云：嘉魚，蜀郡處處有之。狀似鯉，而鱗細如鱒，肉肥而美，大者五六斤。食乳泉，出丙穴。二三月隨水出穴，八九月逆水入穴。夔州志云：嘉魚，春社前出，秋社後歸。首有黑點，長身細鱗，肉白如玉。味頗鹹，食鹽泉故也。范成大虞衡志云：嘉魚，狀如鰣而多脂，味極美，梧州人以爲鮓餉遠。劉恂嶺表録云：蒼梧戎城〔二〕縣江水口〔三〕出嘉魚，似鱒而肥美，衆魚莫及。每炙食以芭蕉隔火，恐脂滴火中也。又可爲脡。

肉。【氣味】甘，温，無毒。【詵曰】微有毒，而味多珍美。【主治】食之，令人肥健悦澤。開寶。

〔一〕子：原作「了」。今據證類卷二十一嘉魚引抱朴子改。

〔二〕城：原脱。今據嶺表録異卷上補。

〔三〕口：原作「日」。今據改同上。

煮食治腎虚消渴勞瘦虚損藏器

【發明】志曰此魚食乳水功用同乳能久食之力強於乳有似英雞號曰常於崖石下乳中食乳石沫故補益也

鯧魚拾遺

【釋名】鯧魚錄異鯧鯸魚拾遺昌鼠藏器時珍曰昌美也以味名或云魚游於水群魚隨之食其涎沫有類於娼故名閩人訛爲鯧魚廣人連骨煮食呼爲狗瞌睡魚

【集解】藏器曰鯧魚生南海狀如鯽身正圓無硬骨作炙食至美時珍曰閩浙廣南海中四五月出之嶺表錄云形似鯿魚腦上突起連背身圓肉厚白如鱖肉只有一脊骨治之以葱薑缶之以粳米其骨亦軟而可食

肉【氣味】甘平無毒【主治】令人肥健益氣力藏器

腹中子【氣味】有毒令人痢下藏器

鯽魚別錄上品

【釋名】鮒魚音附時珍曰按陸佃埤雅云鯽魚旅行以相即也故謂之鯽以相附也故謂之鮒

【集解】保昇曰鯽所在池澤有之形似小鯉色黑而體促肚大而脊隆大者至三四斤時珍曰鯽喜偎泥不食雜物故

煮食，治腎虚消渴，勞瘦虚損。藏器。

【發明】【志曰】此魚食乳水，功用同乳。能久食之，力强於乳，有似英雞。【詵曰】常於崖石下孔中，食乳石沫，故補益也。

鯧魚拾遺

【釋名】䱽魚録異、鯧鯸魚拾遺、昌鼠藏器。【時珍曰】昌，美也，以味名。或云：魚游於水，群魚隨之，食其涎沫，有類於娼，故名。閩人訛爲䱽魚。廣人連骨煮食，呼爲狗瞌睡魚。

【集解】【藏器曰】鯧魚生南海。狀如鯽，身正圓，無硬骨，作炙食至美。【時珍曰】閩、浙、廣南海中，四五月出之。嶺表録云：形似鯿魚，腦上突起連背，而身圓肉厚，白如鱖肉〔一〕，只有一脊骨。治之以葱、薑，缹〔二〕之以粳米，其骨亦軟而可食。

肉。【氣味】甘，平，無毒。【主治】令人肥健，益氣力。藏器。

腹中子。【氣味】有毒。令人痢下。藏器。

鯽魚別録上品

【釋名】鮒魚音附。【時珍曰】按：陸佃埤雅云：鯽魚旅行，以相即也，故謂之鯽；以相附也，故謂之鮒。

【集解】【保昇曰】鯽，所在池澤有之。形似小鯉，色黑而體促，肚大而脊隆。大者至三四斤。【時珍曰】鯽喜偎泥，不食雜物，故

〔一〕白如鱖肉：嶺表録異卷中作「肉白如凝脂」。

〔二〕缹：原作「缶」。今據嶺表録異卷中改。原書注：「缹，音缶，蒸也。」

鯽魚 古布切

能補胃。冬月肉厚子多，其味尤美。酈道元《水經注》云：蘄州廣濟青林湖鯽魚大二尺，食之肥美，辟寒暑。東方朔《神異經》云：南方湖中多鯽魚，長數尺，食之宜暑而辟風寒。《呂氏春秋》云：魚之美者，有洞庭之鮒。觀此則鯽為佳品，自古尚矣。

【附錄】鯽魚【詵曰】一種鯽魚，與鯽頗同，而味不同，功亦不及。云鯽是櫛化，鯽是稷米所化，故腹尚有米色。寬大者是鯽，狹小者是鯽也。【時珍曰】孟氏言鯽、鯽皆櫛、稷化成者，殊為謬說。惟鼢鼠化鯽，鯽化鼢鼠，劉績《霏雪錄》中嘗書之，時珍亦嘗見之。此亦生生化化之理。鯽鯽多子，不盡然爾。鯽魚即《爾雅》所謂鱖歸，郭璞所謂妾魚、婢魚，崔豹所謂青衣魚，世俗所謂鰟魮鯽也。似鯽而小，且薄黑而揚赤。其行以三為率，一前二後，若婢妾然，故名。○頌曰：黔中一種重唇石鯽魚，味美，亦鯽之類也。

肉【氣味】甘，溫，無毒。【鼎曰】和蒜食，少熱；同沙糖食，生疳蟲；同芥菜食，成腫疾；同豬肝、雞肉、雉肉、鹿肉、猴肉食，生癰疽；同麥門冬食，害人。【主治】合五味煮食，主虛羸。【藏器】溫中下氣。【大明】止下痢腸痔。【保昇】○夏月熱痢有益，冬月不宜。合蓴作羹，主胃弱不下食，調中益五臟。合茭首作羹，主丹石發熱。【孟詵】生搗，塗惡核腫毒不散及瘑瘡。同小豆搗，塗丹毒。燒灰，和醬汁，塗諸瘡十年不瘥者。

能補胃。冬月肉厚子多，其味尤美。酈道元水經註云：蘄州廣濟〔一〕青林湖鯽魚，大二尺，食之肥美，辟寒暑。東方朔神異經云：南方湖中多鯽魚，長數尺，食之宜暑而辟風寒。呂氏春秋云：魚之美者，有洞庭之鮒。觀此，則鯽爲佳品，自古尚矣。

【附録】鰤魚。【詵曰】一種鰤魚，與鯽頗同而味不同，功亦不及。云鰤是櫛化。鯽是稷米所化，故腹尚有米色。寬大者是鯽，狹小者是鰤也。【時珍曰】孟氏言鯽、鰤皆櫛、稷化成者，殊爲謬説。惟鼢鼠化鰤，鰤化鼢鼠，鎦績霏雪録中嘗書之，時珍亦嘗見之，此亦生生化化之理。鯽、鰤多子，不盡然爾。鰤魚，即爾雅所謂鱖鯞，郭璞所謂妾魚、婢魚，崔豹所謂青衣魚，世俗所謂鰟魮鯽也。似鯽而小，且薄黑而楊赤。其行以三爲率，一前二後，若婢妾然，故名。○【頌曰】黔中一種重唇石鯽魚，味美，亦鯽之類也。

肉。【氣味】甘，温，無毒。【鼎曰】和蒜食，少熱；同沙糖食，生疳蟲；同芥菜食，成腫疾；同猪肝、雞肉、雉肉、鹿肉、猴肉食，生癰疽；同麥門冬食，害人。【主治】合五味煮食，主虚羸。藏器。温中下氣。大明。止下痢腸痔。保昇。○夏月熱痢有益，冬月不宜。合蓴作羹，主胃弱不下食，調中益五臟。合茭首作羹，主丹石發熱。孟詵。生擣，塗惡核腫毒不散及瘑瘡。同小豆擣，塗丹毒。燒灰，和醬汁，塗諸瘡十年不瘥者。

〔一〕蘄州廣濟：「濟」，原作「齊」。太平寰宇記卷一百二十七「淮南道·蘄州」下有廣濟縣，縣有青林湖，因據改「濟」字。「蘄州廣濟」及下文「大二尺」均爲時珍所添。

以猪脂煎灰服治腸癰（蘇恭）合小豆煮汁服消水腫灸油塗婦人陰瘡諸瘡殺蟲止痛釀白礬燒研飲服治腸風血痢釀硫黄煅研釀五倍子煅研酒服並治下血釀茗葉煨服治消渴釀胡蒜煨研飲服治膈氣釀緑礬煅研飲服治反胃釀鹽花燒研摻齒疼釀當歸燒研揩牙烏髭止血釀砒燒研治急疳瘡釀白鹽煨研搽骨疽釀附子炙焦同油塗頭瘡白秃（時珍）

【發明】震亨曰諸魚屬火獨鯽屬土有調胃實腸之功若多食亦能動火

【附方】舊五新二十二。

鶻突羹 治脾胃虚冷不下食以鯽魚半斤切碎用沸豉汁投之入胡椒蒔蘿薑橘末空心食之（心鏡）

卒病水腫 用鯽魚三尾去腸留鱗以商陸赤小豆等分填滿扎定水三升煮糜去魚食豆飲汁二日一作不過三次小便利愈（肘後方）

消渴飲水 用鯽魚一枚去腸留鱗以茶葉填滿紙包煨熟食之不過數枚即愈（吳氏心統）

腸風下血 所一方用活鯽一大尾去腸留鱗入五倍子末填滿泥固煅存性為末酒服一錢或飯丸日三服〇又用硫黃一兩如上法煅服亦效 [illegible]

酒積下血 酒煮鯽魚常食最效（便民食療方）

三十七

以猪脂煎灰服，治腸癰。蘇恭。合小豆煮汁服，消水腫。炙油，塗婦人陰疳諸瘡，殺蟲止痛。釀白礬燒研飲服，治腸風血痢。釀硫黄煅研，釀五倍子煅研，酒服，並治下血。釀茗葉煨服，治消渴。釀胡蒜煨研飲服，治膈氣。釀緑礬煅研飲服，治反胃。釀鹽花燒研，摻齒疼。釀當歸燒研，揩牙烏髭止血。釀砒燒研，治急疳瘡。釀白鹽煨研，搽骨疽。釀附子炙焦，同油塗頭瘡白禿。時珍。

【發明】【震亨曰】諸魚屬火，獨鯽屬土，有調胃實腸之功。若多食，亦能動火。

【附方】舊五，新三十二。鶻突羹。治脾胃虛冷不下食。以鯽魚半斤切碎，用沸豉汁投之，入胡椒、蒔蘿、薑、橘皮等〔一〕末，空心食之。○心鏡。卒病水腫。用鯽魚三尾，去腸留鱗，以商陸、赤小豆等分，填滿扎定，水三升，煮糜去魚，食豆飲汁。二日一作，不過三次，小便利，愈。肘後方。消渴飲水。用鯽魚一枚，去腸留鱗，以茶葉填滿，紙包煨熟食之。不過數枚即愈。○吴氏心統。腸風下血。百一方用活鯽一大尾，去腸留鱗，入五倍子末填滿，泥固煅存性，爲末。酒服一錢或飯丸，日三服。○又用硫黄一兩，如上法煅服，亦效。酒積下血。酒煮鯽魚，常食最效。便民食療方。

〔一〕皮等：原脱。今據證類卷二十一鯽魚補。

腸痔滴血 常以鯽魚作羹食。外臺

腸風血痔 用活鯽魚，翅側穿孔，去腸留鱗，入白礬末二錢，以棕包紙裹，煨存性，研末。每服二錢，米飲下，每日二服。直指方

血痢禁口 方同上。

反胃吐食 用大鯽魚一尾，去腸留鱗，入綠礬末令滿，泥固煅存性，研末。每米飲服一錢，日二。本事

膈氣吐食 用大鯽魚去腸留鱗，切大蒜片填滿，紙包十重，泥封，曬半乾，炭火煨熟，取肉和平胃散末一兩杵，丸梧子大，密收。每服三十丸，米飲下。經驗

小腸疝氣 每頓用鯽魚十個，同茴香煮食。久食自愈。生生編

妊娠感寒 時行者。用大鯽一頭燒灰，酒服方寸匕，無汗腹中緩痛者，以醋服，取汗。產乳

熱病目暗 因差後食五辛而致。用鯽魚作臛食之。集驗方

目生弩肉 鮮鯽魚，取一片，中央開竅，貼於眶上。日三五度。聖濟錄

婦人血崩 鯽魚一個，長五寸者，去腸，入血竭、乳香在內，綿包燒存性，研末。每服三錢，熱酒調下。葉氏摘玄方

小兒齁喘 活鯽魚七個，以器盛，令兒自便尿養之，待紅，煨熟食，甚效。一女年十歲用此，永不發也。集簡方

小兒舌腫 鮮鯽魚切片貼之，頻換。總微論

小兒丹毒 從髀起，流下陰頭，赤腫出血。用鯽魚肉切五合，赤小豆末二合，搗勻，入水和，傅之。千金方

小兒禿瘡 千金用鯽魚燒灰，醬汁和塗。一用鯽魚去腸，入皂礬燒研搽。○危氏用大鯽去腸，入亂髮填滿，燒研，入雄黃末二錢。先以虀水洗拭，生油調搽。

小兒頭瘡 晝開出膿，夜即復合。用鯽

腸痔滴血。常以鯽魚[一]作羹食。外臺。**腸風血痔**。用活鯽魚，翅側穿孔，去腸留鱗，入白礬末二錢，以椶包紙裹煨存性，研末。每服二錢，米飲下，每日二服。直指方。**血痢禁口**。方同上。**反胃吐食**。用大鯽魚一尾，去腸留鱗[二]，入緑礬末令滿，泥固，煅存性，研末。每米飲服一錢，日二。本事。**膈氣吐食**。用大鯽魚去腸留鱗，切大蒜片填滿，紙包十重，泥封，晒半乾，炭火煨熟，取肉，和平胃散末一兩杵丸梧子大，密收。每服三十丸，米飲下。经验。**小腸疝氣**。每頓用鯽魚十個，同茴香煮食。久食自愈。生生編。**妊娠感寒**時行者。用大鯽一頭燒灰，酒服方寸匕，無汗腹中緩痛者，以醋服，取汗。産乳。**熱病目暗**。因差後食五辛而致，用鯽魚作臛食之。集驗方。**目生胬肉**。鮮鯽魚，取肉[三]一片，中央開竅，貼于眶上。日三五度。聖濟總録。**婦人血崩**。鯽魚一個，長五寸者，去腸，入血竭、乳香在内，綿包燒存性，研末。每服二錢，熱酒調下。葉氏摘玄方。**小兒齁喘**。活鯽魚七個，以器盛，令兒自便尿養之。待紅，煨熟食，甚效。一女年十歲用此，永不發也。集簡方。**小兒舌腫**。鮮鯽魚切片貼之，頻換。總微論。**小兒丹毒**，從髀起流下，陰頭赤腫出血。用鯽魚肉切五合，赤小豆末二合，擣匀，入水和，傅之。○千金方。**小兒禿瘡**。千金用鯽魚燒灰，醬汁和塗。○一用鯽魚去腸，入皂礬燒研搽。○危氏用大鯽去腸，入亂髮填滿，燒研，入雄黄末二錢。先以虀水洗拭，生油調搽。**小兒頭瘡**。晝開出膿，夜即復合。用鯽

〔一〕魚：原作「色」。今據證類卷二十鯽魚改。
〔二〕鱗：本事方卷四翻胃嘔吐霍亂作「膽」。
〔三〕肉：原脱。今據聖濟總録卷一百〇九目生胬肉補。

魚長四寸一枚去腸大附子一枚去皮研末塡入炙焦研傅搗蒜封之効聖惠走馬牙疳用鯽魚一個去
腸入砒一分生地黃一兩紙包燒存性入枯白礬麝香少許爲末掺之牙疳出血大鯽魚一尾去腸留鱗入
當歸末泥固燒存性入煅過鹽和勻日用聖惠方揩牙烏鬚方同上刮骨取牙用鯽魚一個去
腸入砒在內露于陰地待有霜刮下瓶收以針搜開牙根點少許欬嗽自落又方用硇砂入鯽魚內煨過瓶收待有霜
刮取如上法用諸瘡腫毒鯽魚一斤者去腸柏葉塡滿紙裹泥包煅存性入輕粉二錢爲末麻油調搽普濟
方惡瘡似癩十餘年者鯽魚燒研和醬清傅之千金方浸淫毒瘡凡卒得毒氣攻身或腫痛
或赤痒上下周匝煩毒欲死此浸淫毒瘡也生鯽魚切片和鹽擣貼頻易之聖惠方骻上便毒鯽魚一枚
山藥五錢同擣敷之即消醫林集要骨疽膿出黑色鯽魚一個去腸入白鹽令滿紮定以水一盞石器內
煮至乾焦爲末豬油調搽少痛勿怪危氏方手足瘭疽累累如赤豆剝之汁出大鯽魚長三四寸者亂髮一
雞子大豬脂一升同煎膏塗之千金方臁脛生瘡用中鯽魚三尾洗淨穿山甲二錢以長皂莢一挺劈開兩
片夾住扎之煨存性研末先以井水洗淨膿水用白竹葉刺孔貼之候水出盡以麻油輕粉調藥傅之日一次直指方
小兒撮口出白沫以艾灸口之上下四壯以鯽魚燒研酒調少許灌之仍搽手足兒一歲半則以魚網洗水灌之

魚長四寸一枚，去腸，大附子一枚，去皮研末填入，炙焦研傅，搗蒜封之，效。聖惠。**走馬牙疳**。用鯽魚一個去腸，入砒一分，生地黃一兩，紙包，燒存性，入枯白礬、麝香少許，爲末摻之。**牙疳出血**。大鯽魚一尾，去腸留鱗，入當歸末，泥固，燒存性，入煅過鹽和勻，日用。聖惠方。**揩牙烏鬚**。方同上。**刮骨取牙**。用鯽魚一個去腸，入砒在內，露于陰地，待有霜刮下，瓶收。以針搜開牙根，點少許，欬嗽〔一〕自落。○又方：用硇砂入鯽魚內，煨過瓶收，待有霜刮取，如上法用。**諸瘡腫毒**。鯽魚一斤者去腸，柏葉填滿，紙裹泥包，煅存性，入輕粉二錢，爲末。麻油調搽。普濟方。**惡瘡似癩**十餘年者。鯽魚燒研，和醬清傅之。千金方。**浸淫毒瘡**。凡卒得毒氣攻身，或腫痛，或赤痒，上下周匝，煩毒欲死，此浸淫毒瘡也。生鯽魚切片，和鹽擣貼，頻易之。聖惠方。**骻上便毒**。鯽魚一枚，山藥五錢，同擣敷之，即消。醫林集要。**骨疽膿出**。黑色鯽魚一個去腸，入白鹽令滿札定，以水一盞，石器内煮至乾焦，爲末。猪油調搽，少痛勿怪。危氏方。**手足瘭疽**。累累如赤豆，剥之汁出。大鯽魚長三四寸者，亂髮一雞子大，猪脂一升，同煎膏，塗之。千金方。**臁脛生瘡**。用中鯽魚三尾洗浄，穿山甲二錢，以長皂莢一挺，劈開兩片，夾住札之，煨存性，研末。先以井水洗浄膿水，用白竹葉刺孔貼之，候水出盡，以麻油、輕粉調藥傅之，日一次。直指方。**小兒撮口**出白沫。以艾灸口之上下四壯。鯽魚燒研，酒調少許灌之。仍掐手足。兒一歲半，則以魚網洗水灌之。

〔一〕嗽：原作「欶」。今從江西本改。

○小兒方婦人陰瘡方見主治

○鱠主治冷痢赤白腸澼痔疾大人小兒丹毒風眩藏器治腳氣及上氣思邈溫脾胃去寒結氣時珍

○鮓主治瘑瘡批片貼之或同桃葉擣傅殺其蟲時珍

附方新一赤痢不止鯽魚鮓二臠切秫米一把薤白一虎口切合煮粥食之聖惠方

○頭主治小兒頭瘡口瘡重舌目翳蘇恭燒研飲服療欬嗽藏器燒研飲服治下痢酒服治脫肛及女人陰脫仍以油調搽之醬汁和塗小兒面上黃水瘡時珍

○子忌豬肝主治調中益肝氣張鼎

○骨主治䘌瘡燒灰傅數次即愈張鼎

○膽主治取汁塗痔瘡陰蝕瘡殺蟲止痛點喉中治骨鯁竹刺不出時珍

○小兒方。婦人陰瘡。方見主治。

鱠。【主治】久痢赤白，腸澼痔疾，大人小兒丹毒風眩。藏器。治脚風及上氣。思邈。温脾胃，去寒結氣。時珍。

鮓。【主治】癌瘡。批片貼之，或同桃葉擣傅，殺其蟲。時珍。

【附方】新一。赤痢不止。鯽魚鮓二臠切，秫米一把，薤白一虎口切，合煮粥，食之。聖惠方。

頭。【主治】小兒頭瘡口瘡，重舌目瞖。蘇恭。燒研飲服，療欬嗽。藏器。燒研飲服，治下痢。酒服，治脱肛及女人陰脱，仍以油調搽之。醬汁和，塗小兒面上黄水瘡。時珍。

子忌豬肝。【主治】調中，益肝氣。張鼎。

骨。【主治】䘌瘡。燒灰傅，數次即愈。張鼎。

膽。【主治】取汁，塗疳瘡、陰蝕瘡，殺蟲止痛。點喉中，治骨鯁竹刺不出。時珍。

【附方】舊一新二

小兒腦疳鼻痒毛髮作穗黄瘦用鯽魚膽滴鼻中三五日甚効聖惠

消渴飲水用浮石蛤蚧蟬蛻等分為末以鯽魚膽七枚調服三錢神効本事

滴耳治聾鯽魚膽一枚烏驢脂少許生麻油半兩和匀納入楼葱管中七日取滴耳中日二次聖惠方

腦【主治】耳聾以竹筒蒸過滴之聖惠

魴魚音房 食療 〇

【釋名】鯿魚音編 時珍曰魴方也鯿扁也其狀方其身扁也

【集解】時珍曰魴魚處處有之漢沔尤多小頭縮項穹脊闊腹扁身細鱗其色青白腹內有肪味最腴美其性宜活水故詩云豈其食魚必河之魴俚語云伊洛鯉魴美如牛羊又有一種火燒鯿頭尾俱似魴而脊骨更隆上有赤鬣連尾如蝙蝠之翼黑質赤章色如烟熏故名其大有至二三十斤者

肉 氣味甘溫無毒【主治】調胃氣利五臟和芥食之能助肺氣去胃風消穀作鱠食之助脾氣令人能食作羹臛食宜人功與鯽同疳痢人勿食孟詵

【附方】舊一，新二。小兒腦疳。鼻痒，毛髮作穗，黄瘦。用鯽魚膽滴鼻中，三五日甚效。聖惠。消渴飲水。用浮石、蛤蚧〔一〕、蟬蜕等分，爲末。以鯽魚膽七枚，調服三錢，神效。本事。滴耳治聾。鯽魚膽一枚，烏驢脂少許，生麻油半兩，和匀，納入樓葱管中，七日取滴耳中，日二次。聖惠方。

腦。【主治】耳聾。以竹筒蒸過，滴之。聖惠。

魴魚音房〇食療

【釋名】鯿魚音編。【時珍曰】魴，方也。鯿，扁也。其狀方，其身扁也。

【集解】【時珍】魴魚處處有之，漢、沔尤多。小頭縮項，穹脊闊腹，扁身細鱗，其色青白。腹内有肪，味最腴美。其性宜活水。故詩云：豈其食魚，必河之魴。俚語云：伊洛鯉、魴，美如牛羊。又有一種火燒鯿，頭尾俱似魴，而脊骨更隆，上有赤鬣連尾，如蝙蝠之翼，黑質赤章，色如烟熏，故名。其大有至二三十斤者。

肉。【氣味】甘，温，無毒。【主治】調胃氣，利五臟。和芥〔二〕食之，能助肺氣，去胃風，消穀。作鱠食之，助脾氣，令人能食。作羹臛食，宜人，功與鯽同。疳痢人勿食。孟詵。

〔一〕蚧：本事方卷六諸嗽虚汗消渴引「神效散」作「粉」。

〔二〕芥：證類卷二十魴魚此後有「子醬」二字。

鱸魚宋嘉祐

釋名 四鰓魚 時珍曰 黑色曰盧 此魚白質黑章 故名 松人名四鰓魚

集解 時珍曰 鱸出吳中 淞江尤盛 四五月方出 長僅數寸 狀微似鱖而色白 有黑點 巨口細鱗 有四鰓 楊誠齋詩頗盡其狀云 鱸出鱸鄉蘆葉前 垂虹亭下不論錢 買來一尺如何短 鑄出銀梭直是圓 白質黑章三四點 細鱗巨口一雙鮮 春風已有真風味 想得秋風更迥然 南郡記云 吳人獻淞江鱸鱠於隋煬帝 帝曰 金虀玉鱠 東南佳味也

肉 氣味 甘平 有小毒 宗奭曰 雖有小毒 不甚發病 禹錫曰 多食發痃癖瘡腫 不可同乳酪食 李廷飛云 肝不可食 剥人面皮 詵曰 中鱸魚毒者 蘆根汁解之

主治 補五臟 益筋骨 和腸胃 治水氣 多食宜人 作鮓尤良 曝乾甚香美 嘉祐 益肝腎 宗奭 安胎 補中 作鱠尤佳 孟詵

鱖魚 居衛切 開寶

釋名 罽魚 音計 石桂魚 開寶 水豚 時珍曰 鱖 蹶也 其體不能屈曲 如僵蹶也 罽 罽也 其紋斑如織罽也 大明曰 其味如豚 故名水豚 又名鱖豚 志曰 昔有仙人劉憑常食石桂魚 桂 鱖同音 當即是此

鱸魚宋嘉祐〔一〕

【釋名】四鰓魚。【時珍曰】黑色曰盧，此魚白質黑章，故名。淞人名四鰓魚。

【集解】【時珍曰】鱸出吴中，淞江尤盛，四五月方出。長僅數寸，狀微似鱖而色白，有黑點，巨口細鱗，有四鰓。楊誠齊詩頗盡其狀，云：鱸出鱸鄉蘆葉前，垂虹亭下不論錢。買來玉尺如何短，鑄出銀梭直是圓。白質黑章三四點，細鱗巨口一雙鮮。春風已有真風味，想得秋風更迥然〔二〕。南郡記云：吴人獻淞江鱸鱠於隋煬帝。帝曰：金虀玉鱠，東南佳味也。

肉。【氣味】甘，平，有小毒。【宗奭曰】雖有小毒，不甚發病。【禹錫曰】多食，發痃癖瘡腫。不可同乳酪食。李廷〔三〕飛云：肝不可食，剥人面皮。【詵曰】中鱸魚毒者，蘆根汁解之。【主治】補五臟，益筋骨，和腸胃，治水氣。多食宜人，作鮓尤良。曝乾甚香美。嘉祐。益肝腎。宗奭。安胎補中。作鱠尤佳。孟詵。

鱖魚居衛切○開寶

【釋名】⿱罒⿰魚刂〔四〕魚音蘮、石桂魚開寶、水豚。【時珍曰】鱖，蹶也，其體不能屈曲如僵蹶也。⿱罒⿰魚刂，罽也，其紋斑如織罽也。【大明曰】其味如豚，故名水豚，又名鱖豚。【志曰】昔有仙人劉憑，常食石桂魚。桂、鱖同音，當即是此。

〔一〕祐：原作「定」。證類卷二十一鱸魚注出「新補」，即嘉祐本草新補藥，今據改。本藥後同徑改。

〔二〕春風……迥然：凡十四字，誠齋集卷二十九詩松江鱸魚作「秋風想見真風味只是春風已迥然」。

〔三〕廷：據元史卷一百九十七李鵬飛傳當作「鵬」。

〔四〕⿱罒⿰魚刂：江西本、錢本均同。各字書未能檢到，与之字型相似者有「⿱罒鱖」。玉篇魚部：「⿱罒鱖，音罽。魚名。」異魚圖贊卷三：「吴楚⿱罒鱖魚，其文如罽。薦以上春，美而多刺。」漢語大字典云：「即鱖魚。」然此魚既「多刺」，則非時珍所云「肉中無細刺」之鱖魚，故不取。

【集解】時珍曰鱖生江湖中扁形闊腹大口細鱗有黑斑采斑色明者為雄稍晦者為雌皆有鬐鬣刺人厚皮緊肉肉中無細刺有肚能嚼亦啖小魚夏月居石穴冬月偎泥罧魚之沈下者也小者味佳至三五斤者不美李廷飛延壽書云鱖鬐刺凡十二以應十二月誤鯁害人惟橄欖核磨水可解蓋魚畏橄欖故也

附錄塍魚時珍曰按山海經云洛水多塍魚狀如鱖居于逵蒼文赤尾食之不癰可以治瘻郭璞云塍音滕逵乃水中穴道交通者愚按塍之形狀居止功用俱與鱖同亦鱖之類也日華子謂鱖為水豚者豈此塍歟

肉【氣味】甘平無毒日華曰微毒【主治】腹內惡血去腹內小蟲益氣力令人肥健開寶補虛勞益脾胃孟詵治腸風瀉血日華

【發明】時珍曰按張杲醫說云越州邵氏女年十八病勞瘵累年偶食鱖魚羹遂愈觀此正與補勞益胃殺蟲之說相符則仙人劉憑隱士張志和之嗜此魚非無謂也

尾【主治】小兒軟癤貼之良時珍

膽【氣味】苦寒無毒【主治】骨鯁不拘久近時珍

【附方】舊一骨鯁竹木刺入咽喉不拘大人小兒日久或入臟腑痛刺黃瘦甚者服之皆出臘月

【集解】【時珍曰】鱖生江湖中，扁形闊腹，大口細鱗。有黑斑，采斑色明者爲雄，稍晦者爲雌，皆有鬐鬣刺人。厚皮緊肉，肉中無細刺。有肚能嚼，亦啖小魚。夏月居石穴，冬月偎泥罧，魚之沈下者也。小者味佳，至三五斤者不美。李廷〔一〕飛延壽書云：鱖，鬐刺凡十二，以應十二月。誤鯁害人，惟橄欖核磨水可解，蓋魚畏橄欖故也。

【附録】螣魚。【時珍曰】按山海經云：洛水多螣魚。狀如鱖，居于逵，蒼文赤尾。食之不癰，可以治瘻。郭注云：螣，音滕。逵乃水中穴道交通者。愚按：螣之形狀、居止、功用，俱與鱖同，亦鱖之類也。日華子謂：鱖爲水豚者，豈此螣與？

肉。【氣味】甘，平，無毒。【日華曰】微毒。【主治】腹内惡血，去腹内小蟲，益氣力，令人肥健。開寶。補虚勞，益脾胃。孟詵。治腸風瀉血。日華。

【發明】【時珍曰】按張杲醫説云：越州邵氏女年十八，病勞瘵累年，偶食鱖魚〔二〕羹遂愈。觀此，止與補勞、益胃、殺蟲之説相符，則仙人劉憑、隱士张志和之嗜此魚，非無謂也。

尾。【主治】小兒軟癤，貼之良。時珍。

膽。【氣味】苦，寒，無毒。【主治】骨鯁，不拘久近。時珍。

【附方】舊一。骨鯁，竹木刺入咽喉。不拘大人小兒，日久或入臟腑，痛刺黃瘦甚者，服之皆出。臘月

〔一〕廷：據元史卷一百九十七李鵬飛傳當作「鵬」。

〔二〕鱖魚：醫説卷四瘵疾作「鰻」。

燒鯉魚膽熨出腐下令乾每用一皂子煎酒溫呷得吐則效隨涎出未吐再服以此爲度酒隨量飲無不出者蠡鮀鯇膽皆可 勝金方

鯊魚 綱目

釋名 鮀魚 雅 吹沙 郭璞 沙溝魚 俗名 沙鰮 音問 時珍曰此非海中沙魚乃南方溪澗中小魚也居沙溝中吹沙而游咂沙而食鮀者肉多形圓陀陀然也

集解 時珍曰鯊魚大者長四五寸其頭尾一般大頭狀似鱒體圓似鱓厚肉重唇細鱗黃白色有黑斑點文背有鬐刺甚硬其尾不歧小時即有子味頗美俗呼爲阿浪魚

氣味 甘平無毒 主治 暖中益氣 時珍

杜父魚 拾遺

釋名 渡父魚 綱目 黃鰤魚 音幺 船矴魚 綱目 伏念魚 臨海志 時珍曰杜父當作渡父溪澗小魚渡父所食也見人則以喙插入泥中如船矴也

集解 藏器曰杜父魚生溪澗中長二三寸狀如吹沙而短其尾歧大頭闊口其色黃黑有斑脊背上有鬐刺螫人

收鱖魚膽，懸北簷下令乾。每用一皂子許〔一〕，煎酒温呷。得吐，則鯁隨涎出。未吐再服，以吐爲度。酒隨量飲，無不出者。蠡、鯇、鯽膽皆可。○勝金方。

鯊魚綱目

【釋名】鮀魚爾雅、吹沙郭璞、沙溝魚俗名、沙鰮音問。【時珍曰】此非海中沙魚，乃南方溪澗中小魚也。居沙溝中，吹沙而游，咂沙而食。鮀者，肉多形圓，陀陀然也。

【集解】【時珍曰】鯊魚，大者長四五寸，其頭尾一般大。頭狀似鱒，體圓似鱓，厚肉重唇。細鱗，黄白色，有黑斑點文。背有鬐刺甚硬。其尾不岐，小時即有子。味頗美，俗呼爲阿浪魚。

肉。【氣味】甘，平，無毒。【主治】暖中益氣。時珍。

杜父魚拾遺

【釋名】渡父魚綱目、黄魩魚音幺、船矴魚綱目、伏念魚臨海志。【時珍曰】杜父當作渡父。溪澗小魚，渡父所食也。見人則以喙插入泥中，如船矴也。

【集解】【藏器曰】杜父魚生溪澗中，長二三寸，狀如吹沙而短，其尾岐，大頭闊口，其色黄黑有斑。脊背上有鬐刺，螫人。

〔一〕許：原脱。今據證類卷二十一鱖魚補。

【氣味】甘，温，無毒。【主治】小兒差頹，用此魚皐開口咬之，七下即消。藏器○差頹，陰核大小也。

石斑魚綱目

【釋名】石礬魚延壽書、高魚。

【集解】時珍曰：石斑生南方溪澗水石處。長數寸，白鱗黑斑。浮游水面，聞人聲則劃然深入。臨海水土記云：長者尺餘，其斑如虎文而性婬，春月與蛇醫交牝，故其子有毒。南方異物志云：高魚似鱒，有雌無雄，二三月與蜥蜴合於水上，其胎毒人。酉陽雜俎云：石斑與蛇交。南方有土蜂，土人殺此魚標樹上，引鳥食之，蜂窠皆盡也。

子及腸【氣味】有毒，令人吐瀉。醫說云：用魚尾草汁少許解之。

石鮅魚拾遺

【集解】藏器曰：生南方溪澗中，長一寸，背裏腹下赤。南人以作鮓，云甚美。

【氣味】甘，平，有小毒。【主治】瘡疥癬。藏器

黃鯝魚綱目

【氣味】甘，温，無毒。【主治】小兒差頹。用此魚擘開口，咬之七下即消。藏器。○差頹，陰核大小也。

石斑魚 綱目

【釋名】石礬魚 延壽書、高魚。

【集解】【時珍曰】石斑生南方溪澗水石處。長數寸，白鱗黑斑。浮游水面，聞人聲則劃然深入。臨海水土記云：長者尺餘，其斑如虎文而性淫，春月與蛇醫〔一〕交牝，故其子有毒。南方異物志云：高魚似鱒，有雌無雄，二三月與蜥蜴合於水上，其胎毒人。酉陽雜俎云：石斑與蛇交。南方有土〔二〕蜂，土人殺此魚摽樹上，引鳥食之，蜂窠皆盡也。

子及腸。【氣味】有毒，令人吐瀉。醫説云：用魚尾草汁少許解之。

石鮅魚 拾遺

【集解】【藏器曰】生南方溪澗中，長一寸，背裏〔三〕，腹下赤。南人以作鮓，云甚美。

【氣味】甘，平，有小毒。【主治】瘡，疥，癬。藏器。

黃鯝〔四〕魚 音固○綱目

〔一〕蛇醫：御覽卷九百四十石斑魚引臨海水土記作「蝘蝥」。時珍改作「蛇醫」，即蠑螈，非筆誤。

〔二〕土：酉陽雜俎前集卷十七「石斑魚」作「隔」。

〔三〕背裏：證類卷二十石鮅魚同。義晦。華夏本云「裏」與「黑」字形似，改作「黑」。

〔四〕鯝：原作「鮣」。今據本卷目録及本條正文改。

釋名黃骨魚（時珍曰：魚腸肥曰䱇。此魚䱇腹多脂，漁人煉取黃油然燈，甚腥也。南人訛為黃姑，北人訛為黃骨魚。）

集解時珍曰：生江湖中小魚也。狀似白魚，而頭尾不昂，扁身細鱗，白色。闊不踰寸，長不近尺。可作鮓菹，煎炙甚美。

肉氣味甘溫無毒。主治白煮汁飲，止胃寒泄瀉。時珍

油主治瘡癬有蟲。然燈昏人目。時珍

鰷魚綱目

釋名白鯈（音條）、䱁魚（音餐）、鮂魚（音囚）。○時珍曰：鰷，條也。䱁，粲也。鮂，囚也。條，其狀也；粲，其色也；囚，其性也。

集解時珍曰：鰷生江湖中小魚也。長僅數寸，形狹而扁，狀如柳葉，鱗細而整，潔白可愛，性好群游。荀子曰：鰷，浮陽之魚也。最宜鮓菹。

氣味甘溫無毒。主治煮食已憂，暖胃止冷瀉。時珍

鱠殘魚食鑑

釋名王餘魚綱目、銀魚。時珍曰：按博物志云：吳王闔閭江行，食魚鱠，棄其殘餘於水，化為此魚，故

【釋名】黄骨魚。【時珍曰】魚腸肥曰鮋。此魚腸腹多脂，漁人煉取黄油然燈，甚鯹也。南人訛爲黄姑，北人訛爲黄骨魚。

【集解】【時珍曰】生江湖中小魚也。狀似白魚，而頭尾不昂，扁身細鱗，白色。闊不踰寸，長不近尺。可作鮓菹，煎炙甚美。

肉。【氣味】甘，温，無毒。【主治】白煮汁飲，止胃寒洩瀉。時珍。

油。【主治】瘡癬有蟲。然燈，昏人目。時珍。

鰷魚綱目

【釋名】白鯈音條、鰲魚音餐、鮂魚音囚。○【時珍曰】鰷，條也。鰲，粲也。鮂，囚也。條，其狀也。粲，其色也。囚，其性也。

【集解】【時珍曰】鰷，生江湖中小魚也。長僅數寸，形狹而扁，狀如柳葉，鱗細而整，潔白可愛，性好群游。【荀子曰】鯈，浮陽之魚也。最宜鮓菹。

【氣味】甘，温，無毒。【主治】煮食，已憂，暖胃，止冷瀉。時珍。

鱠殘魚食鑑

【釋名】王餘魚綱目、銀魚。【時珍曰】按博物志云：吴王闔閭〔一〕江行，食〔二〕魚鱠，棄其殘餘於水，化爲此魚，故名。或〔三〕

〔一〕闔閭：博物志卷三異魚無此二字。
〔二〕江行食：底本三字缺損。今據内閣本補正。
〔三〕名或：底本二字缺損。今據補正同上。

又作越王及僧寶誌者，益出傳會，不足致辯。

【集解】時珍曰：鱠殘出蘇、淞、浙江。大者長四五寸，身圓如筯，潔白如銀，無鱗。若已鱠之魚，但目有兩黑點爾。彼人尤重小者，曝乾以貨四方。清明前有子，食之甚美；清明後子出而瘦，但可作鮓腊耳。

【氣味】甘，平，無毒。【主治】作羹食，寬中健胃。寗源

四十二

鱵魚（音針）綱目

【釋名】姜公魚（俗名）、銅哾魚（音悅）。臨海志（時珍曰：此魚喙有一鍼，故有諸名。俗云姜太公釣鍼，亦傳會也）。

【集解】時珍曰：生江湖中。大小形狀，並同鱠殘，但喙尖有一細黑骨如鍼為異耳。東山經云：沢水北注于湖，中多箴魚，狀如儵，其喙如鍼，即此。

【氣味】甘，平，無毒。【主治】食之無疫。時珍

鱊魚（音聿）綱目

【釋名】春魚（俗名）、作腊名鵞毛脡（時珍曰：爾雅云鱊鯞，小魚也。名義未詳。春以時名也，脡以乾腊

又作越王及僧寶誌者，益出傅會，不足致辯。

【集解】【時珍曰】鱠殘出蘇、淞、浙江。大者長四五寸，身圓如筯，潔白如銀，無鱗。若已鱠之魚，但目有兩黑點爾，彼人尤重小者，曝乾以貨四方。清明前有子，食之甚美。清明後子出而瘦，但可作鮓腊耳。

【氣味】甘，平，無毒。【主治】作羹食，寬中健胃。寧源。

鱵魚 音針○綱目

【釋名】姜公魚俗名、銅哾魚。音稅，臨海志。【時珍曰】此魚喙有一鍼，故有諸名。俗云姜太公釣鍼，亦傅會也。

【集解】【時珍曰】生江湖中。大小形狀，並同鱠殘，但喙尖有一細黑骨如鍼爲異耳。東山經云：沢水北注于湖，中多箴魚，狀如儵，其喙如鍼。即此。

【氣味】甘，平，無毒。【主治】食之無疫。時珍。

鱊魚 音迂○綱目

【釋名】春魚俗名。作腊，名鵝毛脡。【時珍曰】爾雅云：鱊鯞〔一〕，小魚也。名義未詳。春，以時名也。脡，以乾腊

〔一〕鱊鯞：爾雅注疏卷十釋魚作「鱊鮬，鱖鯞。」郭注：「小魚也。」

名也

【集解】時珍曰：按段公路北戶錄云：廣之恩州出鵝毛脡，用鹽藏之，其細如毛，其味絕美。郭義恭所謂武陽小魚大如針，一斤千頭，蜀人以為醬者也。又一統志云：廣東陽江縣出之，即鰯魚兒也。然今興國州諸處亦有之，彼人呼為春魚。云春月自岩穴中隨水流出，狀似初化魚苗。土人取收曝乾為脡，以充苞苴。食以薑醋，味同蝦米。或云即鱧魚苗也。

【氣味】甘，平，無毒。【主治】和中益氣，令人喜悅。時珍

金魚 綱目

【集解】時珍曰：金魚有鯉、鯽、鰍、鰲數種，鰍、鰲尤難得，獨金鯽耐久，前古罕知。惟博物志云：出邛婆塞江，腦中有金。蓋亦訛傳。述異記載：晉桓沖遊廬山，見湖中有赤鱗魚，即此也。自宋始有畜者，今則處處人家養玩矣。春末生子於草上，好自吞啗，亦易化生。初出黑色，久乃變紅。又或變白者，名銀魚。亦有紅、白、黑斑相間無常者。其肉味短而韌。物類相感志云：金魚食橄欖渣、肥皂水即死；得白楊皮不生蝨。又有丹魚，不審即此類否，今附於下。

【附錄】丹魚 按抱朴子云：丹水出京兆上洛縣冢嶺山，入于汋水中，出丹魚。先夏至十夜伺之，魚浮水側，必有赤光上照若火。割血塗足，可以履水。

名也。

【集解】【時珍曰】按段公路北户録云：廣之恩州出鵝毛脡，用鹽藏之，其細如毛〔一〕，其味絶美。郭義恭所謂武陽小魚大如針，一斤千頭，蜀人以爲醬者也。又一統志云：廣東陽江縣出之，即鰷魚兒也。然今興國州諸處亦有之，彼人呼爲春魚。云春月自岩穴中隨水流出，狀似初化魚苗。土人取收，曝乾爲脡，以充苞苴。食以薑、醋，味同蝦米。或云即鱧魚苗也。

【氣味】甘，平，無毒。【主治】和中益氣，令人喜悦。時珍。

金魚綱目

【集解】【時珍曰】金魚有鯉、鯽、鰍、鯈數種，鰍、鯈尤難得，獨金鯽耐久，前古罕知。惟博物志〔二〕云：出邛〔三〕婆塞江，腦中有金。蓋亦訛傳。述異記載：晉桓冲遊廬山，見湖〔四〕中有赤鱗魚。即此也。自宋始有畜者，今則處處人家養玩矣。春末生子於草上，好自吞啗，亦易化生。初出黑色，久乃變紅。又或變白者，名銀魚。亦有紅、白、黑、斑相間無常者。其肉味短而韌。物類相感志云：金魚食橄欖渣、服皂水即死。得白楊皮不生蝨。又有丹魚，不審即此類否。今附於下。

【附録】丹魚。按抱朴子云：丹水出京兆上洛縣冢嶺山，入于汋〔五〕水，中出丹魚。先夏至十日〔六〕，夜伺之，魚浮水側，必有赤光上照若火。割血塗足，可以履水。

〔一〕毛：北户録卷二鵝毛脡作「蝦」。説郛引北户録作「針」。
〔二〕博物志：此下引文見説郛本北户録卷一乳穴魚，不云引自博物志。故此下引文當出北户録。
〔三〕邛：原作「汸」。今據北户録卷一乳穴魚改。
〔四〕湖：原作「胡」。今據藝文類聚卷九水部改。
〔五〕汋：清以前水經注均同此。四庫本水經注卷二十丹水改爲「均」。
〔六〕日：原脱。今據抱朴子内篇卷一金丹補。

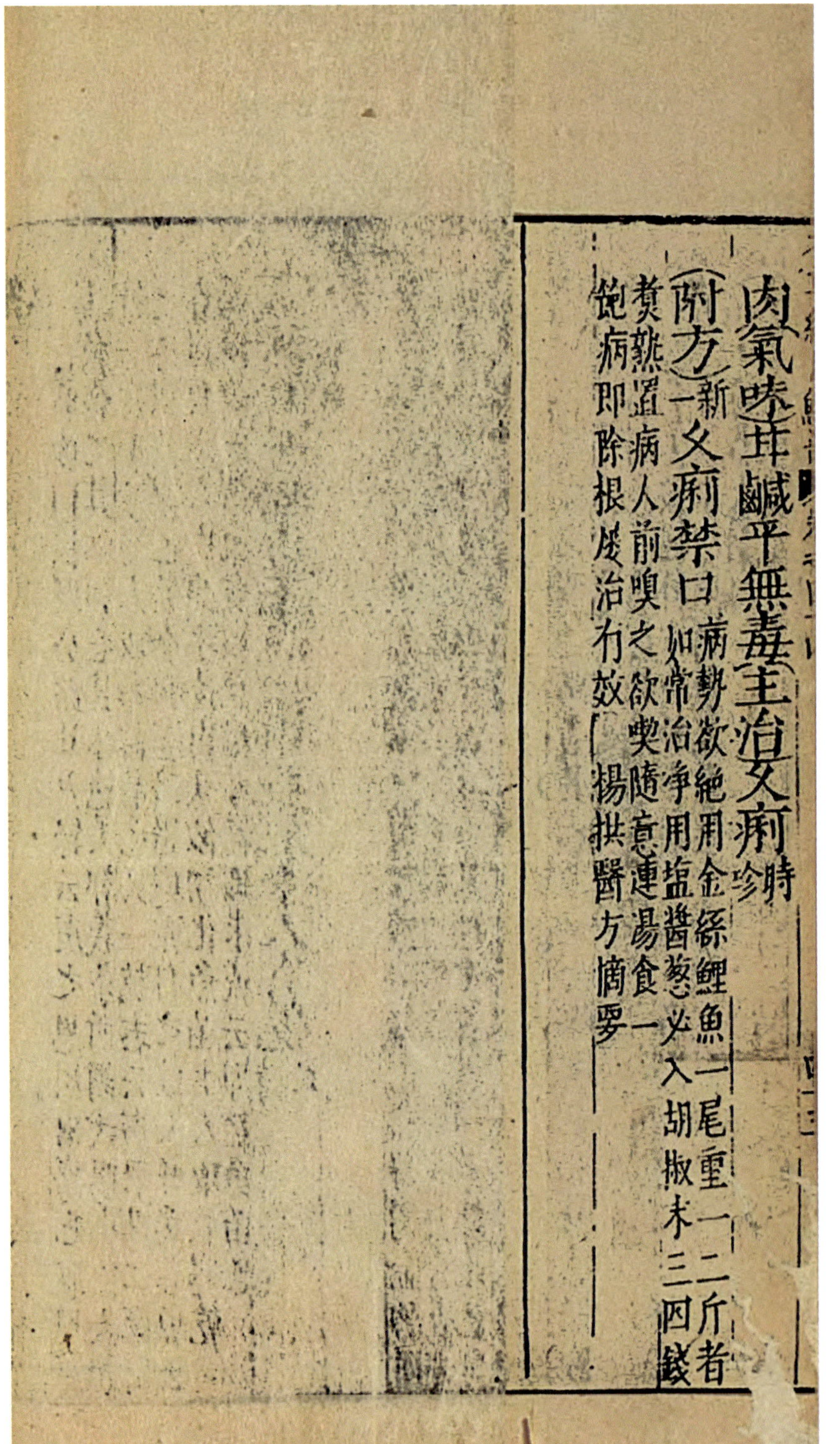
肉氣味甘鹹平無毒〔主治〕久痢時珍

〔附方〕新一久痢禁口病勢欲絶用金絲鯉魚一尾重一二斤者如常治净用塩醬葱必入胡椒末三四錢煑熟置病人前嗅之欲喫隨意連湯食一飽病即除根屢治有效〔楊拱醫方摘要〕

肉。【氣味】甘、鹹，平，無毒。【主治】久痢。時珍

【附方】新一。久痢禁口，病勢欲絕。用金絲鯉魚一尾，重一二斤者，如常治净，用鹽、醬、葱，必入胡椒末三四錢，煮熟，置病人前嗅之。欲喫，隨意連湯食一飽，病即除根。屢治有效。楊拱醫方摘要。

波毛

鱗之四 無鱗魚二十八種附錄九種

鱧魚（本經上品）

【釋名】蠡魚（本經）黑鱧（圖經）玄鱧（埤雅）烏鱧（綱目）鮦魚（本經音同）文魚（時珍曰鱧首有七星夜朝北斗有自然之禮故謂之鱧又與蛇通氣色黑北方之魚也故有玄黑諸名俗呼火柴頭魚即此也其小者名鮦魚蘇頌圖經引毛詩諸註謂鱧即鯇魚者誤矣今直削去不須辯正）

【集解】（別錄曰）生九江池澤取無時（弘景曰）處處有之言是公蠣蛇所化然亦有相生者性至難死猶有蛇性也（時珍曰）形長體圓頭尾相等細鱗玄色有斑點花文頗類蝮蛇有舌有齒有肚背腹有鬣連尾尾無岐形狀可憎氣息腥惡食品所卑南人有珍之者北人尤絕之道家指爲水厭齋籙所忌

肉【氣味】甘寒無毒有瘡者不可食令人瘢白（別錄 源曰有小毒無益不宜食之（宗奭曰）能發痼疾療病亦取其一端耳）【主治】療五痔治濕痺面目浮腫下大水（本經（弘景曰）合小豆白煮療腫滿甚効）下大小便壅塞氣作鱠與脚氣風氣人食良（孟詵）主妊娠有水氣（蘇頌）

鱗之四　無鱗魚二十八種　附録九種

鱧魚本經上品

【釋名】蠡魚本經、黑鱧圖經、玄鱧埤雅、烏鱧綱目、鮦魚音同，本經、文魚。【時珍曰】鱧首有七星，夜朝北斗，有自然之禮，故謂之鱧。又與蛇通氣，色黑，北方之魚也，故有玄、黑諸名。俗呼火柴頭魚，即此也。其小者名鮦魚。蘇頌圖經引毛詩諸註，謂鱧即鯇魚者，誤矣。今直削去，不煩辯正。

【集解】【別録曰】生九江池澤。取無時。【弘景曰】處處有之。言是公蠣蛇所化，然亦有相生者。性至難死，猶有蛇性也。【時珍曰】形長體圓，頭尾相等，細鱗玄色，有斑點花文，頗類蝮蛇，有舌有齒有肚，背腹有鬣連尾，尾無岐。形狀可憎，氣息鮏惡，食品所卑。南人有珍之者，北人尤絶之。道家指爲水厭，齋籙所忌。

肉。【氣味】甘，寒，無毒。有瘡者不可食，令人瘢白。別録。【源曰】有小毒，無益，不宜食之。【宗奭曰】能發痼疾。療病亦取其一端耳。【主治】療五痔，治濕痹，面目浮腫，下大水。本經。【弘景曰】合小豆白煮，療腫滿甚效。下大小便，壅塞氣。作鱠，與脚氣、風氣人食，良。孟詵。主妊娠有水氣。蘇頌。

【附方】舊三新二。

十種水氣垂死：鱧魚一斤重者，煑汁，和冬瓜、葱白作羮食。心鏡

下一切氣：詵曰：用大鱧一頭，開肚，入胡椒末半兩，大蒜片三顆，縫合，同小豆一升煮熟，下蘿蔔三五顆，葱一握，俱切碎，煮熟，空腹食之至飽，并飲汁。至夜洩惡氣無限也。五日更一作。

腸痔下血：鱧魚作鱠，以蒜虀食之。忌冷、毒物。外臺

一切風瘡，頑癬疥癩，年久不愈者，不過二三服必愈：用黑柴頭魚一個，即烏鱧也，去腸肚，以蒼耳葉塡滿，外以蒼耳安鍋底，置魚于上，少少着水，慢火煨熟，去皮骨淡食，勿入鹽醬，功効甚大。醫林集要

浴兒免痘：除夕黄昏時，用大烏魚一尾，小者二三尾，煑湯浴兒，遍身七竅俱到，不可嫌腥，以清水洗去也。若不信，但留一手或一足不洗，遇出痘時，則未洗處偏多也。此乃異人所傳，不可輕易。揚拱醫方摘要

腸及肝【主治】冷敗瘡中生蟲。別錄 腸以五味炙香，貼痔瘻及蛀骭瘡，引蟲盡爲度。日華

膽【氣味】甘，平。日華曰：諸魚膽苦，惟此膽甘可食爲異也。臘月收取陰乾。【主治】喉痺將死者，點入少許即差，病深者水調灌之。靈苑方

鰻鱺魚 別錄中品

【附方】舊三，新二。

十種水氣，垂死。鱧魚一斤重者煮汁，和冬瓜、葱白作羹食。心鏡。

下一切氣。詵曰：用大鱧一頭開肚，入胡椒末半兩，大蒜片三[一]顆，縫合，同小豆一升煮熟，下蘿蔔三五顆，葱一握，俱切碎，煮熟，空腹食之至飽，并飲汁。至夜，洩惡氣無限也。五日更一作。

腸痔下血。鱧魚作鱠，以蒜[二]虀食之。忌冷、毒物。外臺。

一切風瘡，頑癬疥癩，年久不愈者，不過二三服必愈。用黑火柴頭魚一個，即烏鱧也，去腸肚，以蒼耳葉填滿。外以蒼耳安鍋底，置魚于上，少少着水，慢火煨熟，去皮骨淡食，勿入鹽、醬，功效甚大。醫林集要。

浴兒免痘。除夕黄昏時，用大烏魚一尾，小者二三尾，煮湯浴兒，遍身七竅俱到。不可嫌腥，以清水洗去也。若不信，但留一手或一足不洗，遇出痘時，則未洗處偏多也。此乃異人所傳，不可輕易。楊拱[三]醫方摘要。

腸及肝。【主治】冷敗瘡中生蟲。别録。腸以五味炙香，貼痔瘻及蛀骭瘡，引蟲盡爲度。日華。

膽。【氣味】甘，平。【日華曰】諸魚膽苦，惟此膽甘可食爲異也。臘月收取，陰乾。【主治】喉痺將死者，點入少許即差，病深者水調灌之。靈苑方。

鰻鱺魚 别録中品

〔一〕大蒜片三：證類卷二十蠡魚作「切大蒜三兩」。
〔二〕蒜：同上作「薑」。
〔三〕拱：原作「珙」。今據卷一引據古今醫家書目改。

〔釋名〕白鱓（綱目）蛇魚（綱目）乾者名風鰻（時珍曰鰻鱺舊注音漫黎按許慎說文鱺與鱧同趙辟公雜録亦云此魚有雄無雌以影漫於鱧魚則其子皆附于鱧鬐而生故謂之鰻鱺與許說合當以鱧音為正曰蛇鱓象形也）

〔集解〕（頌曰所在有之似鱓而腹大青黃色云是蛟蜃之屬善攻江岸人酷畏之詵曰歙州溪潭中出一種背有五色文者頭似蝮蛇入藥最勝江河中難得五色者時珍曰鰻鱺其狀如蛇背有肉鬣連尾無鱗有舌腹白大者長數尺脂膏最多背有黃脉者名金絲鰻鱺此魚善穿深穴非若蛟蜃之攻岸也或云鮎亦産鰻或云鰻與蛇通）

〔正誤〕（弘景曰鰻鱺能緣樹食藤花恭曰鯢魚能上樹鰻無足安能上樹耶謬說也）

肉〔氣味〕甘平有毒（思邈曰大溫士良曰寒○宗奭曰動風吳瑞曰腹下有黑斑者毒甚與銀杏同食患軟風機曰小者可食重四五斤及水行昂頭者不可食嘗見舟人食之七口皆死時珍曰按夷堅續志云四目者殺人背有白點無鰓者不可食妊娠食之令胎有疾）〔主治〕五痔瘡瘻殺諸蟲（詵曰痔瘻熏之蟲即死殺諸蟲燒炙為末空腹食三五度即差）治惡瘡女人陰瘡蟲痒治傳尸疰氣勞損暖腰膝起陽（日華）療濕脚氣腰腎間濕風痹常如水洗以五味

【釋名】白鱓綱目、蛇魚綱目。乾者名風鰻。【時珍曰】鰻鱺，舊註音漫黎。按許慎説文，鱺與鱧同。趙辟公雜録亦云：此魚有雄無雌，以影漫於鱧魚，則其子皆附于鱧鬐而生，故謂之鰻鱺。與許説合，當以鱧音爲正。曰蛇，曰鱓，象形也。

【集解】【頌曰】所在有之。似鱓而腹大，青黄色。云是蛟蜃之屬，善攻江岸，人酷畏之。【詵曰】歙州溪潭中出一種背有五色文者，頭似蝮蛇，入藥最勝。江河中難得五色者。【時珍曰】鰻鱺其狀如蛇，背有肉鬣連尾，無鱗有舌，腹白。大者長數尺，脂膏最多。背有黄脉者，名金絲鰻鱺。此魚善穿深穴，非若蛟蜃之攻岸也。或云鮎亦産鰻，或云鰻與蛇通。

【正誤】【弘景曰】鰻鱺能緣樹食藤花。【恭曰】鯢魚能上樹。鰻無足，安能上樹耶？謬説也。

肉。【氣味】甘，平，有毒。【思邈曰】大温。【士良曰】寒。〇【宗奭曰】動風。【吴瑞曰】腹下有黑斑者，毒甚。與銀杏同食，患軟風。【機曰】小者可食。重四五斤及水行昂頭者，不可食。嘗見舟人食之，七口皆死。【時珍曰】按夷堅續志云：四目者殺人。背有白點無鰓者不可食。妊娠食之，令胎有疾。【主治】五痔瘡瘻，殺諸蟲[一]。【詵曰】痔瘻，熏之蟲即死。殺諸蟲，燒炙爲末，空腹食，三五度即差。治惡瘡，女人陰瘡蟲痒，治傳尸疰氣勞損，暖腰膝，起陽。日華。療濕脚氣，腰腎間濕風痺，常如水洗，以五味

[一] 諸蟲：此下脱出處。據證類卷二十一鰻鱺魚，當出別録。

煮食甚補益。患諸瘡瘻癧瘍風人，宜長食之。孟詵 治小兒疳勞及蟲心痛。時珍 婦人帶下，療一切風瘙如蟲行。又壓諸草石藥毒，不能爲害。張鼎

〔發明〕頌曰：魚雖有毒，以五味煮羹，能補虛損及久病勞瘵。時珍曰：鰻鱺所主諸病，其功專在殺蟲去風耳。與蛇同類，故主治近之。稽神録云：有人病瘵，相傳死者數人。取病者置棺中，棄於江以絶害。流至金山，漁人引起開視，乃一女子，猶活。取置漁舍，每以鰻鱺食之，遂愈。因爲漁人之妻。張鼎云：燒烟熏蚊，令化爲水。熏氊及屋舍竹木，斷蛀蟲。置骨於衣箱，斷諸蟲。觀此則別録所謂能殺諸蟲之説，益可證矣。

〔附方〕舊三。諸蟲心痛：多吐清水。鰻鱺淡煮，飽食三五度即差。外臺 骨蒸勞瘦：用鰻鱺二斤，治淨，酒二盞煮熟，入鹽醋食之。聖惠 腸風下蟲：同上。

膏〔主治〕諸瘻瘡。陶弘景 耳中蟲痛。蘇恭 曝乾微炙取油，塗白駁風，即時色轉，五七度便差。宗奭 〇集驗方云：白駁生頭面上，浸淫漸長似癬者，刮令燥痛，炙熱脂搽之，不過三度即差。

煮食，甚補益。患諸瘡瘻癧瘍風人宜長食之。孟詵。治小兒疳勞及蟲心痛。時珍。婦人帶下，療一切風瘙如蟲行，又壓諸草石藥毒，不能爲害。張鼎。

【發明】【頌曰】魚雖有毒，以五味煮羹，能補虚損及久病勞瘵。【時珍曰】鰻鱺所主諸病，其功專在殺蟲去風耳。與蛇同類，故主治近之。稽神録云：有人病瘵，相傳染〔一〕死者數人。取病者置棺中，棄於江以絶害。流至金山，漁人引起開視，乃一女子，猶活。取置漁舍，每以鰻鱺食之。遂愈。因爲漁人之妻。張鼎云：燒烟熏蚊，令化爲水。熏氊及屋舍竹木，斷蛀蟲。置骨於衣箱，斷諸蠹。觀此，則別録所謂能殺諸蟲之説，益可證矣。

【附方】舊三。諸蟲〔二〕心痛，多吐清水。鰻鱺淡煮，飽食三五度，即差。外臺。骨蒸勞瘦。用鰻鱺二斤治淨，酒二盞煮熟，入鹽、醋食之。聖惠。腸風下蟲。同上。

膏。【主治】諸瘻瘡。陶弘景。耳中蟲痛。蘇恭。曝乾微炙取油，塗白駁風，即時色轉，五七度便差。宗奭。○集驗方云：白駁生頭面上，浸淫漸長似癬者，刮令燥痛，炙熱脂搽之，不過三度即差。

〔一〕染：原脱。今據證類卷二十一鰻鱺魚引稽神録補。
〔二〕蟲：外臺卷七諸蟲心痛方作「蛕」。證類卷二十一鰻鱺魚引外臺作「痏」。

骨及頭主治炙研入藥治痔瘻腸風崩帶燒灰敷惡瘡燒熏痔瘻殺諸蟲時珍

附方舊一 一切惡瘡用蛇魚骨炙爲末入諸色膏藥中貼之外以紙護之經驗

○血主治瘡疹入眼生瞖以少許點之時珍

海鰻鱺日華

釋名慈鰻鱺日華狗魚日華

集解日華曰生東海中類鰻鱺而大功用同

氣味主治同鰻鱺 治皮膚惡瘡疥疳瘑痔瘻日華○時珍曰按李九華云狗魚暖而不補即此

鱓善魚別錄上品

釋名黄䱉音旦 宗奭曰鱓腹黄故世稱黄鱓時珍曰異苑作黄䱉云黄疸之名取乎此也藏器言當作鱣魚誤矣鱣字平聲黄魚也

骨及頭。【主治】炙研入藥，治疳痢，腸風，崩帶。燒灰敷惡瘡。燒熏痔瘻，殺諸蟲。時珍。

【附方】舊一。一切惡瘡。用蛇魚骨炙爲末，入諸色膏藥中貼之，外以紙護之。經驗。

血。【主治】瘡疹入眼生瞖，以少許點之。時珍。

海鰻鱺日華

【釋名】慈鰻鱺[一]日華、狗[二]魚日華。

【集解】【日華曰】生東海中。類鰻鱺而大，功用相同。

【氣味、主治】同鰻鱺。治皮膚惡瘡疥、疳䘌痔瘻。日華。○【時珍曰】按李九華云：狗魚暖而不補。即此。

鱓善魚別録上品

【釋名】黃䱇音旦。【宗奭曰】鱓腹黃，故世稱黃鱓。【時珍曰】異苑作黃䱇，云黃疸之名，取乎此也。藏器言當作鱣魚，誤矣。鱣字平聲，黃魚也。

[一] 鱺：證類卷二十一鰻鱺魚引日華子無此字。

[二] 狗：同上此前有「猧」字。

【集解】韓保昇曰：鱓魚生水岸泥窟中，似鰻鱺而細長，亦似蛇而無鱗，有青、黃二色。時珍曰：黃質黑章，體多涎沫，大者長二三尺，夏出冬蟄。一種蛇變者名蛇鱓，有毒害人。南人鬻鱓肆中，以缸貯水，畜數百頭。夜以燈照之，其蛇化者必項下有白點，通身浮水上，即棄之。或以蒜瓣投於缸中，則羣鱓跳擲不已，亦物性相制也。藏器曰：作臛當重煮之，不可用桑柴，亦蛇類也。弘景曰：鱓是荇芩根所化，又云死人髮所化。今其腹中自有子，不必盡是變化也。

肉

【氣味】甘，大溫，無毒。思邈曰：黑者有毒。弘景曰：性熱能補。時行病後食之多復。宗奭曰：動風氣。多食令人霍亂。曾見一郎官食此，吐利幾死也。時珍曰：按延壽書云：多食發諸瘡，亦損人壽。大者有毒殺人。不可合犬肉、犬血食之。

【主治】補中益血，療瀋脣。別錄　補虛損，婦人產後惡露淋瀝，血氣不調，羸瘦，止血，除腹中冷氣腸鳴及濕痺氣。藏器　善補氣，婦人產後宜食。震亨　補五臟，逐十二風邪，患濕風惡氣，人作臛空腹飽食，暖臥取汗出如膠，從腰腳中出，候汗乾，暖五枝湯浴之，避風。三五日一作，甚妙。孟詵　專貼一切冷漏、痔瘻、臁瘡引蟲。時珍

【集解】【韓保昇曰】䱇魚生水岸泥窟中。似鰻鱺而細長，亦似蛇而無鱗，有青、黄二色。【時珍曰】黄質黑章，體多涎沫，大者長二三尺，夏出冬蟄。一種蛇變者名蛇䱇，有毒害人。南人鬻䱇肆中，以缸貯水，畜數百頭。夜以燈照之。其蛇化者必項下有白點，通身浮水上，即棄之。或以蒜瓣投於缸中，則群䱇跳擲不已，亦物性相制也。【藏器曰】作臛當重煮之。不可用桑柴，亦蛇類也。【弘景曰】䱇是荇芩根所化，又云死人髮所化。今其腹中自有子，不必盡是變化也。

肉。【氣味】甘，大温，無毒。【思邈曰】黑者有毒。【弘景曰】性熱能補。時行病後食之，多復。【宗奭曰】動風氣。多食令人霍亂。曾見一郎官食此，吐利幾死也。【時珍曰】按延壽書云：多食發諸瘡，亦損人壽。大者有毒殺人。不可合犬肉、犬血食之。【主治】補中益血，療瀋唇。別録。補虚損，婦人産後惡露淋瀝，血氣不調，羸瘦，止血，除腹中冷氣腸鳴，及濕痹氣。藏器。善補氣，婦人産後宜食。震亨。補五臟，逐十二風邪，患濕風惡氣人，作臛空腹飽食暖卧，取汗出如膠，從腰脚中出。候汗乾，暖五枝〔一〕湯浴之，避風。三五日一作，甚妙。孟詵。專貼一切冷漏、痔瘻、臁瘡，引蟲。時珍。

〔一〕枝：證類卷二十䱇魚作「木」。

【附方】新二

臁瘡蛀爛用黄鱓魚數條打死香油抹腹蟠瘡上繫定頃則痛不可忍然後取下看腹有針眼皆蟲也未盡更作後以人脛骨灰油調搽之奇効

肉痔出血鱓魚煮食其性凉也便民食療

血尾上取之【主治】塗癬及瘻藏器療口眼喎斜同麝香少許左喎塗右右喎塗左正即洗去治耳痛滴數點入耳治鼻衄滴數點入鼻治疹後生翳點少許入目治赤疵同蒜汁墨汁頻塗之又塗赤遊風時珍

【發明】時珍曰鱓善穿穴無足而竄與蛇同性故能走經脈療十二風邪及口喎耳目諸竅之病風中血脉則口眼喎斜用血主之是其類也

頭五月五日收【氣味】甘平無毒【主治】燒服止痢主消渴去冷氣除痞癥食不消別錄同蛇頭地龍頭燒灰酒服治小腸癰有効集成百蟲入耳燒研綿裹塞之立出時珍

皮【主治】婦人乳核硬疼燒灰空心溫酒服聖惠

【附方】新二。臁瘡蛀爛。用黄鱓魚數條打死，香油抹腹，蟠瘡上繫定，頃則痛不可忍，然後取下看，腹有針眼皆蟲也。未盡更作，後以人脛骨灰，油調搽之。奇效。肉痔出血。鱓魚煮食，其性凉也。便民食療。

血尾上取之。【主治】塗癬及瘻。藏器。療口眼喎斜，同麝香少許，左喎塗右，右喎塗左，正即洗去。治耳痛，滴數點入耳。治鼻衄，滴數點入鼻。治疹後生翳，點少許入目。治赤疵，同蒜汁、墨汁頻塗之。又塗赤遊風。時珍。

【發明】【時珍曰】鱓善穿穴，無足而竄，與蛇同性，故能走經脉療十二風邪，及口喎、耳目諸竅之病。風中血脉，則口眼喎斜，用血主之，從其類也。

頭五月五日收。【氣味】甘，平，無毒。【主治】燒服，止痢，主消渴，去冷氣，除痞癥，食不消。别録。同蛇頭、地龍頭燒灰酒服，治小腸癰有效。集成。百蟲入耳，燒研，綿裹塞之，立出。時珍。

皮。【主治】婦人乳核硬疼，燒灰，空心温酒服。聖惠。

鰌魚 音酋。綱目

【釋名】泥鰍 俗名 鰼魚 爾雅。○時珍曰：按陸佃云：鰌性酋健，好動善擾，故名。小者名䱇魚。孫炎云：鰼者，尋習其泥也。

【集解】時珍曰：海鰌生海中，極大。江鰌生江中，長七八寸。泥鰌生湖池，最小，長三四寸，沉於泥中。狀微似鱓而小，銳首肉身，青黑色，無鱗，以涎自染，滑疾難握。與他魚牝牡，故莊子云：鰌與魚游。生沙中者微有文采。閩廣人劙去脊骨，作臛食甚美。相感志云：燈心煮鰌甚妙。

【氣味】甘，平，無毒。弘景曰：不可合白犬血食。一云：凉。

【主治】暖中益氣，醒酒，解消渴。時珍。同米粉煮羹食，調中，收痔。吳球。

【附方】新五。

消渴飲水：用泥鰌魚十頭陰乾，去頭尾，燒灰，乾荷葉等分，為末。每服二錢，新汲水調下，日三。名沃焦散。○普濟方。

喉中物哽：用生鰍魚線縛其頭，以尾先入喉中，牽拽出之。普濟方。

揩牙烏髭：泥鰍魚、槐蕊、狼把草各一兩，雄燕子一箇，酸石榴皮半兩，搗成團，入瓦罐內，鹽泥固濟，先文後武，燒炭十斤，取研，日用。一月以來，白者皆黑。普濟。

陽事不起：泥鰍煮食之。集簡方。

牛狗羸瘦：取鰍魚一二枚，從口鼻送

鰌魚 音酉○綱目

【釋名】泥鰍俗名、鰼魚爾雅。○【時珍曰】按陸佃云：鰌性酋健，好動善擾[一]，故名。小者名[illegible]魚。孫炎云：鰼者，尋習其泥也。

【集解】【時珍曰】海鰌生海中，極大。江鰌生江中，長七八寸。泥鰌生湖池，最小，長三四寸，沉於泥中。狀微似鱓而小，鋭首肉身，青黑色，無鱗，以涎自染，滑疾難握。與他魚牝牡，故莊子云：鰌與魚游。生沙中者微有文采。閩、廣人劙去脊骨，作臛食甚美。相感志云：燈心煮鰌魚甚妙。

【氣味】甘，平，無毒。【弘景曰】不可合白犬血食。一云凉[二]。

【主治】暖中益氣，醒酒，解消渴。時珍。同米粉煮羹食，調中收痔。吴球。

【附方】新五。消渴飲水。用泥鰌魚十頭陰乾，去頭尾，燒灰，乾荷葉等分爲末。每服二錢，新汲水調下，日三。名沃焦散。○普濟方。喉中物哽。用生鰍魚線縛其頭，以尾先入喉中，牽拽出之。普濟方。揩牙烏髭。泥鰍魚一枚[三]，槐蕊、狼把草各一兩，雄燕子一箇，酸石榴皮半兩[四]，搗成團，入瓦罐内，鹽泥固濟，先文後武，燒炭十斤，取研，日用。一月以來，白者皆黑。普濟。陽事不起。泥鰌煮食之。集簡方。牛狗羸瘦。取鰌魚一二枚，從口鼻送

〔一〕擾：原作「優」。今據埤雅卷一釋魚改。

〔二〕凉：原作「京」。今從江西本改。

〔三〕一枚：原脱。今據普濟方卷四十九眉鬚髭髮補。

〔四〕皮半兩：同上作「瓤三枚」。

入五肥也○陳藏器

鱣魚
音邅○拾遺

【校正】時珍曰食療黃魚係重出今併爲一

【釋名】黃魚（食療）蠟魚（御覽）玉版魚 時珍曰鱣肥而不善游有邅如之象曰黃曰蠟言其脂色也玉版言其肉色也異物志名含光言其脂肉夜有光也飲膳正要云遼人名阿八兒忽魚

【集解】藏器曰鱣長二三丈純灰色體有三行甲逆上龍門能化爲龍也時珍曰鱣出江淮黃河遼海深水處無鱗大魚也其狀似鱘其色灰白其背有骨甲三行其鼻長有鬚其口近頷下其尾岐其出也以三月逆水而上其居也在磯石湍流之間其食也張口接物聽其自入食而不飲蟹魚多誤入之昔人所謂鱣鮪岫居世俗所謂鱘鱑魚喫自來食是矣其行也在水底去地數寸漁人以小鉤近千沉而取之一鉤着身動而護痛諸鉤皆着船游數日待其困憊方敢掣取其小者近百斤其大者長二三丈至一二千斤其氣甚腥其脂與肉層層相間肉色白脂色黃如蠟其脊骨及鼻并鬚與鰓皆脆軟可食其肚及子鹽藏亦佳其鰾亦可作膠其肉骨煑炙及作鮓皆美翰墨大全云江淮人以鱘鱑魚作鮓名片醬亦名玉版鮓也

【肉】【氣味】甘平有小毒 詵曰發氣動風發瘡疥和蕎麥食令人失音寗源曰味極肥美楚人尤重之多

入，立肥也。○陳藏器。

鱣魚音邅○拾遺

【校正】【時珍曰】食療黄魚係重出，今併爲一。

【釋名】黄魚食療、蠟魚御覽、玉版魚。【時珍曰】鱣肥而不善游，有邅如之象。曰黄曰蠟，言其脂色也。玉版，言其肉色也。異物志名含光，言其脂肉夜有光也。飲膳正要云：遼人名阿八兒忽魚。

【集解】【藏器曰】鱣長二三丈，純灰色，體有三行甲。逆上龍門，能化爲龍也。【時珍曰】鱣出江、淮、黄河、遼海深水處，無鱗大魚也。其狀似鱘，其色灰白，其背有骨甲三行，其鼻長有鬚，其口近頷下，其尾岐。其出也，以三月逆水而上。其居也，在磯石湍流之間。其食也，張口接物聽其自入，食而不飲，蟹魚多誤入之。昔人所謂鱣、鮪岫居，世俗所謂「鱘鱑魚喫自來食」是矣。其行也，在水底，去地數寸。漁人以小鉤近千沉而取之，一鉤着身，動而護痛，諸鉤皆着。船游數日，待其困憊，方敢掣取。其小者近百斤。其大者長二三丈，至一二千斤。其氣甚腥。其脂與肉層層相間，肉色白，脂色黄如蠟。其脊骨及鼻，并鬐與鰓，皆脆軟可食。其肚及子鹽藏亦佳。其鰾亦可作膠。其肉骨煮炙及作鮓皆美。翰墨大全云：江淮人以鱘鱑魚作鮓名片醬，亦名玉版鮓也。

肉。【氣味】甘，平，有小毒。【詵曰】發氣動風，發瘡疥。和蕎麥食，令人失音。【寧源曰】味極肥美，楚人尤重之。多

食生熱痰作鮓苛絶亦不益人時珍曰服荆芥藥不可食【主治】利五臟肥美人多食難尅化時珍

肝【氣味】無毒【主治】惡血疥癬勿以鹽炙食藏器

詮保字於一云布叩

鱘魚拾遺

【釋名】鱏魚尋淫二音 鮪魚音有 王鮪爾雅 碧魚【時珍曰】此魚延長故從尋從覃皆延長之義月令云季春天子薦鮪於寢廟故有王鮪之稱郭璞云大者名王鮪小者名叔鮪更小者名鮥子音洛李奇漢書注云周洛曰鮪蜀曰䱜鱣音亘懵毛詩疏義云遼東登萊人名尉魚言樂浪尉仲明溺海死化爲此魚蓋尉亦鮪字之訛耳飲膳正要云今遼人名乞里麻魚

【集解】藏器曰鱘生江中背如龍長一二丈【時珍曰】出江淮黄河遼海深水處亦鱣屬也岫居長者丈餘至春始出而浮陽見日則目眩其狀如鱣而背上無甲其色青碧腹下色白其鼻長與身等口在頷下食而不飲頰下有青斑紋如梅花狀尾岐如丙肉色純白味亞於鱣鬐骨不脆羅願云鱘狀如鬵鼎上大下小大頭哆口似鐵兜鍪其鰾亦可作膠如鱁鮧也亦能化龍

食，生熱痰。作鮓奇絶，亦不益人。【時珍曰】服荆芥藥，不可食。【主治】利五臟，肥美人。多食，難尅化。時珍。

肝。【氣味】無毒。【主治】惡瘡〔一〕疥癬，勿以鹽炙食。藏器。

鱘魚拾遺

【釋名】鱏〔二〕魚尋、淫二音、鮪魚音洧、王鮪爾雅、碧魚。【時珍曰】此魚延長，故從尋從覃，皆延長之義。月令云：季春，天子薦鮪於寢廟。故有王鮪之稱。郭璞云：大者名王鮪，小者名叔鮪，更小者名鮥子，音洛。李奇漢書注云：周、洛曰鮪，蜀曰䱜鱧，音亘懵。毛詩義疏〔三〕云：遼東、登、萊人名尉魚，言樂浪尉仲明溺海死，化爲此魚。蓋尉亦鮪字之訛耳。飲膳正要云：今遼人名乞里麻魚。

【集解】【藏器曰】鱘生江中。背如龍，長一二丈。【時珍曰】出江、淮、黄河、遼海深水處，亦鱣屬也。岫居，長者丈餘。至春始出而浮陽，見日則目眩。其狀如鱣，而背上無甲。其色青碧，腹下色白。其鼻長與身等，口在頷下，食而不飲。頰下有青斑紋，如梅花狀。尾岐如丙。肉色純白，味亞於鱣，鬐骨不脆。羅願云：鱘狀如鬵鼎，上大下小，大頭哆口〔四〕，似鐵兜鍪。其鰾亦可作膠，如鯼鮧也。亦能化龍。

〔一〕瘡：原作「血」。今據證類卷二十鱣魚肝改。

〔二〕鱏：原作「鱓」。鱓乃鱔，鱏乃鱘。時珍原注音爲「尋、淫」二音，故「鱏」字義長。今從錢本改。

〔三〕義疏：原作「疏義」。今據御覽卷九百三十六鮪魚引毛詩義疏乙正。

〔四〕大頭哆口：尔雅翼卷二十八鮪作「头小而尖」。

肉〔氣味〕甘，平，無毒。〔詵曰〕有毒。味雖美，而發諸藥毒，動風氣，發一切瘡疥。久食令人心痛腰痛。服丹石人忌之。勿與乾筍同食，發癱瘓風。小兒食之，成欬嗽及癥瘕。作鮓雖珍，亦不益人。〔主治〕補虛益氣，令人肥健。藏器　煮汁飲，治血淋。孟詵

鼻肉　作脯名鹿頭，亦名鹿肉，言美也。〔主治〕補虛下氣。藏器

子　狀如小豆。〔主治〕食之肥美，殺腹內小蟲。藏器

牛魚　拾遺

〔集解〕〔藏器曰〕主東海。其頭似牛。〔時珍曰〕按一統志云：牛魚出女直混同江。大者長丈餘，重三百斤。無鱗骨，其肉脂相間，食之味長。又異物志云：南海有牛魚，一名引魚，重三四百斤。狀如鱧，無鱗骨，背有斑文，腹下青色。知海潮，肉味頗長。觀此二說，則此亦鱘屬也。鱘、引聲亦相近。

肉　無毒。〔主治〕六畜疫疾，作乾脯為末，以水和灌鼻，即出黃涕。亦可置病牛處，令氣相熏。藏器

鮠魚　音桅。拾遺

肉。【氣味】甘，平，無毒。【詵曰】有毒。味雖美而發諸藥毒，動風氣，發一切瘡疥。久食，令人心痛腰痛。服丹石人忌之。勿與乾筍同食，發癱瘓風。小兒食之，成咳嗽及癥瘕。作鮓雖珍，亦不益人。【主治】補虛益氣，令人肥健。藏器。煮汁飲，治血淋。孟詵。

鼻肉。作脯名鹿頭，亦名鹿肉，言美也。【主治】補虛下氣。藏器。

子狀如小豆。【主治】食之肥美，殺腹內小蟲。藏器。

牛魚拾遺

【集解】【藏器曰】生東海。其頭似牛。【時珍曰】按一統志云：牛魚出女直混同江。大者長丈餘，重三百斤。無鱗骨，其肉脂相間，食之味長。又異物志云：南海有牛魚，一名引魚。重三四百斤，狀如鱧，無鱗骨，背有斑文，腹下青色。知海潮。肉味頗長。觀二說，則此亦鱏屬也。鱏、引，聲亦相近。

肉，無毒。【主治】六畜疫疾。作乾脯爲末，以水和灌鼻，即出黃涕。亦可置病牛處，令氣相熏。藏器。

鮠魚音桅○拾遺

釋名 鮰魚（音回） 鱯魚（化獲二音） 鰈魚（化上聲） 鮠魚（危○時珍曰北人呼鱯南人呼鮠並與鮰音相近邇來通稱鮰魚而鱯鮠之名不彰矣鰈又鱯音之轉也秦人謂其發癩呼為䱇魚餘見鮎魚）

集解 時珍曰鮠生江淮間無鱗魚亦鱘屬也頭尾身鬐俱似鱘狀惟鼻短爾口亦在頷下骨不柔脆腹似鮎魚背有肉鬐郭璞云鱯魚似鮎而大白色者是矣

正誤 藏器曰鮠生海中大如石首不腥作鱠如雪隋朝吳都進鮠魚鱠取快日曝乾瓶盛臨時以布裹水浸用與初鱠無異 時珍曰藏器所說出杜寶拾遺錄其說云隋大業六年吳郡獻海鮸乾鱠其法五六月取大鮸四五尺者鱗細而紫無細骨不腥取肉切絲極乾以新瓶盛之泥封固用時以布裹水浸少頃去水則皎白如新也珍按此乃海鮸即石首之大者有鱗不腥若江河鮠魚則無鱗極腥矣陳氏誤以鮠鮸二字相類不加考究遂致謬誤耳今正之

肉 氣味甘平無毒 頌曰能動痼疾不可合野豬野雞肉食令人生癩 主治開胃下膀胱水 藏器

鮧魚（音夷○別錄上品）

釋名 鯷魚（音題） 鰋魚（音偃） 鮎魚（時珍曰魚額平夷低偃其涎黏滑鮧夷也鰋偃也鮎黏也古曰鰋今

【釋名】鮰魚音回、鱯魚化、獲二音、鰥魚化，上聲、鱯魚癩。○【時珍曰】北人呼鱯，南人呼鮠，並與鮰音相近。邇來通稱鮰魚，而鱯、鮠之名不彰矣。鰥，又鱯音之轉也。秦人謂其發癩，呼爲鱯魚。餘見「鮎魚」。

【集解】【時珍曰】鮠生江、淮間，無鱗魚，亦鱘屬也。頭尾身鬐俱似鱘狀，惟鼻短爾。口亦在頷下，骨不柔脆，腹似鮎魚，背有肉鬐。郭璞云，鱯魚似鮎而大，白色者，是矣。

【正誤】【藏器曰】鮠生海中，大如石首。不腥，作鱠如雪。隋朝吴都進鮠魚〔一〕鱠，取快日曝乾瓶盛。臨食〔二〕以布裹水浸用，與初鱠無異。【時珍曰】藏器所説，出杜寶拾遺録。其説云：隋大業六年，吴郡獻海鮸乾鱠。其法：五六月取大鮸四五尺者，鱗細而紫，無細骨，不腥。取肉切晒極乾，以新瓶盛之，泥封固。用時以布裹水浸，少頃去水，則皎白如新也。珍按：此乃海鮸，即石首之大者，有鱗不腥。若江河鮠魚，則無鱗極腥矣。陳氏蓋因鮸、鮠二字相類，不加攷究，遂致謬誤耳。今正之。

肉。【氣味】甘，平，無毒。【頌曰】能動痼疾。不可合野猪、野雞肉食，令人生癩。【主治】開胃，下膀胱水。藏器。

鮧魚音夷○别録上品

【釋名】鯷魚音題、鰋魚音偃、鮎魚。【時珍曰】魚額平夷低偃，其涎粘滑。鮧，夷也。鰋，偃也。鮎，粘也。古曰鰋，今

〔一〕魚：證類卷二十鮠魚此後有「乾」字。
〔二〕食：原作「時」。今據改同上。

曰鮎北人曰鰋南人曰鮎

【集解】弘景曰：鯷即鮎也。又有鱯，似鯷而大；鮠，似鯷而色黃；人魚，似鮎而有四足。保昇曰：口腹俱大者名鱯，背青口小者名鮎，口小背黃腹白者名鮠。時珍曰：二說俱欠詳覈。鮎乃無鱗之魚，大首偃額，大口大腹，鮠身鱧尾，有齒有胃有鬚，生流水者色青白，生止水者色青黃，大者亦至三四十斤，俱是大口大腹，並無口小者。鱯即今之鮰魚，似鮎而口在頷下，尾有岐，南人方音轉為鮠也。今釐正之。凡食鮎、鮠，先割翅下懸之，則涎自流盡，不粘滑也。

肉

【氣味】甘，溫，無毒。詵曰：無鱗，有毒，勿多食。穎曰：寒而有毒，非佳品也。赤目、赤鬚、無腮者，並殺人。不可合牛肝食，令人患風噎涎。不可合野豬肉食，令人吐瀉。弘景曰：不可合鹿肉食，令人筋甲縮。時珍曰：反荊芥。

【主治】百病。別錄。作臛，補人。弘景。療水腫，利小便。蘇恭。治口眼喎斜，活鮎切尾尖，朝吻貼之即正。又五痔下血肛痛，同蔥煮食之。時珍。

【附方】新一。身面白駮：鮎魚半斤一頭，去腸，以粳飯、鹽、椒如常作鮓，以荷葉作三包繫之，更以荷葉重包，令臭爛。先以布拭赤，乃炙鮓包乘熱熨，令汗出，以綿衣包之，勿令見風，以瘥為度。總錄。

涎

【主治】三消渴疾，和黃連末為丸，烏梅湯每服五七丸，日三曰鮎；北人曰鰋，南人曰鮎。

【集解】【弘景曰】鯷即鮎也。又有鱯，似鯷而大。鮠，似鯷而色黄。人魚，似鮎而有四足。【保昇曰】口腹俱大者，名鱯；背青口小者，名鮎；口小背黄腹白者，名鮠。【時珍曰】二説俱欠詳覈。鮎乃無鱗之魚，大首偃額，大口大腹，鮠身鱧尾，有齒，有胃，有鬚。生流水者，色青白；生止水者，色青黄。大者亦至三四十斤，俱是大口大腹，並無口小者。鱯即今之鮰魚，似鮎而口在頷下，尾有岐，南人方音轉爲鮠也。今釐正之。凡食鮎、鮠，先割翅下懸之，則涎自流盡，不粘滑也。

肉。【氣味】甘，温，無毒。【詵曰】無鱗，有毒，勿多食。【頌曰】寒而有毒，非佳品也。赤目、赤鬚、無腮者，並殺人。不可合牛肝食，令人患風多噎[一]。不可合野猪肉食，令人吐瀉。【弘景曰】不可合鹿肉食，令人筋甲縮。【時珍曰】反荆芥。【主治】百病。別録。作臛，補人。弘景。療水腫，利小便。蘇恭。治口眼喎斜，活鮎切尾尖，朝吻貼之即正。又五痔下血肛痛，同葱煮食之。時珍。

【附方】新一。身面白駮。鮎魚半斤一頭，去腸，以粳飯、鹽、椒如常作鮓，以荷葉作三包繫之。更以荷葉重包，令臭爛。先以布拭赤，乃炙鮓包，乘熱熨，令汗出，以綿衣包之，勿令見風，以瘥爲度。總録。

涎。【主治】三消渴疾，和黄連末爲丸，烏梅湯每服五七丸，日三

〔一〕多噎：原作「噎涎」。證類卷二十鮧魚引圖經作「令人患風多噎。涎，主三消」。今據之删補。

服劾（頌 蘇）

【主治】刺傷中水作痛，燒灰塗之。（思邈）

肝【主治】骨鯁。（時珍）

【附方】新一

骨鯁在喉：粟子肉上皮半兩研末，乳香、鮎魚肝各一分，同搗，丸梧子大，以綿裹一丸香下，鈎出。

○總録

今案比登字矜

鯑魚（音啼 綱目）

【校正】（時珍曰：舊注見鯢魚，今分出。）

【釋名】人魚（弘景）　孩兒魚（時珍曰：鯑聲如孩兒，故有諸名。作鯷鮧著並非。）

【集解】（弘景曰：人魚，荊州臨沮青溪多有之。似鯷而有四足，聲如小兒。其膏然之不消耗，秦始皇驪山冢中所用人膏是也。宗奭曰：鯑魚形微似獺，四足，腹重墜如囊，身微紫色，無鱗，與鮎鮠相類。嘗剖視之，中有小蟹、小魚、小石數枚也。時珍曰：孩兒魚有二種：生江湖中，形色皆如鮎鮠，腹下翅形似足，其顋頰軋軋，音如兒啼，即鯑魚也；一種生溪澗中，形聲皆同，但能上樹，乃鯢魚也。北山經云：決水多人魚，狀如鰟，四足，音如小兒，食之無瘕疾。又云：休水北注於洛，中多鰟魚，狀如盩蜼而長距，足白而對，食之無蠱疾，可以禦兵。按此二說，前與此合，後與鯢合，蓋一物也。今漁人網得，以為不利，即驚異而服，效。蘇頌。

目。【主治】刺傷中水作痛，燒灰塗之。思邈。

肝。【主治】骨鯁。時珍。

【附方】新一。骨鯁在喉。栗子肉上皮半兩，研末，乳香、鮎魚肝各一分，同擣，丸梧子大。以綿裹一丸〔一〕，吞下，釣出。○總録。

鯑魚 音啼○綱目

【校正】【時珍曰】舊注見「鮧魚」，今分出。

【釋名】人魚弘景、孩兒魚。【時珍曰】鯑聲如孩兒，故有諸名。作鯷、鮧者，並非。

【集解】【弘景曰】人魚，荆州臨沮青溪多有之。似鯷而有四足，聲如小兒。其膏然之不消耗，秦始皇驪山塚中所用人魚〔二〕膏是也。【宗奭曰】鯑魚形微似獺，四足，腹重墜如囊，身微紫色，無鱗，與鮎、鮠相類。嘗剖視之，中有小蟹、小魚、小石數枚也。【時珍曰】孩兒魚有二種：生江湖中，形色皆如鮎、鮠，腹下翅形似足，其顋頰軋軋，音如兒啼，即鯑魚也；一種生溪澗中，形聲皆同，但能上樹，乃鯢魚也。北山經云：決水多人魚。狀如鯑〔三〕，四足，音如小兒。食之無癡〔四〕疾。又云：休水北注於洛，中多鯑魚。狀如盩〔五〕蜼而長距，足白而對。食之無蠱疾，可以禦兵。按此二説，前與陶合，後與寇合，蓋一物也。今漁人網得，以爲不利，即驚異而

〔一〕丸：聖濟總録卷一百二十四骨鯁此後有「水潤外留綿綫」六字。

〔二〕魚：原脱。今據史記卷六秦始皇本紀補。

〔三〕鯑：原作「鯷」。今據山海經卷三北山經改。

〔四〕癡：原作「瘕」。今據改同上。

〔五〕盩：原作「蟄」。今據山海經卷五中山經改。

鰕於保氏全字於

草之上，不知其可食如此也。徐鉉《稽神錄》云：謝仲玉者，曾見婦人出沒水中，腰已下皆魚，乃人魚也。又《徂異記》云：查道奉使高麗，見海沙中一婦人，肘後有紅鬣，問之，曰人魚也。此二者乃名同物異，非鯑鯢也。

【氣味】甘，有毒。【主治】食之，療瘕疾（藏器）。無蠱疾（時珍）。

鯢魚（音倪。《拾遺》）

【釋名】人魚（《山海經》）、魶魚（音納）、鰨魚（音塔）、大者名鰕（音霞）。時珍曰：鯢，聲如小兒，故名。即鰟魚之能上樹者。俗云鮎魚上竿，乃此也。與海中鯨同名異物。蜀人名䲗，秦人名鰨。《爾雅》云：大者曰鰕。《異物志》云：有魚之體，以足行如龜，故名鯢。陳藏器以此為鯑魚，欠考矣。云一名王鮪，誤矣。王鮪乃鱘魚也。

【集解】藏器曰：鯢生山溪中。似鮎，有四足，長尾，能上樹。大旱則含水上山，以草葉覆身，張口，鳥來飲水，因吸食之。聲如小兒啼。時珍曰：按郭璞云：鯢魚似鮎，四腳，前腳似猴，後腳似狗。聲如小兒啼，大者長八九尺。《山海經》云：決水有人魚，狀如鯑，食之無瘕疾。《蜀志》云：雅州西山溪谷出魶魚，似鮎有足，能緣木，聲如嬰兒，可食。《酉陽雜俎》云：峽中人食鯢魚，縛樹上，鞭至白汁出如構汁，方可治食。不爾有毒也。

【氣味】甘，有毒。【主治】食之，已疫疾（《山海經》）。

棄之，蓋不知其可食如此也。徐鉉稽神録云：謝仲玉者，見〔一〕婦人出没水中，腰已下皆魚，乃人魚也。又徂〔二〕異記云：查道奉〔三〕使高麗，見海沙中一婦人，肘後有紅鬣，問之，曰：人魚也。此二者，乃名同物異，非鯑、鯢也。

【氣味】甘，有毒。【主治】食之，療瘕疾。弘景。無蠱疾。時珍。

鯢魚音倪〇拾遺

【釋名】人魚山海經、魶魚音納、鰨魚音塔。大者名鰕音霞。【時珍曰】鯢，聲如小兒，故名。即鯑魚之能上樹者。俗云「鮎魚上竿」乃此也。與海中鯨，同名異物。蜀人名魶，秦人名鰨。爾雅云：大者曰鰕。異物志云：有魚之體，以足行如龜，故名鰕魚〔四〕。陳藏器以此爲鱯魚，欠考矣。又云一名王鮪，誤矣，王鮪乃鱘魚也。

【集解】【藏器曰】鯢生山溪中。似鮎有四足，長尾，能上樹。天〔五〕旱則含水上山，以草葉覆身，張口，鳥來飲水，因吸食之。聲如小兒啼。【時珍曰】案郭璞云：鯢魚似鮎，四脚，前脚似猴，後脚似狗，聲如兒啼，大者長八九尺。山海經云：決水有人魚，狀如鯑，食之已疫疾。蜀志云：雅州西山溪谷出魶魚。似鮎有足，能緣木，聲如嬰兒，可食。酉陽雜俎云：峽中人食鯢魚，縛樹上，鞭至白汁出如構汁，方可治食。不爾有毒也。

【氣味】甘，有毒。【主治】食之已疫〔六〕疾。山海經。

〔一〕見：此前原有一字缺損，江西等本爲一字闕。今據韻府群玉卷二引稽神録删。
〔二〕徂：原字缺損。其事見類説卷二十四引狙異志人魚。狙異志或名俱異志、祖異志、徂異志。説郛所引宋聶田徂異志義長，且與江西本、錢本合。今從之補正。
〔三〕查道奉：原作「查奉道」。查道，宋史有傳。今據乙正。
〔四〕如龜故名鰕魚：「龜」字模糊，「魚」字原脱。今據御覽卷九百三十九鱗介部引異物志鰕魚補正。
〔五〕天：原字缺損。今據證類卷二十鯢魚補正。
〔六〕已疫：山海經卷三北山經作「無癡」。

三十六 今按多良

黃顙魚食療

【釋名】黃䱹魚古名 黃頰魚詩注 鉠𩵖央軋 黃𩵖時珍曰顙頰以形鉠𩵖以聲也今人析而呼為黃鉠黃軋陸璣作黃楊訛矣

【集解】時珍曰黃顙無鱗魚也身尾俱似小鮎腹下黃背上青黃腮下有二橫骨兩鬚有胃羣游作聲如軋軋性最難死陸璣云魚身燕頭頰骨正黃魚之有力能飛躍者陸佃云其膽春夏近上秋冬近下亦一異也

【氣味】甘平微毒詵曰無鱗之魚不益人發瘡疥時珍曰反荆芥害人【主治】肉至能醒酒時珍祛風吳瑞煮食消水腫利小便燒灰治瘰癧久潰不收斂及諸惡瘡時珍

【附方】新三 水氣浮腫用黃顙三尾綠豆一合大蒜三瓣水煮爛去魚食豆以汁調商陸末一錢服其水化清氣而消詩云一頭黃顙八鬚魚綠豆同煎一合餘白煮作羹成頓服管教水腫自消除集要 瘰癧潰壞用黃顙魚破開入蓖麻子二十粒扎定安厠坑中冬三日春秋一日夏半日取出洗淨黃泥固濟煅存性研香油調傅 臁瘡浸淫方同上普濟

黃顙魚食療

【釋名】黃鱨魚古名、黃頰魚詩註、⿰魚央⿰魚乚央軋、黃⿰魚乚。【時珍曰】顙、頰以形，鱨以味，⿰魚央、⿰魚乚〔一〕以聲也。今人析而呼爲黃⿰魚央、黃⿰魚乚。陸機作黃楊，訛矣。

【集解】【時珍曰】黃顙，無鱗魚也。身尾俱似小鮎，腹下黃，背上青黃，腮下有二橫骨，兩鬚，有胃。群游作聲如軋軋。性最難死。陸機云：魚身燕〔二〕頭，頰骨正黃。魚之有力能飛躍者。陸佃云：其膽春夏近上，秋冬近下〔三〕。亦一異也。

【氣味】甘，平，微毒。【詵曰】無鱗之魚不益人，發瘡疥。【時珍曰】反荆芥，害人。【主治】肉，至能醒酒。弘景。祛風。吳瑞。煮食，消水腫，利小便。燒灰，治瘰癧久潰不收斂，及諸惡瘡。時珍。

【附方】新三。水氣浮腫。用黃顙三尾，緑豆一合，大蒜三瓣，水煮爛。去魚食豆，以汁調商陸末一錢服。其水化爲清氣而消。詩云：一頭黃顙八須魚，緑豆同煎一合餘。白煮作羹成頓服，管教水腫自消除。集要。瘰癧潰壞。用黃⿰魚乚魚破開，入蜱麻子二十粒，扎定，安厠坑中，冬三日〔四〕，春秋二〔五〕日，夏半日，取出洗浄，黃泥固濟，煅存性研，香油調傅。臁瘡浸淫。方同上。並普濟。

〔一〕⿰魚乚：原作「軋」。今據上文別名改。本藥後同徑改。
〔二〕燕：原字缺損。今據毛詩陸疏卷下魚麗於罶鱨鯊補。
〔三〕春夏近上秋冬近下：埤雅卷一釋魚鱨作：「春夏近下秋冬近上」。
〔四〕日：此字及其下續出二「日」字，普濟方卷二百九十一瘰癧門均作「月」。
〔五〕秋二：原字漫漶。今據補正同上。

涎【主治】消渴。時珍。

【附方】新一。生津丸：治消渴飲水無度，以黃顙魚涎和青蛤粉、滑石末等分，丸梧子大，每粟米湯下三十丸。

頰骨【主治】喉痺腫痛，燒研，茶服三錢。時珍。○出普濟

河豚 宋開寶

【校正】併入食療鯸鮧、拾遺鯢魚。

【釋名】鯸鮧（一作鯸鮐，一作鯸鮔，日華）、鯢魚（一作嗔魚，拾遺）、吹肚魚（俗）、氣包魚。

時珍曰：豚，言其味美也。侯夷，狀其形醜也。鯢，謂其體圓也。吹肚、氣包，象其嗔脹也。北山經名鯖魚，音沛。

【集解】志曰：河豚，江、淮、河海皆有之。藏器曰：腹白，背有赤道如印，目能開闔。觸物即嗔，腹脹如氣毬浮起，故人以物撩而取之。時珍曰：今吳越最多。狀如蝌斗，大者尺餘，背青白，有黃縷文，無鱗無腮無膽，腹下白而不光。率以三頭相從為一部。彼人春月甚珍貴之，尤重其腹腴，呼為西施乳。嚴有翼藝苑雌黃云：河豚，水族之奇味，世傳其殺人。余守丹陽、宣城，見土人戶戶食之。但用菘菜、蔞蒿、荻芽三物煮之，亦未見死者。南人言魚之無鱗、無腮、無膽、有聲、目能眨者，皆有毒。河豚備此數者，故人畏之。然有二種，其色炎黑有文點者名斑魚，毒最甚。或云三月後則為斑魚，不可食也。又案雷公炮炙論云：鮭魚插樹，立便乾枯；狗膽塗之，復當榮盛。御覽云：河豚魚雖小，而獺及大魚不敢啖之。則不惟毒人，又能毒物也。王

涎翅下取之〔一〕。【主治】消渴。吴瑞。

【附方】新一。生津丸。治消渴飲水無度。以黄顙魚涎和青蛤粉、滑石末等分，丸梧子大。每粟米湯下三十丸。

頰骨。【主治】喉痺腫痛，燒研，茶服三錢。時珍。○並出普濟。

河豚宋開寳

【校正】併入食療鯸鮧、拾遺鯢魚。

【釋名】鯸鮧一作鯸鮐、鰗鮧〔二〕日華、鯢魚一作鮭、嗔魚拾遺、吹肚魚俗、氣包魚。【時珍曰】豚，言其味美也。侯夷，狀其形醜也。鯢，謂其體圓也。吹肚、氣包，象其嗔脹也。北山經名鯆魚，音沛。

【集解】【志曰】河豚，江、淮、河、海〔三〕皆有之。【藏器曰】腹白，背有赤道如印，目能開闔。觸物即嗔怒，腹脹如氣毬浮起，故人以物撩而取之。【時珍曰】今吴、越最多。狀如蝌斗，大者尺餘，背色青白，有黄縷文，無鱗，無腮，無膽，腹下白而不光。率以三頭相從爲一部。彼人春月甚珍貴之，尤重其腹腴，呼爲西施乳。嚴有翼藝苑雌黄云：河豚，水族之奇味，世傳其殺人。余守丹陽宣城，見土人户户食之。但用菘菜、蔞蒿、荻芽三物煮之，亦未見死者。南人言魚之無鱗，無腮，無膽，有聲，目能眨者，皆有毒。河豚備此數者，故人畏之。然有二種，其色淡黑有文點者，名斑魚，毒最甚。或云三月後則爲斑魚，不可食也。又案雷公炮炙論云：鮭魚插樹，立便乾枯；狗膽塗之，復當榮盛。御〔四〕覽云：河豚魚雖小，而獺及大魚不敢啖之。則不惟毒人，又能毒物也。王

〔一〕翅下取之：原字漫漶。今從江西本補正。

〔二〕鰗鮧：證類卷二十一河豘引日華子作「胡夷」。

〔三〕海：同上引「今附」（開寳）無此字。

〔四〕御：原作「徇」。江西本、錢本均作「陶」。此下引文見御覽卷九百三十九鯸鮐魚。今據改。

充論衡云万物含太陽火氣而生者皆有毒在魚則鮭與鯸鮧故鮭肝死人鯸鮧螫人

氣味甘溫無毒宗奭曰河豚有大毒而云無毒何也味雖珍美修治失法食之殺人厚生者宜遠之藏器曰海中者大毒江中者次之煮之不可近鐺當以物懸之時珍曰煮忌煤炲落中與荊芥菊花桔梗甘草附子烏頭相反宜荻笋蔞蒿禿菜畏橄欖蘆根糞汁案陶九成輟耕錄凡食河豚一日內不可服湯藥恐犯荊芥二物大相反亦惡烏頭附子之屬余在江陰親見一儒者因此喪命河豚子必不可食曾以水浸之一夜大如芡實也世傳中其毒者以至宝丹或橄欖及龍腦浸水皆可解復得一方惟以槐花微炒與乾胭脂等分同搗粉水調灌之大妙又物類相感志言凡煮河豚用荊芥同煮五七沸換水則無毒二說似相反得非河豚之毒入于荊芥耶寧從陶說庶不致悔也

主治補虛去濕氣理腰脚去痔疾殺蟲開寶伏硇砂土宿本草

肝及子氣味有大毒藏器曰入口爛舌入腹爛腸無藥可解惟橄欖木魚茗木蘆根烏蓲草根煮汁可解時珍曰吳人言其血有毒脂令舌麻子令腹脹眼令目花有油麻子脹眼睛花之語而江陰人鹽其子糟其白埋過治食此俚言所謂捨命喫河豚者耶

主治疥癬蟲瘡用子同蜈蚣燒研香油調搽之時珍

充論衡云：萬物含太陽火氣而生者，皆有毒。在魚則鮭與鯸鮧。故鮭肝死人，鯸鮧螫人。

【氣味】甘，温，無毒。【宗奭曰】河豚有大毒而云無毒，何也？味雖珍美，修治失法，食之殺人，厚生者宜遠之。【藏器曰】海中者大毒，江中者次之。煮之不可近鐺，當以物懸之。【時珍曰】煮忌煤炲落中。與荆芥、菊花、桔梗、甘草、附子、烏頭相反。宜荻笋、蔞蒿、秃菜。畏橄欖、甘蔗、蘆根、糞汁。案陶九成輟耕録：凡食河豚，一日内不可服湯藥，恐犯荆芥，二物大相反。亦惡烏頭、附子之屬。余在江陰，親見一儒者，因此喪命。河豚子尤不可食，曾以水浸之，一夜大如芡實也。世傳中其毒者，以至寶丹或橄欖及龍腦浸水皆可解。復得一方，惟[一]以槐花微炒，與乾臙脂等分，同擣粉，水調灌之，大妙。又案物類相感志言：凡煮河豚，用荆芥同煮五七沸，換水則無毒。二説似相反，得非河豚之毒入于荆芥耶？寧從陶説，庶不致悔也。

【主治】補虚，去濕氣，理腰脚，去痔疾，殺蟲。開寶。伏硇砂。土宿本草。

肝及子。【氣味】有大毒。【藏器曰】入口爛舌，入腹爛腸，無藥可解。惟橄欖木、魚茗木、蘆根、烏蓲草根煮汁可解。【時珍曰】吴人言其血有毒，脂令舌麻，子令腹脹，眼令目花，有「油麻、子脹、眼精花」之語。而江陰人鹽其子，糟其白，埋過治食，此俚言所謂「捨命喫河豚」者耶？【主治】疥癬蟲瘡。用子同蜈蚣燒研，香油調，搽之。時珍。

[一] 惟：原作「能」。今從江西本改。

海豚魚

〔釋名〕海豨（文選）生江中者名江豚（拾遺）江豬（綱目）水豬（異物志）[illegible]

饞魚（音孚 鯆音敷 時珍曰海豚江豚皆因形命名 讒魚 䱐魚 海豨江豚是也 魏武食制謂之鯆䱐南方異

物志謂之水豬又名饞魚謂其多涎也）

〔集解〕藏器曰海豚生海中候風潮出沒形如豚鼻在腦上作聲噴水直上百數為群其子如蠡魚子數萬隨母而行人取子繫水中其母自來就而取之江豚生江中狀如海豚而小出沒水上舟人候之占風其中有油脂點燈照樗蒲即明照讀書工作即暗俗言嬾婦所化也時珍曰其狀大如數百斤豬形色青黑如鮎魚有兩乳有雌雄類人數枚同行一浮一沒謂之拜風其骨硬其肉肥不中食其膏最多和石灰艌船良

肉 氣味鹹腥味如水牛肉無毒 主治飛尸蠱毒瘴瘧作脯食之（藏器）

肪 主治惡瘡疥癬痔瘻犬馬病疥殺蟲（藏器）

比目魚（食療）

海豚魚〔一〕

【釋名】海豨文選。生江中者名江豚拾遺、江豬綱目、水豬異物志、鱀魚音志、饞魚音讒、䱐魳音敷沛。○【時珍曰】海豚、江豚，皆因形命名。郭璞賦「海豨、江豚」是也。魏武食制謂之䱐魳。南方異物志謂之水豬。又名饞魚，謂其多涎也。

【集解】【藏器曰】海豚生海中，候風潮出没。形如豚，鼻在腦上作聲，噴水直上，百數爲群。其子如蠡魚子，數萬隨母而行。人取子繫水中，其母自來就而取之。江豚生江中，狀如海豚而小，出没水上，舟人候之占風。其中有曲〔二〕脂，點燈照樗博即明，照〔三〕讀書工作即暗，俗言懶婦所化也。【時珍曰】其狀大如數百斤猪，形色青黑如鮎魚，有兩乳，有雌雄，類人。數枚同行，一浮一没，謂之拜風。其骨硬，其肉肥，不中食。其膏最多，和石灰艌船良。

肉。【氣味】鹹，腥，味如水牛肉，無毒。【主治】飛尸、蠱毒、瘴瘧，作脯食之。藏器。

肪。【主治】摩惡瘡、疥癬、痔瘻，犬馬瘑疥，殺蟲。藏器。

比目魚食療

〔一〕魚：此後脱出處。據證類卷二十海狆魚，當出拾遺。

〔二〕曲：證類卷二十海狆魚同。張本改作「油」。「曲」、「油」形似，以「油」字義長。

〔三〕樗博即明照：原五字漫漶。今據證類卷二十海狆魚補正。

【釋名】鰈音蝶 鞋底魚 時珍曰：比，並也。魚各一目，相並而行也。爾雅所謂東方有比目魚，不比不行，其名曰鰈是也。段氏北戶錄謂之鰜，音兼。吳都賦謂之魪，音介。上林賦謂之魼，音墟。鰈，猶屧也；鰜，兼也；魪，相介也；魼，相胠也。俗名鞋底魚，臨海志名婢簁魚，臨海風土記名奴屩魚，南越志名版魚，南方異物志名箬葉魚，皆因形也。

【集解】時珍曰：案郭璞云：所在水中有之。狀如牛脾及女人鞋底，細鱗，紫白色，兩片相合乃得行。其合處半邊平而無鱗，口近腹下。劉淵林以爲王餘魚，蓋不然。

【氣味】甘，平，無毒。【主治】補虛益氣力，多食動氣。孟詵

鮹魚 音梢 拾遺

【集解】藏器曰：出江湖。形似馬鞭，尾有兩岐，如鞭鞘，故名。

【氣味】甘，平，無毒。【主治】五痔下血，瘀血在腹。藏器

鮫魚 唐本

【釋名】沙魚 拾遺 䱜魚 音錯 鰒魚 音剝 溜魚 時珍曰：鮫皮有沙，其文交錯鵲駁，故有諸名。古曰鮫，今曰沙，其實一也。或以本名鮫，訛爲鮫。段成式曰：其力健強，稱爲河伯健兒。蕭炳曰：鰒與石決明同名而異類也。

【釋名】鰈音蝶、鞋底魚。【時珍曰】比，並也。魚各一目，相並而行也。爾雅所謂「東方有比目魚，不比不行，其名曰鰈」是也。段氏北户録謂之鰜，音兼。吴都賦謂之魪，音介。上林賦謂之魼，音墟。鰈，猶屧也；鰜，兼也；魪，相介也；魼，相胠也。俗名鞋底魚。臨海志名婢屣[一]魚，臨海水[二]土記名奴屬魚，南越志名版魚，南方異物志名箬葉魚，皆因形也。

【集解】【時珍曰】案郭璞云：所在水中有之。狀如牛脾及女人鞋底，細鱗紫黑[三]色，兩片相合乃得行。其合處半邊平而無鱗，口近腹下。劉淵林以爲王餘魚，蓋不然。

【氣味】甘，平，無毒。【主治】補虚益氣力。多食動氣。孟詵。

鮹魚音梢〇拾遺

【集解】【藏器曰】出江湖。形似馬鞭，尾有兩岐，如鞭鞘，故名。

【氣味】甘，平，無毒。【主治】五痔下血，瘀血在腹。藏器。

鮫魚唐本草

【釋名】沙魚拾遺、䱜魚鵲、錯二音、鰒魚音剥、溜魚。【時珍曰】鮫皮[四]有沙，其文交錯鵲駁，故有諸名。古曰鮫，今曰沙，其實一也。或曰：本名鮫，訛爲鮫。段成式曰：其力健强，稱爲河伯健兒。【藏器曰】鮫與石决明，同名而異類也。

〔一〕屣：原作「簁」。今據御覽卷九百四十婢屣魚引臨海異物志改。
〔二〕水：原作「風」。今據改同上。
〔三〕黑：原作「白」。今據爾雅注疏卷六釋地郭注改。
〔四〕皮：原作「波」。今據下文「集解」中「皮皆有沙」句改。

【集解】恭曰鮫出南海形似鼈無脚有尾保升曰圓廣尺餘尾長尺許背皮粗錯頌曰有二種皆不類鼈南人通謂之沙魚大而長喙如鋸者曰胡沙性善而肉美小而皮粗者曰白沙肉強而有小毒彼人皆鹽作脩脯其皮刮治去沙剪作鱠為食品美味食益人其皮可飾刀靶宗奭曰鮫魚沙魚形稍異而皮一等時珍曰古曰鮫今曰沙是一類而有數種也東南近海諸郡皆有之形並似魚青目赤頰背上有鬣腹下有翅味並肥美南人珍之大者尾長數尺能傷人皮皆有沙如真珠斑其背有珠文如鹿而堅強者曰鹿沙亦曰白沙云能變鹿也背有斑文如虎而堅強者曰虎沙亦曰胡沙云虎魚所化也鼻前有骨如斧斤能擊物壞舟者曰鋸沙又曰挺額魚亦曰鐇䱜謂鼻骨如鐇斧也音蕃沈懷遠南越志云環雷魚䱜魚也長丈許腹有兩洞貯水養子一腹容二子子朝從口中出暮還入腹鱗皮有珠可飾刀劍治骨角藏器曰其魚狀貌非一皆皮上有沙堪揩木如木也小者子隨母行驚即從口入母腹中

肉【氣味】甘平無毒【主治】作鱠補五臟功亞于鯽亦可作鱐鮓詵甚益人頌

皮【氣味】甘鹹平無毒【主治】心氣鬼疰蠱毒吐血別錄蠱氣蠱疰恭燒灰水服主食魚中毒藏器燒研水服解鯸鮧魚毒治食魚

【集解】【恭曰】鮫出南海。形似鼈，無脚有尾。【保昇曰】圓廣尺餘，尾〔一〕亦長尺許，背皮粗錯。【頌曰】有二種，皆不類鼈，南人通謂〔二〕之沙魚。大而長喙如鋸者曰胡沙，性善而肉美；小而皮粗者〔三〕曰白沙，肉彊而有小毒。彼人皆鹽作脩脯。其皮刮治去沙，剪作鱠，爲食品美味，食之〔四〕益人。其皮可飾刀靶。【宗奭曰】鮫魚、沙魚形稍異，而皮一等。【時珍曰】古曰鮫，今曰沙，是一類而有數種也，東南近海諸郡皆有之。形並似魚，青目赤頰，背上有鬛，腹下有翅，味並肥美，南人珍之。大者尾長數尺，能傷人。皮皆有沙，如真珠斑。其背有珠文如鹿而堅彊者，曰鹿沙，亦曰白沙，云能變鹿也。背有斑文如虎而堅彊者，曰虎沙，亦曰胡沙，云虎魚所化也。鼻前有骨如斧斤，能擊物壞舟者，曰鋸沙，又曰挺額魚，亦曰鱕䱜，謂鼻骨如鐇斧也，音蕃。沈懷遠南越志云：瓌〔五〕雷魚，䱜魚也。長丈許。腹有兩洞，腹貯水養子。一腹容二子。子朝從口中出，暮還入腹。鱗皮有珠，可飾刀劍，治骨角。【藏器曰】其魚狀貌非一，皆皮上有沙，堪揩木，如木賊也。小者子隨母行，驚即從口入母腹中。

肉。【氣味】甘，平，無毒。【主治】作鱠，補五臟，功亞于鯽，亦可作鱐、鮓。詵。甚益人。頌。

皮。【氣味】甘、鹹，平，無毒。【主治】心氣鬼疰，蠱毒吐血。别録。蠱〔六〕氣蠱疰。恭。燒灰水服，主食魚中毒。藏器。燒研水服，解鯸鮧魚毒，治食魚

〔一〕尾：原字漫漶。今據證類卷二十一鮫魚引蜀本補正。
〔二〕謂：原字漫漶。今據證類卷二十一鮫魚引圖經補正。
〔三〕者：原字漫漶。今據補正同上。
〔四〕之：原脱。今據補同上。
〔五〕瓌：原字缺筆。江西本等或作「環」。御覽卷九百三十八䱜魚作「瓌」，今據改。
〔六〕蠱：原作「蟲」。今據證類卷二十一鮫魚改。

鱠成積不消時珍

附方舊一新一 治疰鮫魚皮散頌曰胡洽治五尸鬼疰百毒惡氣鮫魚皮炙朱砂雄黃金牙蜀椒細辛鬼臼乾薑莽草天雄麝香雞舌香各一兩貝母半兩蜥蜴蜈蚣各炙二枚為末每服半錢溫酒服日二亦可佩之千金

鮫魚皮散治鬼疰在用鮫魚皮炙龍角鹿角犀角射香蛇蛻雄黃朱砂乾薑蜀椒蘘荷根案分為末酒服方寸匕日三服亦

河豚 膽臘月收之 主治喉痹和白礬灰為丸綿裹納喉中吐去惡涎即愈說

烏賊魚本經中品

釋名 烏鰂素問 墨魚綱目 纜魚日華 乾者名鯗綱目 骨名海螵蛸頌曰陶隱居言此是䲹烏所化今其口腹具存猶頗相似腹中有墨可用故名烏鰂能吸波噀墨令水溷黑自衛以防人害又南越志云其性嗜烏每自浮水上飛烏見之以為死而啄之乃卷取入水而食之因名烏賊言為烏之賊害也時珍曰按羅願爾雅翼云九月寒烏入水化為此魚有文墨可為法則故名烏鰂鰂者則也骨名海蛸象形也炙子曰魚有兩鬚遇風波

膾成積不消。時珍。

【附方】舊一，新一。治疰鮫魚皮散。頌曰：胡洽治五尸鬼疰，百毒惡氣。鮫魚皮炙、朱砂、雄黄、金牙、蜀椒、細辛、鬼臼、乾薑、莽草、天雄、麝[一]香、雞舌香各一兩，貝母半兩，蜈蚣、蜥蜴各炙二枚，爲末。每服半錢，温酒服，日二。亦可佩之。時珍曰：千金鮫魚皮散治鬼疰。用鮫魚皮炙、龍角[二]、鹿角、犀角、射香、蜈蚣、雄黄、朱砂、乾薑、蜀椒、蘘荷根，等分爲末，酒服方寸匕。日三服。亦可佩。

膽臘月收之。【主治】喉痺，和白礬灰爲丸，綿裹納喉中，吐去惡涎即愈。詵。

烏賊魚本經中品

【釋名】烏鰂素問、墨魚綱目、纜魚日華。乾者名鮝日用。骨名海螵蛸。【頌曰】陶隱居言此是鷃烏所化。今其口脚[三]具存，猶頗相似。腹中有墨可用，故名烏鰂。能吸波噀墨，令水溷黑，自衛以防人害。又南越志云：其性嗜烏，每自浮水上，飛烏見之，以爲死而啄之，乃卷取入水而食之，因名烏賊，言爲烏之賊害也。【時珍曰】案羅願爾雅翼云：九月寒烏入水，化爲此魚。有文墨可爲法則，故名烏鰂。鰂者，則也。骨名海[四]螵蛸，象形也。【大明曰】魚有兩須，遇風波

〔一〕麝：原作「麞」。今據證類卷二十一鮫魚改。
〔二〕角：千金方卷十七飛尸鬼疰作「骨」。
〔三〕脚：原作「腹」。今據證類卷二十一烏賊魚骨改。
〔四〕海：原脱。今據爾雅翼卷二十九釋魚烏鰂補。

即以鬚下矴或粘石如纜故名纜魚 頌曰鹽乾者名明鯗淡乾者名脯鯗

集解 別録曰烏賊魚生東海池澤取無時 弘景曰近海州郡皆有之 形若革囊口在腹下八足聚生于口旁其背上只有一骨厚三四分狀如小舟形輕虛而白又有兩鬚如帶甚長腹中血及膽正如墨可以書字但逾年則迹滅惟存空紙爾世言烏賊懷墨而知禮故俗謂是海若白事小吏也 時珍曰烏鰂無鱗有鬚黑皮白肉大者如蒲扇煠熟以薑醋食之脆美背骨名海螵蛸形似樗蒲子而長兩頭尖色白脆如通草重重有紋以指甲可刮爲末人亦鏤之爲鈿飾又相感志云烏賊過小滿則形小也 藏器曰海人云是秦王東遊棄筭袋於海化爲此魚故形猶似之墨尚在腹也 禹錫曰陶弘景及蜀本圖經皆言是鷃鳥所化鷃乃水鳥似鷃短項腹翅紫白背上緑色 唐蘇恭乃言無鷃鳥誤矣

附録 柔魚 頌曰一種柔魚與烏賊相似但無骨爾越人重之

肉 氣味 酸平無毒 瑞曰味珍美動風氣 主治 益氣強志 別録 益人通月經 大明

骨 一名海螵蛸 修治 弘景曰炙黄用 斅曰凡使勿用沙魚骨其形真似但以上文順者是真横者是假以血鹵作水浸并煮一伏時漉出掘一坑燒紅入魚骨在内經宿取出入藥其効加倍也

即以鬚下矸，或粘石如纜，故名纜魚。【瑞曰】鹽乾者名明鮝，淡乾者有脯鮝。

【集解】【别録曰】烏賊魚生東海池澤。取無時。【頌曰】近海州郡皆有之。形若革囊，口在腹下。八足聚生于口旁。其背上只有一骨，厚三四分，狀如小舟，形輕虛而白。又有兩鬚如帶，甚長。腹中血及膽正如墨，可以書字。但逾年則迹滅，惟存空紙爾。世言烏賊懷墨而知禮，故俗謂是海若白事小吏也。【時珍曰】烏鰂無鱗有鬚，黑皮白肉，大者如蒲扇。煠熟以薑、醋食之，脆美。背骨名海螵蛸，形似樗蒲子而長，兩頭尖，色白，脆如通草，重重有紋，以指甲可刮爲末，人亦鏤之爲鈿飾。又相感志云：烏賊〔一〕過小滿則形小也。【藏器曰】海人云：是〔二〕秦王東遊，棄筭袋於海，化爲此魚。故形猶似之，墨尚在腹也。【禹錫曰】陶弘景及蜀本圖經皆言是鷃烏〔三〕所化。鷃乃水鳥，似鵁短項，腹翅紫白，背上緑色。唐蘇恭乃言無鷃烏，誤矣。

【附録】柔魚。【頌曰】一種柔魚，與烏賊相似，但無骨爾。越人重之。

肉。【氣味】酸，平，無毒。【瑞曰】味珍美。動風氣。【主治】益氣强志。别録。益人，通月經。大明。

骨，一名海螵蛸。【修治】【弘景曰】炙黄用。【斅曰】凡使勿用沙魚骨，其形真似。但以上文順者是真，横者是假，以血滷作水浸，并煮一伏時，漉出。掘一坑燒紅，入魚骨在内，經宿取出入藥，其效加倍也。

〔一〕賊：原作「則」。今據相感志總論改。

〔二〕是：證類卷二十一烏賊魚骨作「昔」。

〔三〕烏：原作「鳥」。今據改同上。本藥後同此誤徑改。

【氣味】鹹微温無毒（普曰：冷。權曰：有小毒。之才曰：惡白及、白歛、附子，能淡鹽，伏硇，縮銀）【主治】女子赤白漏下，經汁血閉，陰蝕腫痛，寒熱癥瘕，無子（本經）。驚氣入腹，腹痛環臍，丈夫陰中腫痛，令人有子，又止瘡多膿汁不燥（別録）。療血崩，殺蟲（日華）。炙研飲服，治婦人血瘕，大人小兒下痢，殺小蟲（藏器。又曰：投骨于井，水蟲皆死）。治眼中熱淚，及一切浮翳，研末和蜜點之。又服益精（孟詵。恭曰：亦治牛馬障翳）。主女子血枯病，傷肝唾血下血，治瘧消癭。研末，傅小兒疳瘡，痘瘡臭爛，丈夫陰瘡，湯火傷，跌傷出血。燒存性，酒服，治婦人水戶嫁痛。同雞子黄，塗小兒重舌鵝口。同蒲黄末，傅舌腫血出如泉。同槐花末，吹鼻止衄血。同銀朱，吹鼻治喉痺。同白礬末，吹鼻治蝎螫疼痛。同麝香，吹耳治聤耳有膿及耳聾（時珍）。

【發明】（時珍曰：烏鰂骨，厥陰血分藥也，其味鹹而走血也。故血枯血瘕，經閉崩帶，下痢疳疾，厥陰本病也；寒熱瘧疾，聾

【氣味】鹹，微温，無毒。【普曰】冷。【權曰】有小毒。【之才曰】惡白及、白斂、附子。能淡鹽，伏硇，縮銀。【主治】女子漏下赤白〔一〕經汁，血閉，陰蝕腫痛，寒熱癥瘕，無子。本經。驚氣入腹，腹痛環臍，丈夫陰中腫痛〔二〕。令人有子，又止瘡多膿汁不燥。別録。療血崩，殺蟲。日華。炙研飲服，治婦人血瘕，大人小兒下痢，殺小蟲。藏器。又曰：投骨于井，水蟲皆死。治眼中熱淚，及一切浮翳，研末，和蜜點之。久服益精。孟詵。【恭曰】亦治牛馬障翳。主女子血枯病，傷肝唾血，下血，治瘧消癭。研末，傅小兒疳瘡、痘瘡臭爛，丈夫陰瘡，湯火傷，跌傷出血。燒存性，酒服，治婦人小〔三〕户嫁痛。同雞子黄，塗小兒重舌鵝口。同蒲黄末，傅舌腫，血出如泉。同槐花末吹鼻，止衄血。同銀朱吹鼻，治喉痺。同白礬末吹鼻，治蝎螫疼痛。同麝香吹耳，治聤耳有膿及耳聾。時珍。

【發明】【時珍曰】烏鰂骨，厥陰血分藥也，其味鹹而走血也。故血枯血瘕，經閉崩帶，下痢疳疾，厥陰本病也；寒熱瘧疾，聾，

〔一〕漏下赤白：原作「赤白漏下」。今據證類卷二十一烏賊魚骨乙正。

〔二〕腫痛：同上作「寒腫」。

〔三〕小：原作「水」。今據千金方卷三婦人方雜治改。

癭少腹痛陰痛厥陰經病也目翳流淚厥陰竅病也厥陰屬肝肝主血故諸血病皆治之按素問云有病胸脇支滿者妨於食病至則先聞腥臊臭出清液先唾血四肢清目眩時時前後血病名曰血枯得之年少時有所大脫血或醉入房中氣竭肝傷故月事衰少不來治之以四烏鰂骨一藘茹爲末丸以雀卵大如小豆每服五丸飲以鮑魚汁所以利腸中及傷肝也觀此則其入厥陰血分無疑矣

【正誤】〔頌曰〕久服絶嗣無子。〔時珍曰〕按本經云主癥瘕無子別錄云令人有子孟詵亦云久服益精而張頌此說獨相背戾必誤矣若云血病無多食鹹烏鰂亦主血閉故有此說然經閉有有餘不足二證有餘者血滯不足者肝傷烏鰂所主者肝傷血閉不足之病正與素問相合豈有令人絶嗣之理當以本經別錄爲正恐人承誤故辨正之

【附方】舊三新二十

女子血枯見上

赤白目翳聖惠治傷寒熱毒攻眼生赤白翳用烏鰂魚骨一兩去皮爲末入龍腦少許點之日三○治諸目翳用烏鰂骨五靈脂等分爲細末熟豬肝切片蘸食日二

赤瞖攀睛照水丹治眼瞖惟厚者尤効及赤瞖攀睛貫瞳人用海螵蛸一錢辰砂半錢乳細水飛澄取以黃蠟少許化和成劑收之臨卧時火上旋丸黍米大揉入眥中睡至天明溫水洗下未退更用一次即効海上方

雀目夜眼烏賊骨半斤爲末化黃蠟三兩和捏作錢大餅子每服一餅以豬肝二兩竹刀批開摻藥扎定米泔水半碗煮熟食之以

瘻，少腹痛，陰痛，厥陰經病也；目翳流淚，厥陰竅病也。厥陰屬肝，肝主血，故諸血病皆治之。按素問云：有病胸脇支滿者，妨於食。病至則先聞腥臊臭，出清液，先唾血，四肢清，目眩，時時前後血，病名曰血枯。得之年少時，有所大脱血。或醉入房中，氣竭肝傷，故月事衰少不來。治之以四烏鰂骨、一藘茹，爲末，丸以雀卵，大如小豆。每服五丸，飲以鮑魚汁，所以利腸中及傷肝也。觀此，則其入厥陰血分無疑矣。

【正誤】【鼎曰】久服絶嗣無子〔一〕。【時珍曰】按本經云：主癥瘕，無子。别録云：令人有子。孟詵亦云：久服益精。而張鼎此説獨相背戾，必誤矣。若云血病無多食鹹，烏鰂亦主血閉，故有此説。然經閉有有餘、不足二證，有餘者血滯，不足者肝傷。烏鰂所主者，肝傷血閉不足之病，正與素問相合，豈有令人絶嗣之理？當以本經、别録爲正。恐人承誤，故辨正之。

【附方】舊三。新二十。女子血枯。見上。赤白目翳。聖惠治傷寒熱毒攻眼，生赤白翳，用烏鰂魚骨一兩，去皮爲末，入龍腦少許點之，日三。○治諸目翳。用烏鰂骨、五靈脂等分，爲細末，熟猪肝切片，蘸食，日二。赤瞖攀睛。照水丹：治眼瞖惟厚者尤效，及赤瞖攀睛貫瞳人。用海螵蛸一錢，辰砂半錢，乳細水飛澄取，以黄蠟少許，化和成劑收之。臨卧時，火上旋丸黍米大，揉入眦中，睡至天明，温水洗下。未退，更用一次，即效。海上方。雀目夜眼。烏賊骨半斤爲末，化黄蠟三兩，和捏作錢大餅子。每服一餅，以猪肝二兩，竹刀批開，摻藥扎定，米泔水半碗，煮熟食之，以

〔一〕絶：據證類卷二十一烏賊魚骨引食療，此字前脱「主」字，致文義相反。

汁逆下。楊氏家藏

血風赤眼女人多之。用烏賊魚骨二錢，銅碌一錢，為末。每用一錢，熱湯泡洗。楊氏家藏

疳眼流淚烏賊魚骨、牡蠣等分，為末，糊丸皂子大。每用一丸，同豬肝一具，米泔煮熟食。經驗

底耳出膿海螵蛸半錢，麝香一字，為末。以綿杖繳淨，吹入耳中。澹寮方

鼻瘡疳䘌烏賊魚骨、白及各一錢，輕粉二字，為末，搽之。錢乙小兒方

○小兒臍瘡出血及膿。海螵蛸、臙脂為末，油調搽之。聖惠方

頭上生瘡海螵蛸、白膠香各二錢，輕粉五分，為末。先以油潤淨，乃搽末。二三次即愈。衛生易簡方

癧瘍白駁先以布拭赤，用烏賊骨磨三年酢塗之。外臺祕要

疔瘡惡腫先刺出血，以海螵蛸末摻之，其疔即出。普濟方

蝎螫痛楚烏賊骨一錢，白礬二分，為末。嗃鼻。在左壁者嗃左鼻，在右壁者嗃右鼻。衛生寶鑑

灸瘡不瘥烏賊骨、白礬等分，為末。日日塗之。千金方

小兒痰齁多年。海螵蛸末，米飲服一錢。葉氏摘玄方

小便血淋海螵蛸末一錢，生地黃汁調服。○又方：海螵蛸、生地黃、赤茯苓等分，為末。每服一錢，柏葉、車前湯下。○經驗良方

大腸下血不拘大人小兒，臟毒腸風及內痔，下血日久，多食易飢。先用海螵蛸炙黃，去皮研末。每服一錢，木賊湯下。三日後，服豬臟黃連丸。直指方

卒然吐血烏賊骨末，米飲服二錢。聖惠方

骨骾在喉烏賊魚骨、陳橘紅焙等分，為末，寒食麪和餳，丸芡子大。每用一丸，含化。聖濟總錄

舌腫出

汁送下。楊氏家藏。**血風赤眼**。女人多之。用烏賊魚骨二錢，銅碌一錢，爲末。每用一錢，熱湯泡洗。楊氏家藏。**疳眼流淚**。烏賊魚骨、牡蠣等分，爲末，糊丸皂子大。每用一丸，同猪肝一具，米泔煮熟食。經驗。**底耳出膿**。海螵蛸半錢，麝香一字，爲末。以綿杖繳净，吹入耳中。澹寮方。**鼻瘡疳䘌**。烏賊魚骨、白及各一錢，輕粉二字，爲末，搽之。○錢乙小兒方。**小兒臍瘡**，出血及膿。海螵蛸、臙肢爲末，油調搽之。聖惠方。**頭上生瘡**。海螵蛸、白膠香各二錢，輕粉五分，爲末。先以油潤净，乃搽末，二三次即愈。衛生易簡方。**癧瘍白駮**。先以布拭赤，用烏賊骨磨三年酢，塗之。外臺秘要。**疔瘡惡腫**。先刺出血，以海螵蛸末摻之，其疔即出。普濟方。**蝎螫痛楚**。烏賊骨一錢，白礬二分，爲末㗜鼻。在左壁〔一〕者㗜左〔二〕鼻，在右壁者㗜右〔三〕鼻。衛生寶鑑。**灸瘡不瘥**。烏賊骨、白礬〔四〕等分，爲末〔五〕，日日塗之。千金方。**小兒痰齁**多年。海螵蛸末，米飲服一錢。葉氏摘玄方。**小便血淋**。海螵蛸末一錢，生地黄汁調服。○又方：海螵蛸、生地黄、赤茯苓等分，爲末。每服一錢，柏葉、車前湯下。○經驗方〔六〕。**大腸下血**。不拘大人小兒，臟毒腸風及内痔，下血日久，多食易飢。先用海螵蛸炙黄，去皮，研末。每服一錢，木賊湯下。三日後，服猪臟黄連丸。直指方。**卒然吐血**。烏賊骨末，米飲服二錢。聖惠方。**骨鯁在喉**。烏賊魚骨、陳橘紅焙等分，爲末，寒食麵和餳丸芡子大。每用一丸，含化嚥汁。聖濟總録。**舌腫出**

〔一〕壁：衛生寶鑑卷二十雜方門「烏白散」無此字。本方下一「壁」字原方亦無。
〔二〕左：同上作「右」。
〔三〕右：同上作「左」。
〔四〕礬：千金方卷二十五備急方作「蜜」。
〔五〕爲末：同上作「二味相和」。
〔六〕經驗方：實出普濟方卷二百十五血淋。

案多石

距阿志那加多石

甲 海月之異名 星[illegible]

保金比字於或云惠比

血如泉烏賊骨蒲黃各等分炒為細末每用塗之簡便單方跌破出血烏賊魚骨末傅之直指方

陰囊濕痒之烏賊骨蒲黃撲醫宗三法

血〔主治〕耳聾甄權

腹中墨〔主治〕血刺心痛醋磨服之藏器炒研醋服亦可

章魚綱目

〔釋名〕章舉韓文僞魚音佶臨海志

〔集解〕〔頌曰〕章魚石距二物似烏賊而差大更珍好食品所重不入藥用〔時珍曰〕章魚生南海形如烏賊而大八足身上有肉閩粵人多採鮮者薑醋食之味如水母韓退之所謂章舉馬甲柱鬬以怪自呈者也石距亦其類身小而足長入鹽燒食極美

〔氣味〕甘鹹寒無毒〔時珍曰〕按李九華云章魚冷而不泄〔主治〕養血益氣時珍

海鷂魚拾遺

〔釋名〕邵陽魚食鑑作少陽荷魚韻作魺鱝魚音忿鯆魮魚音鋪毗蕃蹹魚

血如泉。烏賊骨、蒲黃各等分，炒，爲細末。每用塗之。簡便單方。跌破出血。烏賊魚骨末，傅之。直指方。陰囊濕痒。烏賊骨、蒲黃，撲之。醫宗三法。

血。【主治】耳聾。甄權。

腹中墨。【主治】血刺心痛，醋磨服之。藏器。炒、研，醋服亦可。

章魚綱目

【釋名】章舉韓文、䲒魚。音佶，臨海志。

【集解】【頌曰】章魚、石距二物，似烏賊而差大，更珍好，食品所重，不入藥用。【時珍曰】章魚生南海。形如烏賊而大，八足，身上有肉。閩、粤人多採鮮者，薑、醋食之，味如水母。韓退之所謂「章舉、馬甲柱，鬬以怪自呈」者也。石距亦其類，身小而足長，入鹽燒食極美。

【氣味】甘、鹹，寒，無毒。【時珍曰】按李九華云：章魚冷而不泄。【主治】養血益氣。時珍。

海鷂魚拾遺

【釋名】邵陽魚食鑑作少陽、荷魚廣〔一〕韻作魺、鱝魚音忿、鯆魮魚音鋪毗、蕃蹹魚

〔一〕廣：原脱。今據廣韻歌韻「魺，魚名」補。

齒皆石蠣（時珍曰海鷂象形少陽荷並言形色也餘義莫詳）

【集解】藏器曰生東海形似鷂有肉翅能飛上石頭齒如石版尾有大毒逢物以尾撥而食之其尾刺人甚者至死候人尿處釘之令人陰腫痛拔去乃愈海人被刺毒者以魚扈竹及海獺皮解之又有鼠尾魚地青魚並生南海總有肉翅刺在尾中食肉去刺時珍曰海中頗多江湖亦時有之狀如盤及荷葉大者圍七八尺無足無鱗背青腹白口在腹下目在額上尾長有節螫人甚毒皮色肉味俱同鮎魚肉內皆骨節節聯比脆軟可食吳人腊之魏武食制云蕃踏魚大者如箕尾長數尺是矣嶺表錄異云雞子魚嘴形如鷂肉翅無鱗色類鮎魚尾尖而長有風濤即乘風飛於海上此亦海鷂之類也

肉【氣味】甘鹹平無毒（時珍曰有小毒）【主治】不益人（弘景）男子白濁膏淋玉莖澀痛（甯源）

齒無毒主治瘴瘧燒黑研末酒服二錢匕（藏器）

尾有毒主治齒痛（陶弘景）

文鰩魚（拾遺）

番沓、石蠣。【時珍曰】海鷂，象形。少陽、荷，並言形色也。餘義莫詳。

【集解】【藏器曰】生東海。形似鷂，有肉翅，能飛上石頭。齒如石版。尾有大毒，逢物以尾撥而食之。其尾刺人，甚者至死。候人尿處釘之，令人陰腫痛，拔去乃愈。海人被刺毒者，以魚簄〔一〕竹及海獺皮解之。又有鼠尾魚、地青魚，並生南海，總有肉翅〔二〕，刺在尾中。食肉去刺。【時珍曰】海中頗多，江湖亦時有之。狀如盤及荷葉，大者圍七八尺。無足無鱗，背青腹白。口在腹下，目在額上。尾長有節，螫人甚毒。皮色肉味俱同鮎魚。肉內皆骨，節節聯比，脆軟可食，吳人腊之。魏武食制云：蕃蹹魚大者如箕，尾長數尺。是矣。嶺表録異云：雞子魚，嘴形如鷂，肉翅無鱗，色類鮎魚，尾尖而長，有風濤即乘風飛於海上。此亦海鷂之類也。

肉。【氣味】甘、鹹，平，無毒。【時珍曰】有小毒。【主治】不益人。弘景。男子白濁膏淋，玉莖澀痛。寧源。

齒，無毒。【主治】瘴瘧，燒黑研末，酒服二錢匕。藏器。

尾，有毒。【主治】齒痛。陶弘景。

文鰩魚拾遺

〔一〕簄：原作「扈」。今據證類卷二十鯕魚改。

〔二〕翅：同上此後有「尾長二尺」四字。

【釋名】飛魚

【集解】藏器曰：生海南，大者長尺許，有翅與尾齊，羣飛海上，海人候之，當有大風。吳都賦云：文鰩夜飛而觸綱，是矣。時珍曰：按西山經云：觀水西注于流沙，多文鰩魚，狀如鯉，鳥翼魚身，蒼文白首赤喙，常以夜飛，從西海遊于東海，其音如鸞雞，其味甘酸，食之已狂，見則大穰。林邑記云：飛魚身圓，大者丈餘，翅如胡蟬，出入羣飛，遊翔翳薈，沉則泳于海底。又一統志云：陝西鄠縣澇水出飛魚，狀如鮒，食之已痔疾也。

肉【氣味】甘酸，無毒。【主治】婦人難產，燒黑研末，酒服一錢，臨月帶之，令人易產。藏器　已狂已痔。時珍

魚虎 拾遺

【釋名】土奴魚 臨海記

【集解】藏器曰：生南海，頭如虎，背皮如猬有刺，着人如蛇咬。亦有變爲虎者。時珍曰：按倦游録云：海中泡魚大如斗，身有刺如猬，能化爲豪豬，此即魚虎也。述異記云：老則變爲鮫魚。

【氣味】有毒

【釋名】飛魚。

【集解】【藏器曰】生海南。大者長尺許，有翅與尾齊。群飛海上。海人候之，當有大風。吴都賦云「文鰩夜飛而觸網」是[一]矣。【時珍曰】按西山經云：觀水西注于流沙，多文鰩魚。狀如鯉，鳥翼魚身，蒼文白首赤喙。常以夜飛，從西海遊于東海。其音如鸞雞。其味甘，食之已狂，見則[二]大穰。林邑記云：飛魚身圓，大者丈餘，翅如胡蟬。出入群飛，遊翔翳薈，沉則泳于海底。又一統志云：陝西鄠縣澇水出飛魚，狀如鮒，食之已痔疾也。

肉。【氣味】甘，酸，無毒。【主治】婦人難産，燒黑研末，酒服一錢。臨月帶之，令人易産。藏器。已狂已痔。時珍。

魚虎拾遺

【釋名】土奴魚臨海記。

【集解】【藏器曰】生南海。頭如虎。背皮如猬有刺，着人如蛇咬。亦有變爲虎者。【時珍曰】按倦游録云：海中泡魚大如斗，身有刺如猬，能化爲豪猪。此即魚虎也。述異記云：老則變爲鮫魚。

【氣味】有毒。

〔一〕是：原作「見」。今據證類卷二十二十三種陳藏器餘改。
〔二〕則：山海經卷二西山經此字下有「天下」二字。

云或説布利

云之良計

魚師（綱目）

【集解】時珍曰陳藏器諸魚注云魚師大者有毒殺人今無識者但唐韻云鰤老魚也山海經云歷虢之水有師魚食之殺人其即此歟

海蛇（拾遺）

【釋名】水母（拾遺）樗蒲魚（拾遺）石鏡（時珍曰蛇作宅二音南人訛爲海折或作蜡鮓者並非劉恂云閩人曰蛇廣人曰水母異苑名石鏡也）

【集解】藏器曰蛇生東海狀如血衉大者如牀小者如斗無眼目腹胃以蝦爲目蝦動蛇沉故曰水母目蝦亦猶蛩蛩之與駏驉也煠出以薑醋進之海人以爲常味時珍曰水母形渾然凝結其色紅紫無口眼腹下有物如懸絮羣蝦附之咂其涎沫浮汎如飛爲潮所擁則蝦去而蛇不得歸人因割取之浸以石灰礬水去其血汁其色遂白其最厚者謂之蛇頭味更勝生熟皆可食茄柴灰和鹽水淹之良

【氣味】鹹溫無毒【主治】婦人勞損積血帶下小兒風疾丹毒湯火傷（藏器）療河魚之疾（時珍出異苑）

魚師綱目

【集解】【時珍曰】陳藏器諸魚注云：魚師大者，有毒殺人。今無識者。但唐韻云：鰤，老魚也。山海經云：歷虢[一]之水，有師魚，食之殺人。其即此與？

海蛇[二]拾遺

【釋名】水母拾遺、樗蒲魚拾遺、石鏡。【時珍曰】蛇，乍、宅二音。南人訛爲海折，或作蜡、鮓者，並非。劉恂云：閩人曰蛇，廣人曰水母。異苑名石鏡也。

【集解】【藏器曰】蛇生東海。狀如血衉，大者如牀，小者如斗。無眼目腹胃，以蝦爲目，蝦動蛇沉，故曰水母目蝦。亦猶蛩蛩之與駏驉也。煠出以薑、醋進之，海人以爲常味。【時珍曰】水母形渾然凝結，其色紅紫，無口眼腹。下有物如懸絮，群蝦附之，咂其涎沫，浮汎如飛。爲潮所擁，則蝦去而蛇不得歸。人因割取之，浸以石灰、礬水，去其血汁，其色遂白。其最厚者，謂之蛇頭，味更勝。生、熟皆可食。茄柴灰和鹽水淹之良。

【氣味】鹹，温，無毒。【主治】婦人勞損，積血帶下，小兒風疾丹毒，湯火傷。藏器。療河魚之疾。時珍。出異苑。

〔一〕虢：山海經卷三北山經作「虢」。
〔二〕海蛇：此藥證類卷二十二蜡引「陳藏器餘」正名爲「蜡」，注音爲「蛇」。

鰕（別錄下品）

【釋名】時珍曰：鰕音霞，俗作蝦，入湯則紅色如霞也。

【集解】時珍曰：江湖出者大而色白，溪池出者小而色青。皆磔鬚鉞鼻，背有斷節，尾有硬鱗，多足而好躍，其腸屬腦，其子在腹外。凡有數種：米鰕、糠鰕，以精粗名也；青鰕、白鰕，以色名也；梅鰕，以梅雨時有也；泥鰕、海鰕，以出產名也。嶺南有天鰕，其蟲大如蟻，秋社後，群墮水中化為鰕，人以作鮓食。凡鰕之大者，蒸曝去殼，謂之鰕米，食以薑醋，饌品所珍。

【氣味】甘，溫，有小毒。詵曰：生水田及溝渠者有毒，鮓內者尤有毒。藏器曰：以熱飯盛密器中作鮓食，毒人至死。弘景曰：無鬚及腹下通黑，并煮之色白者，並不可食。小兒及雞、狗食之，腳屈弱。鼎曰：動風，發瘡疥冷積。源曰：動風熱，有病人勿食。

【主治】五野雞病，小兒赤白遊腫，搗碎傅之。孟詵。作羹，治鱉瘕，托痘瘡，下乳汁。法制，壯陽道。煮汁，吐風痰。搗膏，傅蟲疽。時珍。

【附方】新五。

鱉瘕疼痛。類編云：陳拱病鱉瘕，隱隱見皮內，痛不可忍。外醫洪氏曰：可以鮮鰕作羹食之。久久痛止。明年又作，再如前治而愈，遂絕根本。

補腎興陽。用鰕米一斤，蛤蚧二枚，茴香、蜀椒各四兩，並以青鹽化酒

鰕別録〔一〕下品

【釋名】【時珍曰】鰕，音霞，俗作蝦，入湯則紅色如霞也。

【集解】【時珍曰】江湖出者大而色白，溪池出者小而色青。皆磔鬚鉞鼻，背有斷節，尾有硬鱗，多足而好躍，其腸屬腦，其子在腹外。凡有數種：米鰕、糠鰕，以精粗名也；青鰕、白鰕，以色名也；梅鰕，以梅雨時有也；泥鰕、海鰕，以出産名也。嶺南有天鰕，其蟲大如蟻，秋社後，群墮水中化爲鰕，人以作鮓食。凡鰕之大者，蒸曝去殼，謂之鰕米，食以薑、醋，饌品所珍。

【氣味】甘，温，有小毒。【詵曰】生水田及溝渠者有毒，鮓内者尤有毒。【藏器曰】以熱飯盛密器中作鮓食，毒人至死。【弘景曰〔二〕】無鬚及腹下通黑，并煮之色白者，並不可食。小兒及雞、狗食之，脚屈弱。【鼎曰】動風，發瘡疥冷積。【源曰】動風熱。有病人勿食。

【主治】五野雞病，小兒赤白遊腫，搗碎傅之。孟詵。作羹，治鼈瘕，托痘瘡，下乳汁。法制，壯陽道。煮汁，吐風痰。搗膏，傅蟲疽。時珍。

【附方】新五。鼈瘕疼痛。類編云：陳拱〔三〕病鼈瘕，隱隱見皮内，痛不可忍。外醫洪氏曰：可以鮮鰕作羹食之。久久痛止。明年又作，再如前治而愈，遂絶根本。補腎興陽。用鰕米一斤，蛤蚧二枚，茴香、蜀椒各四兩，並以青鹽化酒

〔一〕别録：此藥之文見證類卷二十二蝦。大字正文末注「新見孟詵」。可知該藥首見食療本草，嘉祐本草予以新分條。

〔二〕弘景曰：据證類卷二十二蝦，此下引文前句引自孟詵，後句引自藏器。

〔三〕陳拱：醫説卷五鱉瘕引類説作「景陳弟長子拱」，非「陳」姓。

炙炒，以木香一粗末一兩和勻，乘熱收新鉼中密封。每服一匙，空心鹽酒嚼下，甚妙。

宣吐風痰　用連殼蝦半斤，入葱、薑、醬煮汁。先喫蝦，後喫汁，緊束肚腹，以翎探引取吐。

臁瘡生蟲　用小蝦三十尾，去頭、足、殼，同糯米飯研爛，隔紗貼瘡上，別以紗罩之。一夜解下，挑看皆是小赤蟲。即以葱、椒湯洗淨，用舊茶籠內白竹葉，隨大小剪貼，一日二換。待汁出盡，逐日煎苦楝根湯洗之，以好膏貼之，將生肉，勿換膏藥。忌發物。直指方

血風臁瘡　生蝦、黃丹擣和貼之，日一換。○集簡方

海鰕 拾遺

釋名 紅鰕 藏器 鰝 音浩。爾雅○

集解 藏器曰：海中紅鰕長一尺，鬚可為簪。崔豹古今注云：遼海間有飛蟲如蜻蛉，名紺繙，七月羣飛闇天。夷人食之，云鰕所化也。時珍曰：按段公路北戶錄云：海中大紅鰕長二尺餘，頭可作杯，鬚可作簪、杖，其肉可為鱠，甚美。又劉恂嶺表錄云：海鰕皮殼嫩紅色，前足有鉗者，色如朱，最大者長七八尺至一丈也。閩中有五色鰕，亦長尺餘，彼人兩兩乾之，謂之對鰕，以充上饌。

氣味 甘，平，有小毒。時珍曰：同豬肉食，令人多唾。

炙炒，以木香粗末一兩和勻，乘熱收新瓶中密封。每服一匙，空心鹽酒嚼下，甚妙。宣吐風痰。用連殼鰕半斤，入葱、薑、醬煮汁。先喫鰕，後喫汁，緊束肚腹，以翎探引取吐。臁瘡生蟲。用小鰕三十尾，去頭、足、殼，同糯米飯研爛，隔紗貼瘡上，别以紗罩之。一夜解下，掛看皆是小赤蟲。即以葱椒湯洗浄，用舊茶籠内白竹葉，隨大小剪貼，一日二换。待汁出盡，逐日煎苦楝根湯洗之，以好膏貼之。將生肉，勿换膏藥。忌發物。直指方。血風臁瘡。生鰕、黄丹擣和貼之，日一换。○集簡方。

海鰕 拾遺

【釋名】紅鰕藏器、鰝浩，○爾雅。

【集解】【藏器曰】海中紅鰕長一尺，鬚可爲簪。崔豹古今注云：遼海間有飛蟲如蜻蛉，名繙紺〔一〕。七月群飛闇天。夷人食之，云鰕所化也。【時珍曰】按段公路北户録云：海中大紅鰕長二尺餘，頭可作盃，鬚可作簪杖。其肉可爲鱠，甚美。又劉恂嶺表録云：海鰕皮殼嫩紅色，前足有鉗者，色如朱，最大者長七八尺至一丈也。閩中有五色鰕，亦長尺餘。彼人兩兩乾之，謂之對鰕，以充上饌。

【氣味】甘，平，有小毒。【時珍曰】同猪肉食，令人多唾。

〔一〕繙紺：證類卷二十二大紅蝦鮓引崔豹作「紺繙」。

鯸主治飛尸蚘蟲口中疳𧏾齲齒頭瘡去疥癬風瘙身痒治

山蚊子入人肉初食瘡發則愈 藏器

海馬 拾遺

【釋名】水馬 弘景曰是魚蝦類也狀如馬形故名

【集解】藏器曰海馬出南海形如馬長五六寸蝦類也南州異物志云大小如守宮其色黃褐婦人難產割裂而出者手持此蟲即如羊之易產也 宗奭曰其首如馬其身如蝦其背傴僂有竹節紋長二三寸 頌曰異魚圖云漁人布網罟此魚多挂網上收取暴乾以雌雄爲對 時珍曰按聖濟總録云海馬雌者黃色雄者青色 又徐表南方異物志云海中有魚狀如馬頭其喙垂下或黃或黑海人捕得不以啖食暴乾熇之以備產患即此也 又抱朴子云水馬合赤斑蜘蛛同馮夷水仙丸服之可居水中 今水仙丸無所攷矣

【氣味】甘溫平無毒 【主治】婦人難產帶之於身甚驗臨時燒末飲服并手握之即易產 藏器 主產難及血氣痛 蘇頌 暖水臟壯陽道消瘕塊治疔瘡腫毒 時珍

鮓。【主治】飛尸蚘蟲，口中甘䘌，齲齒，頭瘡，去疥癬風瘙身痒，治山[一]蚊子入人肉，初食瘡發則愈。藏器。

海馬拾遺

【釋名】水馬。【弘景曰】是魚鰕類也。狀如馬形，故名。

【集解】【藏器曰】海馬出南海。形如馬，長五六寸，鰕類也。南州異物志云：大小如守宫，其色黄褐。婦人難産割裂而出者，手持此蟲，即如羊之易産也。【宗奭曰】其首如馬，其身如鰕，其背傴僂，有竹節紋，長二三寸。【頌曰】異魚圖云：漁人布網罟，此魚多罣網上，收取暴乾，以雌雄爲對。【時珍曰】按聖濟總録云：海馬，雌者黄色，雄者青色。又徐表南方異物志云：海中有魚，狀如馬頭，其喙垂下，或黄或黑。海人捕得，不以啖食，暴乾熇之，以備産患。即此也。又抱朴子云：水馬合赤斑蜘蛛，同馮夷水仙丸服之，可居水中。今水仙丸無所考矣。

【氣味】甘，温，平，無毒。【主治】婦人難産，帶之於身，甚驗。臨時燒末飲服，并手握之，即易産[二]。藏器。主産難及血氣痛。蘇頌。暖水臟，壯陽道，消瘕塊，治疔瘡腫毒。時珍。

〔一〕山：證類卷二十二大紅蝦鮓此後有「蜍」字。

〔二〕産：原作「差」。今從錢本改。

【發明】時珍曰海馬雌雄成對其性溫暖有交感之義故難産及陽虛房中方術多用之如蛤蚧郎君子之功也蝦亦壯陽性應同之

【附方】新二

海馬湯 治遠年虛實積聚癥塊用海馬雌雄各一枚木香一兩大黄炒白牽牛炒各二兩巴豆四十九粒青皮二兩童子小便浸軟包巴豆紮定入小便內再浸七日取出麩炒黄色去豆不用取皮同衆藥爲末每服二錢水一盞煎三五沸臨臥溫服聖濟錄

海馬拔毒散 治疔瘡發背惡瘡有奇效用海馬炙黄一對穿山甲黄土炒朱砂水銀各一錢雄黄三錢龍腦麝香各少許爲末入水銀研不見星每以少許點之一日一點毒自出也秘傳外科

鮑魚 別録上品

【釋名】薧魚音考禮記 蕭折魚魏武食制 乾魚 時珍曰鮑即今之乾魚也魚之可包者故字從包禮記謂之薧魏武食制謂之蕭折皆以蕭蒿承曝而成故也其淡壓爲腊者曰淡魚曰鱐魚音搜以物穿風乾者曰法魚曰鮿魚音怯其以鹽漬成者曰醃魚曰鹹魚曰鰈魚音葉曰鰎魚音蹇今俗通呼曰乾魚舊注混淆不明今並削正于下

【集解】别録曰鮑魚辛臭勿令中鹹弘景曰俗人以鹽鮑成名鮑魚鮑字似鮑也今鮑乃鱅魚淡乾者都無臭氣不知

【發明】【時珍曰】海馬雌雄成對，其性温暖，有交感之義，故難産及陽虚房中方術多用之，如蛤蚧、郎君子之功也。鰕亦壯陽，性應同之。

【附方】新二。海馬湯。治遠年虚實積聚癥塊。用海馬雌雄各一枚，木香一兩，大黄炒、白牽牛炒各二兩，巴豆四十九粒，青皮二兩，童子小便浸軟，包巴豆紮定，入小便内再浸七日，取出麩炒黄色，去豆不用，取皮同衆藥爲末。每服二錢，水一盞，煎三五沸，臨卧温服。聖濟録。海馬拔毒散。治疔瘡發背惡瘡有奇效。用海馬炙黄一對，穿山甲黄土炒、朱砂、水銀各一錢，雄黄三錢，龍腦、麝香各少許爲末，入水銀研不見星。每以少許點之，一日一點，毒自出也。秘傳外科。

鮑魚別録上品

【釋名】薧魚禮記，音考、蕭折[一]魚魏武食制、乾魚。【時珍曰】鮑即今之乾魚也。魚之可包者，故字從包。禮記謂之薧，魏武食制謂之蕭折，皆以蕭蒿承曝而成故也。其淡壓爲腊者，曰淡魚，曰鱐魚，音搜。以物穿風乾者，曰法魚，曰魼魚，音怯。其以鹽漬成者，曰醃魚，曰鹹魚，曰鮿魚，音葉，曰鰎魚，音蹇。今俗通呼曰乾魚。舊注混淆不明，今並削正于下。

【集解】【别録曰】鮑魚辛臭，勿令中鹹。【弘景曰】俗人以鹽鮿成，名鮿魚，鮿字似鮑也。今鮑乃鱐魚淡乾者，都無臭氣。不知

〔一〕折：御覽卷九百三十九蕭拆魚引魏武四時食制作「拆」。本條此字下同。

家者正何種魚也方家亦少用之〔恭曰〕李當之言以繩穿
貫而胸中濕者良蓋以魚去腸繩穿淡暴使乾則味辛不鹹
魚肥則中濕而彌臭似尸氣無鹽故也若鹹魚則沔州復州
作之以鹽餅成味鹹不辛臭亦與鮑不同濕亦非獨胸中以
有鹽故也二者雜魚皆可爲之〔頌曰〕今漢沔所作淡乾魚味
辛而臭者是也或言海中自有一種鮑魚形似小鱗氣最臭
秦始皇車中亂臭者是此然無的據〔時珍曰〕別錄既云勿令
中鹹即是淡魚無疑矣諸注反自多事〔按〕周禮注云鮑魚以
魚置福室中用糗乾之而成福室土室也張耒明道志云漢
陽武昌多魚土人剖之不用鹽暴乾作淡魚載至江西賣之
饒信人飲食祭享無此則非盛禮雖臭腐可惡而更以爲奇
據此則鮑即淡魚益可證矣但古今治法不同耳又蘇氏所
謂海中一種鮑魚豈顧野王所載海中鮴魚似鮑者耶不然
即今之白鰲也鰲亦乾魚之總稱也又今淮人以鯽作淡法
魚頗佳入藥亦當以石首鯽魚者爲勝若漢沔所造者
魚性不一恐非所宜其鹹魚近時亦有用者因附之

〔正誤〕〔保昇曰〕鰎魚口小背黃者名鮑魚〔時珍曰〕按鰎魚注所引是鯇魚非鮑魚也蓋鯇鮑字誤耳

肉〔氣味〕辛臭溫無毒〔時珍曰〕李九華云妊婦食之令子多疾〔主治〕墜墮骽〔與腿同〕
蹷〔厥〕踠折瘀血血痺在四肢不散者女子崩中血不止〔別錄〕煮
汁治女子血枯病傷肝利腸同麻仁葱豉煮羹通乳汁〔時珍〕

入藥者，正何種魚也。方家亦少用之。【恭曰】李當之言：以繩穿貫而胸中濕者良。蓋以魚去腸繩穿，淡暴使乾，則味辛不鹹；魚肥則中濕而彌臭似尸氣，無鹽故也。若鰎魚則沔州、復州作之，以鹽鮑成，味鹹不辛，臭亦與鮑不同，濕亦非獨胸中，以有鹽故也。二者，雜魚皆可爲之。【頌曰】今漢、沔所作淡乾魚，味辛而臭者是也。或言海中自有一種鮑魚，形似小鱅，氣最臭，秦始皇車中亂臭者是此。然無的據。【時珍曰】别録既云勿令中鹹，即是淡魚無疑矣。諸注反自多事。按周禮注云：鮑魚，以魚置楅室中用糗乾之而成。楅室，土室也。張耒明道志云：漢陽、武昌多魚，土人剖之，不用鹽，暴乾作淡魚，載至江西賣之。饒、信人飲食祭享，無此則非盛禮。雖臭腐可惡，而更以爲奇。據此則鮑即淡魚，益可證矣。但古今治法不同耳。又蘇氏所謂海中一種鮑魚，豈顧野王所載海中鮇魚似鮑者耶？不然，即今之白鯗也。鯗亦乾魚之總稱也。又今淮人以鯽作淡法魚頗佳。入藥亦當以石首、鯽魚者爲勝。若漢、沔所造者，魚性不一，恐非所宜。其鹹魚近時亦有用者，因附之。

【正誤】【保昇曰】鮧魚口小背黄者，名鮑魚。【時珍曰】按鮧魚注所引，是鮠魚，非鮑魚也。蓋鮠、鮑字誤耳。

肉。【氣味】辛，臭，温，無毒。【時珍曰】李九華云：妊婦食之，令子多疾。【主治】墜墮，骽與腿同蹶厥踠折，瘀血、血痺在四肢不散者，女子崩中血不止。别録。煮汁，治女子血枯病傷肝，利腸。同麻仁、葱、豉煮羹，通乳汁。時珍。

字發乃阿布良 三今俗云不借又云 字於乃和多又云 即ち之乃 脬ヽ不借不叩和纑脬ヽ爲上 白ヽ字於乃阿布良 魚音 蟲

〔附方〕舊一 妊娠感寒腹痛 乾魚一枚燒灰，酒服方寸匕，取汗瘥。子母秘錄

頭〔主治〕煑汁治眯目。燒灰，療疔腫瘟氣。時珍

〔附方〕新三 雜物眯目 鮑魚頭二枚，地膚子半合，水煑爛，取汁注目中，即出。聖惠 魚臍疔瘡 似新火針瘡，四邊赤，中央黑，可刺之。若不大痛，即殺人也。用臘月魚頭灰、髮灰等分，以雞溏屎和塗之。千金方 頂

辟禳瘟疫 鮑魚頭燒灰方寸匕，合小豆末七枚，米飲服之，令瘟疫氣不相染也。肘後方

鮑魚〔氣味〕鹹，溫，無毒。〔主治〕小兒頭瘡出膿水，以麻油煎熟，取油頻塗。時珍

穿鮑繩〔主治〕眯目去刺，煑汁洗之，大良。蘇恭

鱁鮧 拾遺

〔釋名〕鰾音匹小切 作膠名鰾膠。〔藏器曰〕鱁鮧音逐題，乃魚白也。〔時珍曰〕鱁鮧音逐夷，其音題者，鮎魚也。按賈思勰齊民要術云：漢武逐夷至海上，見漁人造魚腸于坑中，取而食之，遂命此名，言因逐夷而得，是矣。沈括筆談云：鱁鮧，烏賊魚腸也。孫愐唐韻云：鹽藏魚腸也。南史云：齊明帝嗜鱁鮧，以蜜漬之，一食數升。觀此則鰾與腸皆得稱鱁鮧

【附方】舊一。妊娠感寒腹痛。乾魚一枚燒灰，酒服方寸匕，取汗瘥。子母秘録。

頭。【主治】煮汁，治眯目。燒灰，療疔腫瘟氣。時珍。

【附方】新三。雜物眯目。鮑魚頭二枚，地膚子半合，水煮爛，取汁注目中，即出。聖惠。魚臍疔瘡。似新火針瘡，四邊赤，中央黑。可刺之，若不大痛，即殺人也。用臘月魚頭灰、髮灰等分，以雞溏屎和塗之。千金方。預辟瘟疫。鮑魚頭燒灰方寸匕，合小豆七枚末[一]，米飲服之，令瘟疫氣不相染也。肘後方。

鮑魚。【氣味】鹹，温，無毒。【主治】小兒頭瘡出膿水。以麻油煎熟，取油頻塗。時珍。

穿鮑繩。【主治】眯目，去刺，煮汁洗之，大良。蘇恭。

鱁鮧[二]拾遺

【釋名】鰾匹少切。作膠，名鰾膠。【藏器曰】鱁鮧，音逐題，乃魚白也。【時珍曰】鱁鮧，音逐夷。其音題者，鮎魚也。按賈思勰齊民要術云：漢武逐夷至海上，見漁人造魚腸于坑中，取而食之，遂命此名，言因逐夷而得是矣。沈括筆談云：鱁鮧，烏賊魚腸也。孫愐唐韻云：鹽藏魚腸也。南史云：齊明帝嗜鱁鮧，以蜜漬之，一食數升。觀此則鰾與腸皆得稱鱁鮧

[一] 七枚末：原作「末七枚」。今據肘後方卷二治瘴氣疫癘温毒諸方乙正。

[二] 鱁鮧：證類卷二十二十三種陳藏器餘以「鱁鯷」爲正名，注音爲「逐題」。

矣令人以鰾煮凍作膏切片以醬醋食之呼爲魚膏者是也故宋齊丘化書云鱁鮧與足垢無殊鰾即諸魚之白脬其中空如泡故曰鰾可治爲膠亦名鰾膠諸鰾皆可爲膠而海漁多以石首鰾作之名江鰾謂江魚之鰾也粘物甚固此乃工匠日用之物而記籍多略之

鰾【氣味】甘平無毒【主治】竹木入肉經久不出者取白傅瘡上四邊肉爛即出 藏器 止折傷血出不止 時珍 燒灰傅陰瘡瘻瘡月蝕瘡 李珣

【附方】新一 折傷出血 但不透膜者以海味中鹹白鰾大片色白有紅絲者成片鋪在傷處以帛縛之血即止 普濟方

鰾膠【氣味】甘鹹平無毒【主治】燒存性治婦人產難產後風搐破傷風痙止嘔血散瘀血消腫毒伏硇砂 時珍

【附方】新十 產難 魚膠五寸燒存性爲末溫酒服 皆效方 產後搐搦 強直者不可便作風中乃風入子臟與破傷風同用鰾膠一兩以螺粉炒焦去粉爲末分三服煎蟬蛻湯下 產寶 產後血運 鰾膠燒存性酒

矣。今人以鰾煮凍作膏，切片以薑、醋食之，呼爲魚膏者是也。故宋齊丘化書云：鱁鮧與足垢無殊。鰾即諸魚之白脬，其中空如泡，故曰鰾。可治爲膠，亦名鏇膠。諸鰾皆可爲膠，而海漁多以石首鰾作之，名江鰾，謂江魚之鰾也。粘物甚固。此乃工匠日用之物，而記籍多略之。

鰾。【氣味】甘，平，無毒。【主治】竹木入肉，經久不出者。取白傅瘡上四邊，肉爛即出。藏器。止折傷血出不止。時珍。燒灰，傅陰瘡、瘻〔一〕瘡、月蝕瘡。李珣。

【附方】新一。折傷出血，但不透膜者。以海味中鹹白鰾，大片色白有紅絲者，成片鋪在傷處，以帛縛之，血即止。普濟〔二〕方。

鰾膠。【氣味】甘、鹹，平，無毒。【主治】燒存性，治婦人產難，產後風搐，破傷風痓，止嘔血，散瘀血，消腫毒。伏硇砂。時珍。

【附方】新十。產難。魚膠五寸，燒存性爲末，溫酒服。皆效方。產後搐搦。强直者，不可便作風中，乃風入子臟，與破傷風同。用鰾膠一兩，以螺粉炒焦，去粉爲末。分三服，煎蟬蛻湯下。產寶。產後血運。鰾膠燒存性，酒

〔一〕瘻：證類卷二十鱁鯷引海藥作「瘘」。

〔二〕濟：原作「齊」。今據卷一引據古今醫家書目改。

和董平小便調服三五錢良。事材廣記

經血逆行　魚膠切炒，新綿燒灰，每服二錢，米飲調下，即愈。多能鄙事

破傷風搐　口噤強直者。危氏香膠散：用魚膠燒存性一兩，麝香少許，為末。每服二錢，蘇木煎酒調下。仍煮一錢封瘡口。○保命集治破傷風有表證未解者，用江鰾半兩炒焦，蜈蚣一對炙，研為末。以防風、羌活、獨活、川芎等分煎湯調服一錢。

嘔血不止　鰾膠長八寸，廣二寸，炙黃，刮二錢，以甘蔗節三十五个取汁調下。經驗

便毒腫痛　已大而軟者。直指方用魚鰾膠熱湯或醋煮軟，乘熱研爛貼之。○戴氏治露[illegible]即羊核，用石首膠一兩，燒存性，研末酒服。外以石菖蒲生研盦之，效。

八般頭風　魚鰾燒存性，為末，臨卧以葱酒服二錢。

赤白崩中　魚鰾膠三尺，焙黃研末，同雞子煎餅，好酒食之。

魚鱠　音檜○拾遺

釋名　魚生　時珍曰：剖切而成，故謂之鱠。凡諸魚之鮮活者，薄切洗淨血腥，沃以蒜虀薑醋五味食之。

氣味　甘，溫，無毒。藏器曰：近夜勿食，不消成積。勿飲冷水，生蟲。時行病後食之，胃弱。勿同乳酪食，令人霍亂。不可同瓜食。○時珍曰：按食治云：凡殺物命，既虧仁愛，且肉未停冷，動性猶存，旋烹不熟，食猶害人。况魚鱠肉生，損人尤甚，為癥瘕，為痼疾，為奇病，不可不知。昔有食魚生而生病者，用藥下出，已變蟲形，鱠縷尚存；有食鼈肉而成積者，用藥下鼈

和童子小便調服三五錢，良。事林廣記。經血逆行。魚膠切炒，新綿燒灰。每服二錢，米飲調下，即愈。多能鄙事。破傷風搐，口噤强直者。危氏香膠散：用魚膠燒存性一兩，麝香少許，爲末。每服二錢，蘇木煎酒調下。仍煮一錢封瘡口。○保命集治破傷風有表證未解者，用江鰾半兩炒焦，蜈蚣一對炙研，爲末。以防風、羌活、獨活、川芎等分煎湯，調服一錢。嘔血不止。鰾膠長八寸，廣二寸，炙黄，刮二錢，以甘蔗節三十五個，取汁調下。經驗。便毒腫痛，已大而軟者。直指方用魚鰾膠，熱湯或醋煮軟，乘熱研爛貼之。○戴氏治露痺，即羊核。用石首膠一兩，燒存性，研末酒服。外以石菖蒲生研盦[一]之，效。八般頭風。魚鰾燒存性爲末。臨卧以葱酒服二錢。赤白崩中。魚縼膠三尺，焙黄研末，同雞子煎餅，好酒食之。

魚鱠 音膾○拾遺

【釋名】魚生。【時珍曰】劊切而成，故謂之鱠。凡諸魚之鮮活者，薄切洗凈血鮏，沃以蒜虀、薑、醋、五味食之。

【氣味】甘，温，無毒。【藏器曰】近夜勿食，不消成積。勿飲冷水，生蟲。時行病後食之，胃弱。勿同乳酪食，令人霍亂。不可同瓜食。【時珍曰】按食治云：凡殺物命，即虧仁愛，且肉未停冷，動性猶存，旋烹不熟，食猶害人。况魚鱠肉生，損人尤甚，爲癥瘕，爲痼疾，爲奇病，不可不知。昔有食魚生而生病者，用藥下出，已變蟲形，鱠縷尚存。有食鼈肉而成積者，用藥下出，

〔一〕盦：原作「盒」。今據戴思恭證治要訣卷十一瘡毒門改。

□啟□□□行皆可驗也〔主治〕溫補，去冷氣濕痺，除膀胱水，腹內伏梁氣塊，冷痃結癖疝氣，喉中氣結，心下酸水，開胃口，利大小腸，補腰腳，起陽道。藏器　宜腳氣風氣人，治上氣喘咳。思邈　鯽鱠：主久痢腸澼痔疾，大人小兒丹毒風眩。孟詵

〔發明〕汪穎曰：魚鱠辛辣，有劫病之功。予在蒼梧見一婦人病吞酸，諸藥不效，偶食魚鱠，其疾遂愈，蓋此意也。

魚鮓 拾遺

〔釋名〕時珍曰：按劉熙《釋名》云：鮓，醞也。以鹽糝醞釀而成也。諸魚皆可為之。大者曰鮓，小者曰鮗。一云：南人曰鮗，北人曰鮓。

〔氣味〕甘、鹹，平，無毒。藏器曰：凡鮓皆發瘡疥。鮓內有髮，害人。瑞曰：鮓不熟者，損人脾胃，反致疾也。時珍曰：諸鮓皆不可合生胡荽、葵菜、豆藿、麥醬、蜂蜜食，令人消渴及霍亂。凡諸無鱗魚鮓，食之尤不益人。〔主治〕癬瘡，和柳葉搗碎，炙熱傅之。取酸臭者，連糝和屋上塵，傅蟲瘡及馬瘑瘡。藏器　治聤耳痔瘻，諸瘡有蟲，療白駁、代指病，主下痢膿

已成動物而能行。皆可驗也。【主治】温補，去冷氣濕痹，除膀胱水，腹内伏梁氣塊，冷痃結癖疝氣，喉中氣結，心下酸水，開胃口，利大小腸，補腰脚，起陽道。藏器。宜脚氣風氣人，治上氣喘咳。思邈。鯽鱠：主久痢腸澼痔疾，大人小兒丹毒風眩。孟詵。

【發明】【汪頴曰】魚鱠辛辣，有劫病之功。予在蒼梧見一婦人病吞酸，諸藥不效。偶食魚鱠，其疾遂愈。蓋此意也。

魚鮓拾遺

【釋名】【時珍曰】按劉熙釋名云：鮓，醞〔一〕也。以鹽糁醖釀而成也。諸魚皆可爲之。大者曰鮓，小者曰鲊。一云：南人曰鲊，北人曰鮓。

【氣味】甘、鹹，平，無毒。【藏器曰】凡鮓皆發瘡疥。鮓内有髮，害人。【瑞曰】鮓不熟者，損人脾胃，反致疾也。【時珍曰】諸鮓皆不可合生胡荽、葵菜、豆藿、麥醬、蜂蜜食，令人消渴及霍亂。凡諸無鱗魚鮓，食之尤不益人。【主治】癬瘡，和柳葉擣碎炙熱傅之。取酸臭者，連糁和屋上塵，傅蟲瘡及馬瘑瘡。藏器。治聤耳痔瘻，諸瘡有蟲，療白駮、代指病，主下痢膿

〔一〕醞：釋名卷四釋飲食：「鮓，葅（一作阻，或補正作滓）也。以鹽米釀之如葅，熟而食之也。」

血時珍

附方新二 白駮風 以荷葉裹鲊令臭，拭熱，頻頻擦之，取效乃止。千金方 代指痛 先刺去血，炙鲊皮裹之。

魚脂 拾遺

釋名 魚油 時珍曰：脂，旨也。其味旨也。

氣味 甘，溫，有小毒。時珍曰：魚脂點燈，盲人目。

主治 癥疾，用和石灰泥船魚脂腥臭者二斤，安銅器內，燃大炷令暖，隔紙熨癥上，晝夜勿息火。又塗牛狗疥，立愈。藏器 時珍曰：南番用魚油和石灰艌船，亦用江豚油。

魚魫 綱目 ○

釋名 時珍曰：諸魚腦骨曰魫，曰丁；魚尾曰魩，音林，曰丙；魚腸曰鮑，曰乙；魚骨曰鯁，曰刺；魚脬曰鰾，曰白；魚翅曰鰭，曰鬐；魚子曰鮞，曰鱦。

主治 能銷毒。藏器 解蠱毒，作器盛飲食，遇蠱輒裂破也。時珍 ○ 延壽書血。時珍。

【附方】新二。白駮風。以荷葉裹鮓令臭，拭熱，頻頻擦之，取效乃止。千金方。代指痛。先刺去膿〔一〕血，炙鮓皮裹之。

魚脂拾遺

【釋名】魚油。【時珍曰】脂，旨也。其味甘旨也。

【氣味】甘，温，有小毒。【時珍曰】魚脂點燈，盲人目。【主治】癥疾，用和石灰泥船魚脂鯹臭者二斤，安銅器内，燃大炷令暖，隔紙熨癥上，晝夜勿息火。又塗牛狗疥，立愈。藏器。【時珍曰】南番用魚油和石灰艌船。亦用江豚油。

魚魫枕。○綱目

【釋名】【時珍曰】諸魚腦骨曰魫，曰丁。魚尾曰魩，音抹，曰丙。魚腸曰䰴，曰乙。魚骨曰鯁，曰刺。魚脬曰鰾，曰白。魚翅曰鰭，曰鬣。魚子曰鮴，曰䱱。【主治】能銷毒。藏器。解蠱毒。作器盛飲食，遇蠱輒裂破也。時珍。○延壽書。

〔一〕膿：原脱。今據千金方卷二十二癰腫毒方瘭疽補。

魚鱗 綱目

【釋名】時珍曰：鱗者粼也。魚產於水，故鱗似粼；鳥產於林，故羽似葉；獸產於山，故毛似草。魚行上水，鳥飛上風，恐亂鱗羽也。

【主治】食魚中毒，煩亂，或成癥積，燒灰水服二錢。時珍 諸魚鱗燒灰，主魚骨鯁。別錄

魚子 綱目

【釋名】鮇音米 鱶音蟻

【集解】孟詵曰：凡魚生子，皆粘在草上及土中，冬月寒水過後，亦不腐壞，到五月三伏日雨中，便化爲魚。時珍曰：凡魚皆冬月孕子，至春末夏初則於湍水草際生子。有牡魚遺之灑白，蓋其子數日即化出，謂之魚苗，最易長大。孟氏之說，蓋出謬傳也。

【氣味】缺

【主治】目中障翳。時珍

【發明】時珍曰：魚子古方未見用，惟聖濟總錄治目決明散中用之，亦不言是何魚之子。大抵當取青魚、鯉、鯽之屬爾。

【附方】新一 決明散 治一切遠年障翳，弩肉赤腫，疼痛。用魚子活水中生下者半兩，以硫黃水溫溫洗淨，石決

魚鱗綱目

【釋名】【時珍曰】鱗者，粼也。魚產於水，故鱗似粼；鳥產於林，故羽似葉；獸產於山，故毛似草。魚行上水，鳥飛上風，恐亂鱗、羽也。【主治】食魚中毒，煩亂或成癥積，燒灰水服二錢。時珍。諸魚鱗燒灰，主魚骨鯁。別録。

魚子綱目

【釋名】鮇音米、鱶音蟻。

【集解】【孟詵曰】凡魚生子，皆粘在草上及土中。冬月寒水過後，亦不腐壞。到五月三伏日，雨中便化爲魚。【時珍曰】凡魚皆冬月孕子，至春末夏初則於湍水草際生子。有牡魚隨之，洒白蓋其子。數日即化出，謂之魚苗，最易長大。孟氏之説，蓋出謬傳也。

【氣味】缺。【主治】目中障翳。時珍。

【發明】【時珍曰】魚子古方未見用。惟聖濟總録治目决明散中用之，亦不言是何魚之子。大抵當取青魚、鯉、鯽之屬爾。

【附方】新一。决明散。治一切遠年障翳，努肉赤腫疼痛。用魚子活水中生下者半兩，以硫黄水温温洗浄，石决

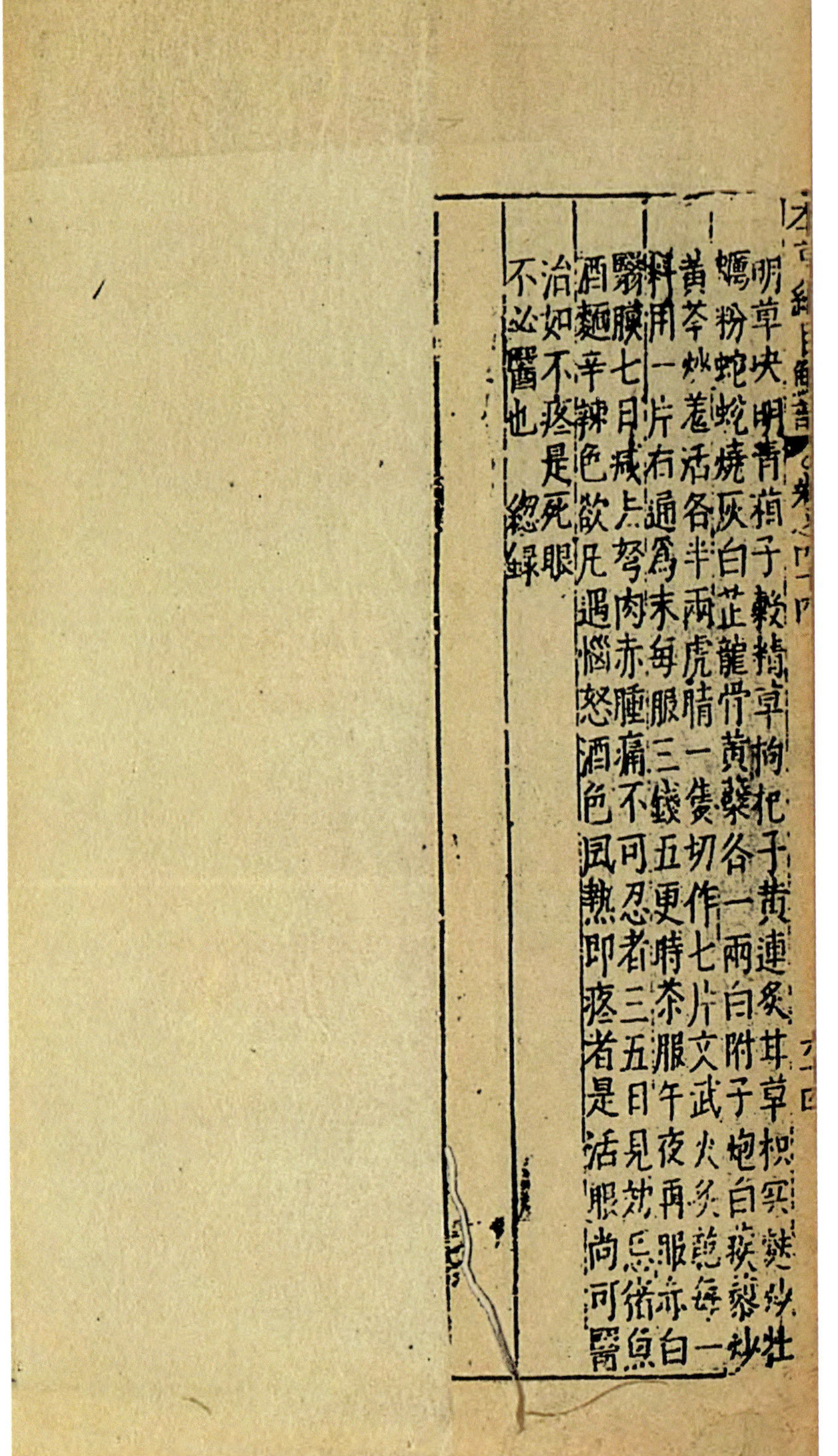

明草决明青葙子穀精草枸杞子黄連炙甘草枳実麩炒牡
蠣粉蛇蜕燒灰白芷龍骨黄蘗各一兩白附子炮白蒺藜炒
黄芩炒羌活各半兩虎睛一隻切作七片文武火炙乾每一
料用一片右通爲末每服三錢五更時茶服午夜再服亦白
翳膜七日減上弩肉赤腫痛不可忍者三五日見效忌猪魚
酒麪辛辣色慾凡遇惱怒酒色風熱即疼者是活眼尚可醫
治如不疼是死眼
不必醫也　總録

明、草决明、青葙子、榖精草、枸杞子、黄連、炙甘草、枳實麩炒、牡蠣粉、蛇蜕燒灰、白芷、龍骨、黄蘗各一兩，白附子炮、白蒺藜炒〔一〕、黄芩炒、羌活各半兩，虎睛一隻切作七片，文武火炙乾，每一料用一片，右通爲末。每服三錢，五更時茶服，午夜再服。赤白翳膜，七日減去。弩肉赤腫痛不可忍者，三五日見效。忌猪、魚、酒、麵、辛辣、色欲。凡遇惱怒酒色風熱即疼者，是活眼，尚可醫治；如不疼，是死眼，不必醫也。總録。

〔一〕炒：聖濟總録卷一百十一遠年障翳「决明散」此下有「蟬蜕」一藥。

本草綱目介部目録第四十五卷

李時珍曰：介蟲三百六十，而龜爲之長。龜蓋介蟲之靈長者也。周官鼈人取互物以時簎（音冊，刺），春獻鼈蜃，秋獻龜魚。祭祀供蠯（排）蠃（螺）蚳（池），以授醢人。則介物亦聖世供饌之所不廢者，而況又可充藥品乎？唐、宋本草皆混入蟲魚，今析爲介部。凡四十六種，分爲二類：曰龜鼈，曰蚌蛤。

神農本草經八種（梁陶弘景註）　名醫別録五種（梁陶弘景註）
唐本草二種（唐蘇恭）　本草拾遺一十種（唐陳藏器）
海藥本草一種（唐李珣）　蜀本草一種（蜀韓保昇）
開寶本草二種（宋馬志）　嘉祐本草八種（宋掌禹錫）
圖經本草一種（宋蘇頌）　本草綱目六種（明李時珍）
本草蒙筌一種（明陳嘉謨）

本草綱目介部目録第四十五卷

李時珍曰：介蟲三百六十，而龜爲之長。龜蓋介蟲之靈長者也。周官鼈人取互物以時簎昌角切，春獻鼈、蜃，秋獻龜、魚。祭祀供蠯排、蠃螺、蚳池以授醢人。則介物亦聖世供饌之所不廢者，而況又可充藥品乎？唐、宋本草皆混入蟲、魚，今析爲介部。凡四十六種，分爲二類，曰龜鼈，曰蚌〔一〕蛤。

神農本草經八種梁陶弘景註
名醫別録五種梁陶弘景註
唐本草二種唐蘇恭
本草拾遺一十種唐陳藏器
海藥本草二種唐李珣
蜀本草一種蜀韓保昇
開寶本草二種宋馬志
嘉祐本草八種宋掌禹錫
圖經本草一種宋蘇頌
本草綱目六種明李時珍
本草蒙筌一種明陳嘉謨

〔一〕蚌：原作「蚪」。今從錢本改。卷四十六介之二作「蛤蚌」。

附註 魏李當之藥錄 吳普本草 宋雷斅炮炙論
齊徐之才藥對 唐甄權藥性 孫思邈千金
唐孟詵張鼎食療 楊損之刪繁 蕭炳四聲
南唐陳士良食性 宋寇宗奭衍義 大明日華
金張元素珍珠囊 元李杲法象 王好古湯液
朱震亨補遺 吳瑞日用 明汪穎食物
明寧原食鑑 汪機會編

介之一 龜鱉類一十七種

水龜本經 秦龜別錄 蠵龜綱目 鼊附 瑇瑁開寶 撒八兒附
綠毛龜蒙筌 疇龜拾遺 鶚龜拾遺 旋龜附 攝龜蜀本
賁龜綱目 鱉本經 納鱉圖經 能鱉綱目
朱鱉拾遺 珠鱉綱目 黿拾遺 蟹本經
鱟嘉祐

右附方舊一十九新四十六

【附註】魏吴普本草　李當之藥録　宋雷斅炮炙論
齊徐之才藥對　唐甄權藥性　孫〔一〕思邈千金
唐孟詵、張鼎食療　楊損之删繁　蕭炳四聲
南唐陳士良食性　宋寇宗奭衍義　大明日華
金張元素珍珠囊　元李杲法象　王好古湯液
朱震亨補遺　吴瑞日用　明汪頴食物
明寧原食鑑
明汪機會編

介之一　龜鼈類一十七種

水龜本經　秦龜別録　蠵龜綱目○鼂鼊、鼂附　瑇瑁開寶○撤八兒附
緑毛龜蒙筌　瘧龜拾遺　鶚龜拾遺○旋龜〔二〕　攝龜蜀本
賁龜綱目　鼈本經　納鼈圖經　能鼈綱目
朱鼈拾遺　珠鼈綱目　黿拾遺　蟹本經
鱟〔三〕嘉祐

右附方舊一十九，新四十六。

〔一〕孫：原闕一字。今從江西本補。
〔二〕龜：此後當脱「附」字。
〔三〕鱟：正文本藥正名此下有「魚」字。

介部

介之一 龜鼈類一十七種

水龜 本經上品

【釋名】玄衣督郵。時珍曰：按許慎說文云：龜頭與蛇同，故字上從它，其下象甲足尾之形。它即古蛇字也。又爾雅龜有十種，郭璞隨文傅會，殊欠分明。蓋山、澤、水、火四種，乃因常龜所生之地而名也。其大至一尺已上者，在水曰宝龜，亦曰蔡龜；在山曰灵龜，皆國之守宝而未能變化者也。年至百千，則具五色，而或大或小，變化无常，在水曰神龜，在山曰筮龜，皆龜之聖者也。火龜則生炎地，如火鼠也。攝龜則呷蛇龜也。文龜則蟕蠵、瑇瑁也。後世不分山、澤、水、火之異，通以小者為神龜，年久者為灵龜，誤矣。本經龜甲止言水中者，而諸註始用神龜。然神龜難得，今人惟取水中常龜入藥。故今總標水龜，而諸龜可該矣。

【集解】時珍曰：甲蟲三百六十，而神龜為之長。龜形象離，其神在坎。上隆而文以法天，下平而理以法地。背陰向陽，蛇頭龍頸，外骨內肉，腸屬於首，能運任脉。廣肩大腰，卵生思抱，其息以耳。雌雄尾交，亦與蛇匹。或云大腰純雄者，謬也。今人視其底甲，以辨雌雄。龜以春夏出蟄脫甲，秋冬藏穴導引，故灵而多壽。南越志云：神龜大如拳而色如金，上甲兩邊如鋸

本草綱目介部第四十五卷

介之一　龜鼈類一十七種

水龜本經上品

【釋名】玄衣督郵。【時珍曰】按許慎説文云：龜頭與蛇同。故字上從它，其下象甲、足、尾之形[一]。它即古蛇字也。又爾雅龜有十種，郭璞隨文傅會，殊欠分明。蓋山、澤、水、火四種，乃因常龜所生之地而名也。其大至一尺已上者，在水曰寶龜，亦曰蔡龜，在山曰靈龜，皆國之守寶而未能變化者也。年至百千，則具五色，而或大或小，變化無常。在水曰神龜，在山曰筮龜，皆龜之聖者也。火龜則生炎地，如火鼠也。攝龜則呷蛇龜也。文龜則蟕蠵、瑇瑁也。後世不分山、澤、水、火之異，通以小者爲神龜，年久者爲靈龜，誤矣。本經龜甲止言水中者，而諸註始用神龜。然神龜難得，今人惟取水中常龜入藥。故今總標水龜，而諸龜可該矣。

【集解】【時珍曰】甲蟲三百六十，而神龜爲之長。龜形象離，其神在坎。上隆而文以法天，下平而理以法地。背陰向陽，蛇頭龍頸。外骨内肉，腸屬於首，能運任脉。廣肩大腰，卵生思抱，其息以耳。雌雄尾交，亦與蛇匹。或云大腰無雄者，謬也。今人視其底甲，以辨[二]雌雄。龜以春夏出蟄脱甲，秋冬藏穴[三]導引，故靈而多壽。南越志云：神龜，大如拳而色如金，上甲兩邊如鋸

[一] 形：原作「刑」。今據説文龜部改。
[二] 辨：原作「辦」。今從錢本改。
[三] 穴：原作「六」。張本作「穴」，義長，今從改。

齒爪至利能緣樹食蟬抱朴子云千歲灵龜五色具焉如玉如石变化莫測或大或小或游於蓮葉之上或伏於蓍叢之下張世南質龜論云龜老則神年至八百反大如錢夏則游於香荷冬則藏於藕節其息有黑氣如煤煙在荷心狀甚分明人見此氣勿輙驚動但潜含油管噀之即不能遁形矣或云龜聞鐵声則伏被蚊叮則死香油抹眼則入水不沉老桑煑之則易爛皆物理制伏之妙也

龜甲

釋名 神屋本經 敗龜版日華 敗將日華 漏天機圖經 時珍曰並隱名也

集解 別録曰龜甲生南海池澤及湖水中采无時勿令中濕濕即有毒陶弘景曰此用水中神龜長一尺二寸者為善厭可供卜殻可入藥亦入仙方當以生龜炙取韓保昇曰湖洲江州交州者骨白而厚其色分明供卜入藥最良大明曰卜龜小而腹下曾鑽十遍者名敗龜版入藥良蘇頌曰今江湖間皆有之入藥須用神龜神龜版當心前一處四方透明如琥珀色者最佳其頭方脚短殻圓版白者陽龜也頭尖脚長殻長版黃者陰龜也陰人用陽陽人用陰今醫家亦不知如此分別時珍曰古者取龜用秋攻龜用春今之采龜者聚至百十生鋸取甲而食其肉彼有龜王龜相龜將等名皆視其腹背左右之文以別之龜之直中文名曰千里其首之横文第一級左右有斜理皆接乎千里者即龜王也他龜即無此矣言占事帝王用王文用相武用将各依等級其說与逸禮所載天子一尺二寸諸侯八寸大夫六寸士庶四寸之

齒，爪至利，能緣樹食蟬。抱朴子云：千歲靈龜，五色具焉，如玉如石，變化莫測，或大或小，或游於蓮葉之上，或伏於叢蓍〔一〕之下。張世南〔二〕質龜論云：龜老則神，年至八百，反大如錢。夏則游於香荷，冬則藏於藕節。其息有黑氣如煤煙，在荷心，狀甚分明。人見此氣，勿輒驚動，但潛含油管〔三〕噀之，即不能遁形矣。或云：龜聞鐵聲則伏，被蚊叮則死。香油抹眼，則入水不沉。老桑煮之則易爛。皆物理制伏之妙也。

龜甲。

【釋名】神屋本經、敗龜版日華、敗將日華、漏天機圖經。【時珍曰】並隱名也。

【集解】【别録曰】龜甲生南海池澤及湖水中，采無時。勿令中濕，濕即有毒。【陶弘景曰】此用水中神龜，長一尺二寸者爲善。厴〔四〕可供卜，殻可入藥，亦入仙方。當以生龜炙取。【韓保昇曰】湖洲、江州、交州者，骨白而厚，其色分明，供卜、入藥最良。【大明曰】卜龜小而腹下曾鑽十遍者，名敗龜版，入藥良。【蘇頌曰】今江湖間皆有之。入藥須用神龜。神龜版當心前一處，四方透明，如琥珀色者最佳。其頭方脚短，殻圓版白者，陽龜也；頭尖脚長，殻長版黄者，陰龜也。陰人用陽，陽人用陰。今醫家亦不知如此分别。【時珍曰】古者取龜用秋，攻龜用春。今之采龜者，聚至百十，生鋸取甲，而食其肉。彼有龜王、龜相、龜將等名，皆視其腹背左右之文以别之。龜之直中文，名曰千里。其首之横文第一級左右有斜理皆接乎千里者，即龜王也。他龜即無此矣。言占事帝王用王，文用相，武用將，各依等級。其説與逸禮所載天子一尺二〔五〕寸、諸侯八寸、大夫六寸、士庶四寸之

〔一〕叢蓍：原作「蓍叢」。今據抱朴子内篇卷一對俗乙正。
〔二〕張世南：宋史藝文志載此書乃李淳風得之石室，今存該書亦不言張世南撰，故作者之名當誤。
〔三〕管：説郛卷一百〇九下箕龜論作「膏」。
〔四〕厴：證類卷二十龜甲作「厭」。
〔五〕二：原字缺損。今從江西本補正。

氣相合亦甚有理若夫神龜寶龜世所難得則入藥亦當依此用之可也日華用卜龜小甲蓋取便耳又按經云龜甲勿令中濕一名神屋陶言厭可供卜殼可入藥則古者上下甲皆用之至日華始用龜版而後人遂主之矣

【正誤】吳球曰先賢用敗龜版補陰借其氣也今人用鑽過及煮過者性氣不存矣惟靈山諸谷因風墜自敗者最佳用也自敗者次之人打壞者又次之時珍曰按陶氏用生龜炙取日華用灼多者皆以其有生性神靈也曰敗者謂鑽灼陳久如敗也吳氏不達此理而反用自死枯敗之版復謂灼者失性謬矣縱有風墜自死者亦山龜耳淺孝立異誤世鄙人據以為談故正之

【修治】以龜甲鋸去四邊石上磨淨灰火炮過塗酥炙黃用亦有酒炙醋炙猪脂炙燒灰用者

【氣味】甘平有毒甄權曰無毒時珍曰按經云中濕者有毒則不中濕者無毒矣之才曰惡沙參蜚蠊畏狗膽瘦銀

【主治】甲治漏下赤白破癥瘕痎瘧五痔陰蝕濕痺四肢重弱小兒顖不合久服輕身不飢本經驚恚氣心腹痛不可久立骨中寒熱傷寒勞復或肌體寒熱欲死以作湯良久服益氣資智使人能食燒灰治小兒頭瘡難燥女子陰瘡別錄殼主久嗽

説相合，亦甚有理。若夫神龜、竇龜，世所難得，則入藥亦當依此用之可也。日華用卜龜小甲，蓋取便耳。又按經云：龜甲勿令中濕。一名神屋。陶言厴〔一〕可供卜，殼可入藥。則古者上下甲皆用之。至日華始用龜版，而後人遂主之矣。

【正誤】【吴球曰】先賢用敗龜版補陰，借其氣也。今人用鑚過及煮過者，性氣不存矣。惟靈山諸谷，因風墜自敗者最佳，田池自敗者次之，人打壞者又次之。【時珍曰】按陶氏用生龜炙取，日華用灼多者，皆以其有生性神靈也。曰敗者，謂鑚灼陳久如敗也。吴氏不達此理，而反用自死枯敗之版，復謂灼者失性，謬矣。縱有風墜自死者，亦山龜耳。淺學立異誤世，鄙人據以爲談，故正之。【修治】以龜甲鋸去四邊，石上磨浄，灰火炮過，塗酥炙黄用。亦有酒炙、醋炙、猪脂炙、燒灰用者。

【氣味】甘，平，有毒。【甄權曰】無毒。【時珍曰】按經云：中濕者有毒，則不中濕者無毒矣。【之才曰】惡沙參、蜚蠊。畏狗膽〔二〕。瘦銀。

【主治】甲：治漏下赤白，破癥瘕痎瘧，五痔陰蝕，濕痺四肢重弱，小兒顖不合。久服輕身不飢。本經。驚恚氣，心腹痛，不可久立，骨中寒熱，傷寒勞復〔三〕，或肌體寒熱欲死，以作湯，良。久服益氣資智，使人能食。燒灰，治小兒頭瘡難燥，女子陰瘡。别録。溺〔四〕：主久嗽，

〔一〕厴：原作「靥」。證類卷二十龜甲作「厭」。本藥「集解」引「陶弘景」改作「厴」，義長，今據改。
〔二〕膽：原作「胋」。今據證類卷二十龜甲引藥性論改。
〔三〕復：原作「役」。今據證類卷二十龜甲改。
〔四〕溺：原作「殼」。今據改同上。

斷瘧（弘景）殼炙末酒服主風腳弱（蕭炳）版治血麻痺（日華）燒灰治脫肛（甄權）下甲補陰主陰血不足去瘀血止血痢續筋骨治勞倦四肢無力（震亨）治腰腳酸痛補心腎益大腸止久痢久洩主難產消癰腫燒灰傅臁瘡（時珍）

【發明】震亨曰敗龜版屬金水大有補陰之功而本草不言惜哉蓋龜乃陰中至陰之物稟北方之氣而生故能補陰治血治勞也　時珍曰龜鹿皆靈而有壽龜首常藏向腹能通任脈故取其甲以補心補腎補血皆以養陰也鹿鼻常反向尾能通督脈故取其角以補命補精補氣皆以養陽也乃物理之玄微神工之能事觀龜甲所主諸病皆屬陰虛血弱自可心解矣又見鼈甲

【附方】舊二新十二

補陰丸　丹溪方用龜下甲酒炙熟地黃九蒸九晒各六兩黃栢鹽水浸炒知母酒炒各四兩石器為末以豬脊髓和丸梧子大每服百丸空心溫酒下一方去地黃加五味子炒一兩

瘧疾不止　龜殼燒存性研末酒服方寸匕　海上名方

抑結不散　用龜下甲酒炙五兩側栢葉炒一兩半香附童便浸炒三兩為末酒糊丸梧子大每空心溫酒服一百丸

胎產下痢　用龜甲一枚醋炙為末米飲服一錢日二　經驗方

斷瘧。弘景。**殼**：炙末酒服，主風脚弱。蕭炳。**版**：治血麻痺。日華。燒灰，治脱肛。甄權。**下甲**：補陰，主陰血不足，去瘀血，止血痢，續筋骨，治勞倦，四肢無力。震亨。治腰脚酸痛，補心腎，益大腸，止久痢久洩，主難産，消癰腫。燒灰，傅臁瘡。時珍。

【發明】【震亨曰】敗龜版屬金、水，大有補陰之功，而本草不言，惜哉！蓋龜乃陰中至陰之物，禀北方之氣而生，故能補陰、治血、治勞也。【時珍曰】龜、鹿皆靈而有壽。龜首常藏向腹，能通任脉，故取其甲以補心、補腎、補血，皆以養陰也。鹿鼻常反向尾，能通督脉，故取其角以補命、補精、補氣，皆以養陽也。乃物理之玄微，神工之能事。觀龜甲所主諸病，皆屬陰虚血弱，自可心解矣。又見鼊甲。

【附方】舊二〔一〕，新十二。**補陰丸**。丹溪方用龜下甲酒炙、熟地黄九蒸九晒各六兩，黄柏鹽水浸炒、知母酒炒各四兩，石器爲末，以豬脊髓和丸梧子大。每服百丸，空心温酒下。一方：去地黄，加五味子炒一兩。**瘧疾不止**。龜殼燒存性，研末。酒服方寸匕。海上名方。**抑結不散**。用龜下甲酒炙五兩，側柏葉炒一兩半，香附童便浸炒三兩，爲末，酒〔二〕糊丸梧子大。每空心温酒服一百丸。**胎産下痢**。用龜甲一枚，醋炙爲末。米飲服一錢，日二。經驗方。

〔一〕二：原缺損似「一」。今從江西本補正。

〔二〕酒：原作「海」，不通。華夏本考古代諸本或有作「米」、「酒」者。「酒」、「海」字形粗似，姑從改。

難產催生秘錄用龜甲燒末酒服方寸匕○摘玄治產三五日不下垂死及矮小女子交骨不開者用乾龜殼一個酥炙婦人頭髮一握燒灰川芎當歸各一兩每服秤七分水煎服如人行五里許再一服生胎死胎俱下腫毒〔初起〕敗龜版一枚燒研酒服四錢小山婦人乳毒方同上小兒頭瘡龜甲燒灰敷之聖惠方月蝕耳瘡同上口吻生瘡同上臁瘡朽臭生龜一枚取殼醋炙黃更煅存性出火氣入輕粉麝香葱湯洗淨搽敷之急救方人咬傷瘡龜版骨鱉肚骨各一片燒研油調搽之葉氏摘玄豬咬成瘡龜版燒研香油調搽之葉氏摘玄

肉〔氣味〕甘酸溫無毒弘景曰作羹臛大補而多神靈不可輕殺書家所載甚多此不具說〔思邈曰〕六甲日十二月俱不可食損人神不可合豬肉菰米瓜莧食害人

〔主治〕釀酒治大風緩急四肢拘攣或久癱緩不收皆瘥蘇恭煮食除濕痺風痺身腫踒折孟詵治筋骨疼痛及一二十年寒嗽止瀉血血痢時珍

〔發明〕〔時珍曰〕按周處風土記云江南五月五日煮肥龜入鹽豉蒜蓼食之名曰葅龜取陰內陽外之義也

難産催生。秘録用龜甲燒末，酒服方寸匕。〇摘玄治産三五日不下，垂死，及矮小女子交骨不開者，用乾龜殼一個酥炙，婦人頭髮一握燒灰，川芎、當歸各一兩。每服秤七錢，水煎服。如人行五里許，再一服。生胎、死胎俱下。**腫毒初起**。敗龜版一枚，燒研，酒服四錢。小山。**婦人乳毒**。同上方。**小兒頭瘡**。龜甲燒灰敷之。聖惠方。**月蝕耳瘡**。同上。**口吻生瘡**。同上。**臁瘡朽臭**。生龜一枚取殼，醋炙黄，更煅存性，出火氣，入輕粉、麝香。葱湯洗净，搽敷之。急救方。**人咬傷瘡**。龜版骨、鼈肚骨各一片，燒研。油調搽之。葉氏[一]摘玄。**猪咬成瘡**。龜版燒研，香油調搽之。葉氏摘玄。

肉。【氣味】甘、酸，温，無毒。【弘景曰】作羮臛大補，而多神靈，不可輕殺。書家所載甚多，此不具説。【思邈曰】六甲日、十二月俱不可食，損人神。不可合猪肉、菰米、瓜、莧食，害人。

【主治】釀酒，治大風緩急，四肢拘攣，或久癱緩不收，皆瘥。蘇恭。煮食，除濕痺[二]風痺，身腫踒折。孟詵。治筋骨疼痛及一二十年寒嗽，止瀉血、血痢。時珍。

【發明】【時珍曰】按周處風土記云：江南五月五日煮肥龜，入鹽、豉、蒜、蓼食之，名曰菹龜。取陰内陽外之義也。

[一] 葉氏：該方可見丹溪摘玄卷十九唇門，非葉氏方。本方後之葉氏摘玄同此。

[二] 濕痺：證類卷二十龜甲作「温瘴氣」。

主治舊一新六熱氣濕痺腹內激熱用龜肉同五味煮食之微泄為效普济方筋骨疼痛用烏龜一個分作四腳每用一腳入天花粉枸杞子各一錢二分雄黃五分麝香五分槐花三錢水一椀煎服纂要奇方十年欬嗽或二十年醫不效者生龜三枚治如食法去腸以水五升煮取三升浸麴釀秫米四升如常飲之令盡永不發○又方用生龜一枚着炊中令人溺之浸至三日燒研以醇酒一升和末如乾飯頓服須臾大吐嗽囊出則愈小兒歲半痢及瀉血烏龜肉以沙糖水拌椒和炙炙食之多度即愈普濟方勞瘵失血田龜煮取肉和葱椒醬油煮食補陰降火治虛勞失血咯血欬嗽寒熱累用經驗吳球便民食療年久痔漏田龜二三个煮取肉入茴香葱醬常常食累驗此疾大忌糖醋等物便民食療

血氣味鹹寒無毒主治塗脫肛甄權治打撲傷損和酒飲之仍擣生龜肉塗之時珍

膽汁氣味苦寒無毒主治痘後目腫經月不開取點之良時珍

溺采取頌曰按孫光憲北夢瑣言云龜性妬而與蛇交惟取龜置瓷盆中以鑑照之龜見其影則淫發失溺急以物收貯之又法以紙炷火以點其尻亦致失溺但差緩耳時珍曰今人惟以豬鬃或松葉刺其鼻即溺出似更簡捷也

【附方】〔一〕舊一，新六。**熱氣濕痺**：腹内激〔二〕熱。用龜〔三〕肉同五味煮食之。微泄爲效。普濟方。**筋骨疼痛**。用烏龜一個，分作四脚。每用一脚，入天花粉、枸杞子各一錢二分，雄黄五分，麝香五分，槐花三錢，水一椀煎服。纂要奇方。**十年欬嗽**，或二十年，醫不效者。生龜三枚，治如食法，去腸，以水五升，煮取三升浸麴，釀秫米四升如常，飲之令盡，永不發。○又方：用生龜一枚着坎〔四〕中，令人溺之，浸至三日，燒研。以醇酒一升，和末如乾飯，頓服。須臾大吐，嗽囊出則愈，小兒減半〔五〕。**痢及瀉血**。烏龜肉，以沙糖水拌，椒和，炙熟〔六〕食之。多度〔七〕即愈。普濟方。**勞瘵失血**。田龜煮取肉，和葱、椒、醬、油煮食。補陰降火，治虚勞失血，咯血欬嗽，寒熱，累用經驗。吴球便民食療。**年久痔漏**。田龜二三個，煮取肉，入茴香、葱、醬，常常食，累驗。此疾大忌糟、醋等熱物。便民食療。

血。【氣味】鹹，寒，無毒。【主治】塗脱肛。甄權。治打撲傷損，和酒飲之，仍擣生龜肉塗之。時珍。

膽汁。【氣味】苦，寒，無毒。【主治】痘後目腫，經月不開，取點之良。時珍。

溺。【采取】【頌曰】按孫光憲北夢〔八〕瑣言云：龜性妒而與蛇交。惟取龜置瓦盆中，以鑑照之。龜見其影，則淫發失尿。急以物收取之。又法：以紙炷火〔九〕，以點其尻，亦致失尿，但差緩耳。【時珍曰】今人惟以豬鬃或松葉刺其鼻，即尿出。似更簡捷也。

〔一〕附方：原作「主治」。今從錢本改。
〔二〕激：普濟方卷一百八十六諸痺門熱痺作「極」。
〔三〕龜：同上作「鱉」。
〔四〕坎：原作「炊」。今據肘後方卷三治卒上氣咳嗽方改。
〔五〕減半：以上兩方出肘後方卷三治卒上氣咳嗽方。
〔六〕炙熟：「熟」，原作「炏」。此乃「熟」字俗寫，今按例改。普濟方卷二百九諸痢原作「爛煮」。
〔七〕多度：同上原作「以多爲度」。
〔八〕夢：原作「萝」。今據卷一引據古今經史百家書目改。
〔九〕火：證類卷二十秦龜此後有「上熸熱」三字。

也未叫采

【主治】滴耳治聾（藏器）。點舌下，治大人中風舌瘖，小兒驚風不語。摩胸背，治龜胸龜背（時珍）。

【發明】時珍曰：亀尿走竅透骨，故能治瘖聾及亀背，染鬚髮也。按岣嶁神書言：亀尿磨瓷器，能令軟；磨墨書石，能入數分。即此可推矣。

【附方】舊一，新二。小兒龜背：以亀尿摩其胸背，久久即差。（孫真人）中風不語：烏亀尿點少許於舌下，神妙。（壽域）鬚髮早白：以亀尿調水蛭細末，日日撚之，自黑。末忌粗。（談野翁方）

秦龜（別錄上品）

【釋名】山龜。宗奭曰：亀則四方皆有，但秦地山中多老亀，極大而壽，故取為用，以地別名。

【集解】別錄曰：秦亀生山之陰土中。二月、八月采。保昇曰：今江南、嶺南處處有之，冬月藏土中，春夏秋即出遊溪谷。古人獨取秦地者耳。弘景曰：此即山中亀不入水者。其形大小無定，方藥稀用。恭曰：秦亀即蟕蠵，更無別也。士良曰：秦人呼蟕蠵為山亀是矣。藏器曰：蟕蠵生海水中，秦亀生山陰，是深山中大亀，如碑下趺者，食草根竹萌，冬蟄春出，卜人亦取以占山澤，揭甲亦可飾器物。頌曰：蟕蠵生嶺南，別是一種山亀，非秦亀也。亀類甚多，罕能徧識。蓋近世貨獘不用，知卜者稀

【主治】滴耳，治聾。藏器。點舌下，治大人中風舌瘖，小兒驚風不語。摩胸、背，治龜胸、龜背。時珍。

【發明】【時珍曰】龜尿走竅透骨，故能治瘖、聾及龜背，染髭髮也。按岣嶁神書言：龜尿磨瓷器，能令軟；磨墨書石，能入數分。即此可推矣。

【附方】舊一，新二。小兒龜背。以龜尿摩其胸背，久久即差。孫真人。中風不語。烏龜尿點少許於舌下，神妙。壽域。鬚鬢髮早白。以龜尿調水蛭細末，日日撚之，自黑。末忌粗。談野翁方。

秦龜別録上品

【釋名】山龜。【宗奭曰】龜則四方皆有。但秦地山中多老龜，極大而壽，故取爲用，以地別名。

【集解】【別録曰】秦龜生山之陰土中。二月、八月采。【保昇曰】今江南、嶺南處處有之，冬月藏土中，春、夏、秋即出游溪谷。古人獨取秦地者耳。【弘景曰】此即山中龜不入水者。其形大小無定，方藥稀用。【恭曰】秦龜即蟕蠵，更無別也。【士良曰】秦人呼蟕蠵爲山龜，是矣。【藏器曰】蟕蠵生海水中。秦龜生山陰，是深山中大龜，如碑[一]下趺者。食草根竹萌，冬蟄春出。卜人亦取以占山澤，揭甲亦可飾器物。【頌曰】蟕蠵生嶺南，別是一種山龜，非秦龜也。龜類甚多，罕能徧識。蓋近世貨幣[二]不用，知卜者稀，

[一] 碑：原字左側稍缺損。今據證類卷二十秦龜補正。
[二] 幣：原作「獘」。今據改同上。

故亦併貴也。時珍曰：山中常龜，鹿喜食之。其大而可卜者曰靈龜，年至百歲能變化者曰筮龜，或伏於蓍草之下，或游於卷耳芩葉之上，抱朴子所謂山中巳日稱時君者為龜，即此也。其蟕蠵或以為山龜，或云生海水中，其說不定。按山海經蟕龜生深澤中，應劭注漢書云：靈蠵大龜也。雌曰蟕蠵，雄曰玳瑁。觀此則秦龜是山龜，蟕蠵是澤龜，與爾雅山龜澤龜水龜相合，蓋一種二類，故其占卜入藥飾器功用亦同云。

甲【修治】李珣曰：經卜者更妙。以酥或酒炙黃用。【氣味】苦，溫，無毒。【主治】除濕痺氣身重，四肢關節不可動搖。別錄 頑風冷痺，關節氣壅，婦人赤白帶下，破積癥。孟詵 補心。宗奭 治鼠瘻。時珍

【發明】宗奭曰：大龜靈於物，故方家用以補心，然甚有驗。時珍曰：見鼈甲。

【附方】新一 鼠瘻：劉涓子用山龜殼炙，狸骨炙，甘草炙，雄黃，桂心，乾姜等分為末，飲服方寸匕，仍以艾灸瘡上，用蜜和少許，入瘡中，良。

頭【主治】陰乾炙研服，令人長遠入山不迷。孟詵 弘景曰：前臑骨佩之亦然。耳

蠵龜 綱目

故爾弗貴也。【時珍曰】山中常龜，鹿喜食之。其大而可卜者曰靈龜。年至百歲能變化者，曰筮龜。或伏於蓍草之下，或游於卷耳、芩葉之上。抱朴子所謂山中巳日稱時君者爲龜，即此也。其蠵蠵，或以爲山龜，或云生海水中，其説不定。按山海經蠵龜生深澤中。應劭注漢書云：靈蠵，大龜也。雌曰蠵蠵，雄曰玳瑁。觀此則秦龜是山龜，蠵蠵是澤龜，與爾雅山龜、澤龜、水龜相合。蓋一種二類，故其占卜、入藥、飾器，功用尤同耳。

甲。【修治】【李珣曰】經卜者更妙。以酥或酒炙黄用。【氣味】苦，温，無毒。【主治】除濕痺氣，身重，四肢關節不可動揺。別録。頑風冷痺，關節氣壅，婦人赤白帶下，破積癥。孟詵〔一〕。補心。宗奭。治鼠瘻。時珍。

【發明】【宗奭曰】大龜靈於物，故方家用以補心，然甚有驗。【時珍曰】見鼊甲。

【附方】新一。鼠瘻。劉涓子用山龜殻炙、狸骨炙、甘草炙、雄黄、桂心、乾薑等分，爲末，飲服方寸匕。仍以艾灸瘡上，用蜜和少許，入瘡中，良。

頭。【主治】陰乾，炙研服，令人長遠，入山不迷。孟詵。【弘景曰】前臑骨佩之亦然耳。

蠵龜 綱目

〔一〕孟詵：此功效見證類卷二十秦龜引海藥之下，非出孟詵。

釋名 蠵蠵(音兹夷) 靈蠵(漢書) 靈龜(郭璞注) 𪚰𪛅(音拘壁一作蚼蟬) 負贔(音備雜戲組作係背者非) 皮名龜筒(時珍曰蠵蠵鳴聲如兹夷故名龜鼊者南人呼龜皮之音也負贔者有力皃今碑趺象之或云大者為蠵蠵贔負小者為龜蠵甚通)

集解(弘景曰蠵蠵生廣州 恭曰即秦龜也 藏器曰蠵蠵生海邊甲有文堪為物飾非山龜也 保昇曰蘇恭之說非通論也按郭璞爾雅注云蠵蠵出涪陵郡大龜也其緣甲文似瑇瑁能鳴尹亦可卜俗呼靈龜是矣 頌曰蠵蠵別是一種山龜之大者非秦龜也嶺表錄云潮循間甚多人立背上可負而行鄉人取殼以生得全者為貴初用木換出其肉龜被楚毒鳴吼如牛聲振山谷古人謂生龜脫筒指此工人以其甲通明黃色者煑拍頭瑇瑁為器謂之龜筒入藥亦以生脫為上 日華曰蠵蠵即龜鼊也皮可貫裝飾物 時珍曰蠵蠵諸說不一按山海經云蠵龜生深澤中注云大龜也甲有文彩似瑇瑁而薄應劭注漢書云靈蠵大龜也雄曰瑇瑁雌曰蠵蠵以此二說皆出古典質以衆論則蠵蠵即龜鼊之大者當以藏器日華為準也生於海邊山居水食瑇瑁之屬非若山龜不能入水也故功用專於解毒與瑇瑁相同自可意會劉欣期交州記云蚼蝂似瑇瑁大如笠四足縵胡無指爪其甲有黑珠文采斑似錦文但薄而色淺不任作器惟堪貼飾今人謂之鼊皮臨海水土記云其形如龜鼊身其甲黃點有光廣七八寸長二三尺彼人以亂瑇瑁肉味如黿可食卵大如鴨

【釋名】蠵蠵音茲夷、靈蠵漢書、靈龜郭璞注、𪓟鼊音拘璧，一作蚼𧒽、贔屭音備戲〔一〕，雜俎作係臂者非。皮名龜筒。

【時珍曰】蠵蠵鳴聲如茲夷，故名。𪓟鼊者，南人呼龜皮之音也。贔屭者，有力貌，今碑趺象之。或云大者爲蠵蠵、贔屭，小者爲𪓟鼊，甚通。

【集解】【弘景曰】蠵蠵生廣州。【恭曰】即秦龜也。【藏器曰】蠵蠵生海邊。甲有文，堪爲物飾。非山龜也。【保昇曰】蘇恭之説非通論也。按郭璞爾雅注云：蠵蠵出涪陵郡，大龜也。其緣甲文〔二〕似瑇瑁，能鳴。甲亦可卜，俗呼靈龜是矣。【頌曰】蠵蠵別是一種山龜之大者，非秦龜也。嶺表録云：潮、循間甚多。人立背上，可負而行。鄉人取殼，以生得全者爲貴。初用木換出其肉。龜被楚毒，鳴吼如牛，聲振山谷。古人謂生龜脱筒，指此。工人以其甲通明黄色者，煮拍陷瑇瑁爲器，謂之龜筒。入藥亦以生脱爲上。【日華曰】蠵蠵即𪓟鼊也。皮可寶裝飾物。【時珍曰】蠵蠵諸説不一。按山海經云：蠵龜生深澤中。注云：大龜也。甲有文采，似瑇瑁而薄。應劭注漢書云：靈蠵，大龜也。雄曰瑇瑁，雌曰蠵蠵。據此二説，皆出古典。質以衆論，則蠵蠵即𪓟鼊之大者，當以藏器、日華爲準也。生於海邊，山居水食，瑇瑁之屬。非若山龜不能入水也。故功用專於解毒，與瑇瑁相同，自可意會。劉欣期交州記云：蚼𧒽似瑇瑁，大如笠，四足縵胡無指爪。其甲有黑珠文采，斑似錦文。但薄而色淺，不任作器，惟堪貼飾。今人謂之鼊皮。臨海水土記云：其形如龜、鼈身。其甲黄點有光。廣七八寸，長二三尺。彼人以亂瑇瑁。肉味如黿可食。卵大如鴨

〔一〕贔屭音備戲：原作「負贔音戲備」。人衛本校注據文選卷二東京賦「巨靈贔屭」、吴都賦「巨鰲贔屭」，考本名當作「贔屭」。又據説文卷十下六部段玉裁注，定其音爲「備戲」。今從人衛本所考，將此別名及注音訂正乙轉。此下「時珍曰」之「負贔」、「贔負」均從此考證改之，不另出注。

〔二〕緣甲文：郭璞注爾雅釋魚「靈龜」作「緣中文」。人衛本校注轉引義疏文，提及譙周異物志云涪陵大龜「其緣中叉似瑇瑁」，華陽國志「其緣可作叉」，故郭注「緣甲文」之「文」字，乃「叉」字形誤。

䶇齡如禾

卵正圓生食美於烏卵酉陽雜俎云係臂狀如龜生南海捕者必先祭後取之

附錄鼊鼊麻音迷鼊音朝時珍曰按臨海水上記云鼊鼊狀似鼊鼊而甲薄形大如龜味極美一枚有膏三斛又有鼊亦如龜鼊腹如羊胃可啖並生海邊沙中

肉氣味甘平無毒主治去風熱利腸胃時珍

血氣味鹹平微毒主治療俚人毒箭傷弘景中刀箭悶絕者刺飲便安甄權日華◯藏器曰南人用燋銅及蛇汁毒亦多養此用

鼊筒釋名鼊皮氣味甘鹹平無毒主治血疾及中刀箭毒煎汁飲大明解藥毒蠱毒時珍

瑇瑁宋開寶

釋名玳瑁音代昧又音毒冒時珍曰其功解毒毒物之所媢嫉者故名

集解藏器曰瑇瑁生嶺南海畔山水間大如扇似龜甲中有文上良曰其身似龜首觜如鸚鵡頌曰今廣南皆有龜類也大者如盤其腹背甲皆有紅點斑文入藥須用生者乃靈凡遇飲食有毒則必自搖動死者則不能神矣今人多[illegible]

五

卵，正圓，生食美於鳥卵。酉陽雜俎云：係臂狀如龜，生南海。捕者必先祭後取之。

【附録】鼂鼊音迷麻、鼂音朝。【時珍曰】按臨海水土記云：鼂鼊，狀似鼂鼊而甲薄，形大如龜，味極美，一枚有膏三斛。又有鼂，亦如鼂鼊，腹如羊胃可啖。並生海邊沙中。

肉。【氣味】甘，平，無毒。【主治】去風熱，利腸胃。時珍。

血。【氣味】鹹，平，微毒。【主治】療俚人毒箭傷。弘景。中刀箭悶絶者，刺飲便安。日華。○【藏器曰】南人用燋銅及蛇[一]汁毒，亦多養此用。

龜筒。【釋名】鼊皮。【氣味】甘、鹹，平，無毒。【主治】血疾，及中刀箭毒，煎汁飲。大明。解藥毒、蠱毒。時珍。

瑇瑁宋開寶

【釋名】玳瑁音代味，又音毒目。○【時珍曰】其功解毒，毒物之所娼嫉者，故名。

【集解】【藏器曰】瑇瑁生嶺南海畔山水間。大如扇，似龜，甲中有文。【士良曰】其身似龜，首、嘴如鸚鵡。【頌曰】今廣、南皆有，龜類也。大者如盤，其腹、背甲皆有紅點斑文。入藥須用生者乃靈。凡遇飲食有毒，則必自摇動，死者則不能，神矣。今人多用

[一] 蛇：證類卷二十秦龜作「鳌」。

八兒 瑇瑁之精

辦亀筒作器皿皆後取之又經煮拍故生者殊难得時珍曰按范成大虞衡志云玳瑁生海洋深處狀如亀黿而殼稍長背有甲十三片黑白斑文相錯而成其裙邊缺如鋸齒無足而有四鬣前長後短皆有鱗斑文如甲海人養以鹽水飼以小魚又顧玠海槎録云大者難得小者時時有之但老者甲厚而色明小者甲薄而色暗世言鞭血成斑謬矣取時必倒懸其身用滾醋潑之則甲逐片應手落下也南方異物志云大者如籧篨背上有鱗大如扇取下乃見其文煮柔作器治以鮫魚皮瑩以枯木葉即光輝矣陸佃云瑇瑁不再交望卵影抱謂之護卵

附録撒八兒 時珍曰按刘郁西域記云出西海中乃玳瑁遺精蛟魚吞食吐出年深結成者其價如金偽作者乃犀牛糞也切謂此物貴重如此必有功用亦不知果是然瑁遺精否亦無所詢證姑附於此以俟博識

甲氣味甘寒無毒 宗奭曰入藥用生者性味全也既經湯火即不堪用與生熟犀義同

主治解嶺南百藥毒藏器 破癥結消癰毒止驚癇日華 療心風解煩熱行氣血利大小腸功與肉同士良 磨汁服解蠱毒生佩之辟蠱毒蘇頌 解痘毒鎮心神急驚客忤傷寒熱結狂言時珍

發明 時珍曰玳瑁解毒清熱之功同於犀角古方不用至宋時至寶丹始用之也又見鼈甲

雜龜筒作器皿，皆殺取之，又經煮拍，故生者殊難得。【時珍曰】按范成大虞衡志云：玳瑁生海洋深處，狀如龜、黿而殼稍長，背有甲十三〔一〕片，黑白斑文，相錯而成。其裙〔二〕邊缺如鋸齒。無足而有四鬣，前長後短，皆有鱗，斑文如甲。海人養以鹽水，飼以小魚。又顧玠〔三〕海槎録云：大者難得，小者時時有之。但老者甲厚而色明，小者甲薄而色暗。世言鞭血成斑，謬矣。取時必倒懸其身，用滚醋潑之。則甲逐片應手落下。南方異物志云：大者如籧篨。背上有鱗大如扇，取下乃見其文。煮柔作器，治以鮫魚皮，瑩以枯木葉，即光輝矣。陸佃云：瑇瑁不再交，望卵影抱，謂之護卵。

【附録】撒八兒。【時珍曰】按劉郁西域記〔四〕云：出西海中。乃玳瑁遺精，蛟魚吞食吐出，年深結成者，其價如金。僞作者乃犀牛糞也。切〔五〕謂此物貴重如此，必有功用，亦不知果是玳瑁遺精否。亦無所詢證。姑附於此，以俟博識。

甲。【氣味】甘，寒，無毒。【宗奭曰】入藥用生者，性味全也。既經湯火，即不堪用，與生熟犀義同。

【主治】解嶺南百藥毒。藏器。破癥結，消癰毒，止驚癇。日華。療心風，解煩熱，行氣血，利大小腸，功與肉同。士良。磨汁服，解蠱毒。生佩之，辟蠱毒。蘇頌。解痘毒，鎮心神，急驚客忤，傷寒熱結狂言。時珍。

【發明】【時珍曰】玳瑁解毒清熱之功，同於犀角。古方不用，至宋時至寶丹始用之也。又見鼈甲。

〔一〕三：原作「二」。今據桂海虞衡志志蟲魚改。
〔二〕裙：原作「羣」。今據改同上。
〔三〕玠：明史藝文志及海槎餘録原書序均作「岕」。
〔四〕西域記：卷一引據古今經史百家書目同。千頃堂書目卷八及劉郁原書均作西使記。
〔五〕切：張本作「竊」，義長。

附方 舊一新三

解蠱毒 生玳瑁磨濃汁，水服一盞即消。楊氏產乳

預解痘毒 遇行時服此，未發內消，已發稀少。用生玳瑁、生犀角各磨汁一合，和勻，溫服半合，日三服，最良。靈苑方

痘瘡黑陷 乃心熱血凝也。用生玳瑁、生犀角同磨汁一合，入豬心血少許，紫草湯五匙，和勻，溫服。聞人規痘疹論

迎風目淚 乃心腎虛熱也。用生玳瑁、羚羊角各一兩，石燕子一雙，為末。每服一錢，薄荷湯下，日一服。鴻飛集

肉 氣味 甘，平，無毒。主治 諸風毒，逐邪熱，去胸膈風熱，行氣血，鎮心神，利大小腸，通婦人經脉。士良

血 主治 解諸藥毒。刺血飲之。開寶

綠毛龜 蒙筌

釋名 綠衣使者 綱目

集解 時珍曰：綠毛龜出南陽之內鄉及唐縣，今惟蘄州以充方物。養鬻者取自溪澗，畜水缸中，飼以魚蝦，冬則除水。久久生毛，長四五寸，毛中有金線，脊骨有三稜，底甲如象牙色。其大如五銖錢者為真，他龜久養亦生毛，但大而無金線，底色黃黑為異爾。南齊書載永明中有獻青毛神龜者，即此也。又錄異記云：唐玄宗時方士獻徑寸小龜，金色可愛，云置

【附方】舊一，新三。解蠱毒。生玳瑁磨濃汁，水服一盞即消。楊氏産乳。預解痘毒。遇行時服此，未發内消，已發稀少。用生玳瑁、生犀角各磨汁一合，和勻。温服半合，日三服，最良。靈苑方。痘瘡黑陷。乃心熱血凝也。用生玳瑁、生犀角同磨汁一合，入豬心血少許，紫草湯五匙，和勻，温服。聞人規痘疹論。迎風目淚。乃心腎虛熱也。用生瑇瑁、羚羊角各一兩，石燕子一雙，爲末。每服一錢，薄荷湯下，日一服。鴻飛集。

肉。【氣味】甘，平，無毒。【主治】諸風毒。逐邪熱，去胸膈風熱[一]，行氣血，鎮心神[二]，利大小腸，通婦人經脉。士良。

血。【主治】解諸藥毒，刺血飲之。開寶。

緑毛龜 蒙筌

【釋名】緑衣使者綱目。

【集解】【時珍曰】緑毛龜出南陽之内鄉及唐縣，今惟蘄州以充方物。養鬻者取自溪澗，畜水缸中，飼以魚鰕，冬則除水。久久生毛，長四五寸。毛中有金線，脊骨有三稜，底甲如象牙色，其大如五銖錢者爲真。他龜久養亦生毛，但大而無金線，底色黄黑爲異爾。南齊書載永明中有獻青毛神龜者，即此也。又録異記云：唐玄宗時，方士獻徑寸小龜，金色可愛。云置

〔一〕熱：證類卷二十瑇瑁作「痰」。
〔二〕神：同上作「脾」。

性能辟蛇虺之毒

此亦龜之異者也

【修治】時珍曰此龜古方無用者近世滋補方往往用之大抵與龜甲同功劉氏先天丸用之其法用龜九枚以活鯉二尾安釜中入水覆以米篩安龜在篩上蒸熟取肉曬乾其甲仍以酥炙黃入藥用又有連甲肉頭頸俱用者

【氣味】甘酸平無毒

【主治】通任脉助陽道補陰血益精氣治痿弱時珍 縛置額端能禁邪瘧收藏書笥可辟蠹蟲嘉謨

瘧龜拾遺

【集解】藏器曰生高山石下偏頭大觜

【氣味】無毒

【主治】老瘧發作無時名瘖瘧俚人呼為妖瘧用此燒灰頓服二錢當微利用頭彌佳或發時煮湯坐於中或懸於病人臥

鶚藏器

椀中，能辟蛇虺之毒。此亦龜之異者也。

【修治】【時珍曰】此龜古方無用者。近世滋補方往往用之，大抵與龜甲同功，劉氏先天丸用之。其法用龜九枚，以活鯉二尾安釜中，入水，覆以米篩，安龜在篩上蒸熟，取肉晒乾。其甲仍以酥炙黃，入藥用。又有連甲、肉、頭、頸俱用者。

【氣味】甘、酸，平，無毒。

【主治】通任脉，助陽道，補陰血，益精氣，治痿弱。時珍。縛置額端，能禁邪瘧；收藏書笥，可辟蠹蟲。嘉謨。

瘧龜 拾遺

【集解】【藏器曰】生高山石下，身偏頭大[一]。

【氣味】無毒。

【主治】老瘧發作無時，名痻瘧，俚人呼爲妖瘧。用此燒灰，頓服二錢，當微利。用頭彌佳。或發時煮湯坐於中，或懸於病人卧處。藏器。

[一] 身偏頭大：原作「偏頭大嘴」。今據證類卷二十瘧龜删補。

鶚龜（拾遺）

【集解】藏器曰：生南海。狀如龜，長二三尺，兩目在側，如鷂。亦呼水龜，非前水龜也。

【附錄】旋龜 時珍曰：按山海經云：杻陽之山，怪水出焉，中多旋龜，鳥首虺尾，聲如破木。佩之已聾。亦此類也。

【氣味】無毒。

【主治】婦人難產，臨月佩之，臨時燒末酒服。藏器

攝龜（蜀本草）

【釋名】呷蛇龜（日華作蛇）、陵龜（郭璞）、鴦龜（陶弘景）、蠳龜（抱朴子）○【恭曰】鴦龜腹折，見蛇則呷而食之，故楚人呼呷蛇龜，江東呼陵龜，居丘陵也。【時珍曰】既以呷蛇得名，則攝亦蛇音之轉，而蠳亦鴦音之轉也。

【集解】弘景曰：鴦小龜也，處處有之，狹小而長尾，用卜吉凶，正與龜相反。【保昇曰】攝龜腹小，中心橫折，能自開闔，好食蛇也。

肉【氣味】甘，寒，有毒。【詵曰】此物噉蛇，肉不可食，殼亦不堪用。

【主治】生研塗撲損，筋脈傷。士良生搗罯蛇傷，以其食蛇也。陶弘景

鴨龜拾遺

【集解】【藏器曰】生南海。狀如龜，長二三尺，兩目在側如鴨。亦呼水龜，非前水龜也。

【附録】旋龜。【時珍曰】按山海經云：杻陽之山，怪水出焉。中多旋龜，鳥首虺尾，聲如破木，佩之已聾。亦此類也。

【氣味】無毒。

【主治】婦人難産，臨月佩之，臨時燒末酒服。藏器。

攝龜蜀本草

【釋名】呷蛇龜日華作夾蛇、陵龜郭璞、鴦龜陶弘景、蠳龜抱朴子。○【恭曰】鴦龜腹折，見蛇則呷而食之，故楚人呼呷蛇龜。江東呼陵龜，居丘陵也。【時珍曰】既以呷蛇得名，則攝亦蛇音之轉，而蠳亦鴦音之轉也。

【集解】【弘景曰】鴦，小龜也，處處有之，狹小而長尾。用卜吉凶，正與龜相反。【保昇曰】攝龜腹小，中心横折，能自開闔，好食蛇也。

肉。【氣味】甘，寒，有毒。【詵曰】此物噉蛇，肉不可食，殼亦不堪用。

【主治】生研，塗撲損筋脉傷。士良。生搗，罯蛇傷，以其食蛇也。陶弘景。

義郡安之品米

尾主治佩之辟蛇蛇咬則刮末傅之便愈抱朴子

甲主治人咬瘡潰爛燒灰傅之時珍出摘玄○

賁龜音奔○綱目

釋名三足龜爾雅

集解時珍曰按山海經云狂水西注伊水中多三足龜食之無大疾可以已腫唐書云江州獻六眼龜大明會典云暹羅國獻六足龜宋史云趙遷獻兩頭龜此又前人所未知者也

肉氣味

主治食之辟時疾消腫山海經

商志邦倍品米

鱉本經中品

釋名團魚俗名神守時珍曰鱉行蹩躄故謂之鱉淮南子曰鱉無耳而守神神守之名以此陸佃云魚滿三千六百則蛟龍引之而飛納鱉守之則免故鱉名神守河伯從事古今注

集解時珍曰鱉甲蟲也水居陸生穹脊連脅與龜同類四緣有肉裙故曰龜甲裏肉鱉肉裹甲無耳以目為聽純雌

尾。【主治】佩之辟蛇。蛇咬，則刮末傅之便愈。抱朴子。

甲。【主治】人咬瘡潰爛，燒灰傅之。時珍。○出摘玄。

賁龜音奔○綱目

【釋名】三足龜爾雅。

【集解】【時珍曰】按山海經云：狂水西[一]注伊水，中多三足龜。食之無大疾，可以已腫。唐書云：江州獻六眼龜。大明會典云：暹羅國獻六足龜。宋史云：趙霆獻兩頭龜。此又前人所未知者也。

肉。【氣味】

【主治】食之，辟時疾，消腫。山海經。

鼉本經中品

【釋名】團魚俗名、神守、【時珍曰】鼉行蹩躄，故謂之鼉。淮南子曰：鼉無耳而守神。神守之名以此。陸佃云：魚滿三千六百[二]，則蛟龍引之而飛，納鼉守之則免。故鼉名神守[三]。河伯從事古今注。

【集解】【時珍曰】鼉，甲蟲也。水居陸生，穹脊連脇，與龜同類。四緣有肉裙。故曰：龜甲裏肉，鼉肉裏甲。無耳，以目爲聽。純雌

[一] 西：山海經卷五中山經此後有「南」字。

[二] 三千六百：埤雅卷二釋魚鱉引養魚經作「三百六十」。

[三] 神守：原作「守神」。今據乙正同上，與上之別名「神守」合。

无相以蛇及黿為匹故萬畢術云燒黿脂可以致鼈也夏月孚乳其抱以影埤雅云卵生思抱其狀隨日影而轉在水中上必有浮沫名鼈津人以此取之今有呼鼈者作声撫掌望津而取百十不失管子云涸水之精名曰蟡以名呼之可取魚鼈正此類也類從云黿一鳴而鼈伏性相制也又畏蚊生鼈遇蚊叮則死死鼈得蚊煮則爛而熏蚊者復用鼈甲物相報復如此異哉淮南子曰膏之殺鼈類之不可推也

鼈甲【修治】〔別錄曰〕鼈甲生丹陽池澤采無時〔頌曰〕今處處有之以岳州沅江所出甲有九肋者為勝入藥以醋炙黃用〔弘景曰〕采得生取甲剔去肉者為好凡有連厥及乾巖者便真若肋骨出者是煮熟不可用〔斆曰〕凡使要綠色九肋多裙重七兩者為上用六一泥固瓶子底待乾安甲於中以物搘起若治癥塊定心藥用頭醋入瓶內大火煎盡三升乃去裙肋骨炙乾入用若治勞去熱藥不用醋用童子小便煎盡一斗二升乃去裙留骨石臼擣粉以雞胵皮裹之取東流水三斗盆盛閣於盆上一宿取用力有萬倍也〔時珍曰〕按衛生寶鑑云凡鼈甲以煆竈灰一斗酒五升浸一夜煮令爛如膠漆用更佳桑柴灰尤妙

【氣味】鹹平無毒〔之才曰〕惡礬石理石

【主治】心腹癥瘕堅積寒熱去痞疾息肉陰蝕痔核惡肉〔本經〕

無雄，以蛇及黿爲匹。故萬畢術云：燒黿脂可以致鼈也。夏月孚乳，其抱以影。埤雅云：卵生思抱。其伏〔一〕隨日影而轉。在水中，上必有浮沫，名鼈津。人以此取之。今有呼鼈者，作聲撫掌，望津而取，百十不失。管子云：涸水之精名曰蟡。以名呼之，可取魚鼈。正此類也。類從云：鼉一鳴而鼈伏。性相制也。又畏蚊。生鼈遇蚊叮則死，死鼈得蚊煮則爛，而熏蚊者復用鼈甲。物相報復如此，異哉。淮南子曰：膏之殺鼈，類之不可推也。

鼈甲。【修治】【别録曰】鼈甲生丹陽池澤。采無時。【頌曰】今處處有之，以岳州沅江所出甲有九肋者爲勝，入藥以醋炙黄用。【弘景曰】采得，生取甲，剔去肉者爲好。凡有連厭及乾巖者便真。若肋骨出者是煮熟，不可用。【斅曰】凡使要緑色、九肋、多裙、重七兩者爲上。用六一泥固瓶子底，待乾，安甲於中，以物搘起。若治癥塊定心藥。用頭醋入瓶内，大火煎，盡三升，乃去裙、肋骨，炙乾入用。若治勞去熱藥，不用醋，用童子小便煎，盡一斗二升，乃去裙留骨，石臼擣粉，以鷄膍皮裹之，取東流水三斗盆盛，閣於盆上，一宿取用，力有萬倍也。【時珍曰】按衛生寶鑑云：凡鼈甲，以煅竈灰一斗，酒五升，浸一夜，煮令爛如膠漆用，更佳。桑柴灰尤妙。

【氣味】鹹，平，無毒。【之才曰】惡礬石、理石。

【主治】心腹癥瘕，堅積寒熱，去痞疾息肉，陰蝕痔核惡肉。本經。療

〔一〕伏：原字缺損。今據埤雅卷二釋魚鼈補正。

温瘧血瘕腰痛小兒脇下堅（別錄）宿食癥塊痃癖冷瘕勞瘦除骨熱骨節間勞熱結實壅塞下氣婦人漏下五色下瘀血（甄權）去血氣破癥結惡血墮胎消瘡腫腸癰并撲損瘀血（日華）補陰補氣（震亨）除老瘧瘧母陰毒腹痛勞復食復斑痘煩喘小兒驚癇婦人經脈不通難產產後陰脫丈夫陰瘡石淋斂潰癰（時珍）

【發明】宗奭曰經中不言治勞惟藥性論言治勞瘦骨熱故虛勞多用之然甚有據但不可過劑耳時珍曰鼈甲乃厥陰肝經血分之藥肝主血也試常思之龜鼈之屬功各有所主鼈色青入肝故所主者瘧勞寒熱痃瘕驚癇經水癰腫陰瘡皆厥陰血分之病也瑇瑁色赤入心故所主者心風驚熱傷寒狂亂痘毒腫毒皆少陰血分之病也秦龜色黃入脾故所主者頑風濕痺身重蠱毒皆太陰血分之病也水龜色黑入腎故所主者陰虛精弱腰腳痠痿陰瘧泄痢皆少陰血分之病也介蟲陰類故並主陰經血分之病從其類也

【附方】舊十三新六

老瘧勞瘧（用鼈甲醋炙研末酒服方寸匕隔夜一服清早一服臨時一服無不斷者入雄黃少許更佳肘後方）

奔豚氣痛（上衝心腹鼈甲醋炙三兩京三稜煨二兩桃仁去皮尖四兩湯浸研汁三

温瘧，血瘕腰痛，小兒脇下堅。別録。宿食，癥塊痃癖冷瘕，勞瘦，除骨熱，骨節間勞熱，結實壅塞，下氣，婦人漏下五色，下淤血。甄權。去血氣，破癥結惡血，墮胎。消瘡腫腸癰，并撲損瘀血。日華。補陰補氣。震亨。除老瘧瘧母，陰毒腹痛，勞復食復，斑痘煩喘，小兒驚癇，婦人經脉不通，難産，産後陰脱，丈夫陰瘡石淋，斂潰癰。時珍。

【發明】【宗奭曰】經中不言治勞，惟藥性論言治勞瘦骨熱，故虚勞多用之。然甚有據，但不可過劑耳。【時珍曰】鼈甲乃厥陰肝經血分之藥，肝主血也。試常思之，龜、鼈之屬，功各有所主。鼈色青入肝，故所主者，瘧勞寒熱，痃瘕驚癇，經水，癰腫陰瘡，皆厥陰血分之病也。瑇瑁色赤入心，故所主者，心風驚熱，傷寒狂亂，痘毒腫毒，皆少陰血分之病也。秦龜色黄入脾，故所主者，頑風濕痺，身重蠱毒，皆太陰血分之病也。水龜色黑入腎，故所主者，陰虚精弱，腰脚痠痿，陰瘧洩痢，皆少陰血分之病也。介蟲，陰類，故並陰經血分之病，從其類也。

【附方】舊十三，新六。老瘧勞瘧。用鼈甲醋炙研末，酒服方寸匕。隔夜一服，清早一服，臨時一服，無不斷者。入雄黄少許，更佳。肘後。奔豚氣痛，上冲心腹。鼈甲醋炙三兩，京三稜煨二兩，桃仁去皮尖四兩，湯浸研汁三

升煎二升入末煎良久下醋一升煎如餳以瓶收之每空心酒服半匙聖濟錄

血瘕癥癖甄權曰用鱉甲虎珀大黃等分作散酒服二錢少時惡血即下若婦人小腸中血下盡即休服也

痃癖癥積甄權曰用鱉甲醋炙黃研末牛乳一合每調一匙朝朝服之

婦人漏下甄權曰鱉甲醋炙研末清酒服方寸匕日二○又用乾薑鱉甲訶黎勒皮等分為末糊丸空心下三十丸日再

婦人難產鱉甲燒存性研末酒服方寸匕立出梅師

勞復食復篤病初起受勞傷食致復欲死者鱉甲燒研水服方寸匕肘後方

小兒癇疾用鱉甲炙研乳服一錢日二亦可蜜丸服子母錄

卒得腰痛不可俛仰用鱉甲炙研末酒服方寸匕日二肘後方

沙石淋痛用九肋鱉甲醋炙研末酒服方寸匕日三服石出瘥肘後方

陰虛夢泄九肋鱉甲燒研每用一字以酒半盞童尿半盞葱白七寸同煎去葱日晡時服之出臭汗為度醫壘元戎

吐血不止鱉甲蛤粉各一兩同炒色黃熟地黃一兩半曬乾為末每服二錢食後茶下聖濟錄

痃煩喘小便不利者用鱉甲二兩灯心一把水一升半煎六合分一服宗奭曰小便有血者即壞血黑成元禮者十死不治一作大腸傳素論

癰疽不斂不拘發背一切瘡用鱉甲燒存性研摻甚妙李樓怪症奇方

腸癰內痛鱉甲燒存性研水服一錢日三傳信方

陰頭生瘡人不能治者鱉甲一枚燒研雞子白和傅千金翼

瀋唇緊裂

升，煎二升，入末〔一〕，煎良久，下醋一升，煎如餳，以瓶收之。每空心酒服半匙。聖濟録。**血瘕癥癖**。甄權曰：用鼈甲、虎珀、大黄等分作散，酒服二錢，少時惡血即下。若婦人小腸中血下盡，即休服也。**痃癖癥積**。甄權曰：用鼈甲醋炙黄，研末，牛乳一合，每調一匙，朝朝服之。**婦人漏下**。甄權曰：鼈甲醋炙研末，清酒服方寸匕，日二。○又用乾薑、鼈甲、訶黎勒皮等分，爲末，糊丸。空心下三十丸，日再。**婦人難産**。鼈甲燒存性，研末。酒服方寸匕，立出。梅師。**勞復食復**。篤病初起，受勞傷食，致復欲死者。鼈甲燒研，水服方寸匕。肘後方。**小兒癇疾**。用鼈甲炙研，乳服一錢，日二，亦可蜜丸服。子母録。**卒得腰痛**，不可俛仰。用鼈甲炙，研末，酒服方寸匕，日二。肘後方。**沙石淋痛**。用九肋鼈甲醋炙，研末，酒服方寸匕，日三服。石出瘥。肘後方。**陰虚夢泄**。九肋鼈甲燒研。每用一字，以酒半盞，童尿半盞，葱白七寸同煎。去葱，日哺時服之。出臭汗爲度。醫壘元戎。**吐血不止**。鼈甲、蛤粉各一兩，同炒色黄，熟地黄一兩半，晒乾，爲末。每服二錢，食後茶下。聖濟録。**癍痘煩喘**，小便不利者。用鼈甲二兩，燈心一把，水一升半，煎六合，分二服。凡患此，小便有血者，中壞也。黑厭無膿者，十死不治。龐安時傷寒論。**癰疽不斂**。不拘發背，一切瘡，用鼈甲燒存性，研摻甚妙。李樓怪症奇方。**腸癰内痛**。鼈甲燒存性研，水服一錢，日三。傳信方。**陰頭生瘡**，人不能治者。鼈甲一枚燒研，雞子白和傅。千金翼。**瀋唇緊裂**。

〔一〕入末：聖濟總録卷七十一積聚門「三神煎」原作「次下藥末」，指加入搗鱉甲、京三稜而成之末。

刑鱉甲及頭燒研傅之類要人咬指爛久欲脫者鱉甲燒灰傅之葉氏摘玄

肉【氣味】甘平無毒頌曰久食性冷損人藏器曰禮記食鱉去醜謂頸下有軟骨如龜形者也食之令人患水病凡鱉之三足者赤足者獨目者頭足不縮者其目四陷者腹下有王字卜字文者腹有蛇文者蛇化也在山上者名旱鱉並有毒殺人不可食弘景曰不合雞子食莧菜食昔有人剉鱉以赤莧同包置濕地經旬皆成生鱉又有裹鱉甲屑經五月皆成鱉者思邈曰不可合豬兔鴨肉食損人不可合芥子食生惡瘡妊婦食之令子短項時珍曰案三元參贊書言鱉性冷發水病有冷勞氣癥瘕人不宜食之生生編言鱉性熱戴原禮言鱉之陽聚於上甲久食令人生發背此與性冷之說相反蓋鱉性本不熱食之者和以椒薑熱物太多失其本性耳鱉性畏葱及桑灰凡食鱉者宜取沙河小鱉斬頭去血以桑灰湯煮熟去骨甲換水再煮入葱醬作羹膳食乃良其膽味辣破入湯中可代椒而辟腥氣李九華云鱉肉主聚鱉甲主散食鱉剉甲少許入之庶幾稍平又言薄荷煮鱉能害人此皆人之所不知者也

【主治】傷中益氣補不足別錄熱氣濕痺腹中激熱五味煮食當微泄藏器婦人漏下五色羸瘦宜常食之孟詵婦人帶下血瘕腰痛日華去血熱補虛久食性冷蘇頌補陰震亨作臛食治久痢長髭

用鼈甲及頭，燒研傅之。類要。人咬指爛，久欲脱者。鼈甲燒〔一〕灰傅之。葉氏摘玄〔二〕方。

肉。【氣味】甘，平，無毒。【頌曰】久食，性冷損人。【藏器曰】禮記：食鼈去醜，謂頸下有軟骨如龜形者也。食之令人患水病。凡鼈之三足者，赤足者，獨目者，頭足不縮者，其目四陷者，腹下有王字、卜字文者，腹有蛇文者，是蛇化也，在山上者名旱鼈，並有毒殺人，不可食。【弘景曰】不可合雞子食，莧菜食。昔有人剉鼈，以赤莧同包置濕地，經旬皆成生鼈。又有裹鼈甲屑，經五月皆成鼈者。【思邈曰】不可合豬、兔、鴨肉食，損人。不可合芥子食，生惡瘡。妊婦食之，令子短項。【時珍曰】案三元參贊書言：鼈性冷，發水病。有冷勞氣、癥瘕人不宜食之。生生編言：鼈性熱。戴原禮言：鼈之陽聚于上甲，久食令人生發背。似與性冷之説相反。蓋鼈性本不熱，食之者和以椒、薑熱物太多，失其本性耳。鼈性畏葱及桑灰。凡食鼈者，宜取沙河小鼈斬頭去血，以桑灰湯煮熟，去骨甲换水再煮，入葱、醬作羹臛食乃良。其膽味辣，破入湯中，可代椒而辟腥氣。李九華云：鼈肉主聚，鼈甲主散。食鼈，剉甲少許入之，庶幾稍平。又言：薄荷煮鼈能害人。此皆人之所不知者也。

【主治】傷中益氣，補不足。别録。熱氣濕痺，腹中激熱，五味煮食，當微泄。藏器。婦人漏下五色，羸瘦，宜常食之〔三〕。孟詵。婦人帶下，血瘕腰痛。日華。去血熱，補虚。久食，性冷。蘇頌。補陰。震亨。作臛食，治久痢，長髭

〔一〕燒：原破損闕一字。今從江西本補。

〔二〕玄方：原破損缺失兩字。今從補同上。此後同列五行并同，從補亦同，不另注。

〔三〕宜常食之：證類卷二十一鼈甲引孟詵作「中春食之美，夏月有少腥氣」。

鬚作丸服治虛勞痃癖腳氣時珍

附方新三 痃癖氣塊用大鼈一枚以蠶沙一斗桑柴灰一斗淋汁五度同煮如泥去骨再煮成膏擣丸梧子大每服十丸日三聖惠方 寒溼腳氣疼不可忍用團魚二个水二斗煮一斗去魚取汁加蒼耳蒼朮尋風藤各半斤煎至七升去滓以盆盛熏蒸待溫浸洗神效乾坤生意 骨蒸欬嗽潮熱團魚丸用團魚一个柴胡前胡貝母知母杏仁各五錢同煮待熟去骨甲裙再煮食肉飲汁將藥焙研為末仍以骨甲裙煮汁和丸梧子大每空心黃芪湯下三十丸日二服服盡仍治參芪藥調之奇效方

脂主治除日拔白髮取脂塗孔中即不生欲再生者白犬乳汁塗之藏器

頭陰乾主治燒灰療小兒諸疾婦人產後陰脫下墜尸疰心腹痛恭 傅歷年脫肛不愈日華

附方舊一新二 小兒尸疰勞瘦或時寒熱用鼈頭一枚燒灰新汲水服半錢日一服聖惠方 產後陰脫千金用鼈頭五枚燒研井華水服方寸匕日三錄驗加葛根二兩酒服 大腸脫肛久積虛冷以鼈

鬚。作丸服，治虚勞痃癖脚氣。時珍。

【附方】新三。痃癖氣塊。用大鼈一枚，以蠶沙一斗，桑[一]柴灰一斗，淋汁五度，同煮如泥，去骨再煮成膏，擣丸梧子大。每服十丸，日三。聖惠方。寒濕脚氣，疼不可忍。用團魚二個，水二斗，煮一斗，去魚取汁，加蒼耳、蒼朮、尋風藤各半斤，煎至七升，去渣，以盆盛熏蒸，待温浸洗，神效。乾坤生意。骨蒸欬嗽潮熱。團魚丸：用團魚一個，柴胡、前胡、貝母、知母、杏仁各五錢，同煮，待熟去骨、甲、裙，再煮。食肉飲汁，將藥焙研爲末，仍以骨、甲、裙煮汁，和丸梧子大。每空心黄芪湯下三十丸，日二服。服盡，仍治參、芪藥調之。奇效方。

脂。【主治】除日拔白髮，取脂塗孔中，即不生。欲再生者，白犬乳汁塗之。藏器。

頭陰乾。【主治】燒灰，療小兒諸疾，婦人産後陰脱下墜，尸疰心腹痛。恭。傅歷年脱肛不愈。日華。

【附方】舊一，新二。小兒尸疰。勞瘦，或時寒熱。用鼈頭一枚燒灰，新汲水服半錢，日一服。聖惠方。産後陰脱。千金用鼈頭五枚燒研，井華水服方寸匕，日三。録驗加葛根二兩，酒服。大腸脱肛，久積虚冷。以鼈

[一] 桑：原字斷板缺損。今從江西本補。此後同列各字均同損，從補亦同，不另注。

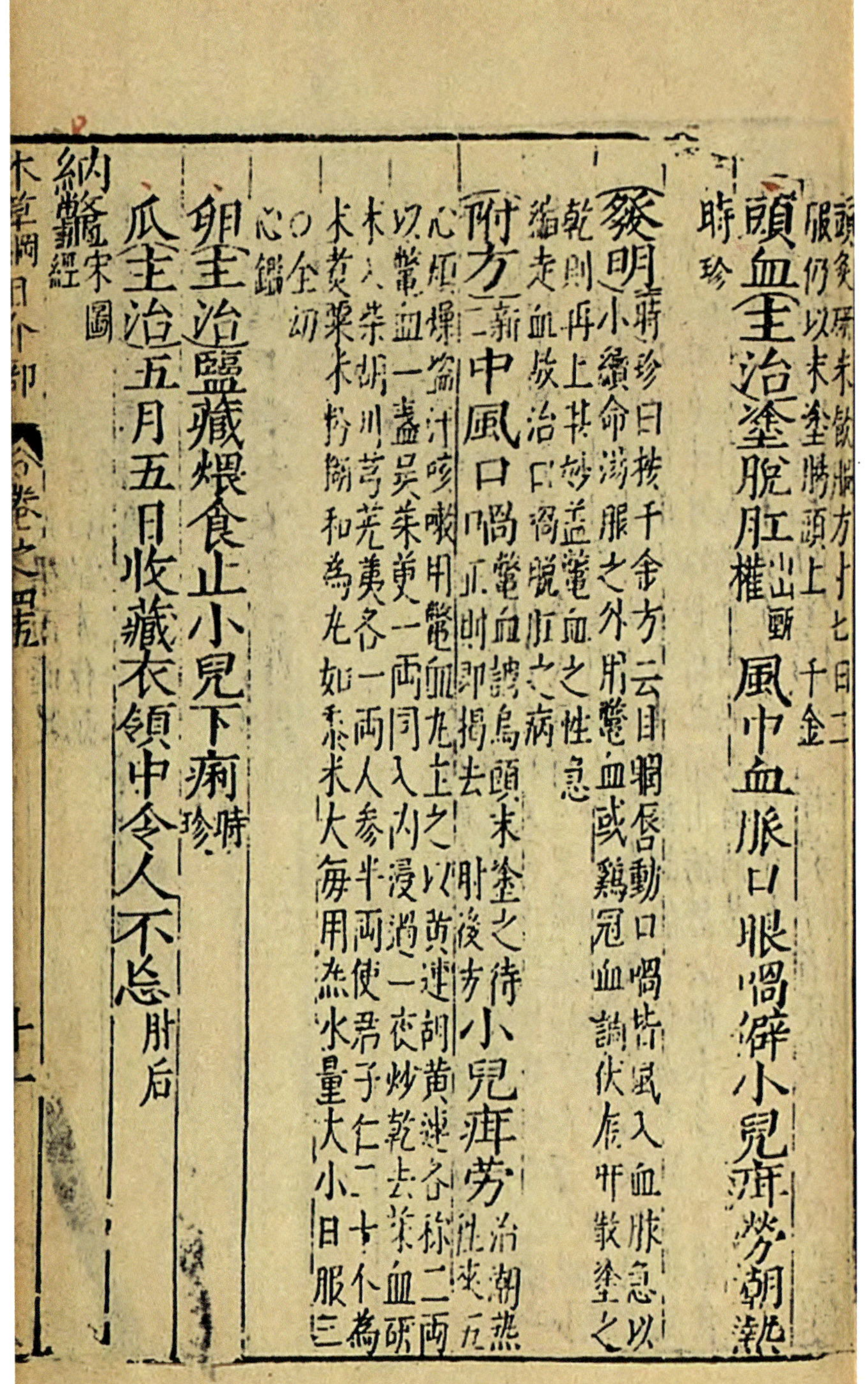

頭灸研末飲服方寸匕日二服仍以末塗腸頭上千金

頭血【主治】塗脫肛甄權。風中血脈，口眼喎僻，小兒疳勞潮熱時珍。

【發明】時珍曰：按千金方云：目瞤唇動口喎，皆風入血脈，急以小續命湯服之，外用鼈血或雞冠血調伏龍肝散塗之，乾則再上，甚妙。蓋鼈血之性急縮走血，故治口喎脫肛之病。

【附方】新二。中風口喎鼈血調烏頭末塗之，待正則即揭去。肘後方。小兒疳勞治潮熱往來，五心煩燥，盜汗咳嗽，用鼈血丸主之。以黃連、胡黃連各二兩，以鼈血一盞，吳茱萸一兩，同入內浸過一夜，炒乾去茱、血，研末，入柴胡、川芎、蕪荑各一兩，人參半兩，使君子仁二十個，為末，煮粟米粉糊和為丸如黍米大。每用熟水量大小日服三。○全幼心鑑

卵【主治】鹽藏煨食，止小兒下痢。時珍。

爪【主治】五月五日收藏衣領中，令人不忘。肘后。

納鼈宋圖經

本草綱目介部　卷之四十五　十一

頭炙研，米飲服方寸匕，日二服。仍以末塗腸頭上。千金。

頭血。【主治】塗脱肛。出甄權。風中血脉，口眼喎僻，小兒疳勞潮熱。時珍。

【發明】【時珍曰】按千金方云：目瞤唇動口喎，皆風入血脉，急以小續命湯服之。外用鼈血或鷄冠血，調伏龍肝散塗之，乾則再上，甚妙。蓋鼈血之性，急縮走血，故治口喎、脱肛之病。

【附方】新二。中風口喎。鼈血調烏頭末塗之。待正則即揭去。肘後方。小兒疳勞。治潮熱往來，五心煩燥，盗汗咳嗽，用鼈血丸主之。以黄連、胡黄連各稱二兩，以鼈血一盞，吴茱萸一兩，同入内，浸過一夜，炒乾，去茱、血，研末。入柴胡、川芎、蕪荑各一兩，人參半兩，使君子仁二十個，爲末，煮粟米粉糊和爲丸如黍米大。每用熟水，量大小，日服三。全幼心鑑。

卵。【主治】鹽藏煨食，止小兒下痢。時珍。

爪。【主治】五月五日收藏衣領中，令人不忘。肘後。

納[一]鼈 宋圖經

〔一〕納：證類卷二十一鱉甲引圖經作「鰰」。本條出「納」、「鰰」二名。

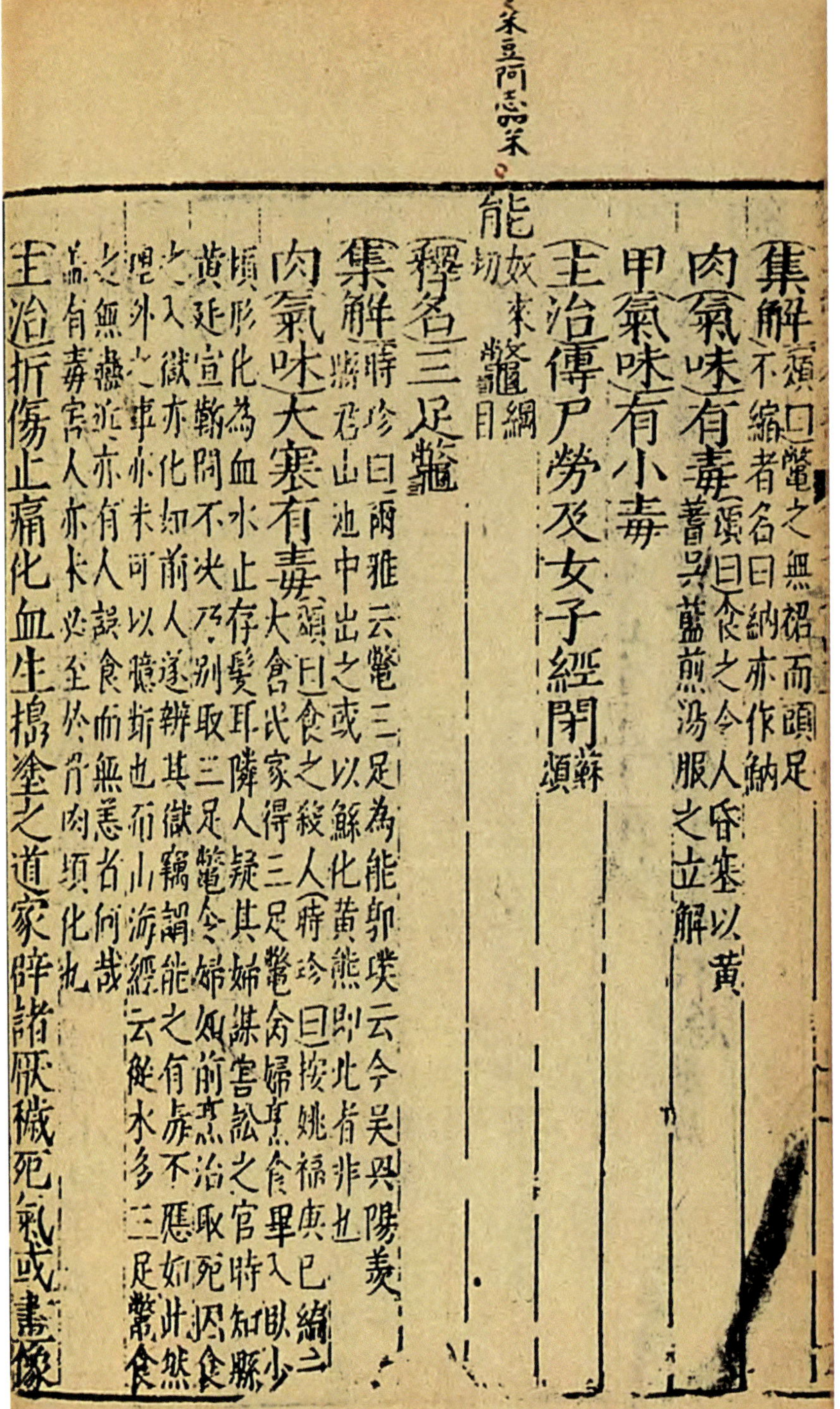

之米豆阿志品米

【集解】【頌曰】鼈之無裙而頭足不縮者名曰納亦作納

肉【氣味】有毒【頌曰】食之令人昏塞以黄蓍吳藍煎湯服之立解

甲【氣味】有小毒

【主治】傳尸勞及女子經閉蘇頌

能奴來切鼈綱目

【釋名】三足鼈

【集解】【時珍曰】爾雅云鼈三足爲能郭璞云今吳興陽羨君山池中出之或以鯀化黄熊即此者非也

肉【氣味】大寒有毒【頌曰】食之殺人【時珍曰】按姚福庚巳編云太倉民家得三足鼈命婦烹食畢入卧少頃形化爲血水止存髮耳隣人疑其婦謀害訟之官時知縣黄廷宣鞫問不决乃別取三足鼈令婦如前烹治取死囚食之入獄亦化如前人遂辨其獄竊謂能之有毒不應如此然理外之事亦未可以臆斷也而山海經云從水多三足鼈食之無蠱近亦有人誤食而無恙者何哉蓋有毒害人亦未必至於骨肉頃化也

【主治】折傷止痛化血生擣塗之道家辟諸厭穢死氣或畫像

【集解】【頌曰】鼈之無裙而頭足不縮者，名曰納，亦作鈉。

肉。【氣味】有毒。【頌曰】食之令人昏塞。以黄耆〔一〕、吴藍煎湯服之，立解。

甲。【氣味】有小毒。【主治】傳尸勞及女子經閉。蘇頌。

能奴來切鼈綱目

【釋名】三足鼈。

【集解】【時珍曰】爾雅云：鼈三足爲能。郭璞云：今吴興陽羡縣君山池中出之。或以鯀化黄熊即此者，非也。

肉。【氣味】大寒，有毒。【頌曰】食之殺人。【時珍曰】按姚福〔二〕庚己編云：太倉民家得三足鼈，命婦烹，食畢入卧，少頃形化爲血水，止存髮耳。鄰人疑其婦謀害，訟之官。時知縣黄廷宣鞫問不决，乃别取三足鼈，令婦如前烹治，取死囚食之，入獄亦化如前人。遂辨其獄。竊謂能之有毒，不應如此。然理外之事，亦未可以臆斷也。而山海經云：從水多三足鼈，食之無蠱。近亦有人誤食而無恙者，何哉？蓋有毒害人，亦未必至於骨肉頓化也。

【主治】折傷，止痛化血，生搗塗之。道家辟諸厭穢死氣，或畫像

〔一〕耆：原作「著」。今據證類卷二十一鱉甲引圖經改。

〔二〕姚福：明史藝文志及庚己編原書均作「陸粲」。

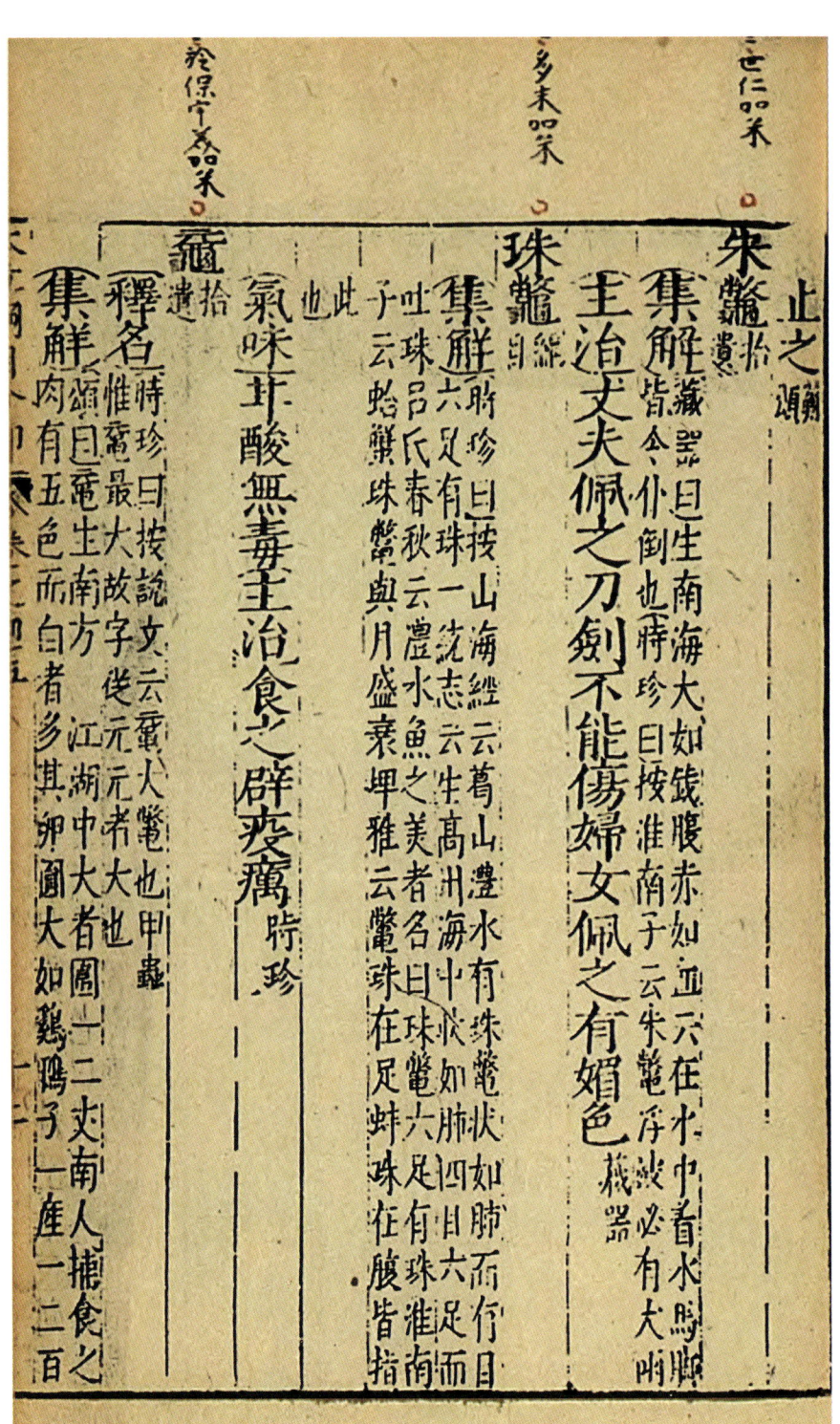

止之（頭翦）

朱鼈（拾遺）

【集解】（藏器曰）生南海。大如錢，腹赤如血。云在水中着水馬脚，皆令仆倒也。（時珍曰）按淮南子云：朱鼈浮波，必有大雨。

【主治】丈夫佩之，刀劍不能傷；婦女佩之，有媚色。（藏器）

珠鼈（綱目）

【集解】（時珍曰）按山海經云：葛山澧水有珠鼈，狀如肺而有目，六足有珠。一統志云：生高州海中，狀如肺，四目六足而吐珠。呂氏春秋云：澧水魚之美者，名曰珠鼈，六足有珠。淮南子云：蛤蟹珠鼈，與月盛衰。埤雅云：鼈珠在足，蚌珠在腹，皆指此也。

【氣味】甘、酸，無毒。【主治】食之辟疫癘。（時珍）

黿（拾遺）

【釋名】（時珍曰）按說文云：黿，大鼈也。甲蟲惟黿最大，故字從元。元者，大也。

【集解】（藏器曰）黿生南方江湖中。大者圍一二丈。南人捕食之。肉有五色而白者多。其卵圓大如鷄鴨子，一產一二百止之。蘇頌。

朱鼊拾遺

【集解】【藏器曰】生南海。大如錢，腹赤如血。云在水中着水馬脚，皆令仆倒也。【時珍曰】按淮南子云：朱鼊浮波，必有大雨。

【主治】丈夫佩之，刀劍不能傷。婦女佩之，有媚色。藏器。

珠〔一〕鼊綱目

【集解】【時珍曰】按山海經云：葛山澧水有珠鼊。狀如肺而有目，六足有珠。一統志云：生高州海中。狀如肺，四目六足而吐珠。呂氏春秋云：澧水魚之美者，名曰珠鼊〔二〕，六足有珠。淮南子云：蛤、蟹、珠鼊〔三〕，與月盛衰。埤雅云：鼊珠在足，蚌珠在腹。皆指此也。

【氣味】甘，酸，無毒。【主治】食之，辟疫癘。時珍。

黿拾遺

【釋名】【時珍曰】按説文云：黿，大鼈也。甲蟲惟黿最大，故字從元。元者，大也。

【集解】【頌曰】黿生南方〔四〕江湖中。大者圍一二丈。南人捕食之。肉有五色而白者多。其卵圓大如鷄、鴨子，一産一二百

〔一〕珠：底本原字缺左邊，後人描補。今據山海經卷四東山經補正，與下文「集解」及江西本合。

〔二〕珠鱉：山海經及御覽卷九百三十九鱗介部「珠鼊魚」引呂氏春秋之文均作「珠鱉」。今本呂氏春秋卷十四本味篇作「朱鱉」。

〔三〕鱉：淮南子卷四地形訓作「龜」。

〔四〕方：此後原有一字闕。此段本爲時珍據證類卷二十一鼈甲引圖經文義改寫，無可補字，今據删。

枚人亦掘取以鹽淹食煮之白不凝。藏器曰：性至難死，剝其肉盡，口猶咬物，可張烏鳶。弘景曰：此物老曰能變為魅，非急弗食之。時珍曰：鼉如鼈而大，背有鱗鬣，青黃色，大頭黃頸，腸屬於首，以鼈為雌，卵生思化，故曰鼉鳴鼈應。淮南子云：燒鼉脂以致鼈，皆氣類相感也。張鼎云：其脂摩鐵則明。或云：此物在水食魚，與人共體，具十二生肖肉，裂而懸之，一夜便覺垂長也。

甲【氣味】甘，平，無毒。

【主治】炙黃酒浸，治瘰癧，殺蟲，逐風惡瘡痔瘻，風頑瘙癢，功同鼈甲。藏器　五臟邪氣，殺百蟲毒、百藥毒，續筋骨。日華　婦人血熱。蘇頌

肉【氣味】甘，平，微毒。

【主治】濕氣邪氣諸蟲。藏器　食之補益。陶弘景

脂【主治】摩風及惡瘡。孟詵

膽【氣味】苦，寒，有毒。【主治】喉痺，以生薑、薄荷汁化少許服，取吐。時珍

枚。人亦掘取以鹽淹食，煮之白不凝。【藏器曰】性至難死，剔其肉盡，口猶咬物。可張烏鳶〔一〕。【弘景曰】此物老者〔二〕，能變爲魅，非急弗食之。【時珍曰】黿如鼈而大，背有膃䐊，青黄色，大頭黄頸，腸屬於首。以鼈爲雌，卵生思化，故曰黿鳴鼈應。淮南子〔三〕云：燒黿脂以致鼈。皆氣類相感也。張鼎云：其脂摩鉄則明。或云：此物在水食魚，與人共體，具十二生肖肉，裂而懸之，一夜便覺垂長也。

甲。【氣味】甘，平，無毒。

【主治】炙，黄酒浸，治瘰癧，殺蟲逐風，惡瘡痔瘻，風頑疥瘙，功同鼈甲。藏器。五臟邪氣，殺百蟲毒、百藥毒，續筋骨。日華。婦人血熱。蘇頌。

肉。【氣味】甘，平，微毒。

【主治】濕氣、邪氣、諸蟲。藏器。食之補益。陶弘景。

脂。【主治】摩風及惡瘡。孟詵。

膽。【氣味】苦，寒，有毒。【主治】喉痺，以生薑、薄荷汁化少許服，取吐。時珍。

〔一〕烏鳶：證類卷二十一作「鳶烏」。

〔二〕者：原作「曰」。今據證類卷二十一鮀魚甲改。

〔三〕淮南子：此下文原出御覽卷九百三十二鱗介部黿引淮南萬畢術。

蟹（本經中品）

【釋名】螃蟹（蟹譜）郭索（揚雄方言）橫行介士（蟹譜）無腸公子（抱朴子）雄曰蜋螘 雌曰博帶（廣雅）〇宗奭曰此物之来秋初如蟬蛻殼名蟹之意必取此義〇時珍曰按傅肱蟹譜云蟹水蟲也故字從虫亦魚屬也故古文從魚以其橫行則曰螃蟹以其行聲則曰郭索以其外骨則曰介士以其內空則曰無腸

【集解】別錄曰蟹生伊洛池澤諸水中取無時〇弘景曰蟹類甚多蝤蛑擁劍蟛螖皆是並不入藥海邊又有蟛蜞似蟛螖而大似蟹而小不可食蔡謨初渡江不識蟛蜞啖之幾死嘆曰讀爾雅不熟為學者所誤也〇頌曰今淮海汴京河北陂澤中多有之伊洛乃反難得也今人以為食品佳味俗傳八月一日取稻芒兩枚長一二寸許東行輸送其長故今南方捕蟹差早則有銜芒須霜後輸芒方可食之否則毒尤猛也其類甚多六足者名蛫音詭四足者名北皆有大毒不可食其殼闊而多黃者名蠘生南海中其螯最銳斷物如芟刈也食之行風氣其扁而最大後足闊者名蝤蛑南人謂之撥棹子以其後腳如棹也一名蟳隨潮退殼一退一長其大者如升小者如盞楪兩螯如手所以異於衆蟹也其力至強八月能與虎鬥虎不如也一螯大一螯小者名擁劍一名桀步常以大螯鬥小螯食物又名執火以其螯赤也其最小無毛者名蟛螖音越吳人訛為彭越爾雅云螖蠌小者蟧郭璞註云即蟛螖也〇時珍曰蟹橫行甲蟲也外剛內柔於卦象離骨眼

【釋名】螃蟹蟹譜、郭索揚雄方言、横行介士蟹譜、無腸公子抱朴子。雄曰蜋螘，雌曰博帶廣雅。○【宗奭曰】此物之來〔一〕秋初，如蟬蛻殼〔二〕，名蟹之意。必取此義。【時珍曰】按傅肱〔三〕蟹譜云：蟹，水蟲也，故字從虫。亦魚屬也，故古文從魚。以其横行，則曰螃蟹。以其行聲，則曰郭索。以其外骨，則曰介士。以其内空，則曰無腸。

【集解】【别録曰】蟹生伊、洛池澤諸水中。取無時。【弘景曰】蟹類甚多，蝤蛑、擁劍、蟛螖皆是，並不入藥。海邊又有蟛蜞，似蟛螖而大，似蟹而小，不可食。蔡謨初渡江，不識蟛蜞，啖之幾死。歎曰：讀爾雅不熟，爲學〔四〕者所誤也。【頌曰】今淮、海、汴京〔五〕、河北陂澤中多有之，伊、洛乃反難得也。今人以爲食品佳味。俗傳八月一日取稻芒兩枝，長一二寸許，東行輸送其長。故今南方捕蟹，差早則有銜芒。須霜後輸芒方可食之，否則毒尤猛也。其類甚多。六足者名蛫，音跪，四足者名比，皆有大毒，不可食。其殼闊而多黄者名蠘〔六〕，生南海中，其螯最鋭，斷物如芟刈也，食之行風氣。其扁而最大，後足闊者，名蝤蛑，南人謂之撥棹子，以其後脚如棹也。一名蟳。隨潮退殼，一退一長。其大者如升，小者如盞楪。兩螯如手，所以異於衆蟹也。其力至强，八月能與虎鬭，虎不如也。一螯大、一螯小者，名擁劍，一名桀步。常以大螯鬭，小螯食物。又名執火，以其螯赤也。其最小無毛者，名蟛螖，音越，吴人訛爲彭越。爾雅云：螖蠌，小者蟧〔七〕。郭璞註云：即蟛螖也。【時珍曰】蟹，横行甲蟲也。外剛内柔，於卦象離。骨眼

〔一〕之來：證類卷二十一蟹作「每至夏末」。

〔二〕殼：同上作「解」。

〔三〕肱：原作「肱」。今據卷一引據古今經史百家書目改。

〔四〕學：人衛本校注據證類卷二十一蟹引陶隱居説改作「勸學」，以與世説新語紕漏篇、晉書卷七十七蔡謨傳相合。又引劉孝標注，以明「勸學」爲大戴禮勸學篇。

〔五〕汴京：證類卷二十一蟹作「京東」。

〔六〕蠘：原作「蠘」。今據改同上。

〔七〕蟧：原作「螃」。今據改同上。

蜩腹蛫腦鱟足巨螯八跪利鉗尖爪殼脆而堅有十二星點雄者臍長雌者臍團腹中之黃應月盈虧其性多躁引声噀沫至死乃已生於流水者色黃而腥生於止水者色紺而馨佛書言其散子後即自枯死霜前食物故有毒霜後將蟄故味美所謂入海輸芒者亦謬談也蟛蜞大於蟛螖生於陂池田港中故有毒令人吐下似蟛蜞而生於沙穴中見人便走者沙狗也不可食似蟛蜞而生於海中潮至出穴而望者望潮也可食兩螯極小如石者蚌江也不可食生溪澗石穴中小而殼堅赤者石蟹也野人食之又海中有紅蟹大而色紅飛蟹能飛善苑國有百足之蟹海中蟹大如錢而腹下又有小蟹如榆莢者蟹奴也居蚌腹者蠣奴也又名寄居蟹並不可食蟹腹中有蟲如小木鱉子而白者不可食大能發風也宗奭曰取蟹以八九月蟹浪之時伺其出水而拾之夜則以火照捕之時黃與白滿殼也

修治時珍曰凡蟹生烹鹽藏糟收酒浸醬汁浸皆為佳品但久留易沙見燈亦沙得椒易𦃇得皂莢或蒜及韶粉可免沙𦃇得白芷則黃不散得葱及五味子同煮則色不變藏蟹名曰蝑蟹音泻

蟹

氣味鹹寒有小毒弘景曰未被霜甚有毒云食水莨所致人中之不療多死也獨螯獨目兩目相向六足四足腹下有毛腹中有骨頭背有星点足斑目赤者並不可食有毒害人冬瓜汁紫蘇汁蒜汁豉汁芦根汁皆可解之詵曰娠婦食之令子橫生宗奭曰此物極動風風疾人不可食屢見其事時珍曰不可同柿及荊芥食發霍亂動風

蜩腹，蛭腦鱟足，二螯八跪〔一〕，利鉗尖爪，殼脆而堅，有十二星點。雄者臍長，雌者臍團。腹中之黃，應月盈虧。其性多躁，引聲噀沫，至死乃已。生於流水者，色黃而醒〔二〕；生於止水者，色紺而馨。佛書言：其散子後即自枯死。霜前食物故有毒，霜後將蟄故味美。所謂入海輸芒者，亦謬談也。蟛蜞大於蟛蜎，生於陂池田港中，故有毒，令人吐下。似蟛蜞而生於沙穴中，見人便走者，沙狗也，不可食。似蟛蜞而生海中，潮至出穴而望者，望潮也，可食。兩螯極小如石者，蚌江也，不可食。生溪澗石穴中，小而殼堅赤者，石蟹也，野人食之。又海中有紅蟹，大而色紅。飛蟹能飛。善苑〔三〕國有百足之蟹。海中蟹大如錢，而腹下又有小蟹如榆莢者，蟹奴也。居蚌腹者，蠣奴也，又名寄居蟹。並不可食。蟹腹中有蟲，如小木鼈子而白者，不可食，大能發風也。【宗奭曰】取蟹以八九月蟹浪之時，伺其出水而拾之，夜則以火照捕之，時黃與白滿殼也。

【修治】【時珍曰】凡蟹生烹，鹽藏糟收，酒浸醬汁浸，皆爲佳品。但久留易沙，見燈亦沙，得椒易𦚔。得皂莢或蒜及韶粉可免沙𦚔。得白芷則黃不散。得葱及五味子同煮則色不變。藏蟹名曰蝑蟹，音瀉。

蟹。**【氣味】**鹹，寒，有小毒。【弘景曰】未被霜，甚有毒，云食水莨所致。人中之，不療多死也。獨螯、獨目、兩目相向、六足、四足、腹下有毛、腹中有骨、頭背有星點、足斑目赤者，並不可食，有毒害人。冬瓜汁、紫蘇汁、蒜汁、豉汁、蘆根汁，皆可解之。【鼎曰〔四〕】娠婦食之，令子横生。【宗奭曰】此物極動風，風疾人不可食，屢見其事。【時珍曰】不可同柿及荊芥食，發霍亂動風，

〔一〕跪：原作「脆」。今據埤雅卷二釋魚改。

〔二〕醒：明胡世安異魚圖贊補卷下互錯部引作「腥」。

〔三〕苑：原作「花」。此文出洞冥記卷三，原作「苑」，義長，今據改。

〔四〕鼎曰：據證類卷二十一蟹此後文字引自楊氏産乳。

木香汁可解詳柹下

主治胸中邪氣熱結痛喎僻面腫能敗漆燒之致鼠本經 弘景曰仙方用之化漆為水服之長生以黑犬血灌之三日燒之諸鼠畢至頌曰其黄能化漆為水故塗漆瘡用之其螯燒烟可集鼠於庭也 解結散血愈漆瘡養筋益氣別録 散諸熱治胃氣理經脉消食以醋食之利肢節去五臓中煩悶氣益人孟詵 産後肚痛血不下者以酒食之筋骨折傷者生搗炒署之日華 能續斷絶筋骨去殼同黄搗爛微炒納入瘡中筋即連也藏器 小兒解顱不合以螯同白及末搗塗以合為度宗奭 殺莨菪毒解鱓魚毒漆毒治瘧及黄疸搗膏塗疥瘡癬瘡搗汁滴耳聾時珍

蝤蛑 氣味鹹寒無毒

主治解熱氣治小兒痞氣煮食日華

蟛蜞 氣味鹹冷有毒

木香汁可解。詳柿下。

【主治】胸中邪氣，熱結痛，喎僻面腫，能敗漆。燒之致鼠。本經。○【弘景曰】仙方用之，化漆爲水，服之長生。以黑犬血灌之三日，燒之，諸鼠畢至。【頌曰】其黄能化漆爲水，故塗漆瘡用之。其[一]螯燒烟，可集鼠於庭也。解結散血，愈漆瘡，養筋益氣。别録。散諸熱，治胃氣，理經脉，消食。以醋食之，利肢節，去五臟中煩悶氣，益人。孟詵。産後肚痛血不下者，以酒食之。筋骨折傷者，生擣炒署之。日華。能續斷絶筋骨。去殼，同黄擣爛，微炒，納入瘡中，筋即連也。藏器。小兒解顱不合，以螯同白及末擣塗，以合爲度。宗奭。殺莨菪毒，解鱓魚毒、漆毒，治瘧及黄疸。擣膏塗疥瘡、癬瘡。擣汁，滴耳聾。時珍。

蝤蛑。【氣味】鹹，寒，無毒。

【主治】解熱氣，治小兒痞氣，煮食。日華。

蟛蜞。【氣味】鹹，冷，有毒。

[一] 其：證類卷二十一蟹作「黄并」二字。

主治取膏塗濕癬疽瘡藏器

石蟹主治搗傅久疽瘡無不瘥者藏器

發明慎微曰蟹非蛇鱓之穴無所寄故食鱓中毒者食蟹即鮮性相畏也沈括筆談云關中無蟹土人怪其形狀收乾者懸門上辟瘧不但人不識鬼亦不識也時珍曰諸蟹性皆冷亦無甚毒為蝑最良鮮蟹和以薑醋佐以醇酒咀黃螯署賞風味何毒之有饕餮者乃頓食十許枚兼以葷羶雜進飲食自倍腸胃乃傷腹痛吐利亦所必致而歸咎於蟹〻亦何咎哉洪邁夷堅志云襄陽一盜被生漆塗兩目發配不能睹物有村叟令尋石蟹搗碎濾汁點之則漆隨汁出而瘡愈也用之果明如神漆之畏蟹莫究其義

附方新三濕熱黃疸蟹燒存性研末酒糊丸如梧桐子大每服五十丸白湯下日服二次集簡方骨節離脫生蟹搗爛以熱酒傾入連飲數椀其渣塗之半日內骨內谷谷有声即好乾蟹燒灰酒服亦好唐瑤經驗方中鱓魚毒食蟹即解董炳驗方

蟹爪主治破胞墮胎別錄破宿血止產後血閉酒及醋湯煎服良日華能安胎鼎〔頌〕冂刲治方治孕婦偕仆胎上搶心有蟹爪湯墮生胎下死胎辟邪

【主治】取膏，塗濕癬、疽瘡。藏器。

石蟹。【主治】搗[一]傅久疽瘡，無不瘥者。藏器。

【發明】【慎微曰】蟹非蛇鱓之穴無所寄，故食鱓中毒者，食蟹即解，性相畏也。沈括筆談云：關中無蟹，土人怪其形狀，收乾者懸門上辟瘧。不但人不識，鬼亦不識也。【時珍曰】諸蟹性皆冷[二]，亦無甚毒，爲蝑最良。鮮蟹和以姜、醋，侑以醇酒，咀黄持螯，略賞風味，何毒之有？饕嗜者乃頓食十許枚，兼以葷羶雜進，飲食自倍，腸胃乃傷，腹痛吐利，亦所必致，而歸咎於蟹，蟹亦何咎哉？洪邁夷堅志云：襄陽一盜，被生漆塗兩目，發配不能睹物。有村叟令尋石蟹，搗碎濾汁點之，則漆隨汁出而瘡愈也。用之果明如初。漆之畏蟹，莫究其義。

【附方】新三。濕熱黄疸。蟹燒存性，研末，酒糊丸如梧桐子大。每服五十丸，白湯下，日服二次。集簡方。骨節離脱。生蟹搗爛，以熱酒傾入，連飲數椀，其渣塗之。半日内，骨内谷谷有聲即好。乾蟹燒灰，酒服亦好。唐瑶經驗方。中鱓魚毒。食蟹即解。董炳驗方。

蟹爪。【主治】破胞墮胎。別録。破宿血，止産後血閉，酒及醋湯煎服，良。日華。能安胎。鼎。【頌曰】胡洽方治孕婦僵仆，胎上搶心，有蟹爪湯。墮生胎，下死胎，辟邪

〔一〕搗：證類卷二十一蟹「今按」引陳藏器作「其黄」二字。

〔二〕冷：原作「令」。藥無「令」性。諸蟹之性均作「寒」、「冷」，「冷」與「令」形似，今據改。

甦。時珍

【附方】新二。千金神造湯：治子死腹中，并雙胎一死一生，服之令死者出，生者安，神驗方也。用蟹爪一升，甘草二尺，東流水一斗，以葦薪煮至二升，濾去滓，入真阿膠三兩，令烊，頓服，或分二服。若人困不能服者，灌入即活。千金

下胎蟹爪散：治妊婦有病欲去胎。用蟹爪二合，桂心、瞿麥各一兩，牛膝二兩，為末，空心溫酒服一錢。千金

螯主治：燒存性，蜜調，塗凍瘡及蜂蠆傷。酒服，治婦人兒枕痛及血崩腹痛，消積。時珍

【附方】新三。崩中腹痛：毛蟹殼燒存性，米飲服一錢。證治要訣。蜂蠆螫傷：蟹殼燒存性，研末，蜜調塗之。同上。熏辟壁虱：蟹殼燒烟熏之。摘玄

鹽蟹汁主治：喉風腫痛，滿含細嚥即消。時珍

鱟魚音后。宋嘉祐○

【釋名】時珍曰：按羅願爾雅翼云：鱟者候也。鱟善候風，故謂之鱟。

【集解】藏器曰：鱟生南海，大小皆牝牡相隨，牝無目，得牡始行，牡去則牝死。時珍曰：鱟狀如惠文冠及熨斗之形，廣尺

魅。時珍。

【附方】新二。千金神造湯。治子死腹中，并雙胎一死一生，服之令死者出，生者安，神驗方也。用蟹爪一升，甘草二尺，東流水一斗，以葦薪煮至二升，濾去滓，入真阿膠三兩令烊，頓服或分二服。若人困不能服者，灌入即活。下胎蟹爪散。治妊婦有病欲去胎，用蟹爪二合，桂心、瞿麥各一兩，牛膝二兩，爲末。空心温酒服一錢。千金[一]。

殼。【主治】燒存性，蜜調，塗凍瘡及蜂蠆傷。酒服，治婦人兒枕痛及血崩腹痛，消積。時珍。

【附方】新二。崩中腹痛。毛蟹殼燒存性，米飲服一錢。證治要訣。蜂蠆螫傷。蟹殼燒存性，研末。蜜調塗之。同上。

熏辟壁虱。蟹殼燒烟熏之。摘玄。

鹽蟹汁。【主治】喉風腫痛，滿含細嚥即消。時珍。

鱟魚 音后○宋嘉祐

【釋名】【時珍曰】按羅願爾雅翼云：鱟者，候也。鱟善候風，故謂之鱟。

【集解】【藏器曰】鱟生南海。大小皆牝牡相隨。牝無目，得牡始行。牡去則牝死。【時珍曰】鱟狀如惠文冠及熨斗之形，廣尺

[一] 千金：此方實出聖惠方卷七十七治妊娠胎動安不得却須下諸方，非千金方也。

餘其甲瑩滑青黑色鏃背骨眼眼在背上口在腹下頭如蛲
衰十二足似蠏在腹兩旁長五六尺尾長一二尺有三稜如
椶櫚背上有骨如角高七八寸如石珊瑚狀每过海相負示
背乘風而游俗呼鱟帆亦曰鱟簰其血碧色腹有子如黍
米可為醢醬尾有珠如粟其行也雌常負雄失其雌則雄即
不動漁人取之必得其雙雌小雄大置之水中雄浮雌沉故
閩人婚礼用之其藏伏沙上亦自飛躍皮殼甚堅可為冠亦
屈為杓入香中能發香氣尾可為小如意脂燒之可集鼠其
性畏蚊螫之即死又畏隙光射之亦死而日中暴之往
往無恙也南人以其肉作鮓醬小者名鬼鱟食之害人

肉氣味辛鹹平微毒藏器曰無毒○詵曰多食發嗽及瘡癬

主治痔殺蟲孟詵

尾主治燒焦治腸風瀉血崩中帶下及產後痢日華

發明藏器曰骨及尾燒灰米飲服大主產後痢但須先服生地黄蜜煎等訖然後服此無不斷也

膽主治大風癩疾殺蟲時珍

附方新一鱟膽散治大風癩疾用鱟魚膽生白礬生綠礬膩粉水銀麝香各半兩研不見星每服一錢井華水下取下五色涎為妙聖濟總錄

餘。其甲瑩滑，青黑色。鼇背骨眼，眼在背上，口在腹下，頭如蜣蜋。十二足，似蟹，在腹兩旁，長五六寸〔一〕，尾長一二尺，有三稜如椶莖。背上有骨如角，高七八寸，如石珊瑚狀。每過海，相負于〔二〕背，乘風而遊，俗呼鱟帆，亦曰鱟簰。其血碧色。腹有子如黍米〔三〕，可爲醯醬。尾有珠如粟。其行也雌常負雄，失其雌則雄即不動。漁人取之，必得其雙。雄小雌大，置之水中，雄浮雌沉，故閩人婚禮用之。其藏伏沙上，亦自飛躍。皮殼甚堅，可爲冠，亦屈爲杓，入香中能發香氣。尾可爲小如意。脂燒之可集鼠。其性畏蚊，螫之即死。又畏隙光，射之亦死，而日中暴之，往往無恙也。南人以其肉作鮓醬。小者名鬼鱟，食之害人。

肉。【氣味】辛、鹹，平，微毒。【藏器曰】無毒。○【詵曰】多食發嗽及瘡癬。

【主治】治痔殺蟲。孟詵。

尾。【主治】燒焦，治腸風瀉血，崩中帶下，及産後痢。日華。

【發明】【藏器曰】骨及尾燒灰，米飲服，大主産後痢。但須先服生地黄、蜜煎等訖，然後服此，無不斷也。

膽。【主治】大風癩疾，殺蟲。時珍。

【附方】新一。鱟膽散。治大風癩疾。用鱟魚膽〔四〕、生白礬、生緑礬、膩粉、水銀、麝香各半兩，研不見星。每服一錢，井華水下。取下五色涎爲妙。聖濟總録。

〔一〕寸：原作「尺」。爾雅翼卷三十一釋魚鱟作「寸」，義長，今據改。
〔二〕于：原作「示」。今據改同上。
〔三〕黍米：二字間原有一字闕。今據埤雅卷二、爾雅翼卷三十一之文義删。
〔四〕膽：原作「胋」。今據聖濟總録卷十八大風癩病「鱟魚膽散」改。

殼【主治】積年呷嗽。時珍

【附方】新一

積年咳嗽。呷呷作聲。用鱟魚殼半兩，貝母煨一兩，桔梗一分，牙皂一分去皮酥炙，爲末，煉蜜丸彈子大。每含一丸，嚥汁。服三丸，即吐出惡涎而瘥。聖惠殼。【主治】積年呷嗽。時珍。

【附方】新一。積年咳嗽，呀呷作聲。用鱟[一]魚殼半兩，貝母煨一兩。桔梗一分，牙皂一分，去皮酥炙，爲末，煉蜜丸彈子大。每含一丸，嚥汁。服三丸，即吐出惡涎而瘥。聖惠。

[一] 鱟：原作「鮝」。今據聖濟總録卷十八大風癩病「鱟魚膽散」改。

本草綱目介部目録第四十六卷

介之二　蚌蛤類二十九種

牡蠣本經　蚌嘉祐　馬刀本經　蜮蜨嘉祐

蜆嘉祐　真珠開寶　石決明別録　海蛤本經

文蛤本經　蛤蜊嘉祐 蛤蜊粉　蟶嘉祐　擔羅拾遺

車螯嘉祐　魁蛤別録 即瓦壟子　車渠海藥　貝子本經

紫貝唐本　珂唐本　石蜐綱目 即龜腳附　淡菜嘉祐

海蠃拾遺 即甲香　甲煎拾遺　田蠃別録　蝸蠃別録

蓼蠃拾遺　寄居蟲拾遺　海月拾遺 海鏡附　海燕綱目

郎君子海藥

右附方舊二十二新九十六

本草綱目介部目録第四十六卷

介之二　蚌蛤類二十九種

牡蠣本經　蚌嘉祐　馬刀本經　蝛蛛嘉祐
蜆嘉祐　真珠開寶　石決明別録　海蛤本經
文蛤本經　蛤蜊嘉祐○即蛤粉　蟶嘉祐　擔羅拾遺
車螯嘉祐　魁蛤別録○即瓦壟子　車渠海藥　貝子本經
紫貝唐本　珂唐本　石蜐綱目○即龜脚　淡菜嘉祐
海蠃拾遺○即甲香　甲煎拾遺　田蠃別録　蝸蠃別録
蓼蠃拾遺　寄居蟲拾遺　海月拾遺○海鏡附　海燕綱目
郎君子海藥

右附方舊二十二，新九十六。

本草綱目介部第四十六卷

介之二　蛤蚌類二十九種

牡蠣（本經上品）

【釋名】牡蛤（別錄）蠣蛤（本經）古賁（異物志）蠔（弘景曰道家方以左顧是雄故名牡蠣右顧則牝蠣也或以尖頭為左顧未詳孰是藏器曰天生萬物皆有牝牡惟蠣是鹹水結成塊然不動陰陽之道何從而生經言牡者應是雄耳宗奭曰本經不言左顧止從陶說而段成式亦云牡蠣言牡非謂雄也且如牡丹豈有牝丹乎此物無目更何顧盼時珍曰蛤蚌之屬皆有胎生卵生獨此化生純雄無雌故得牡名曰蠣曰蠔言其粗大也）

【集解】別錄曰牡蠣生東海池澤采無時弘景曰今出東海永嘉晉安云是百歲鵰所化十一月采以大者為好其生着石皆以口在上舉以腹向南視之口斜向東則是左顧出廣州南海者亦同但多右顧不堪用也丹方及煮鹽者皆以泥釜云耐水火不破漏皆除其甲口止取朏朏如粉耳頌曰今海旁皆有之而通泰及南海閩中尤多皆附石而生磈礧相連如房呼為蠣房晉安人呼為蠔莆初生止如拳石四面漸長至一二丈者嶄巖如山俗呼蠔山每一房內有肉一塊大房如馬蹄小者如人指面每潮來諸房皆開有小蟲入則合之以充腹海人取者皆鑿房以烈火逼之挑取其肉當食

本草綱目介部第四十六卷

介之二　蛤蚌類二十九種

牡蠣本經上品

【釋名】牡蛤別録、蠣蛤本經、古賁異物志、蠔。【弘景曰】道家方以左顧是雄，故名牡蠣，右顧則牝蠣也。或以尖頭爲左顧，未詳孰是。【藏器曰】天生萬物皆有牝牡。惟蠣是鹹水結成，塊然不動，陰陽之道，何從而生？經言牡者，應是雄耳。【宗奭曰】本經不言左顧，止從陶說。而段成式亦云：牡蠣言牡，非謂雄也。且如牡丹，豈有牝丹乎？此物無目，更何顧盼？【時珍曰】蛤蚌之屬，皆有胎生、卵生。獨此化生，純雄無〔一〕雌，故得牡名。曰蠣曰蠔，言其粗大也。

【集解】【別録曰】牡蠣生東海池澤。采無時。【弘景曰】今出東海、永嘉、晉安。云是百歲鵰所化。十一月采，以大者爲好。其生著石，皆以口在上。舉以腹向南視之，口斜向東，則是左顧。出廣州、南海者亦同，但多右顧，不堪用也。丹方及煮鹽者，皆以泥釜，云耐水火，不破漏。皆除其甲口，止取朏朏如粉耳。【頌曰】今海旁皆有之，而通、泰及南海、閩中尤多。皆附石而生，磈礧相連如房，呼爲蠣房。晉安人呼爲蠔莆。初生止如拳石，四面漸長，至〔二〕一二丈者，嶄巖如山，俗呼蠔山。每一房内有肉一塊，大房如馬蹄，小者如人指面。每潮來，諸房皆開，有小蟲入，則合之以充腹。海人取者，皆鑿房以烈火逼之，挑取其肉當食

〔一〕無：原字缺損。今從江西本補正。
〔二〕至：證類卷二十牡蠣作「有」。

品。其味美好，更有益也，海族為最貴。時珍曰：南海人以其蠣房砌牆，燒灰粉壁，食其肉謂之蠣黃。保昇曰：又有蠔蠣，形短，不入藥用。斆曰：有石牡蠣，頭邊背大，小夾沙石，真似牡蠣，只是圓如龜殼。海牡蠣可用，只丈夫服之，令人無髭也。其真牡蠣，用火煅過，以瑿試之，隨手走起者是也。瑿乃千年虎珀。

【修治】宗奭曰：凡用，須泥固燒為粉。亦有生用者。斆曰：凡真牡蠣，先用二十個，以東流水入鹽一兩，煮一伏時，再入火中煅赤，研粉用。時珍曰：按溫隱居方云：牡蠣將童尿浸四十九日，五日一換，取出，以硫黃末和米醋塗上，黃泥固濟，煅過用。

【氣味】鹹，平，微寒，無毒。之才曰：貝母為之使。得甘草、牛膝、遠志、蛇牀子良。惡麻黃、辛夷、吳茱萸。伏硇砂。

【主治】傷寒寒熱，溫瘧洒洒，驚恚怒氣，除拘緩鼠瘻，女子帶下赤白。久服強骨節，殺邪鬼，延年。本經 除留熱在關節營衛，虛熱去來不定，煩滿心痛氣結，止汗止渴，除老血，療泄精，澀大小腸，止大小便，治喉痺欬嗽，心脇下痞熱。別錄 粉身，止大人小兒盜汗。同麻黃根、蛇牀子、乾薑為粉，去陰汗。藏器 治女子崩中，止痛，除風熱風瘧，鬼交精出。孟詵 男子虛勞，補腎安神，去煩熱，小品，其味美好，更有益也。海族爲最貴。【時珍曰】南海人以其蠣房砌牆，燒灰粉壁，食其肉謂之蠣黃。【保昇曰】又有蠔〔一〕蠣，形短，不入藥用。【斅曰】有石牡蠣，頭邊皆大，小夾〔二〕沙石，真似牡蠣，只是圓如龜殼。海牡蠣可用，只丈夫服之，令人無髭也。其真牡蠣，用火煅過，以瑿試之，隨手走起者是也。瑿乃千年琥珀。

【修治】【宗奭曰】凡用，須泥固燒爲粉。亦有生用者。【斅曰】凡真牡蠣，先用二十個，以東流水入鹽一兩，煮一伏時，再入火中煅赤，研粉用。【時珍曰】案温隱居云：牡蠣將童尿浸四十九日，五日一換，取出，以硫黃末和米醋塗上，黃泥固濟，煅過用。

【氣味】鹹，平、微寒，無毒。【之才曰】貝母爲之使，得甘草、牛膝、遠志、蛇牀子良。惡麻黃、辛夷、吴茱萸。伏硇砂。

【主治】傷寒寒熱，温瘧洒洒，驚恚怒氣，除拘緩鼠瘻，女子帶下赤白。久服，强骨節，殺邪鬼，延年。本經。除留熱在關節，營衛虛熱去來不定，煩滿心痛氣結，止汗止渴，除老血，療洩精，澀大小腸，止大小便，治喉痺欬嗽，心脇下痞熱。別録。粉身，止大人、小兒盗汗。同麻黃根、蛇牀子、乾薑爲粉，去陰汗。藏器。治女子崩中，止痛，除風熱風〔三〕瘧，鬼交精出。孟詵〔四〕。男子虛勞，補腎安神，去煩熱，小

〔一〕蠔：原作「蝹」。今據證類卷二十牡蠣改。
〔二〕皆大小夾：同上作「背大小甲」。
〔三〕風：同上作「温」。
〔四〕孟詵：同上此前引文出藥性論。

兒驚癇李珣去脇下堅滿瘰癧一切瘡好古化痰耎堅清熱除溼

止心脾氣痛痢下赤白濁消疝瘕積塊癭疾結核時珍

〔發明〕權曰病虛而多熱者宜同地黃小草用之好古曰牡蠣入足少陰為耎堅之劑以柴胡引之能去脇下硬以茶引之能消結核以大黃引之能消股間腫以地黃為使能益精收澀止小便腎經血分之藥也成無己曰牡蠣之鹹以消胸膈之滿以泄水氣使痞者消硬者耎也元素曰壯水之主以制陽光則渴飲不思故蛤蠣之類能止渴也

附方舊七新十一心脾氣痛氣實有痰者牡蠣煅粉酒服二錢丹溪心法瘧疾寒熱牡蠣粉杜仲等分為末蜜丸梧子大每服五十丸溫水下普濟方氣虛盜汗上方為末每酒服方寸匕千金方虛勞盜汗牡蠣粉麻黃根黃芪等分為末每服二錢水二盞煎七分溫服日一本事方產後盜汗牡蠣粉麥麩炒黃等分每服一錢用豬肉汁調下經驗方消渴飲水臘日或端午日用黃泥固濟牡蠣煅赤研末每服一錢用活鯽魚煎湯調下只二三服愈經驗方百合變渴傷寒傳成百合病如寒無寒如熱無熱欲臥不臥欲行不行欲食不食口苦小便赤色得藥則吐利變成渴疾久不差者用牡蠣熬二兩栝樓根二兩為細末每服方寸匕用米飲調下日三服取効張仲景金匱玉函方病後常衄小勞即作牡蠣十分石膏五分為末酒服

兒驚癇。李珣。**去脇下堅滿，瘰癧，一切瘡**。好古。**化痰耎堅，清熱除濕，止心脾氣痛，痢下，赤白濁，消疝瘕積塊，癭疾結核**。時珍。

【發明】【權曰】病虛而多熱者，宜同地黄、小草用之。【好古曰】牡蠣入足少陰，爲耎堅之劑。以柴胡引之，能去脇下硬；以茶引之，能消項上結核；以大黄引之，能消股間腫；以地黄爲使，能益精收澀，止小便。腎經血分之藥也。【成無己曰】牡蠣之鹹，以消胸膈之滿，以泄水氣[一]，使痞者消，硬者耎也。【元素曰】壯水之主，以制陽光，則渴飲不思。故蛤蠣之類，能止渴也。

【附方】舊七，新十四。**心脾氣痛**。氣實有痰者，牡蠣煅粉，酒服二錢。丹溪心法。**瘧疾寒熱**。牡蠣粉、杜仲等分爲末，蜜丸梧子大。每服五十丸，温水下。普濟方。**氣虛盜汗**。上方爲末。每酒服方寸匕。千金方。**虛勞盜汗**：牡蠣粉、麻黄根、黄芪等分，爲末。每服二錢，水二盞，煎七分，温服，日一。本事方。**産後盜汗**。牡蠣粉、麥麩炒黄等分。每服一錢，用豬肉汁調下。經驗。**消渴飲水**。臘日或端午日，用黄泥固濟牡蠣，煅赤，研末。每服一錢，用活鯽魚煎湯調下。只二三服愈。經驗方。**百合變渴**。傷寒傳成百合病，如寒無寒，如熱無熱，欲卧不卧，欲行不行，欲食不食，口苦，小便赤色，得藥則吐利，變成渴疾，久不瘥者。用牡蠣熬二兩，栝樓根二兩，爲細末。每服方寸匕，用米飲調下，日三服取效。張仲景金匱玉函方。**病後常衄**，小勞即作。牡蠣十分，石膏五分，爲末，酒服

〔一〕氣：原字缺損。今從江西本補正。

方寸匕，亦可蜜丸。日三服。肘后方

小便淋閟　服血藥不効者，用牡蠣粉、黄檗炒等分，為末。每服一錢，小茴香湯下，取効。醫學集成

小便數多　牡蠣五兩燒灰，小便三升，煎二升，分三服，神効。乾坤生意

夢遺便溏　牡蠣粉，醋糊丸梧子大。每服三十丸，米飲下，日二服。丹溪方

水病囊腫　牡蠣煅粉二兩，乾薑炮一兩，研末，冷水調糊掃上。須臾囊熱如火，乾則再上。小便利即愈。一方用葱汁、白麪同調。小兒不用乾薑。初虞世古今錄驗方

月水不止　牡蠣煅研，米醋搜成團，再煅研末，以米醋調艾葉末熬膏，丸梧子大。每醋湯下四五十丸。普濟方

金瘡出血　牡蠣粉傅之。肘后方

破傷濕氣　口禁強直，用牡蠣粉酒服二錢，仍外傅之，取効。三因方

發背初起　古賁粉灰，以雞子白和塗四圍，頻上取効。千金方

癰腫未成　用此拔毒。水調牡蠣粉末塗之，乾更上。姚僧坦集驗方論

男女瘰癧　經驗用牡蠣煅研末四兩，玄參末三兩，麪糊丸梧子大。每服三十丸，酒下，日三服，服盡除根。○初虞世云：瘰癧不拘已破未破，用牡蠣四兩，甘草一兩，為末。每食后用臘茶湯調服一錢，其効如神。

甲疽潰痛　弩肉裹趾甲，膿血不瘥者，用牡蠣頭厚處生研為末。每服二錢，紅花煎酒調下，日三服。仍用敷之，取効。勝金方

面色黧黑　牡蠣粉研末，蜜丸梧子大。每服三十丸，白湯下，日一服。并炙其肉食之。

普濟

方寸匕，亦可蜜丸，日三服。肘後方。**小便淋閟**：服血藥不效者。用牡蠣粉、黄檗炒，等分爲末。每服一錢，小茴香湯下，取效。醫學集成。**小便數多**。牡蠣五兩燒灰，小便三升，煎二升，分三〔一〕服。神效。乾坤生意。**夢遺便溏**。牡蠣粉，醋糊丸梧子大。每服三十丸，米飲下，日二服。丹溪方。**水病囊腫**。牡蠣煅粉二兩，乾薑炮一兩，研末，冷水調糊掃上。須臾囊熱如火，乾則再上。小便利即愈。一方：用葱汁、白麪同調。小兒不用乾薑。初虞世〔二〕古今録驗方。**月水不止**。牡蠣煅研，米醋搜成團，再煅，研末，以米醋調艾葉末熬膏，丸梧子大。每醋湯下四五十丸。普濟方。**金瘡出血**。牡蠣粉傅之。肘後。**破傷濕氣**，口禁强直。用牡蠣粉，酒服二錢，仍外傅之，取效。三因方。**發背初起**。古賁粉灰，以雞子白和，塗四圍，頻上取效。千金方。**癰腫未成**。用此拔毒。水調牡蠣粉末塗之。乾更上。姚僧坦集驗方論。**男女瘰癧**。經驗用牡蠣煅研末四兩，玄參末三兩，麪糊丸梧子大。每服三十丸，酒下，日三服。服盡除根。○初虞世云：瘰癧不拘已破未破。用牡蠣四兩，甘草一兩，爲末。每食後，用臘茶湯調服一錢。其效如神。**甲疽潰痛**，弩肉裹趾甲，膿血不瘥者。用牡蠣頭厚處，生研爲末。每服二錢，澱花〔三〕煎酒調下，日三服。仍用敷之，取效。勝金方。**面色黧黑**。牡蠣粉研末，蜜丸梧子大。每服三十丸，白湯下，日一服。并炙其肉食之。普濟方。

〔一〕三：原字殘存末筆。江西本作「三」，千金方卷二十一消渴作「再」。按殘筆之形，今從江西本補。
〔二〕初虞世：據舊唐書經籍志載古今録驗方，「初虞世」當爲「甄權」之誤。
〔三〕澱花：原作「紅花」。今據證類卷二十牡蠣改。「澱花」乃靛花（青黛），非紅花也。

服七十丸，空心用鹽湯送下。

肉【氣味】甘，溫，無毒。

【主治】煮食，治虛損，調中，解丹毒，婦人血氣。以薑醋生食，治丹毒、酒後煩熱，止渴。藏器　炙食甚美，令人細肌膚，美顏色。蘇頌

蚌

宋嘉祐

【釋名】時珍曰：蚌與蛤同類而異形。長者通曰蚌，圓者通曰蛤。故蚌從丰，蛤從合，皆象形也。後世混稱蛤蚌者，非也。

【集解】弘景曰：雀入大水為蜃，蜃即蚌也。藏器曰：生江漢渠瀆間，老蚌含珠，殼堪為粉，非大蛤也。時珍曰：蚌類甚繁，今處處江湖中有之，惟洞庭、漢沔獨多。大者長七寸，狀如牡蠣輩；小者長三四寸，狀如石决明輩。其肉可食，其殼可為粉。湖沔人皆印成錠市之，謂之蚌粉，亦曰蛤粉。古人謂之蜃灰，以飾牆壁，闔墓壙，如今用石灰也。

肉【氣味】甘，鹹，冷，無毒。宗奭曰：性微冷。多食發風動冷氣。震亨曰：馬刀、蚌、蛤、螄、蜆，大同小異。寇氏止言其冷而不言濕，濕生熱，熱久則氣上升而生痰生風，何冷之有？

【主治】止渴除熱，解酒毒，去眼赤。孟詵　明目除濕，主婦人勞損下

肉〔一〕。【氣味】甘，温，無毒。

【主治】煮食，治虚損，調中，解丹毒，婦人血氣。以薑、醋生食，治丹毒，酒後煩熱，止渴。藏器。炙食甚美，令人細肌膚，美顏色。蘇頌。

蚌 宋嘉祐

【釋名】【時珍曰】蚌與蛤同類而異形。長者通曰蚌，圓者通曰蛤。故蚌從中〔二〕，蛤從合，皆象形也。後世混稱蛤蚌者，非也。

【集解】【弘景曰】雀〔三〕入大水爲蜃。蜃即蚌也。【藏器曰】生江漢渠瀆間，老蚌含珠，殼堪爲粉。非大蛤也。【時珍曰】蚌類甚繁，今處處江湖中有之，惟洞庭、漢沔獨多。大者長七寸，狀如牡蠣輩；小者長三四寸，狀如石決明輩。其肉可食，其殼可爲粉。湖沔人皆印成錠市之，謂之蚌粉，亦曰蛤粉。古人謂之蜃灰，以飾牆壁，闉墓壙，如今用石灰也。

肉。【氣味】甘、鹹，冷，無毒。【宗奭曰】性微冷。多食發風，動冷氣。【震亨曰】馬刀、蚌、蛤、螄、蜆，大同小異。寇氏止言冷而不言濕。濕生熱，熱久則氣上升而生痰生風，何冷之有。

【主治】止渴除熱，解酒毒，去眼赤。孟詵。明目除濕，主婦人勞損下

〔一〕肉：此前原錯入「服七十丸空心用盐汤送下」十一字。今從江西本刪。
〔二〕中：張本作「丰」，義長。
〔三〕雀：證類卷二十二馬刀作「雉」。

血藏器除煩解熱毒血崩帶下痔瘻壓丹石藥毒以黄連末納入取汁點赤眼眼暗日華

蚌粉【氣味】鹹寒無毒日華曰能制石亭脂鏡源曰能制硫黄

【主治】諸疳止痢并嘔逆醋調塗癰腫日華 爛殼粉治反胃心胸痰飲用米飲服藏器 解熱燥濕化痰消積止白濁帶下痢疾除濕腫水嗽明目搽陰瘡濕瘡痱痒時珍

【發明】時珍曰蚌粉與海蛤粉同功皆水產也治病之要只在清熱行濕而已日華言其治疳近有一兒病疳專食此粉不復他食亦一異也

【附方】新六

反胃吐食用真正蚌粉每服稱過二錢擣生薑汁一盞再入米醋同調送下急救良方

痰飲咳嗽用真蚌粉新瓦炒紅入青黛少許用淡虀水滴麻油數點調服二錢○類編云徽宗時李防禦為入內醫官時有寵妃病痰嗽終夕不寐面浮如盤徽宗呼李治之詔令供狀三日不效當誅李憂惶技窮與妻泣別忽聞外叫賣咳嗽藥一文一帖喫了即得睡李市一帖視之其色淺碧恐藥性獷悍并二服自試之無他乃取三帖為一入內授

血。藏器。除煩，解熱毒，血崩帶下，痔瘻，壓丹石藥毒。以黄連末納入取汁，點赤眼、眼暗。日華。

蚌粉。【氣味】鹹，寒，無毒。【日華曰】能制石亭脂。【鏡源曰】能制硫黄。

【主治】諸疳，止痢并嘔逆。醋調，塗癰腫。日華。爛殼粉：治反胃，心胸痰飲，用米飲服。藏器。解熱燥濕，化痰消積，止白濁帶下痢疾，除濕腫水嗽，明目，搽陰瘡、濕瘡、疿痒。時珍。

【發明】【時珍曰】蚌粉與海蛤粉同功，皆水産也。治病之要，只在清熱行濕而已。日華言其治疳。近有一兒病疳，專食此粉，不復他食，亦一異也。

【附方】新六。反胃吐食。用真正蚌粉，每服稱過二錢，搗生薑汁一盞，再入米醋同調送下。急救良方。痰飲咳嗽。用真蚌粉新瓦炒紅，入青黛少許，用淡虀水滴麻油數點，調服二錢。○類編云：徽宗時，李防禦爲入内醫官時，有寵妃病痰嗽，終夕不寐，面浮如盤。徽宗呼李治之，詔令供狀，三日不效當誅。李憂惶技窮，與妻泣别。忽聞[一]外叫賣：咳嗽藥一文一貼[二]，喫了即得睡。李市十[三]貼視之，其色淺碧。恐藥性獷悍，併三[四]服自試之，無他。乃取三貼爲一，入内授

〔一〕聞：原作「文」。今據醫説卷四治痰嗽引類編改。

〔二〕貼：原作「占」。今據改同上。本藥下同此誤者徑改。

〔三〕十：原作「一」。今據改同上。

〔四〕三：原作「二」。今據改同上。

妃服之是夕嗽止比曉面消内侍走報天顏大喜賜金帛直万緡李恐索方乃尋訪前賣藥人飲以酒厚價求之則此方也云自少時從軍見主帥有此方剽得以度餘生耳

癰疽赤腫用米醋和蚌蛤灰塗之待其乾即易之千金

省目夜盲遇夜不能視物用建昌軍螺兒蚌粉三錢為末水飛過雄豬肝一葉披開納粉扎定以第二米泔煑七分熟仍別以蚌粉蘸食以汁送下一日一作與夜明砂同功直指方

脚指濕爛用蚌蛤粉乾搽之壽域

積聚痰涎結于胸膈之間心腹疼痛日夜不止或乾嘔噦食者炒粉丸主之用蚌粉一兩以巴豆七粒同炒赤去豆不用醋和粉丸梧子大每服二十丸薑酒下丈夫臍腹痛茴香湯下女人血氣痛童便和酒下○孫氏仁存方

馬刀本經下品

校正併入拾遺齊蛤

釋名馬蛤別錄齊蛤吳普蜌爾雅音陛蠯音脾排二音出周禮蝏𧏠音亭單毋音善焍岸焍音掣○時珍曰俗稱大為馬其形象刀故名曰蛤曰庳皆蚌字之音轉也古今方言不同也說文云圜者曰蠣長者曰蠯江漢人呼為單姥汴人呼為焍岸吳普本草言馬刀即齊蛤而唐宋本草失收陳藏器重出齊蛤今併為一

集解別錄曰馬刀生江湖池澤及東海取無時弘景曰李當之言生江漢長六七寸食其肉似蚌今人多不識太甚

妃服之。是夕嗽止，比曉面消。内侍走報，天顔大喜，賜金帛直萬緡。李恐索方，乃尋訪前賣藥人，飲以酒，厚價求之，則此方也。云自少時從軍，見主帥有此方，剽得以度餘生耳。**癰疽赤腫**。用米醋和蚌蛤灰塗之。待其乾，即易之。千金。**省目夜盲**，遇夜不能視物。用建昌軍螺兒蚌粉三錢，爲末，水飛過，雄猪肝一葉，披開納粉扎定，以第二米泔煮七分熟，仍别以蚌粉蘸食，以汁送下。一日一作。與夜明砂同功。直指方。**脚指濕爛**。用蚌蛤粉乾搽之。壽域。**積聚痰涎**結于胸膈之間，心腹疼痛，日夜不止，或乾嘔噦食者，炒粉丸主之。用蚌粉一兩，以巴豆七粒同炒赤，去豆不用，醋和粉丸梧子大，每服二十丸，姜酒下。丈夫[一]臍腹痛，茴香湯下。女人血氣痛，童便和酒下。○孫氏仁存方。

馬刀本經下品

【校正】併入拾遺齊蛤。

【釋名】馬蛤别録、齊蛤吴普、蜌爾雅○音陛、螷品、脾、排三音，出周禮、蟶𧍧音亭螷、單姥[二]音善母、㸏岸㸏音掣。○【時珍曰】俗稱大爲馬，其刑[三]象刀，故名。曰蛤、曰螷，皆蚌字之音轉也，古今方言不同也。説文云：圜[四]者曰蠣，長者曰螷。江漢人呼爲單姥，汴人呼爲㸏岸。吴普本草言馬刀即齊蛤，而唐、宋本草失收，陳藏器重出齊蛤，今併爲一。

【集解】【别録曰】馬刀生江湖池澤及東海。取無時。【弘景曰】李當之言：生江、漢，長六七寸，食其肉似蚌。今人多不識，大抵

〔一〕夫：原作「大」。今據普濟方卷一百六十九積聚引仁存方改。

〔二〕姥：原作「母」。今據證類卷二十二馬刀改。

〔三〕刑：通「形」。

〔四〕圜：原作「园」。今據説文虫部「螷」改。

伊良波

似今蝛蛎而未見方用韓保昇曰生江湖中細長小蚌也長三四寸闊五六分頌曰今處處有之多在沙泥中頭小銳人亦謂之蚶藏器曰齊蛤生海中狀如蛤而頭尖小海人食之別無功用時珍曰馬刀似蚌而小形狹而長其類甚多長短大小厚薄斜正雖有不同而性味功用大抵則一

殼 煉粉用〔氣味〕辛微寒有毒得水爛人腸又云得水良恭曰得火良時珍曰按吳普云神農岐伯桐君鹹有毒扁鵲小寒大毒○藏器曰遠志蠟皆畏齊蛤

〔主治〕婦人漏下赤白寒熱破石淋殺禽獸賊鼠本經能除五藏間熱肌中鼠瘻止煩滿補中去厥痺利機關別錄消水瘻氣瘻痰飲時珍

肉 同蚌

蝛𧓍 音咸進嘉祐○

〔釋名〕生蝛𧓍嘉祐蝛蛤水土記

〔集解〕藏器曰蝛𧓍生東海似蛤而扁有毛頌曰似蛤而長身宗奭曰頃安軍界河中亦有之與馬刀相似肉頗冷

似今蟶蜌而未見方用。【韓保昇曰】生江湖中細長小蚌也。長三四寸，闊五六分。【頌曰】今處處有之，多在沙泥中。頭小鋭。人亦謂之蚌。【藏器曰】齊蛤生海中。狀如蛤，兩頭尖小。海人食之，别無功用。【時珍曰】馬刀似蚌而小，形狹而長。其類甚多，長短大小、厚薄斜正，雖有不同，而性味功用大抵則一。

殻 煉粉用。【氣味】辛，微寒，有毒。得水爛人腸。又云得水良。【恭曰】得火良。【時珍曰】按吴普云：神農、岐伯、桐〔一〕君：鹹，有毒。扁鵲：小寒，大毒。○【藏器曰】遠志、蠟，皆畏齊蛤。

【主治】婦人漏下赤白，寒熱，破石淋。殺禽獸，賊鼠。本經。能除五藏間熱，肌中鼠鼷，止煩滿，補中，去厥痺，利機關。别録。消水癭、氣癭、痰飲。時珍。

肉 同蚌。

蝛𧋉 音咸進○宋嘉祐

【釋名】生𧋉嘉祐、蝛蛤水土記

【集解】【藏器曰】蝛𧋉生東海。似蛤而扁，有毛。【頌曰】似蛤而長，身扁。【宗奭曰】順安軍界河中亦有之。與馬刀相似。肉頗冷〔二〕，

〔一〕桐：原字漫漶。今從江西本補正。

〔二〕冷：證類卷二十二馬刀引衍義作「澹」。

人以作鮓食不堪致遠

殼 主治燒末服治痔病 藏器

肉 宗奭曰多食發風

蜆 米嘉祐

釋名 扁螺 時珍曰蜆晛也殼內光耀如初出日采也隋書云劉臻父顯嗜蜆呼蜆為扁螺

集解 藏器曰處處有之小如蚌黑色能候風雨以殼飛 時珍曰溪湖中多有之其類亦多大小厚薄不一漁家多食之耳

肉 氣味 甘鹹冷無毒 藏器曰微毒多食發嗽及冷氣消腎

主治 治時氣開胃壓丹石藥毒及疔瘡下濕氣通乳糟煮食良生浸取汁洗丁瘡 蘇恭 去暴熱明目利小便下熱氣脚氣濕毒解酒毒目黃浸汁服治消渴 日華 生蜆浸水洗痘癰無瘢痕 時珍

人以作鮓食，不堪致遠。

殼。【主治】燒末服，治痔病。藏器。

肉。【宗奭曰】多食發風。

蜆宋嘉祐

【釋名】扁螺。【時珍曰】蜆，晛也。殼内光耀，如初出日采也。隋書云：劉臻父顯嗜蜆，呼蜆爲扁螺。

【集解】【藏器曰】處處有之。小如蚌[一]，黑色。能候風雨，以殼飛。【時珍曰】溪湖中多有之。其類亦多，大小厚薄不一。漁家多食之耳。

肉。【氣味】甘、鹹，冷，無毒。【藏器曰】微毒。多食發嗽，及冷氣消腎。

【主治】治時氣，開胃，壓丹石藥毒及疔瘡，下濕氣，通乳，糟煮食良。生浸取汁，洗丁瘡。蘇恭。去暴熱，明目，利小便，下熱氣、脚氣、濕毒，解酒毒目黄。浸汁服，治消渴。日華。生蜆浸水，洗痘癰，無瘢痕。時珍。

[一] 如蚌：證類卷二十二蜆作「於蛤」。

爛殼氣味鹹溫無毒

主治止痢弘景 治陰瘡蘇恭 療失精反胃日華 燒灰飲服治反胃吐食除心胸痰水藏器 化痰止嘔治吞酸心痛及暴嗽燒灰塗一切濕瘡與蚌粉同功時珍

附方舊一新二

卒嗽不止 用白螺殼搗為細末以熟米飲調每服一錢日三服甚效出急救良方

痰喘咳嗽 用白蜆殼多年陳者燒過存性為極細末以米飲調每服一錢日三服急救方

反胃吐食 用黄蜆殼并田螺殼並取久在泥中者各等分炒成白灰每二兩入白梅肉四个搗和為丸再入砂合子內蓋定泥固煅存性研細末每服二錢用人參縮砂湯調下不然用陳米飲調服亦可凡覺心腹脹痛將發反胃即以此藥治之百一方

真珠宋開寶

釋名 珍珠開寶 蚌珠南方志 蠙珠禹貢

集解 李珣曰真珠出南海石决明產也蜀中西路女瓜出者是蚌蛤產光白甚好不及舶上者采擷欲穿須得金剛

爛殼。【氣味】鹹，温，無毒。

【主治】止痢。弘景。治陰瘡。蘇恭。療失精反胃。日華。燒灰飲服，治反胃吐食，除心胸痰水。藏器。化痰止嘔，治吞酸心痛及暴嗽。燒灰，塗一切濕瘡，與蚌粉同功。時珍。

【附方】舊一，新二。卒嗽不止。用白蜆殼搗爲細末。以熟米飲調，每服一錢，日三服，甚效。出急救良方。痰喘咳嗽。用白蜆殼多年陳者，燒過存性爲極細末。以米飲調，每服一錢，日三服。急救方。反胃吐食。用黄蜆殼并田螺殼，並取久在泥中者，各等分，炒成白灰，每二兩，入白梅肉四個，搗和爲丸，再入砂合子内，蓋定泥固，煅存性，研細末。每服二錢，用人參、縮砂湯調下。不然，用陳米飲調服亦可。凡覺心腹脹痛，將發反胃，即以此藥治之。百一方。

真珠宋開寳

【釋名】珍珠開寳、蚌珠南方志、蠙珠禹貢。

【集解】【李珣曰】真珠出南海，石决明産也。蜀中西路女瓜出者是蚌蛤産，光白甚好，不及舶上者采耀。欲穿須得金剛鐵也頌曰今出廉州北海亦有之生於珠牡亦曰珠母蚌類也按嶺表錄異云廉州邊海中有洲島島上有大池謂之珠池每歲刺史親監珠戶入池採老蚌剖取珠以充貢池雖在海上而人疑其底與海通池水乃淡此不可測也士人採小蚌肉作脯食亦往往得細珠如米乃知此池之蚌大小皆有珠也而今之取珠牡者云得之海旁不必是池中也其北海珠蚌種類小別人取其肉或有得珠者不甚光瑩亦不常有不堪入藥又蚌中一種似江珧者腹亦有珠皆不及南海者奇而且多宗奭曰河北濾濼中亦有闊及寸者色多微紅珠母與廉州者不相類但清水急流處其色光白濁水及不流處其色暗也時珍曰按廣州志云合浦縣海中有梅青嬰三池蜑人每以長繩繫腰携籃入水拾蚌入籃即振繩令舟人急取之若有一綫之血浮水則葬魚腹矣又熊太古冀越集云禹貢言淮夷蠙珠後世乃出嶺南今南珠色紅西洋珠色白北海珠色微青各隨方色也予嘗見蜑人入海取得珠子樹數擔其樹狀如柳枝蚌生於樹不可上下樹生于石蜑人鑿石得樹以求蚌甚可異也又南越志云珠有九品以五分至一寸八九分者為大品有光彩一邊似度金者名璫珠次則走珠滑珠等品也格古論云南番珠色白圓耀者為上廣西者次之北海珠色微青者為上粉白油黃者下也西番馬價珠為上色青如翠其老色夾石粉青油烟者下也凡蚌聞雷則瘃瘦其孕珠如懷孕故謂之珠胎中秋無月則蚌無胎左思賦云蚌蛤珠胎与月盈虧是矣陸佃云蚌蛤無陰陽牝牡須雀蛤化成故能生珠專一於陰精也龍珠在頷蛇珠在

鑽也。【頌曰】今出廉州，北海亦有之。生於珠牡，亦曰珠母，蚌類也。按嶺表録異云：廉州邊海中有洲島，島上有大池，謂之珠池。每歲刺史親監珠户，入池採老蚌，剖取珠以充貢。池雖在海上，而人疑其底與海通，池水乃淡，此不可測也。土人採小蚌肉作脯食，亦往往得細珠如米。乃知此池之蚌，大小皆有珠也。而今之取珠牡者，云得之海旁，不必是池中也。其北海珠蚌種類小別。人取其肉，或有得珠者，不甚光瑩，亦不常有，不堪入藥。又蚌中一種似江珧者，腹亦有珠，皆不及南海者奇而且多。【宗奭曰】河北溏濼中，亦有圍及寸者，色多微紅，珠母與廉州者不相類。但清水急流處，其色光白；濁水及不流處，其色暗也。【時珍曰】按廉州志云：合浦縣海中有梅、青、嬰三池。蜑人每以長繩繫腰，携籃入水，拾蚌入籃即振繩，令舟人急取之。若有一線之血浮水，則葬魚腹矣。又熊太古冀越集云：禹貢言：淮夷蠙珠，後世乃出嶺南。今南珠色紅，西洋珠色白，北海珠色微青，各隨方色也。予嘗見蜑人入海，取得珠子樹數擔。其樹狀如柳枝，蚌生於樹，不可上下。樹生于石，蜑人鑿石得樹以求蚌，甚可異也。又南越志云：珠有九品，以五分至一寸八九分者爲大品，有光彩；一邊似度金〔一〕者，名璫珠；次則走珠、滑珠等品也。格古論云：南番珠色白圓耀者爲上，廣西者次之。北海珠色微青者爲上，粉白、油黄者下也。西番馬價珠爲上，色青如翠，其老色、夾石粉青、油烟者下也。凡蚌聞雷則瘢瘦。其孕珠如懷孕，故謂之珠胎。中秋無月，則蚌無胎。左思賦云：蚌蛤珠胎，與月盈虧，是矣。陸佃云：蚌蛤無陰陽牝牡，須雀蛤化成，故能生珠，專一於陰精也。龍珠在頷，蛇珠在

〔一〕似度金：御覽卷八百零三珠下引南越志作「小平似覆釜」。

口魚珠在眼鮫珠在皮鼈珠在足蚌珠在腹皆不及蚌珠也

【修治】李珣曰凡用以新完未經鑽綴者研如粉方堪服食不細則傷人 斅曰凡用以新者絹袋盛之置牡蠣四兩於平底鐺中以物四向支穩然後着珠於上乃下地榆五花皮五方草各剉四兩籠住以漿水不住火煮三日夜取出用甘草湯淘淨於臼中搗細重篩更研二萬下方可服食 慎微曰抱朴子云真珠徑寸以上服食令人長生以酪漿漬之皆化如水銀以浮石蜂巢蛇黄等物合之可引長三四尺為丸服之 時珍曰凡入藥不用首飾及見尸氣者以人乳浸三日煮過如上搗研 一法以絹袋盛入豆腐腹中煮一炷香云不傷珠也

【氣味】鹹甘寒無毒

【主治】鎮心點目去膚瞖障膜塗面令人潤澤好顔色塗手足去皮膚逆臚綿裹塞耳主聾 開寶 磨瞖墜痰 甄權 除面鼾止洩合知母療煩熱消渴合左纏根治小兒麩豆瘡入眼 李珣 除小兒驚熱 宗奭 安魂魄止遺精白濁解痘疔毒主難産下死胎胞衣

時珍

口，魚珠在眼，鮫珠在皮，鼈珠在足，蚌珠在腹。皆不及蚌珠也。

【修治】【李珣曰】凡用，以新完未經鑽綴者研如粉，方堪服食。不細則傷人臟腑。【斅曰】凡用以新净〔一〕者絹袋盛之。置牡礪四兩〔二〕於平底鐺中，以物四向支穩，然後着珠於上。乃下地榆、五花皮、五方草各剉四兩，籠住，以漿水不住火煮三日夜。取出，用甘草湯淘净，於臼中擣細重篩，更研二萬下，方可服食。【慎微曰】抱朴子云：真珠徑寸以上，服食令人長生。以酪漿漬之，皆化如水銀，以浮石、蜂巢、蛇黄等物合之，可引長三四尺，爲丸服之。【時珍曰】凡入藥，不用首飾及見尸氣者。以人乳浸三日，煮過如上擣研。一法：以絹袋盛，入豆腐腹中，煮一炷香，云不傷珠也。

【氣味】鹹、甘，寒，無毒。

【主治】鎮心。點目，去膚瞖障膜。塗面，令人潤澤好顔色。塗手足，去皮膚逆臚。綿裹塞耳，主聾。開寶。磨瞖墜痰。甄權。除面䵟，止洩。合知母，療煩熱消渴。合左纏根，治小兒麩豆瘡入眼。李珣。除小兒驚熱。宗奭。安魂魄，止遺精白濁，解痘疔毒，主難産，下死胎、胞衣。時珍。

〔一〕净：原脱。今據證類卷二十真珠引雷公補。

〔二〕四兩：同上作「約重四五斤已來」。

【發明】時珍曰：真珠入厥陰肝經，故能安魂定魄，明目治聾。

【附方】舊三，新九。安魂定魄：真珠末豆大一粒，蜜一蜆殼和服，日三。尤宜小兒。卒忤不言：真珠末，用雞冠血和丸小豆大。以三四粒納口中。肘后方。灰塵迷目：用大珠拭之則明也。格古論。婦人難產：真珠末一兩，酒服立出。千金。胞衣不下：真珠一兩研末，苦酒服。千金。子死腹中：真珠末二兩，酒服立出。外臺。癍痘不發：珠子七枚為末，新汲水調服。儒門事親。痘瘡疔毒：方見穀部豌豆下。肝虛目暗：茫茫不見。真珠末一兩，白蜜二合，鯉魚膽二枚，和合，銅器煎至一半，新綿濾過，瓶盛。頻點取瘥。聖惠方。青盲不見：方同上。小兒中風：手足拘急。真珠末水飛一兩，石膏末一錢，每服一錢，水七分，煎四分，溫服，日三。聖惠方。目生頑瞖：真珠一兩，地榆二兩，水二大盌，煮乾，取真珠以醋浸五日，熱水淘去醋氣，研細末用。每点少許，以愈為度。

石決明　別錄上品

【釋名】九孔螺日華　殼名千里光時珍曰：決明、千里光，以功名也。九孔螺，以形名也。

【集解】弘景曰：俗云是紫貝。人皆水漬，熨眼頗明。又云是鰒魚甲，附石生，大者如手，明耀五色，內亦含珠。恭曰：此是鰒

【發明】【時珍曰】真珠入厥陰肝經，故能安魂定魄，明目治聾。

【附方】舊三，新九。**安魂定魄**。真珠末豆大一粒，蜜一蜆殼，和服，日三。尤宜小兒。肘後。**卒忤不言**。真珠末，用雞冠血和丸小豆大。以三四粒納口中。肘後。**灰塵迷目**。用大珠拭之則明也。格古論。**婦人難産**。真珠末一兩，酒服，立出。千金。**胞衣不下**。真珠一兩，研末，苦酒服。千金。**子死腹中**。真珠末二兩，酒服，立出。外臺。**癍痘不發**。珠子七枚，爲末，新汲水調服。儒門事親。**痘瘡疔毒**。方見穀部豌豆下。**肝虚目暗，**茫茫不見。真珠末一兩，白蜜二合，鯉魚膽[一]二枚，和合，銅器煎至一半，新綿濾過，瓶盛。頻點取瘥。○聖惠方。**青盲不見**。方同上。**小兒中風，**手足拘急。真珠末水飛一兩，石膏[二]末一錢。每服一錢，水七分，煎四分，温服，日三。聖惠方。**目生頑瞖**。真珠一兩，地榆二兩，水二大盌煮乾，取真珠以醋浸五日，熱水淘去醋氣，研細末用。每點少許，以愈爲度。

石決明 別録上品

【釋名】九孔螺日華。殼名千里光。【時珍曰】決明、千里光，以功名也。九孔螺，以形名也。

【集解】【弘景曰】俗云是紫貝。人皆水漬，熨眼頗明。又云是鰒魚甲。附石生，大者如手，明耀五色，内亦含珠。【恭曰】此是鰒

[一] 膽：原作「貼」。今據聖濟總録卷一百十二目青盲引「點眼真珠煎」改。
[二] 膏：原作「羔」。今據聖濟總録卷一百七十四小兒中風引「石膏湯」改。

魚甲也附石生狀如蛤惟一片無对七孔者良今俗用紫貝全非(頌曰)今嶺南州郡及萊州海邊皆有之采無時舊注或以為紫貝或以為鰒魚甲按紫貝即今砑螺殊非此類鰒魚乃王莽所嗜者一邊着石光明可愛自是一種與決明相近也決明殼大如手小者如三兩指大可以浸水洗眼七孔九孔者良十孔者不佳海人亦啖其肉(宗奭曰)登萊海邊甚多人采肉供饌及乾充苞苴肉與殼兩可用(時珍曰)石決明形長如小蚌而扁外皮甚粗細孔雜亂內則光耀背側一行有孔如穿成者生於石崖之上海人泅水乘其不意即易得之否則緊粘難脫也陶氏以為紫貝雷氏以為真珠牡楊倞註荀子以為龜腳皆非矣惟鰒魚是一種二類故功用相同吳越人以糟決明酒蛤蜊為美品者即此

(修治)(珣曰)凡用以麪裹煨熟磨去粗皮爛擣再乳細如麪方堪入藥(斅曰)每五兩用鹽半兩同東流水入瓷器內煮一伏時擣末研粉再用五花皮地榆阿膠各十兩以東流水淘三度日乾再研一万下入藥服至十兩永不得食山龜令人喪目(時珍曰)今方家只以鹽同東流水煮一伏時研末水飛用

殼(氣味)鹹平無毒(保昇曰)寒○(宗奭曰)肉與殼功同

(主治)目障翳痛青盲久服益精輕身(別錄)明目磨障(日華)肝肺風熱青盲內障骨蒸勞極(李珣)水飛點外障翳(寇宗奭)通五淋(時珍)

魚甲也。附石生，狀如蛤，惟一片無對，七孔者良。今俗用紫貝，全非。【頌曰】今嶺南州郡及萊州海邊皆有之，采無時。舊注或以爲紫貝，或以爲鰒[一]魚甲。按紫貝即今砑螺，殊非此類。鰒魚乃王莽所嗜者，一邊着石，光明可愛，自是一種，與決明相近也。決明殼大如手，小者如三兩指大，可以浸水洗眼，七孔、九孔者良，十孔者不佳。海人亦噉其肉。【宗奭曰】登、萊海邊甚多。人采肉供饌，及乾充苞苴。肉與殼兩可用。【時珍曰】石決明形長如小蚌而扁，外皮甚粗，細孔雜雜，内則光耀，背側一行有孔如穿成者，生於石崖之上，海人泅水，乘其不意，即易得之。否則緊粘難脱也。陶氏以爲紫貝，雷氏以爲真珠牡，楊倞註荀子以爲龜脚，皆非矣。惟鰒魚是一種二類，故功用相同。吴、越人以糟決明、酒蛤蜊爲美品者，即此。

【修治】【珣曰】凡用以麪裹煨熟，磨去粗皮，爛擣，再乳細如麪，方堪入藥。【斅曰】每五兩，用鹽半兩[二]，同東流水入瓷器内煮一伏時，擣末研粉。再用五花皮、地榆、阿膠各十兩，以東流水淘三度，日乾，再研一萬下，入藥。服至十兩，永不得食山龜[三]，令人喪目。【時珍曰】今方家只以鹽同東流水煮一伏時，研末水飛用。

殼。【氣味】鹹，平，無毒。【保昇曰】寒。○【宗奭曰】肉與殼功同。

【主治】目障瞖痛，青盲。久服益精輕身。別録。明目磨障。日華。肝肺風熱，青盲内障，骨蒸勞極。李珣。水飛，點外障瞖。寇宗奭。通五淋。時珍。

〔一〕鰒：原作「腹」。今據證類卷二十石决明改。

〔二〕兩：同上作「分」。

〔三〕龜：同上作「桃」。

附方舊一新四

羞明怕日 用千里光、黃菊花、甘草各一錢，水煎，冷服。明目集驗方

痘後目翳 用石決明火煅研、穀精草各等分，共為細末，以豬肝蘸食。鴻飛集

小便五淋 用石決明去粗皮，研為末，飛過。熟水服二錢，每日二服。如淋中有軟砂物，即加朽木末五分。勝金方

肝虛目翳 凡氣虛、血虛、肝虛，眼白俱赤，夜如雞啄，生浮翳者，用海蚌殼燒過成灰、木賊焙各等分，為末。每服三錢，用薑、棗同水煎，和渣通口服。每日服二次。經驗方

青盲雀目 用石決明一兩燒過存性，外用蒼朮三兩去皮，為末。每服三錢，以豬肝批開，入藥末在內，札定，砂罐煮熟，以氣薰目。待冷，食肝飲汁。龍木論

解白酒酸 用石決明不拘多少數个，以火煉過，研為細末。將酒燙熱，以決明末攪入酒內，蓋住。一時取飲之，其味即不酸。

海蛤本經上品

釋名 時珍曰：海蛤者，海中諸蛤爛殼之總稱，不專指一蛤也。舊本云一名魁蛤，則又指是一物矣。係是悞書，今削之。

集解 別錄曰：海蛤生東海。保昇曰：今登、萊、滄州海沙湍處皆有。四五月淘沙取之。南海亦有之。恭曰：海蛤細如巨勝，潤光淨瑩滑者好。其粗如半杏人者，為純耳蛤，不堪入藥。時珍曰：按沈存中筆談云：海蛤即海邊沙泥中得之。大者如棊子，小者如油麻粒，黃白色，或黃赤相雜。蓋非一類，乃諸蛤之殼為海水礱礪，日久光瑩，都無舊質。蛤類至多，不能分別其

【附方】舊一，新四。**羞明怕日**。用千里光、黄菊花、甘草各一錢，水煎，冷服。明目集驗方。**痘後目翳**。用石決明火煅研、穀〔一〕精草各等分，共爲細末。以猪肝蘸食。鴻飛集。**小便五淋**。用石決明去粗皮，研爲末，飛過。熟水服二錢，每日二服。如淋中有軟硬物，即加朽木末五分。勝金方。**肝虚目翳**。凡氣虚、血虚、肝虚，眼白俱赤，夜如鷄啄，生浮瞖者。用海蚌殼燒過成灰、木賊焙各等分，爲末。每服三錢，用姜、棗同水煎，和渣通口服。每日服二次。經驗方。**青盲雀目**。用石決明一兩，燒過存性，外用蒼术三兩，去皮爲末。每服三錢，以猪肝批開，入藥末在内札定，砂罐煮熟，以氣薰目。待冷，食肝飲汁。龍目論〔二〕。**解白酒酸**。用石決明不拘多少數個，以火煉過，研爲細末。將酒燙熱，以決明末攪入酒内，蓋住。一時取飲之，其味即不酸。

海蛤本經上品

【釋名】【時珍曰】海蛤者，海中諸蛤爛殼之總稱，不專指一蛤也。舊本云一名魁蛤，則又指是一物矣。係是悮書，今削之。

【集解】【别録曰】海蛤生東海。【保昇曰】今登、萊、滄州海沙湍處皆有，四五月淘沙取之。南海亦有之。【恭曰】海蛤細如巨勝子，光净瑩滑者好。其粗如半杏人者爲豘耳蛤，不堪入藥。【時珍曰】按沈存中筆談云：海蛤即海邊沙泥中得之。大者如棋子，小者如油麻粒，黄白色，或黄赤相雜。蓋非一類，乃諸蛤之殼，爲海水礲礪，日久光瑩，都無舊質。蛤類至多，不能分别其

〔一〕穀：原作「谷」。今從張本改。
〔二〕龍目論：此方原出普濟方卷八十三雀目，乃置於龍木論「蛤粉丸」後之「又方」，故「龍目論」當屬誤名。

為何蛤故〔通〕謂之海蛤也餘見下條

【正誤】吳普曰海蛤頭有文文如鋸齒〔時珍曰〕此乃魁蛤非海蛤也蓋誤矣今正之〔弘景曰〕海蛤至滑澤云從雁屎中得之二三十過方為良今人多取相類者磨蕩之〔日華曰〕此是雁食鮮蛤糞出者有文彩為文蛤無文彩為海蛤鄉人又以海邊爛蛤殼風濤打磨瑩淨者偽作之〔藏器曰〕二說皆非也海蛤是海中爛殼久在沙泥風波淘洗自然圓淨無文有大有小以小者為佳非一一從雁腹中出也文蛤是未爛時殼猶有文者二物本同一類正如爛蜆蚌殼所主亦與生者不同也假如雁食蛤殼豈擇文與不文耶〔宗奭曰〕海蛤文蛤陳說極是今海中無雁豈有糞耶蛤有肉時猶可食也肉既無矣殼得更糞過二三十次耶陶說謬矣〔時珍曰〕海蛤是諸蛤爛殼文蛤自是一種陳氏言文蛤是未爛時殼則亦泛指諸蛤未爛者矣其說未穩但海中蛤蚌名色雖殊性味相類功用亦同無甚分別也

【修治】〔斅曰〕凡使海蛤勿用游波蟲骨真相似只是面上無光誤餌之令人狂走欲投水如鬼祟惟醋解之立愈其海蛤用漿水煮一伏時每一兩入地骨皮柏葉各二兩同煮一伏時東流水淘三次搗粉用〔保昇曰〕取得以半天河煮五十刻以枸杞汁拌勻入篁竹筒內蒸一伏時搗用

【氣味】苦鹹平無毒（吳普曰神農苦岐伯甘扁鵲鹹〔權曰〕有小毒○〔之才曰〕蜀漆為之使畏狗膽甘遂芫花）

為何蛤，故通謂之海蛤也。餘見下條。

【正誤】【吴普曰】海蛤頭有文，文如鋸〔一〕齒。【時珍曰】此乃魁蛤，非海蛤也。蓋誤矣，今正之。○【弘景曰】海蛤至滑澤，云從雁屎中得之，二三十過方爲良。今人多取相類者磨蕩之。【日華曰】此是雁食鮮蛤糞出者，有文彩爲文蛤，無文彩爲海蛤。鄉人又以海邊爛蛤殼，風濤打磨瑩净者，僞作之。【藏器曰】二説皆非也。海蛤是海中爛殼，久在沙泥，風波淘洗，自然圓净無文，有大有小，以小者爲佳，非一一從雁腹中出也。文蛤是未爛時殼猶有文者。二物本同一類。正如爛蜆、蚌殼，所主亦與生者不同也。假如雁食蛤殼，豈擇文與不文耶。【宗奭曰】海蛤、文蛤，陳説極是。今海中無雁，豈有糞耶？蛤有肉時猶可食也，肉既無矣，安得更糞過二三十次耶？陶説謬矣。【時珍曰】海蛤是諸蛤爛殼，文蛤自是一種。陳氏言文蛤是未爛時殼，則亦泛指諸蛤未爛者矣，其説未穩。但海中蛤蚌名色雖殊，性味相類，功用亦同，無甚分别也。

【修治】【斅曰】凡使海蛤，勿用游波蟲骨。真相似，只是面上無光。誤餌之，令人狂走欲投水，如鬼祟，惟醋解之立愈。其海蛤用漿水煮一伏時，每一兩入地骨皮、柏葉各二兩，同煮一伏時，東流水淘三次，搗粉用。【保昇曰】取得，以半天河煮五十刻，以枸杞汁拌匀，入簞竹筒内蒸一伏時，擣用。

【氣味】苦、鹹，平，無毒。【吴普曰】神農：苦。岐伯：甘。扁鵲：鹹。【權曰】有小毒。○【之才曰】蜀漆爲之使。畏狗膽〔二〕、甘遂、芫花。

〔一〕鋸：證類卷二十海蛤作「磨」。

〔二〕膽：原作「貼」。今據改同上。

主治欬逆上氣喘息煩滿胸痛寒熱本經療陰痿別錄主十二水滿急痛利膀胱大小腸唐注治水氣浮腫下小便治嗽逆上氣項下瘤癭甄權療嘔逆胸脇脹急腰痛五痔婦人崩中帶下日華止消渴潤五臟治服丹石人有瘡蕭炳清熱利濕化痰飲消積聚除血痢婦人血結胸傷寒反汗搐搦中風癱瘓時珍

附方舊二新七

水癊腫滿藏器曰用海蛤杏人漢防己棗肉各二兩葶藶六兩爲末研丸梧子大一服十丸服至利下水爲妙

水腫發熱小便不通者海蛤湯主之海蛤木通猪苓澤瀉滑石黃葵子桑白皮各一錢灯心三分水煎服日二聖惠方

石水肢瘦其腹獨大者海蛤丸主之海蛤煅粉防己各七錢半葶藶赤茯苓桑白皮各一兩陳橘皮郁李仁各半兩爲末蜜丸如梧子大每米飲下五十丸日二次聖濟總錄

氣腫濕腫用海蛤海帶海藻海螵蛸海昆布鳧茨荔枝殼等分流水煎服日二次何氏

血痢內熱海蛤末蜜水調服二錢日二傳信

傷寒血結胸脹痛不可近仲景無方宜海蛤散主之并刺期門穴用海蛤滑石甘草各一兩芒硝半兩爲末每服二錢鷄子清調服更服桂枝紅花湯發其汗則愈蓋膻中血聚則小腸壅小腸壅則血不行服此則小

【主治】欬逆上氣，喘息煩滿，胸痛寒熱。本經。療陰痿。別録。主十二水滿急痛，利膀胱大小腸。唐注〔一〕。治水氣浮腫，下小便，治嗽逆上氣，項下瘤癭。甄權。療嘔逆，胸脇脹急，腰痛五痔，婦人崩中帶下。日華。止消渴，潤五臟，治服丹石人有瘡。蕭炳。清熱利濕，化痰飲，消積聚。除血痢，婦人血結胸，傷寒反汗搐搦，中風癱瘓。時珍。

【附方】舊二，新七。水癊腫滿。藏器曰：用海蛤、杏人、漢防己、棗肉各二兩，葶藶〔二〕六兩，爲末研，丸梧子大。一服十丸，服至利下水爲妙。水腫發熱，小便不通者，海蛤湯主之。海蛤、木通、猪苓、澤瀉、滑石、黄葵子、桑白皮各一錢，燈心三分，水煎服，日二。聖惠方。石水肢瘦，其腹獨大者，海蛤丸主〔三〕之。海蛤煅粉、防己各七錢半，葶藶、赤茯苓、桑白皮各一兩，陳橘皮、郁李仁各半兩，爲末，蜜丸如梧子大。每米飲下五十丸，日二次。聖濟總録。氣腫濕腫。用海蛤、海帶、海藻、海螵蛸、海昆布、鳧茨、荔枝殻等分，流水煎服，日二次。何氏。血痢内熱。海蛤末，蜜水調服二錢，日二。傳信。傷寒血結，胸脹痛不可近，仲景無方，宜海蛤散主之，并刺期門穴。用海蛤、滑石、甘草各一兩，芒硝半兩，爲末。每服二錢，鷄子清調服。更服桂枝紅花湯，發其汗則愈。蓋膻中血聚則小腸壅，小腸壅則血不行。服此則小

〔一〕唐注：此上引文見證類卷二十海蛤「今按別本注」，即開寶本草引「別本注」。此別本或指蜀本草。

〔二〕葶藶：原作「亭歷」。今據證類卷二十文蛤引陳藏器本草改。

〔三〕主：原作「上」。聖濟總録卷七十九石水「海蛤丸」無此字。錢本改「主」，義長，今從改。

腸通則血流行而胸膈利矣○朱肱活人書

傷寒搐搦（寇宗奭曰傷寒出汗不徹手脚搐者用海蛤川烏頭各一兩穿山甲二兩為末酒丸如彈子大捏扁置所患足心下別擘葱白蓋藥以帛纏定於暖室中熱水浸脚至膝上水冷又添候遍身汗出為度凡三日一作以知為度）

中風癱瘓（方同上又見鯪鯉甲下）

衄血不止（蛤粉一兩羅七遍槐花半兩炒焦研勻每服一錢新及水調下　楊氏家藏方）

文蛤（本經上品）

【釋名】花蛤（時珍曰皆以形名也）

【集解】（別錄曰文蛤生東海表有文取無時　弘景曰小大皆有紫斑　保昇曰今出萊州海中三月中旬采背上有斑文　時珍曰按沈存中筆談云文蛤即今吳人所食花蛤也其形一頭小一頭大殼有花斑的便是）

【修治】（同海蛤）

【氣味】鹹平無毒

【主治】惡瘡蝕五痔（本經）欬逆胸痺腰痛脇急鼠瘻大孔出血女

腸通，則血流行而胸膈利矣。○朱肱活人書。**傷寒搐搦**。寇宗奭曰：傷寒出汗不徹，手脚搐者。用海蛤、川烏頭各一兩，穿山甲二兩，爲末，酒丸如彈子大，捏扁，置所患足心下。別擘葱白蓋藥，以帛纏定。於暖室中熱水浸脚至膝上，水冷又添，候遍身汗出爲度。凡三〔一〕日一作，以知爲度。**中風癱瘓**。方同上。又具鯪鯉甲下。**衄血不止**。蛤粉一兩，羅七遍，槐花半兩炒焦，研勻。每服一錢，新汲〔二〕水調下。楊氏家藏方。

文蛤 本經上品

【釋名】花蛤。【時珍曰】皆以形名也。

【集解】【別録曰】文蛤生東海，表有文。取無時。【弘景曰】小大皆有紫斑。【保昇曰】今出萊州海中。三月中旬采。背上有斑文。【恭曰】大者圓三寸，小者圓五六分。【時珍曰】按沈存中筆談云：文蛤即今吳人所食花蛤也。其形一頭小，一頭大，殼有花斑的便是。

【修治】同海蛤。

【氣味】鹹，平，無毒。

【主治】惡瘡，蝕五痔。本經。欬逆胸痺，腰痛脇急，鼠瘻大孔出血，女

〔一〕三：證類卷二十海蛤作「一二」。

〔二〕汲：原作「及」。今據楊氏家藏方卷二十雜方五十八道「神白散」改。

人崩中漏下別錄能止煩渴利小便化痰軟堅治口鼻中蝕疳時珍

【發明】時珍曰按成無己云文蛤之鹹走腎以勝水氣

【附方】舊一新一

傷寒文蛤散張仲景云病在陽當以汗解反以冷水噀之或灌之更益煩熱欲水不渴者此散主之文蛤五兩為末每服方寸匕沸湯下甚効

疳蝕口鼻數日欲盡文蛤燒灰以臘豬脂和塗之千金翼

蛤蜊宋嘉祐

【釋名】時珍曰蛤類之利於人者故名

【集解】機曰蛤蜊生東南海中白殼紫唇大二三寸者閩浙人以其肉充海錯亦作為醬醯其殼火煅作粉名曰蛤蜊粉也

肉【氣味】鹹冷無毒藏器曰此物性雖冷乃與丹石人相反食之令腹結痛

【主治】潤五臟止消渴開胃治老癖為寒熱婦人血塊宜煮食

人崩中漏下。別録。能止煩渴，利小便，化痰軟堅，治口鼻中蝕疳。時珍。

【發明】【時珍曰】按成無己云：文蛤之鹹走腎，以勝水氣。

【附方】舊一，新一。傷寒文蛤散。張仲景云：病在陽，當以汗解，反以冷水噀之，或灌之，更益煩熱，欲水不渴者，此散主之。文蛤五兩爲末，每服方寸匕〔一〕，沸湯下，甚效。疳蝕口鼻，數日欲盡。文蛤燒灰，以臘脂和，塗之。千金翼。

蛤蜊 梨○宋嘉祐

【釋名】【時珍曰】蛤類之利於人者，故名。

【集解】【機曰】蛤蜊，生東南海中，白殼紫唇，大二三寸者。閩、浙人以其肉充海錯，亦作爲醬醢。其殼火煅作粉，名曰蛤蜊粉也。

肉。【氣味】鹹，冷，無毒。【藏器〔二〕曰】此物性雖冷，乃與丹石人相反，食之令腹結痛。

【主治】潤五臟，止消渴，開胃，治老癖爲寒熱，婦人血塊，宜煮食

〔一〕匕：原作「寸」。今據傷寒論辨太陽病脉證并治下「文蛤散」改。

〔二〕器：原脱。今據證類卷二十二蛤蜊補。

之。禹錫 煮食醒酒。弘景

【發明】時珍曰：按高武痘疹正宗云：俗言蛤蜊海錯能發疹，多致傷損脾胃，生痰作嘔作瀉，此皆嘻笑作罪也。又言痘毒入目者，以蛤蜊汁點之，可代空青。夫空青得銅之精氣而生，性寒可治赤目，若痘毒是臟腑毒氣上衝，非空青可治。蛤蜊雖寒，而溼中有火，亦不可不知矣。

蛤蜊粉【釋名】海蛤粉。時珍曰：海蛤粉者，海中諸蛤之粉，以別江湖之蛤蚌粉也。今人指稱但曰海粉、蛤粉，寇氏所謂眾蛤之灰是矣。近世獨取蛤蜊粉入藥，然貨者亦多眾蛤也。大抵海中蚌、蛤、蚶、蛎，性味鹹寒，不甚相遠，功能軟散，小異大同。非若江湖蚌蛤無鹹水浸漬，但能清熱利溼而已。今藥肆有一種狀如線粉者，謂之海粉，得水則易爛，蓋後人因名售物也。然出海中沙石間，故功亦能化痰軟堅。

【修治】震亨曰：蛤粉，用蛤蜊燒煅成粉，不入煎劑。時珍曰：按吳球云：凡用蛤粉，取紫口蛤蜊殼，炭火煅成，以熟括樓連子同搗，和成團，風乾用最妙。

【正誤】機曰：丹溪有言蛤粉即是海石，寇氏以海石註蛤粉，則二物可通用矣。海石即海蛤粉，即蛤蜊殼燒成也。時珍曰：海石乃海中浮石也，詳見石部。汪氏誣引朱、寇之說為謬，陳嘉謨本草又引為據。今考二公本書並無前說，今正其之。禹錫。煮食醒酒。弘景。

【發明】【時珍曰】按高武痘疹正宗云：俗言蛤蜊、海錯能發疹，多致傷損脾胃，生痰作嘔作瀉，此皆嘻笑作罪也。又言痘毒入目者，以蛤蜊汁點之可代空青。夫空青得銅之精氣而生，性寒可治赤目。若痘毒是臟腑毒氣上衝，非空青可治。蛤蜊雖寒，而濕中有火，亦不可不知矣。

蛤蜊粉。【釋名】海蛤粉。【時珍曰】海蛤粉者，海中諸蛤之粉，以別江湖之蛤粉、蚌粉也。今人損稱，但曰海粉、蛤粉，寇氏所謂衆蛤之灰是矣。近世獨取蛤蜊粉入藥，然貨者亦多衆蛤也。大抵海中蚌、蛤、蚶、蠣，性味鹹寒，不甚相遠，功能軟散，小異大同。非若江湖蚌蛤，無鹹水浸漬，但能清熱利濕而已。今藥肆有一種狀如線粉者，謂之海粉，得水則易爛，蓋後人因名售物也。然出海中沙石間，故功亦能化痰耎堅。

【修治】【震亨曰】蛤粉，用蛤蜊燒煅成粉，不入煎劑。【時珍曰】按吴球云：凡用蛤粉，取紫口蛤蜊殼，炭火煅成，以熟栝樓連子同搗，和成團，風乾用，最妙。

【正誤】【機曰】丹溪有言，蛤粉即是海石，寇氏以海石註蛤粉，則二物可通用矣。海石即海蛤，蛤粉即蛤蜊殼燒成也。【時珍曰】海石乃海中浮石也，詳見石部。汪氏誣引朱、寇之説爲證，陳嘉謨本草又引爲據。今考二公本書，並無前説，今正其

誤

【氣味】鹹，寒，無毒。

【主治】熱痰，老痰，頑痰，疝氣，白濁帶下。同香附末、薑汁調服，主心痛。震亨。清熱利濕，化痰飲，定喘嗽，止嘔逆，消浮腫，利小便，止遺精白濁，心脾疼痛，化積塊，解結氣，消癭核，散腫毒，治婦人血病。油調，塗湯火傷。時珍

【發明】震亨曰：蛤粉能降能消，能耎能燥。時珍曰：寒制火而鹹潤下，故能降焉；寒散熱而鹹走血，故能消焉；堅者耎之以鹹，取其屬水而性潤也；濕者燥之以滲，取其經火化而利小便也。好古曰：蛤粉乃腎經血分之藥，故主濕嗽腎滑之疾。

【附方】舊一，新二。

氣虛水腫　昔滁州酒庫攢司陳通患水腫垂死，諸醫不治。一嫗令以大蒜十个搗如泥，入蛤粉，丸梧子大。每食前白湯下二十丸，服盡，小便下數桶而愈。普濟方

心氣疼痛　真蛤粉炒過白，佐以香附末等分，白湯淬服。聖惠方

白濁遺精　潔古云：陽盛陰虛，故精泄也。真珠粉丸主之。用蛤粉煅一斤，黄柏新瓦炒過一斤，為細末，白水丸如梧子大。每服一百丸，空心用溫酒下，日二次。蛤粉味鹹而且能補腎陰，黄栢苦而降心火。

誤。

【氣味】鹹，寒，無毒。

【主治】熱痰濕痰，老痰頑痰，疝氣，白濁，帶下。同香附末，薑汁調服，主心痛。震亨。清熱利濕，化痰飲，定喘嗽，止嘔逆，消浮腫，利小便，止遺精白濁，心脾疼痛，化積塊，解結氣，消癭核，散腫毒，治婦人血病。油調，塗湯火傷。時珍。

【發明】【震亨曰】蛤粉能降能消，能耎能燥。【時珍曰】寒制火而鹹潤下，故能降焉；寒散熱而鹹走血，故能消焉。堅者耎之以鹹，取其屬水而性潤也；濕者燥之以滲，取其經火化而利小便也。【好古曰】蛤粉乃腎經血分之藥，故主濕嗽腎滑之疾。

【附方】舊一，新三。氣虛水腫。昔滁州酒庫攢司陳通，患水腫垂死，諸醫不治。一嫗令以大蒜十個搗如泥，入蛤粉，丸梧子大。每食前，白湯下二十丸。服盡，小便下數桶而愈。普濟方。心氣疼痛。真蛤粉炒過白，佐以香附末等分，白湯淬服。聖惠方。白濁遺精。潔古云：陽盛陰虛，故精泄也，真珠粉丸主之。用蛤粉煅一斤，黃柏新瓦炒過一斤，爲細末，白水丸如梧子大。每服一百丸，空心用溫酒下，日二次。蛤粉味鹹而且能補腎陰，黃柏苦而降心火

也

雀目夜盲真蛤粉炒黄為末以油蠟化和丸皂子大內於豬腰子中麻紥定蒸食之一日一服儒門事親

蟶丑貞切○宋嘉祐

【釋名】

【集解】藏器曰蟶生海泥中長二三寸大如指兩頭開【時珍曰】蟶乃海中小蚌也其形長短大小不一與江湖中馬刀蝛蜆相似其類甚多閩粵人以田種之候潮泥壅沃謂之蟶田呼其肉為蟶腸

肉【氣味】甘溫無毒詵曰天行病後不可食

【主治】補虛主冷痢煮食之去胸中邪熱煩悶飯後食之與服丹石人相宜治婦人產後虛損嘉祐

擔羅拾遺

【集解】藏器曰蛤類也生新羅國彼人食之

【氣味】甘平無毒【主治】熱氣消食雜昆布作羮主結氣藏器

也。雀目夜盲。真蛤粉炒黄爲末，以油蠟化和丸皂子大，内於猪腰子中，麻紥定，蒸食之。一日一服。儒門事親。

蟶丑真切○宋嘉祐

【釋名】

【集解】【藏器曰】蟶生海泥中。長二三寸，大如指，兩頭開。【時珍曰】蟶乃海中小蚌也。其形長短大小不一，與江湖中馬刀、蝛、蜆相似，其類甚多。閩、粤人以田種之，候潮泥壅沃，謂之蟶田。呼其肉爲蟶腸。

肉。【氣味】甘，温，無毒。【詵曰】天行病後不可食。

【主治】補虚，主冷痢，煮食之。去胸中邪熱煩悶，飯後食之，與服丹石人相宜。治婦人産後虚損。嘉祐。

擔羅拾遺

【集解】【藏器曰】蛤類也。生新羅國，彼人食之。

【氣味】甘，平，無毒。【主治】熱氣消食。雜昆布作羹，主結氣。藏器。

車螯（宋嘉祐）

【釋名】蜃（音腎。時珍曰：車螯俗訛為昌娥。蜃與蛟蜃之蜃同名。周禮鼈人掌互物，春獻鼈蜃，秋獻龜魚。則蜃似為大蛤之通稱，亦不專指車螯也。）

【集解】〔藏器曰〕車螯生海中，是大蛤，即蜃也。能吐氣為樓臺。春夏依約島漵常有此氣。〔頌曰〕南海、北海皆有之，采無時。其肉食之似蛤蜊，而堅硬不及。近世癰疽多用其殼，北中者不堪用。背紫色者，海人亦名紫貝，非矣。〔時珍曰〕其殼色紫，璀粲如玉，斑點如花。海人以火炙之則殼開，取肉食之。鍾岏云：車螯、蚶、蠣，眉目內缺，獷殼外緘，無香無臭，瓦礫何殊，宜充庖廚，永為口食。藏器云：雀入淮為蛤，雉入海為蜃，大蛤也。其肉可以食，殼可飾器物，灰可闉塞牆壁，又可為粉飾面，俗呼蛤粉，亦或生珠，其為用多矣。又臨海水土記云：似車螯而角不正者曰移角，似車螯而殼薄者曰姑勞，似車螯而小者曰羊蹄，出羅江。昔人謂雉化者乃蛟蜃之蜃，陳氏以為蛤蜃之蜃，似誤。詳鱗部蛟龍下。

肉【氣味】甘、鹹，冷，無毒。（詵曰：不可多食。）【主治】解酒毒消渴，并癰腫。（藏器）

殼【氣味】同肉。【主治】瘡癤腫毒。燒赤，醋淬二度，為末，同甘草等分，酒服，并以醋調傅之。（日華）消積塊，解酒毒，治癰疽發背焮痛。（時珍）

車〔一〕螯 宋嘉祐

【釋名】蜃音腎。【時珍曰】車螯俗訛爲昌娥。蜃與蛟蜃之蜃，同名異物。周禮：鼈人掌互物，春獻鼈、蜃，秋獻龜、魚。則蜃似爲大蛤之通稱，亦不專指車螯也。

【集解】【藏器曰】車螯生海中，是大蛤，即蜃也。能吐氣爲樓臺。春夏依約島溆，常有此氣。【頌曰】南海、北海皆有之，采無時。其肉食之似蛤蜊而堅硬不〔二〕及。近世癰疽多用其殼，北中者不堪用。背紫色者，海人亦名紫貝，非矣。【時珍曰】其殼色紫，璀粲如玉，斑點如花。海人以火炙之則殼開，取肉食之。鍾岏〔三〕云：車螯、蚶、蠣，眉目內缺，獷殼外緘。無香無臭，瓦礫何殊。宜充庖厨，永爲口食。羅願云：雀入淮爲蛤，雉入海爲蜃〔四〕，大蛤也。肉可以食，殼可飾器物，灰可闉塞牆壁，又可爲粉飾面，俗呼蛤粉，亦或生珠，其爲用多矣。又臨海水土記云：似車螯而角移〔五〕不正者曰移角。似車螯而殼薄者曰姑勞。似車螯而小者曰羊蹄〔六〕，出羅江。昔人皆謂雉化者，乃蛟蜃之蜃，而陳氏、羅氏以爲蛤蜃之蜃，似誤。詳鱗部蛟龍下。

肉。【氣味】甘、鹹，冷，無毒。【詵曰】不可多食。【主治】解酒毒消渴，并癰腫。藏器。

殼。【氣味】同肉。【主治】瘡癤腫毒，燒赤，醋淬二度爲末，同甘草等分酒服。并以醋調傅之。日華。

消積塊，解酒毒，治癰疽發背焮痛。時珍。

〔一〕車：原字缺失。今據本卷目録補。
〔二〕不：原作「个」。今據證類卷二十一紫貝引圖經改。
〔三〕岏：原字缺損。今據南史卷三十列傳第二十何尚之傳補正。
〔四〕蜃：爾雅翼卷三十一釋魚「蜃」條，首云「蜃，大蛤也」。又於此「蜃」字下載：「比雀所化爲大，故稱大蛤也。」時珍簡約之。
〔五〕移：原脱。今據御覽卷九百四十二鱗介部「移角」條補。
〔六〕羊蹄：同上「羊蹄」條作「羊蹄似蚌，味似車螯」。

【發明】時珍曰：車螯味鹹，氣寒而降，陰中之陰也。入血分，故宋人用治癰疽，取惡物下，云有奇功。亦須審其氣血虛實老少如何可也。今外科尠知用者。

【附方】新二。

車螯轉毒散　治發背癰疽，不問淺深大小，利去病根，則免傳變。用車螯紫背光厚者，以鹽泥固濟，煅赤出火毒，一兩，生甘草末一錢半，輕粉五分，為末。每服四錢，用栝樓一個，酒二碗，煎一盞，調服。五更轉下惡物為度。未下再服，甚者不過二服。外科精要

六味車螯散　治症同上。用車螯四個，黃泥固濟，煅赤出火，研末，燈心三十莖，栝樓一個，取仁炒香，甘草節炒二錢，通作一服。將三味入酒二盞，煎半盞，去滓，入蜂蜜一匙，調車螯末二錢，膩粉少許，空心溫服，下惡涎毒為度。本事

魁蛤　別錄上品

【校正】時珍曰：宋嘉祐別出蚶條，今據郭璞說合併為一。

【釋名】魁陸別錄　蚶一作魽　瓦屋子嶺表錄　瓦壟子　時珍曰：魁者，羹斗之名，蛤形肖之故也。蚶味甘，故從甘。案嶺表錄異云：南人名空慈子。尚書盧鈞以其殼似瓦屋之壟，改為瓦屋、瓦壟也。廣人重其肉，炙以薦酒，呼為天臠。廣人謂之蜜丁。名醫別錄云：一名活東，誤矣。活東，蝌斗也。見爾雅。　伏老　弘景曰：說文云：老伏翼化為蚶，故名伏老。

【發明】【時珍曰】車螯味鹹，氣寒而降，陰中之陰也。入血分，故宋人用治癰疽，取惡物下，云有奇功。亦須審其氣血虛實老少如何可也。今外科尠知[一]用者。

【附方】新二。車螯轉毒散。治發背癰疽，不問淺深大小，利去病根，則免傳變。用車螯即昌娥，紫背光厚者，以鹽泥固濟，煅赤出火毒，一兩，生甘草末一錢半，輕粉五分，爲末，每服四錢，用栝樓一個，酒一[二]盌，煎一盞調服。五更轉下惡物爲度，未下再服。甚者不過二服。外科精要。

六味車螯散。治症同上。用車螯四個，黄泥固濟，煅赤出毒，研末。燈心三十莖，栝樓一個，取仁炒香，甘草節炒二錢，通作一服。將三味入酒二盌，煎半盌，去滓，入蜂蜜一匙，調車螯末二錢，膩粉少許，空心温服。下惡涎毒爲度。本事。

魁蛤 別録上品

【校正】【時珍曰】宋嘉祐別出「蚶」條，今據郭璞説合併爲一。

【釋名】魁陸別録、蚶一作魽、瓦屋子嶺表録、瓦壟子、【時珍曰】魁者，羹斗之名，蛤形肖[三]之故也。蚶味甘，故從甘。案嶺表録異云：南人名空慈子。尚書盧鈞以其殼似瓦屋之壟，改爲瓦屋、瓦壟也。廣人重其肉，炙以薦酒，呼爲天臠。廣人謂之蜜丁。名醫別録云：一名活東，誤矣。活東，蝌斗也。見爾雅。伏老。【頌曰】説文云：老[四]伏翼化爲魁蛤[五]，故名伏老。

〔一〕知：原作「如」。今從江西本改。
〔二〕一：原闕一字。今從補同上。
〔三〕肖：原字漫漶。今從補正同上。
〔四〕老：原字漫漶。今從補正同上。
〔五〕魁蛤：原字缺損。今據證類卷二十海蛤補正。

【集解】別錄曰：魁蛤生東海，正圓兩頭空，表有文采，無時。弘景曰：形似紡軠，小狹長，外有縱橫文理，云是老蝠所化，方用至少。保昇曰：今出萊州，形圓長，似大腹檳榔，兩頭有孔。藏器曰：蚶生海中，殼如瓦屋。時珍曰：案郭璞爾雅注云：魁陸即今之蚶也，狀如小蛤而圓厚。臨海異物志云：蚶之大者徑四寸，背上溝文似瓦屋之壟，肉味極佳。今浙東以近海田種之，謂之蚶田。

肉【氣味】甘，平，無毒。鼎曰：寒。炳曰：溫。凡食訖以飲茶之，否則令人口乾。時珍曰：案劉恂曰：炙食益人，過多即壅氣。【主治】痿痺，泄痢便膿血。別錄。潤五臟，止消渴，利關節。服丹石人宜食之，免生瘡腫熱毒。鼎。心腹冷氣，腰脊冷風，利五臟，建胃，令人能食。藏器。溫中消食，起陽。蕭炳。益血色。日華。

殼【修治】日華曰：凡用，取陳久者炭火煅赤，米醋淬三度，出火毒，研粉。

【氣味】甘，鹹，平，無毒。【主治】燒過醋淬，醋丸服，治一切血氣、冷氣、癥癖。日華。消血塊，化痰積。震亨。連肉燒存性研，傅小兒走馬牙疳，有效。時珍。

【集解】【別録曰】魁蛤生東海。正圓，兩頭空，表有文。采無時。【弘景曰】形似紡軖，小狹長，外有縱横文理，云是老蝠所化，方用至少。【保昇曰】今出萊州。形圓長，似大腹檳榔，兩頭有孔。【藏器曰】蚶生海中。殼如瓦屋。【時珍曰】案郭璞爾雅註云：魁陸即今之蚶也。狀如小蛤而圓厚。臨海異物志云：蚶之大者徑四寸〔一〕。背上溝文似瓦屋之壟，肉味極佳。今浙東以近海田種之，謂之蚶田。

肉。【氣味】甘，平，無毒。【鼎曰】寒。【炳曰】温。凡食訖，以飯壓之。否則令人口乾。【時珍曰】案劉恂曰：炙食益人。過多即壅氣。【主治】痿痺，洩痢便膿血。別録。潤五臟，止消渴，利關節。服丹石人宜食之，免生瘡腫熱毒。鼎。心腹冷氣，腰脊冷風，利五臟，建胃，令人能食。藏器。温中消食起陽。蕭炳。益血色。日華。

殼。【修治】【日華曰】凡用，取陳久者炭火煅赤，米醋淬三度，出火毒，研粉。【氣味】甘、鹹，平，無毒。【主治】燒過，醋淬，醋丸服，治一切血氣、冷氣、癥癖。日華。消血塊，化痰積。震亨。連肉燒存性研，傅小兒走馬牙疳有效。時珍。

〔一〕蚶之大者径四寸：御覽卷九百四十二蚶引臨海水土物志曰：「蚶，側徑四尺也。」「四尺」當誤。

發明 時珍曰：鹹走血而耎堅，故瓦壟子能消血塊，散痰積。

車渠（海藥）

校正 自玉石部移入此。

釋名 海扇。時珍曰：案韻會云：車渠，海中大貝也。背上壟文如車輪之渠，故名。車溝曰渠。鎦績霏雪錄云：海扇，海中甲物也。其形如扇，背文如瓦屋，三月二日潮盡乃出。梵書謂之牟婆洛揭拉婆。

集解 李珣曰：車渠云是玉石之類，生西國，形如蚌蛤，有文理。西域七寶，此其一也。時珍曰：車渠，大蛤也。大者長二三尺，闊尺許，厚二三寸。殼外溝壟如蚶殼而深大，皆縱文如瓦溝，無橫文也。殼內白皙如玉。亦不甚貴，番人以飾器物，謬言為玉石之類。或云玉中亦有車渠，而此蛤似之故也。沈存中筆談云：車渠大者如箕，背有渠壟如蚶殼，以作器，緻如白玉。楊慎丹鉛錄云：車渠作盃，注酒滿過一分不溢。試之果然。

殼

氣味 甘，鹹，大寒，無毒。

主治 安神鎮宅，解諸毒藥及蟲螫。同玳瑁等分，磨人乳服之，極驗。珣

發明 時珍曰：車渠蓋瓦壟之大者，故其功用亦相彷彿。

貝子（本經下品）

【發明】【時珍曰】鹹走血而耎堅，故瓦壟子能消血塊，散痰積。

車渠 海藥

【校正】自玉石部移入此。

【釋名】海扇。【時珍曰】案韻會云：車渠，海中大貝也。背上壟文如車輪之渠，故名。車溝曰渠。鐂績霏雪録云：海扇，海中甲物也。其形如扇，背文如瓦屋。三月三日潮盡乃出。梵書謂之牟婆洛[一]揭拉婆。

【集解】【李珣曰】車渠，云是玉石之類。生西國，形如蚌蛤，有文理。西域[二]七寶，此其一也。【時珍曰】車渠，大蛤也。大者長二三尺，闊尺許，厚二三寸。殼外溝壟如蚶殼而深大，皆縱文如瓦溝，無橫文也。殼内白皙如玉。亦不甚貴，番人以飾器物，謬言爲玉石之類。或云玉中亦有車渠，而此蛤似之故也。沈存中筆談云：車渠大者如箕，背有渠壟如蚶殼，以作器，緻如白玉。楊慎丹鉛録云：車渠作盃，注酒滿過一分不溢。試之果然。

殼。【氣味】甘、鹹，大寒，無毒。【主治】安神鎮宅，解諸毒藥及蟲螫。同玳瑁等分，磨人乳服之，極驗。珣。

【發明】【時珍曰】車渠蓋瓦壟之大者，故其功用亦相仿佛。

貝子 本經下品

[一] 洛：原作「各」。今據翻譯名義集卷八七寶篇改。
[二] 域：原作「或」。今據證類卷三車渠改。

標　赤当作亦

釋名 貝齒別錄 白貝日華 海䝟俗作肥音巴○時珍曰貝字象形其中二点象其齒刻其下二点象其垂尾古者貨貝而宝龜用為交易以二為朋今独雲南用之呼為海䝟以一為庄四庄為手四手為苗五苗為索頌曰貝腹下潔白有刻如魚齒故曰貝齒

集解 別錄曰貝子生東海池澤採無時弘景曰出南海此是小小白貝子人以飾軍容服物者珣曰雲南極多用為錢貨交易頌曰貝子貝類之最小者亦若蝸狀長寸許色微白亦有深紫黑者今多穿與小兒戲弄北人用綴衣及氈帽為飾髮頭家用以飾鑑畫家用以砑物時珍曰貝子小白貝也大如拇指頂長寸許背腹皆白諸貝皆背隆如龜背腹下兩開相向有齒刻如魚齒其中肉如蝌蚪而有首尾故魏子才六書精蘊云貝介蟲也背穹而渾以象天之陽腹平而拆以象地之陰貝類不一按爾雅云貝在陸曰贆音標在水曰蜬音函大曰魧音杭小曰鰿音脊黑曰玄赤曰貽黃質白文曰餘貾音池白質黃文曰餘泉博而標曰蚆音巴大而險曰蜠音囷小而挾曰蟦音責又古有相貝經甚詳其文云朱仲受之於琴高以遺會稽太守嚴助曰徑尺之貝三代之正瑞靈奇之秘寶其次則盈尺狀如赤電黑雲者謂之紫貝素質紅章謂之珠貝青地綠文謂之綬貝黑文黃畫謂之霞貝紫貝愈疾珠貝明目綬貝消氣障霞貝服蛆蟲雖不能延齡增壽其禦害一也復有下此者鷹喙蟬脊但逐濕去水無奇功也貝之大者如輪可以明目南海貝如珠礫白駮性寒味甘

【釋名】貝齒别録、白貝日華、海肥俗作𧴩，音巴。○【時珍曰】貝字象形。其中二點，象其齒刻；其下二點，象其垂尾。古者貨貝而寶龜，用爲交易，以二爲朋。今獨雲南用之，呼爲海肥。以一爲莊，四莊爲手，四手爲苗，五苗爲索。【頌曰】貝腹下潔白，有刻如魚齒，故曰貝齒。

【集解】【别録曰】貝子生東海池澤。采無時。【弘景曰】出南海。此是小小白貝子，人以飾軍容服物者。【珣曰】雲南極多，用爲錢貨交易。【頌曰】貝子，貝類之最小者。亦若蝸狀，長寸許。色微白赤，有深紫黑者。今多穿與小兒戲弄，北人用綴衣及氊帽爲飾，髦頭家用以飾鑑，畫家用以砑物。【時珍曰】貝子，小白貝也。大如拇指頂，長寸許，背腹皆白。諸貝皆背隆如龜背，腹下兩開相向，有齒刻如魚齒，其中肉如蝌蚪而有首尾。故魏子才六書精藴云：貝，介蟲也。背穹而渾，以象天之陽；腹平而拆，以象地之陰。貝類不一。按爾雅云：貝[一]在陸曰贆，音標[二]；在水曰蜬，音函。大曰魧，音杭；小曰鰿，音脊。黑曰玄，赤曰貽。黄質白文曰餘貾，音池，白質黄文曰餘泉。博而頯[三]曰蚆，音巴；大而險曰蜠，音囷；小而楕[四]曰蟦，音責。又古有相貝經甚詳。其文云：朱仲受之於琴高，以遺會稽太守嚴助，曰：徑尺之貝，三代之正瑞，靈奇之秘寶。其次則盈尺，狀如赤電黑雲者，謂之紫貝。素質紅章，謂之珠貝。青地[五]緑文，謂之綬貝。黑文黄畫，謂之霞貝。紫貝愈疾，珠貝明目，綬貝消氣障，霞貝服蛆蟲。雖不能延齡增壽，其禦害一也。復有下此者，鷹喙蟬脊，但逐濕[六]去水，無奇功也。貝之大者如輪，可以明目。南海貝如硃礫[七]白駁，性寒味甘，

〔一〕貝：原作「具」。今據爾雅釋魚改。本卷此下「貝」字同此誤者徑改。

〔二〕標：原作「摽」。今據爾雅註疏卷十釋魚改。

〔三〕頯：原作「標」。今據爾雅釋魚改。郭璞注「頯」：「中央廣，兩頭鋭。」

〔四〕楕：原作「狹」。今據改同上。郭璞注「楕」：「狹而長。」

〔五〕地：原作「池」。今據御覽卷八百〇七貝及藝文類聚卷八十四貝引相貝經改。

〔六〕濕：同上引作「温」。然「濕」字義長。

〔七〕硃礫：御覽卷八百〇七貝引作「珠璣」。藝文類聚卷八十四貝引作「珠礫」。

可止水毒。浮貝使人寡慾，勿近婦人，黑白各半是也。濯貝使人善驚，勿近童子，黄唇齒有赤駁是也。雖貝使人病瘧，黑鼻無皮是也。嚩貝使人胎消，勿示孕婦，赤帶通脊是也。惠貝使人善忘，赤熾内殻有赤絡是也。醬貝使童子愚，女人淫，青唇赤鼻是也。碧貝使人盗，脊上有縷勾唇，雨則重，霽則輕是也。委貝使人惡夜行，能伏鬼魅百獸，赤而中圓，雨則輕，霽則重是也。

修治　珣曰：凡入藥燒過用。斅曰：凡使勿用花蟲殼，其相似只是無效。貝子以蜜醋相對浸之，蒸過取出，以清酒淘研。

氣味　鹹平有毒

主治　目瞖，五癃，利水道，鬼疰蠱毒，腹痛下血。本經。温疰寒熱，解肌散結熱。別録。燒研點目去瞖。弘景。傷寒狂熱。甄權。下水氣浮腫，小兒疳蝕吐乳。李珣。治鼻淵出膿血，下痢，男子陰瘡，解漏脯、麪臛諸毒，射罔毒，藥箭毒。時珍。

附方　舊四　新四

目花瞖痛：貝子一兩，燒研如麪，入龍腦少許，點之。若有瘜肉，加真珠末等分。千金方。

鼻淵膿血：貝子燒研，每生酒服二錢，日三服。

二便關格不通，悶脹，二三日則殺人：以貝齒三枚，甘可止水毒。浮貝使人寡慾，勿近婦人，黑白各半是也。濯貝使人善驚，勿近童子，黃唇點〔一〕齒有赤駁是也。雖貝使人病瘧，黑鼻無皮是也。嶿貝使人胎消，勿示孕婦，赤帶通脊是也。慧〔二〕貝使人善忘，赤熾內殼有赤絡是也。醟貝使童子愚、女人淫，青唇赤鼻是也。碧貝使人盜，脊上有縷勾唇，雨則重，霽則輕是也。委貝使人志強〔三〕，夜行能伏鬼魅百獸，赤而中圓，雨則輕，霽則重，是也。

【修治】【珣曰】凡入藥，燒過用。【斅曰】凡使，勿用花蟲殼，真相似，只是無效。貝子以蜜、醋相對浸之，蒸過取出，以清酒淘，研。

【氣味】鹹，平，有毒。

【主治】目翳，五癃，利水道，鬼疰蠱毒，腹痛下血。本經。溫疰寒熱，解肌，散結熱。別録。燒研，點目去翳。弘景。傷寒狂熱。甄權。下水氣浮腫，小兒疳蝕吐乳。李珣。治鼻淵出膿血，下痢，男子陰瘡，解漏脯、麪臛諸毒，射罔毒，藥箭毒。時珍。

【附方】舊四，新四。目花翳痛。貝子一兩，燒研如麪，入龍腦少許點之。若有瘜肉，加真珠末等分。千金方。鼻淵膿血。貝子燒研。每生酒服二錢，日三服。二便關格。不通悶脹，二三日則殺人。以貝齒三枚，甘

〔一〕點：原脱。今據御覽卷八百〇七貝、藝文類聚八十四貝引相貝經補。
〔二〕慧：原作「惠」。今據改同上。
〔三〕志强：原作「恶」。今據改同上。

𨒪二銖爲末漿水和服須臾即通也肘後方小便不通白海肥一對生一個燒一個並爲末溫酒服田氏方

下疳陰瘡白海肥三個煅紅研末搽之○簡便單方食物中毒貝子一枚含之自吐○聖惠治漏脯毒麪臛毒及射罔在諸肉中有毒並用貝子燒研水調半錢服中射罔毒方同上藥箭鏃毒貝齒燒研水服三錢日三服千金方

紫貝唐本草

釋名文貝綱目砑螺時珍曰南州異物志云文貝甚大質白文紫天姿自然不假外飾而光彩煥爛故名頌曰畫家用以砑物故名曰砑螺也

集解恭曰紫貝出東南海中形似貝子而大二三寸背有紫斑而骨白南夷采以爲貨市宗奭曰紫貝背上深紫有黑點頌曰貝類極多古人以爲寶貨而紫貝尤貴後世不用見錢而藥中亦希使之時珍曰按陸璣詩疏云紫貝質白如玉紫點爲文皆行列相當大者徑一尺七八寸交趾九真以爲盃盤

修治同貝子

氣味鹹平無毒

遂二銖，爲末，漿水和服，須臾即通也。肘後方。小便不通。白海肥一對，生一個，燒一個，爲末，温酒服。田氏方。下疳陰瘡。白海肥三個，煅紅研末，搽之。○簡便單方。食物中毒。貝子一枚，含之自吐。○聖惠：治漏脯毒，麪䴵毒，及射罔在諸肉中有毒。並用貝子燒研，水調半錢服。中射罔毒。方同上。藥箭簇毒。貝齒燒研，水服三錢，日三服。千金方。

紫貝唐本草

【釋名】文貝綱目、砑螺。【時珍曰】南州異物志云：文貝甚大，質白文紫，天〔一〕姿自然，不假外飾而光彩煥爛。故名。【頌曰】畫家用以砑物。故名曰砑螺也。

【集解】【恭曰】紫貝出東南海中。形似貝子〔二〕而大二三寸，背有紫斑而骨白。南夷采以爲貨市。【宗奭曰】紫貝背上深紫有黑點。【頌曰】貝類極多，古人以爲寶貨，而紫貝尤貴。後世不用見錢〔三〕，而藥中亦希使之。【時珍曰】按陸機詩疏云：紫貝，質白如玉，紫點爲文，皆行列相當。大者徑一尺七八寸。交趾、九真以爲盃盤。

【修治】同貝子。

【氣味】鹹，平，無毒。

〔一〕天：原作「无」。今據藝文類聚卷八十四貝引南州異物志改。
〔二〕子：證類卷二十一紫貝作「圓」。
〔三〕不用見錢：證類卷二十一紫貝作「以多見賤」。「見」，張本作「貝」。

裒一本作表可也

主治 明目，去䵟毒。唐本 小兒斑疹目翳。時珍

附方 一新 斑疹入目：紫貝一个，即研螺也，生研細末，用羊肝切片，摻上紮定，米泔煮熟，瓶盛露一夜，空心嚼食之。○嬰童百問

珂 唐本草

釋名 馬軻螺 綱目 珬 音恤。時珍曰：珂，馬勒飾也。此貝似之，故名。徐表作馬珂，通典云：老鵰入海為珬，即軻也。

集解 別録曰：珂生南海，采無時，白如蚌。恭曰：珂，貝類也。大如鰒，皮黃黑而骨白，堪以為飾。時珍曰：按徐表異物志云：馬軻螺大者圍九寸，細者圍七八寸，長三四寸。

修治 斅曰：珂要冬采，色白，膩者并有白旋水文。勿令見火，即無用也。凡用以銅刀刮末研細，重羅再研，千下不入婦人藥也。

氣味 鹹平無毒

主治 目翳，斷血生肌。唐本 消翳膜及筋努肉，刮点之。李珣 去面黑。時珍

【主治】明目，去熱毒。唐本。小兒癍疹目瞖。時珍。

【附方】新一。癍疹入目。紫貝一個，即砑螺也，生研細末，用羊肝切片，摻上紮定，米泔煮熟，瓶盛露一夜，空心嚼食之。○嬰童百問。

珂 唐本草

【釋名】馬軻螺綱目、珬恤。【時珍曰】珂，馬勒飾也。此貝似之，故名。徐表〔一〕作馬珂。通典云：老鵰入海爲珬。即珂〔二〕也。

【集解】【别録曰】珂生南海。采無時。白如蚌。【恭曰】珂，貝類也。大如鰒，皮黄黑而骨白，堪以爲飾。【時珍曰】按徐表異物志云：馬軻螺，大者圍九寸，細者圍七八寸，長三四寸。

【修治】【斅曰】珂，要冬采色白膩者，并有白旋水文。勿令見火，即無用也。凡用以銅刀刮末，研細，重羅再研千下，不入婦人藥也。

【氣味】鹹，平，無毒。

【主治】目瞖，斷血生肌。唐本。消瞖膜，及筋弩〔三〕肉，刮點之。李珣〔四〕。去面黑。時珍。

〔一〕表：原作「衷」。今據卷一引據古今經史百家書目之「徐表南州記」改。

〔二〕珂：原作「軻」。今據通典卷一百八十八边防扶南改。

〔三〕弩：原作「努」。今據證類卷二十二珂改。

〔四〕珣：原作「恂」。上文見證類卷二十二珂引海藥。今據卷一歷代諸家本草之「海藥本草」注説改。

【附方】新二。

目生浮瞖：馬珂三分，白龍腦半錢，枯過白礬一分，研勻點之。聖惠方

面黑令白：馬珂、白附子、珊瑚、鷹矢白等分，為末。每夜人乳調傅，旦以漿水洗之。同上

石蜐（音劫。綱目）

【釋名】紫蛣（音劫，與蜐同）、紫囓（音偈）、龜脚（俗名）。

【集解】時珍曰：石蜐生東南海中石上，蚌蛤之屬。形如龜脚，亦有爪狀，殼如蟹螯，其色紫，可食。真臘記云：有長八九寸者。江淹石蜐賦云：亦有足翼，得春雨則生花。故郭璞賦云：石蜐應節而揚葩。荀子云：東海有紫蛣、魚、鹽，是矣。或指為紫貝及石決明者，皆非矣。

【氣味】甘、鹹，平，無毒。

【主治】利小便。時珍

淡菜（宋嘉祐）

【釋名】殼菜（浙人所呼）、海蜌（音陛）、東海夫人。時珍曰：淡以味，殼以形，夫人以似名也。

【集解】藏器曰：東海夫人生東南海中，似珠母，一頭小，中銜少毛，味甘美，南人好食之。詵曰：常時燒食即苦，不宜人，與

【附方】新二。目生浮瞖。馬珂三分，白龍腦半錢，枯過白礬一分，研勻點之。聖惠方。面黑令白。馬珂、白附子、珊瑚、鷹矢白等分，爲末。每夜人乳調傅，旦以漿水洗之。同上。

石蜐音劫○綱目

【釋名】紫蛣音劫，與蜐同、紫薷音枵、龜脚俗名。

【集解】【時珍曰】石蜐生東南海中石上，蚌蛤之屬。形如龜脚，亦有爪狀，殼如蟹螯，其色紫，可食。真臘記云：有長八九寸者。江淹石蜐賦云：亦有足翼，得春雨則生花。故郭璞賦云：石蜐應節而揚葩。荀子云東海有紫蛣、魚、鹽是矣。或指爲紫貝及石決明者，皆非矣。

【氣味】甘、鹹，平，無毒。

【主治】利小便。時珍。

淡菜宋嘉祐

【釋名】殼菜浙人所呼、海蜌音陛、東海夫人。【時珍曰】淡以味，殼以形，夫人以似名也。

【集解】【藏器曰】東海夫人，生東南海中。似珠母，一頭尖[一]，中銜少毛。味甘美，南人好食之。【詵曰】常時燒食即苦，不宜人。與

〔一〕尖：原作「小」。今據證類卷二十二淡菜引陳藏器改。

少米先煮熟後除去毛再入蘿蔔或紫蘇或冬瓜同煮即更妙。日華曰：雖形狀不典，而甚益人。時珍曰：按阮氏云：淡菜生海藻上，故治癭，與海藻同功。

【氣味】甘，溫，無毒。詵曰：不宜多食。多食令人頭目悶闇，得微利即止。藏器曰：多食發丹石，令人腸結。久食脫人髮。

【主治】虛勞傷憊，精血衰少，及吐血，久痢腸鳴，腰痛疝瘕，婦人帶下，產後瘦瘠。藏器。產後血結，腹內冷痛，治癥瘕，潤毛髮，治崩中帶下，燒食一頓令飽。孟詵。煮熟食之，能補五臟，益陽事，理腰腳氣，能消宿食，除腹中冷氣痃癖。亦可燒，汁沸出食之。日華。消癭氣。時珍。

海蠃 拾遺

【校正】時珍曰：舊本甲香今併為一。

【釋名】流螺圖經 假豬螺交州記 厴名甲香。時珍曰：蠃與螺同，亦作蠡。從虫，蠃省文。蓋虫之蠃形者也。厴音掩，閉藏之皃。

少米先煮熟，後除去毛，再入蘿蔔，或紫蘇，或冬瓜同煮，即更妙。【日華曰】雖形狀不典，而甚益人。【時珍曰】按阮氏云：淡菜生海藻上，故治癭與海藻同功。

【氣味】甘，温，無毒。【日華曰】不宜多食。多食令人頭目悶闇，得微利即止。【藏器曰】多食發丹石，令人腸結。久食脱人髮。

【主治】虚勞傷憊，精血衰少及吐血，久痢腸鳴，腰痛疝瘕，婦人帶下，産後瘦瘠。藏器。産後血結，腹内冷痛，治癥瘕，潤毛髮，治崩中帶下，燒食一頓令飽。孟詵。煮熟食之，能補五臟，益陽事，理腰脚氣，能消宿食，除腹中冷氣痃癖。亦可燒汁沸出食之。日華。消癭氣。時珍。

海蠃拾遺

【校正】【時珍曰】唐本甲香，今併爲一。

【釋名】流螺圖經、假豬螺交州記。曆名甲香。【時珍曰】蠃與螺同，亦作蠡。蠃從虫，羸省文，蓋蟲之羸形者也。厴音掩，閉藏之貌。

集解頌曰：海螺即流螺，厴曰甲香，生南海，今嶺外閩中近海州郡及明州皆有之，或只以台州小者為佳。其螺大如小拳，青黃色，長四五寸。諸螺之中，此肉味最厚，南人食之。南州異物志云：甲香大者如甌，面前一邊直攙長數寸，圍殼岨峿有刺。其厴雜衆香燒之益芳，獨燒則臭。今醫家稀用，惟合香者用之。又有小甲香，狀若螺子，取其蔕修合成也。海中螺類絶有大者。珠螺瑩潔如珠，鸚鵡螺形如鸚鵡頭，並可作杯。梭尾螺形如梭，今釋子所吹者。皆不入藥。時珍曰：螺，蚌屬也。大者如斗，出日南漲海中。香螺厴可雜甲香，老鈿螺光彩可飾鏡背者。紅螺色微紅。青螺色如翡翠。蓼螺味辛如蓼。紫貝螺即紫貝也。鸚鵡螺質白而紫，頭如鳥形，其肉常離殼出食，出則寄居蟲入居，螺還則蟲出也。肉為魚所食，則殼浮出，人因取之作杯。

肉

氣味甘，冷，無毒。

主治目痛累年，或三四十年。生螺取汁洗之，或入黃連末在內，取汁點之。藏器 合菜煮食，治心痛。孫思邈

甲香

修治𢿱曰：凡使，用生茅香、皂角同煮半日，石臼搗篩用之。經驗方曰：凡使，用黃泥同水煮一日，溫水浴過，再以米泔或灰汁煮一日，再浴過，以蜜酒煮一日，浴過，煿乾用。頌曰：傳信方載其法云：每甲香一斤，以泔斗半，微火煮一

【集解】【頌曰】海螺即流螺，厴曰甲香，生南海。今嶺外、閩中近海州郡及明州皆有之，或只以台州小者爲佳。其螺大如小拳，青黄色，長四五寸。諸螺之中，此肉味最厚，南人食之。南州異物志云：甲香大者如甌，面前一邊直攙長數寸，圍殼岨峿有刺。其厴雜衆香燒之益芳，獨燒則臭。今醫家稀用，惟合香者用之。又有小甲香，狀若螺子，取其蒂修合成也。海中螺類絶有大者。珠螺瑩潔如珠，鸚鵡螺形如鸚鵡頭，並可作杯。梭尾螺形如梭，今釋子所吹者。皆不入藥。【時珍曰】螺，蚌屬也。大者如斗，出日南漲海中。香螺厴可雜甲香，老鈿螺光彩可飾鏡背者，紅螺色微紅，青螺色如翡翠，蓼螺味辛如蓼，紫貝螺即紫貝也。鸚鵡螺質白而紫，頭如鳥形，其肉常離殼出食，出則寄居蟲入居，螺還則蟲出也。肉爲魚所食，則殼浮出，人因取之作杯。

肉。【氣味】甘，冷，無毒。

【主治】目痛累年，或三四十年。生蠃取汁洗之；或入黄連末在内，取汁點之。藏器。合菜煮食，治心痛。孫思邈。

甲香。【修治】【斆曰】凡使，用生茅香、皂角同煮半日，石臼搗篩用之。【經驗方曰】凡使，用黄泥同水煮一日，温水浴過。再以米泔或灰汁煮一日，再浴過。以蜜、酒煮一日，浴過，煿乾用。【頌曰】傳信方載其法云：每甲香一斤，以泔斗半，微火煮一後時換汁再煑凡二換漉出衆手刮去香上涎物以白米三合水一斗微火煑乾又以蜜三合水一斗煑三伏時乃以炭火燒地令熱洒酒令潤鋪香於上以新瓦蓋上一伏時待冷硬石臼木杵搗爛入沉香末三兩麝一分和搗印成以瓶貯之埋過經久方燒凡燒此香須用大火炉多着熱灰剛炭猛燒令盡去之炉旁着火煖水即香不散此法出於劉兖奉礼也宗奭曰甲香善能管香烟與沉檀龍麝香用之甚佳

氣味鹹平無毒

主治心腹滿痛氣急止痢下淋唐本和氣清神主腸風痔瘻李珣瘻瘡疥癬頭瘡嚵瘡甲疽蛇蠍蜂螫藏器

甲煎拾遺

集解藏器曰甲煎以諸藥及美果花燒灰和蠟成口脂所主與甲香畧同三年者良時珍曰甲煎以甲香同沉麝諸藥花物治成可作口脂及焚爇也唐李義山詩所謂沉香甲煎為廷燎者即此也

氣味辛溫無毒

主治甲疽小兒頭瘡吻瘡口旁嚵瘡耳後月蝕瘡蜂蛇蠍之

復時，換泔再煮。凡二換漉出，衆手刮去香上涎物。以白蜜〔一〕三合，水一斗，微火煮乾。又以蜜三合，水一斗，煮三伏時〔二〕。乃以炭火燒地令熱，洒酒令潤〔三〕，鋪香於上，以新瓦蓋上一伏時，待冷硬，石臼、木杵搗爛。入沉香末三兩，麝一分，和搗印成，以瓶貯之，埋過經久方燒。凡燒此香，須用大火爐，多着熱灰、剛炭猛燒令盡，去之。爐旁着火煖水，即香不散。此法出於劉兗奉禮也。【宗奭曰】甲香善能管香烟，與沉、檀、龍、麝香用之，尤佳。

【氣味】鹹，平，無毒。

【主治】心腹滿痛，氣急，止痢下淋。唐本。和氣清神，主腸風痔瘻。李珣。瘻瘡疥癬，頭瘡，嚵瘡，甲疽，蛇、蠍、蜂螫。藏器。

甲煎 拾遺

【集解】【藏器曰】甲煎，以諸藥及美果、花燒灰和蠟成口脂。所主與甲香略同，三年者良。【時珍曰】甲煎，以甲香同沉、麝諸藥花物治成，可作口脂及焚爇也。唐李義山詩所謂「沉香甲煎爲廷燎」者，即此也。

【氣味】辛，温，無毒。

【主治】甲疽，小兒頭瘡吻瘡，口旁嚵瘡，耳後月蝕瘡，蜂、蛇、蠍之

〔一〕蜜：原作「米」。今據證類卷二十二甲香改。
〔二〕時：同上此後有「以香爛止」四字。
〔三〕潤：原作「閏」。今據改同上。

瘡並傳之藏器

田螺別錄上品

集解弘景曰田螺生水田中及湖瀆岸側形圓大如梨橘小者如桃李人煮食之保昇曰狀類蝸牛而尖長青黃色春夏采之時珍曰螺蚌屬也其殼旋文其肉視月盈虧故王充云月毀於天螺消於淵說卦云離為蠃為蚌為龜為鼈為蟹皆以其外剛而內柔也

肉氣味甘大寒無毒

主治目熱赤痛止渴別錄煮汁療熱醒酒用真珠黃連末內入良久取汁注目中止目痛弘景煮食利大小便去腹中結熱目下黃腳氣衝上小腹急硬小便赤澀手足浮腫生浸取汁飲之止消渴搗肉傅熱瘡藏器壓丹石毒孟詵利濕熱治黃疸搗爛貼臍引熱下行止禁口痢下水氣淋閉取水搽痔瘡胡臭燒研治瘰癧癬瘡時珍

瘡，並傅之。藏器。

田螺別録下[一]品

【集解】【弘景曰】田螺生水田中，及湖瀆岸側。形圓，大如梨、橘，小者如桃、李，人煮食之。【保昇曰】狀類蝸牛而尖長，青黄色，春夏采之。【時珍曰】螺，蚌屬也。其殼旋文。其肉視月盈虧，故王充云：月毀於天，螺消於淵。説卦云：離爲蠃，爲蚌，爲龜，爲鼈，爲蟹。皆以其外剛而内柔也。

肉。【氣味】甘，大寒，無毒。

【主治】目熱赤痛，止渴。別録。煮汁，療熱醒酒。用真珠、黄連末内入，良久，取汁注目中，止目痛。弘景。煮食，利大小便，去腹中結熱，目下黄，脚氣衝上，小腹急硬，小便赤澀，手足浮腫。生浸取汁飲之，止消渴。搗肉，傅熱瘡。藏器。壓丹石毒。孟詵。利濕熱，治黄疸。搗爛貼臍，引熱下行，止禁口痢，下水氣淋閉。取水，搽痔瘡胡臭。燒研，治瘰癧癬瘡。時珍。

〔一〕下：原作「上」。今據證類卷二十二田中螺改。

附方舊二新廿二

消渴飲水日夜不止小便數者心鏡用田螺五升水一斗浸一夜渴即飲之每日一換水及螺或煑食飲汁亦妙○聖惠用糯米二升煑稀粥一斗冷定入田中活螺三升在內待食粥盡吐沫出乃收飲之立效

肝熱目赤藥性論用大田螺七枚洗淨新汲水養去泥穢換水一升浸洗取起於淨器中着少鹽花於甲內承取自然汁點目逐个用了放去之

爛弦風眼方法同上但以銅綠代鹽花

飲酒口糜螺蚌煑汁飲○聖惠

酒醉不醒用水中螺蚌葱豉煑食飲汁即解 肘后

小便不通腹脹如鼓用田螺一枚鹽半匕生搗傅臍下一寸三分即通熊彥誠曾得此疾異人授此方果愈 類編

禁口痢疾用大田螺二枚搗爛入麝香三分作餅烘熱貼臍間半日熱氣下行即思食矣甚效 丹溪

腸風下血因酒毒者大田螺五个燒至壳白肉乾研末作一服熱酒下 百一

大腸脫肛脫下三五寸者用大田螺二三枚將井水養三四日去泥用鷄爪黃連研細末入厴內待化成水以濃茶洗淨肛門將鷄翎蘸掃之以軟帛托上自然不再復發也○德生堂經驗方

反胃嘔噎田螺洗淨水養待吐出泥澄取曬半乾丸梧子大每服三十丸藿香湯下爛壳研服亦可 經驗方

水氣浮腫用大田螺大蒜車前子等分搗膏攤貼臍上水從便旋而下象山縣民病此得是方而愈 仇遠稗史

酒疸諸疸用田螺將水養數日去泥取出生搗爛入好酒內用布帛濾過將汁飲之日三服日效 壽域

【附方】舊二，新廿一。消渴飲水，日夜不止，小便數者。心鏡用田螺五升，水一斗，浸一夜，渴即飲之。每日一換水及螺。或煮食飲汁亦妙。○聖惠用糯米二升，煮稀粥一斗，冷定。入田中活螺三升在內，待螺〔一〕食粥盡，吐沫出，乃收飲之，立效。肝熱目赤。藥性論用大田螺七枚洗净，新汲水養去泥穢，換水一升浸洗取起。於净器中，着少鹽花於甲內，承取自然汁點目。逐個用了，放去之。爛弦風眼。方法同上，但以銅緑代鹽花。飲酒口糜。螺、蚌煮汁飲。○聖惠。酒醉不醒。用水中螺、蚌，葱、豉煮食飲汁，即解。肘後。小便不通，腹脹如鼓。用田螺一枚，鹽半匕，生擣，傅臍下一寸三分，即通。熊彦誠曾得此疾，異人授此方，果愈。類編。禁口痢疾。用大田螺二枚擣爛，入麝香三分作餅，烘熱貼臍間。半日，熱氣下行即思食矣，甚效。丹溪。腸風下血，因酒毒者。大田螺五個，燒至殼白肉乾，研末，作一服，熱酒下。百一。大腸脱肛，脱下三五寸者。用大田螺二三枚，將井水養三四日，去泥。用鷄爪黄連研細末，入厴內，待化成水。以濃茶洗净肛門，將鷄翎蘸掃之。以軟帛托上，自然不再復發也。○德生堂經驗方。反胃嘔噎。田螺洗净水養，待吐出泥，澄取晒半乾，丸梧子大。每服三十丸，藿香湯下。爛殼研服亦可。經驗方〔二〕。水氣浮腫。用大田螺、大蒜、車前子等分，擣膏，攤貼臍上，水從便旋而下。象山縣民病此，得是方而愈。仇遠稗史。酒疸諸疸。用田螺將水養數日，去泥，取出生擣爛，入好酒內，用布帛濾過，將汁飲之，日三服，九〔三〕日效。壽域。

〔一〕螺：原脱。今據聖惠方卷五十三治痟渴諸方補。

〔二〕經驗方：普濟方卷三十六胃反引「螺泥丸」注出經驗良方。

〔三〕九：原脱。今據延壽神方卷三疸部補。

脚氣攻注用生大田螺搗爛傅兩股上便覺冷趨至足而安又可傅月田利小便董守約曾用有效稗史

痔漏疼痛乾坤生意用田螺一個入片腦一分在內取水搽之仍先以冬瓜湯洗淨○孫氏用田螺二枚用針刺破入白礬末同埋一夜取螺內水掃瘡上又善能止痛也甚妙○袖珍用馬齒莧湯洗淨搗活螺螄傅上其病即愈

腋氣胡臭乾坤生意用田螺一個水養俟厴開挑巴豆仁一個在內取置盃內夏一夜冬七夜自然成水常取搽之久久絕根○又方大田螺一個入麝香三分在內埋露地七七日取出看患洗拭以墨塗上再洗看有墨處是患竅以螺汁點之三五次即瘥

瘰癧潰破用田螺連肉燒存性香油調搽集要方

疔瘡惡腫用田螺入水片化水點瘡上普濟

風蟲癬瘡用螺螄十個槿樹皮末一兩同入碗內蒸熟搗爛入礬紅三錢以鹽水調搽○孫氏

繞指毒瘡生手足指上以活田螺一枚生用搗碎縛之即瘥多能鄙事

妬精陰瘡大田螺二個和殼燒存性入輕粉同研傅之效醫林集要

殼氣味甘平無毒

主治燒研主尸疰心腹痛失精止瀉別錄爛者燒研水服止反胃去卒心痛藏器爛殼研細末服之止下血小兒驚風有痰瘡

脚氣攻注。用生大田螺擣爛，傅兩股上，便覺冷趨至足而安。又可傅丹田，利小便。董守約曾用有效。稗史。痔漏疼痛。乾坤生意用田螺一個，入片腦一分在内，取水搽之。仍先以冬瓜湯洗淨。○孫氏用田螺二枚，用針刺破，入白礬末同埋一夜，取螺内水掃瘡上，又善能止痛也，甚妙。○袖珍用馬齒莧湯洗淨，擣活螺螄敷上，其病即愈。腋氣胡臭。乾坤生意用田螺一個，水養，俟厴開，挑巴豆仁一個在内，取置盃内，夏一夜，冬七夜，自然成水。常取搽之，久久絶根。○又方：大田螺一個，入麝香三分在内，埋露地七七日，取出。看患洗拭，以墨塗上，再洗，看有墨處是患竅，以螺汁點之，三五次即瘥。瘰癧潰破。用田螺連肉燒存性，香油調搽。集要方。疔瘡惡腫。用田螺入冰片，化水點瘡上。普濟。風蟲癬瘡。用螺螄十個，槿樹皮末一兩，同入碗内蒸熟，擣爛，入礬紅三錢，以鹽水調搽。○孫氏。繞指毒瘡。生手足指上，以活田螺一枚，生用，擣碎縛之，即瘥。多能鄙事。妬精陰瘡。大田螺二個，和殼燒存性，入輕粉同研，傅之，效。醫林集要。

殼。【氣味】甘，平，無毒。

【主治】燒研，主尸疰心腹痛，失精，止瀉[一]。別録。爛者燒研，水[二]服，止反胃，去卒心痛。藏器。

爛殼研細末服之，止下血，小兒驚風有痰，瘡

〔一〕止瀉：證類卷二十二田中螺汁此後有「水漬飲汁」四字。

〔二〕水：同上作「末」。

瘍膿水時珍

附方 三新 心脾痛不止者，水甲散主之。用田螺殼溪間者亦可，以松柴片層層疊上，燒過，火吹去松灰，取殼研末，以烏沉湯、寬中散之類調服二錢，不傳之妙。集要 小兒頭瘡，田螺殼燒存性，清油調摻之。聖惠 小兒急驚，遠年白田螺殼燒灰，入射香少許，水調灌之。普濟

蝸螺 別錄

釋名 螺螄 時珍曰：師，衆多也。其形似蝸牛，其類衆多，故有二名。爛殼名鬼眼睛。

集解 別錄曰：蝸螺生江夏溪水中，小於田螺，上有稜。時珍曰：處處湖溪有之，江夏漢沔尤多。大如指頭，而殼厚於田螺。惟食泥水。春月，人采置鍋中蒸之，其肉自出，酒烹糟煮食之。清明後其中有蟲，不堪用矣。藏器曰：此物難死，誤泥入壁中，數年猶活也。

肉 氣味 甘，寒，無毒。

主治 燭館，明目下水。別錄 止渴。藏器 醒酒解熱，利大小便，消黃疸水腫，治反胃痢疾，脫肛痔漏。時珍○又曰：燭館二字疑訛誤。

瘍膿水。時珍。

【附方】新三。心脾痛不止者，水甲散主之。用田螺殼，溪間者亦可，以松柴片層層疊上，燒過火，吹去松灰，取殼研末。以烏沉湯、寬中散之類，調服二錢，不傳之妙。集要。小兒頭瘡。田螺殼燒存性，清油調，摻之。聖惠。小兒急驚。遠年白田螺殼燒灰，入射香少許，水調灌之。普濟。

蝸蠃 別録

【釋名】螺螄。【時珍曰】師，衆多也。其形似蝸牛，其類衆多，故有二名。爛殼名鬼眼睛。

【集解】【別録曰】蝸螺生江夏溪水中，小于田螺，上有稜。【時珍曰】處處湖溪有之，江夏、漢沔尤多。大如指頭，而殼厚於田螺，惟食泥水。春月，人采置鍋中蒸之，其肉自出，酒烹糟煮食之。清明後，其中有蟲，不堪用矣。【藏器曰】此物難死，誤泥入壁中，數年猶活也。

肉。【氣味】甘，寒，無毒。

【主治】燭館，明目，下水。別録。止渴。藏器。醒酒解熱，利大小便，消黃疸水腫，治反胃痢疾，脱肛痔漏。時珍。○又曰：「燭館[一]」二字疑訛誤。

〔一〕燭館：人衛本校注考此詞不誤。其依據有一切經音義引許慎注淮南子：「燭睆，目內白翳病也。」又今本淮南子俶真篇作「蝸睆」，御覽卷九百四十一螺引淮南子作「燭睆」，雖各有一字誤，然可證「燭睆」確爲目病。而「館」乃「睆」之借字，故不誤。今引注備考。

附方七新 黃疸酒疸 小螺螄養去泥土，日日煮食飲汁，有效。永類 黃疸吐血 病後身面俱黃，吐血成盆，諸藥不效。用螺十個，水漂去泥，搗爛露一夜，五更取清服。二三次血止即愈。一人病此，用之經驗。小山怪證方

五淋白濁 螺螄一碗，連殼炒熱，入白酒三碗，煮至一碗，挑肉食之，以此酒下，數次即效。扶壽精方

小兒脫肛 螺螄二三升，鋪在桶內坐之，少頃即愈。簡便方 痘疹目翳 水煮螺螄，常食佳。濟急仙方

白遊風腫 螺螄肉入鹽少許，搗泥貼之，神效。葉氏摘玄方

爛殼 時珍曰：泥中及牆壁上年久者良，火煅過用。

氣味 同 主治 痰飲積及胃脘痛。震亨 反胃膈氣，痰嗽鼻淵，脫肛痔疾，瘡癤下疳，湯火傷。時珍

發明 時珍曰：螺乃蚌蛤之屬，其殼大抵與蚌粉、蛤粉、蚶蜆之類同功，合而觀之，自可神悟。

附方新十 卒得咳嗽 屋上白螺或白蜆殼，搗為末，酒服方寸匕。肘后方 濕痰心痛 白螺螄殼洗淨，燒存性，研末，酒服方寸匕，立止。正傳 膈氣疼痛 白玉散：用壁上陳白螺螄燒研，每服一錢，酒下，甚效。孫氏 小兒軟癤 用鬼眼睛（即牆上白螺螄殼）燒灰，入倒掛塵等分，油調塗之。壽域 陰頭生瘡

【附方】新七。黄疸酒疸。小螺螄養去泥土，日日煮食飲汁，有效。永類。黄疸吐血。：病後身面俱黄，吐血成盆，諸藥不效。用螺十個，水漂去泥，搗爛露一夜，五更取清服。二三次，血止即愈。一人病此，用之經驗。小山怪證方。五淋白濁。螺螄一盌，連殼炒熱，入白酒三盌，煮至一盌，挑肉食之，以此酒下，數次即效。扶壽精方。小兒脱肛。螺螄二三升，鋪在桶内坐之，少頃即愈。簡便。痘疹目臀。水煮螺螄，常食佳。濟急仙方。白遊風腫。螺螄肉，入鹽少許，搗泥貼之，神效。葉氏摘玄方。

時珍。

爛殼。【時珍曰】泥中及牆壁上年久者良。火煅過用。

【氣味】同。【主治】痰飲積及胃脘痛。震亨。反胃膈氣，痰嗽鼻淵，脱肛痔疾，瘡癧下疳，湯火傷。

【發明】【時珍曰】螺乃蚌蛤之屬，其殼大抵與蚌粉、蛤粉、蚶、蜆之類同功。合而觀之，自可神悟。

【附方】新十。卒得欬嗽。屋上白螺或白蜆殼，搗爲末，酒服方寸匕。肘後方。濕痰心痛。白螺螄殼洗淨，燒存性，研末，酒服方寸匕，立止。正傳。膈氣疼痛。白玉散：用壁上陳白螺螄燒研。每服一錢，酒下，甚效。孫氏。小兒軟癧。用鬼眼睛，即牆上白螺螄殼，燒灰，入倒掛塵等分，油調塗之。壽域。陰頭生瘡。

用溪港年久螺螄燒灰傅之，奇效。湯火傷瘡：用多年乾白螺螄殼煆研，油調傅。濟衆。楊梅瘡爛：古墻上螺螄殼、辰砂等分，片腦少許，為末，掺之。小兒哮疾：向南墻上年久螺螄為末，日晡時以水調成，日落時舉手合掌皈依，吞之，即效。葉氏摘玄方。瘰癧已破：土墻上白螺螄殼為末，日日傅之。談埜翁方。痘瘡不收：墻上白螺螄殼洗淨，煆研，掺之。醫方摘要。

蓡螺 拾遺

【集解】藏器曰：蓡螺生永嘉海中。味辛辣如蓡。時珍曰：按韻會一云：蓡螺紫色有斑文。今寧波出泥螺，狀如蚕豆，可代充海錯。

【氣味】辛，平，無毒。

【主治】飛尸遊蠱，生食之。浸以薑醋彌佳。藏器

寄居蟲 拾遺

【釋名】寄生蟲。

【集解】藏器曰：陶註蝸牛云：海邊大有，似蝸牛，火炙殼便走出，食之益人。按寄居在螺殼間，非螺也。候螺蛤開，即自出

用溪港年久螺螄燒灰，傅之。奇效。湯火傷瘡。用多年乾白螺螄殼煅研，油調傅。澹寮。楊梅瘡爛。古牆上螺螄殼、辰砂等分，片腦少許，爲末，搽之。小兒哮疾。向南牆上年久螺螄爲末，日晡時以水調成，日落時舉手合掌皈依，吞之即效。葉氏摘玄方。瘰癧已破。土牆上白螺螄殼爲末，日日傅之。談埜翁方。痘瘡不收。牆上白螺螄殼，洗淨煅研，摻之。醫方摘要。

蓼蠃 拾遺

【集解】【藏器曰】蓼螺生永嘉海中。味辛辣如蓼。【時珍曰】按韻會云：蓼螺紫色有斑文。今寧波出泥螺，狀如蠶豆，可代充海錯。

肉。【氣味】辛，平，無毒。

【主治】飛尸遊蠱，生食之。浸以薑、醋，彌佳。藏器。

寄居蟲 拾遺

【釋名】寄生蟲。

【集解】【藏器曰】陶註蝸牛云：海邊大有，似蝸牛，火炙殼便走出，食之益人〔一〕。按寄居在螺殼間，非螺也。候螺蛤開，即自出

〔一〕人：證類卷二十一寄居蟲作「顔色」。

豆久良計

剝恂說久羅計
段成式說多伊羅訂

由禾作內可

鏡 多伊良岐

食螺蛤欲合已還殼中海族多被其寄又南海一種似蜘
入螺殼中負殼而走觸之即縮如螺火炙乃出一名辟𧉆
功用時珍曰案孫愐云寄居在龜殼
中者名曰媚則寄居非一種也
（氣味）缺（主治）益顏色美心志藏器

海月拾遺

（釋名）玉珧姚音江珧馬頰馬甲藏器曰海月蛤類也似半
月故名水沫所化煮時猶
變為水時珍曰馬甲玉珧皆以形色
名萬震贊云厥甲美如瑤玉是矣
（集解）時珍曰劉恂嶺表錄異云海月大如鏡白色正圓常死海
旁其柱如搔頭尖其甲美如玉段成式雜俎云玉珧形
似蚌長二三寸廣五寸上大下小殼中柱炙食味如牛頭胘
項王氏宛委錄云奉化縣四月南風起江瑤一上可得數百
如蚌稍大中肉腥韌不堪惟四肉柱長寸許白
如珂雪以雞汁瀹食肥美過火則味盡也
（附錄）海鏡時珍曰一名鏡魚一名瑣蛣一名膏藥盤生南海
兩片相合成形殼圓如鏡中甚瑩滑映日光如雲
母內有少肉如蚌胎腹有寄居蟲大如豆狀如蟹海鏡飢則
出食入則鏡亦飢矣郭璞賦云瑣蛣腹蟹水母目蝦即此
（氣味）甘辛平無毒（主治）消渴下氣調中利五臟止小便消腹

食；螺蛤欲合，已還殼中。海族多被其寄。又南海一種似蜘蛛，入螺殼中，負殼而走。觸之即縮如螺，火炙乃出。一名辟，無别功用。【時珍曰】案孫愐云：寄居在龜殼中者名曰蝞。則寄居非一種也。

【氣味】缺。【主治】益顏色，美心志。弘景。

海月拾遺

【釋名】玉珧音姚、江珧、馬頰、馬甲。【藏器曰】海月，蛤類也。似半月，故名。水沫所化，煮時猶變爲水。【時珍曰】馬甲、玉珧皆以形色名。萬震贊云：厥甲美如珧〔一〕玉，是矣。

【集解】【時珍曰】劉恂嶺表録云：海月大如鏡，白色正圓，常死海旁。其柱如搔頭尖，其甲美如玉。段成式雜俎云：玉珧形似蚌，長二三寸，廣五寸，上大下小。殼中柱炙食，味如牛頭胘項。王氏宛委録云：奉化縣四月南風起，江瑶一上，可得數百。如蚌稍大，肉腥韌不堪。惟四肉柱長寸許，白如珂雪，以雞汁瀹食脆美。過火則味盡也。

【附録】海鏡。【時珍曰】一名鏡魚，一名瑣蛣〔二〕，一名膏藥盤，生南海。兩片相合成形，殼圓如鏡，中甚瑩滑，映日光如雲母。内有少肉如蚌胎。腹有寄居蟲，大如豆，狀如蟹。海鏡飢則出食，入則鏡亦飽矣。郭璞賦云「瑣蛣腹蟹，水母目鰕」即此。

【氣味】甘、辛，平，無毒。【主治】消渴下氣，調中利五臟，止小便，銷腹

〔一〕珧：原作「硑」。今據侯鯖録卷三引海物異名改。

〔二〕蛣：原作「珪」。今據藝文類聚卷八江水引郭璞江賦改。本藥附録下同此誤徑改。

飛

中有物令人易飢能食生薑醬同食之藏器

海燕綱目

【集解】時珍曰海燕出東海大二寸狀扁面圓背上青黑腹下白脆似海螵蛸有紋如蕈菌口在腹下食細沙口旁有五路正勾即其足也臨海水土記云陽遂足生海中色青黑腹白有五足不知頭尾生時體軟死即乾脆即此物也臨海異物志燕魚長五寸陰雨則飛起丈餘此或同名者也

【氣味】鹹溫無毒【主治】陰雨發損痛煮汁服取汗即解亦入滋陽藥時珍

郎君子海藥

【集解】珣曰按徐表南州記云生南海有雌雄狀似杏仁青碧色欲驗真假先於口內含熱放醋中雌雄相逐逡巡便合即下其卵如粟粒狀者真也亦難得之物時珍曰顧玠海槎錄云相思子狀如螺中實如石大如豆藏篋笥積歲不壞若置醋中即盤旋不已案此即郎君子也

【氣味】缺【主治】婦人難產手把之便生極驗

本草綱目四十六卷終

中宿物，令人易飢能食。生薑、醬同食之。藏器。

海燕綱目

【集解】【時珍曰】海燕出東海。大一寸，狀扁面圓，背上青黑，腹下白脆，似海螵蛸，有紋如蕈菌[一]。口在腹下，食細沙。口旁有五路正勾，即其足也。臨海水土記云：陽遂足，生海中，背[二]青黑，腹白，有五足，不知頭尾。生時體耎，死即乾脆。即此物也。臨海異物志載：燕魚長五寸，陰雨則飛[三]起丈餘，此或同名者也。

【氣味】鹹，温，無毒。【主治】陰雨發損痛，煮汁服，取汗即解。亦入滋陽藥。時珍。

郎君子海藥

【集解】【珣曰】郎君子生南海。有雌雄，狀似杏仁，青碧色。欲驗真假，口內含熱，放醋中，雌雄相逐，逡巡便合，即下卵如粟狀者，真也。亦難得之物。【時珍曰】顧玠[四]海槎録云：相思子狀如螺，中實如石，大如豆，藏篋笥積歲不壞。若置醋中，即盤旋不已。案此即郎君子也。【氣味】缺。【主治】婦人難産，手把之便生，極驗。

〔一〕菌：原作「茵」。張本作「菌」，義長，今從改。
〔二〕背：原作「色」。今據御覽卷九百四十三陽遂足引臨海水土物志改。
〔三〕飛：底本原字漫漶。今據美國國會本補正。
〔四〕玠：明史藝文志及海槎餘録原書序均作「岕」。

科学出版社中医药出版分社

联系电话:010-64019031　　010-64037449
E-mail:med-prof@mail.sciencep.com

(R-0008.01)

ISBN 978-7-5088-5319-2

定　價：488.00圓